Sub-Clinical Evaluation

亚临床评价学

主编 蒋 峰

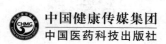

中国健康传媒集团
中国医药科技出版社

内 容 提 要

　　本书是建立在系统论、人体生理学、基础医学、系统营养学、运动生理学、健康节律运动学等多学科理论基础上，经过二十余年的不懈研究探索，采用系统科学的原理和方法，分析整理了人体生理机能亚临床状态测评与干预大量研究和实践的相关数据，开创性地建立了人体亚临床生理机能状态的基本评价原则和评价方法，形成了"人体生理机能亚临床综合风险系统分析评价体系"。

　　本书可作为健康研究、健康教学工作的指南和教科书，也适合从事健康管理相关专业人士和普通大众阅读。

图书在版编目（CIP）数据

亚临床评价学/蒋峰主编.—北京：中国医药科技出版社，2022.8
ISBN 978-7-5214-3106-3

Ⅰ.①亚…　Ⅱ.①蒋…　Ⅲ.①疾病-诊疗-评价　Ⅳ.①R4

中国版本图书馆CIP数据核字（2022）第046460号

美术编辑　陈君杞
版式设计　友全图文

出版　**中国健康传媒集团** ｜ 中国医药科技出版社
地址　北京市海淀区文慧园北路甲22号
邮编　100082
电话　发行：010-62227427　邮购：010-62236938
网址　www.cmstp.com
规格　710×1000mm $\frac{1}{16}$
印张　29 $\frac{3}{4}$
字数　501千字
版次　2022年8月第1版
印次　2022年8月第1次印刷
印刷　三河市万龙印装有限公司
经销　全国各地新华书店
书号　ISBN 978-7-5214-3106-3
定价　**118.00元**

获取新书信息、投稿、为图书纠错，请扫码联系我们。

【本书编委会】

主　编　蒋　峰

副主编　方　亮　李卫江　岳　宏　蒋　彤

编　者（以姓氏笔画为序）

马皎洁（首都医科大学附属北京胸科医院）

王　沛（东南大学公共卫生学院）

王于虹（东方倍力健康研究院）

牛树颖（东方倍力健康研究院）

尹艳亮（东方倍力健康研究院）

尹淑涛（中国农业大学食品与营养工程学院）

刘　锐（农业农村部食物与营养发展研究所）

李　东（北京科学技术出版社有限公司）

何　梅（北京市营养源研究所有限公司）

汪　芳（北京医院）

郑雅爻（东方倍力健康研究院）

孟庆华（首都医科大学附属北京佑安医院）

姚　震（北京大学首钢医院）

鲁　绯（北京食品学会）

温铭杰（首都医科大学基础医学院）

魏艳丽（中国疾病预防控制中心营养与健康所）

【声明】

本书所涉及的知识产权归本书作者及原始知识产权人所有，任何组织及个人如需引用，均需与我方联系。未经本书作者书面许可，不得将本书内容用于经营或商业目的。

【特别提示】

本书编写过程历时十余年，数十人参与编写，除本书所列参考文献外，所涉及文献资料有些已无处查询原始版本及著作人。如本书引用其观点、参数涉及的知识产权人，均可与我方进行联系。

【使用说明】

亚临床评价属多学科系统性评价。评价目的是从受试者复杂的生命现象、生活状态中，寻找影响其健康的各种信息，以分析寻找亚临床成因、亚临床状况、干预亚临床的发展进程等。

亚临床评价涉及多因素、多逻辑关系，需在实际应用中对不同权重的涉及大量的量表初筛、生理指标、生化指标、生物信息指标和综合风险等数据进行评价。这些评价的原理、原则、方法与方案常常需要进行专门的系统学习才能熟练掌握。

亚临床评价研究发展迅速、参与单位众多，研究数据随时都在更新；而理论著作更新通常都需要数年才能完成，其更新速度远不能适应科学技术发展的步伐。现代科学技术发展到今天，已经可以轻松地将大量评价的算法、分析等复杂的逻辑通过数据库和大数据分析等技术手段，用APP的方式变得方便实用。因此，此次我们借助这些先进的科学手段，将亚临床评价所涉及大量的量表、计算与APP相结合，并在后台定期进行更新升级，从而保证亚临床评价操作简单，与最新科技成果保持衔接，这为亚临床评价的持续进步和应用提供便利条件。

为此，本书作者除在书中详细讲解了亚临床评价要素与逻辑关系外，还特意将常见亚临床表现、各种影响因素等所形成的各类《评价标准细则》转化为APP，以方便大家在实际应用中使用。感兴趣的读者朋友可搜索进行体验。

此外，亚临床还有许多特殊性因素、实际应用与科研需求等，未能在书中一一展开陈述或在APP应用中做出安排。我们也将在后续工作中不断完善。如读者在教学、科研、应用等实际工作中遇有特殊需要，希望进一步了解亚临床评价程序算法或《评价标准细则》，请与本书作者联系，我们将尽力给予帮助或共同深入研究探索。

《评价标准细则》目录

序号	名称	涉及章节	备注
1	营养综合状态评价标准细则	第五章	
2	基础运动素质评价标准细则	第六章	
3	神经内分泌影响的代谢状态评价标准细则	第七章	
4	基础代谢状态评价标准细则	第八章	
5	状态量表评价标准细则	第五章，第七章，第八章，第九章，第十章，第十一章，第十二章，第十三章，第十四章，第十五章，第十六章，第十七章，第十八章，第十九章，第二十章，第二十一章，第二十二章	对应章节评价标准细则
6	生化指标分级评价标准细则		
7	生理、生物信息指标分级评价标准细则		
8	综合风险系统分析评价标准细则		

亚健康是泛指人体处于健康和疾病之间的状态。即人体的生理状态不能达到健康的标准，表现为功能和调节能力减退，但又未达到现代医学相关疾病的临床诊断标准。本书中，我们将亚健康状态统一规范称之为"亚临床状态"。

人体持续存在的各种不适，如食欲不振、莫名的疲乏、失眠、健忘、焦虑、忧郁、酸痛、溃疡、便秘等非疾病状态，通常被称为亚临床状态。亚临床状态与饮食、运动、生活方式、遗传以及地域、经济发展、性别、年龄、受教育程度、职业、经济收入等诸多因素密切相关。人体亚临床状态的发展具有双向性，既可以向健康状态转变，也可以向疾病状态转变。

世界卫生组织（WHO）发布的报告显示，人群中大约有近75%的人处于健康和疾病之间的状态。我们在研究中也发现，人群亚临床状态的比例与此基本一致。

亚临床大多数风险处在临床前期或康复后期，已经脱离了临床诊断治疗的范畴，采用临床医学评判标准评价亚临床风险已不再适用。长期以来，这种状态一直缺乏适用的分析评价方法和状态描述，从而造成了对此认识、评价、干预等一系列的困难。

21世纪以来，世界各国都已经把亚健康（亚临床）作为人类健康、社会发展的重大课题，投入了大量的人力、物力和财力进行科学研究和试验探索，积累了一定的研究成果和实践经验，提出了一系列预防和控制措施，收到了一定的成效。但亚临床状态表现复杂且隐匿，人体自身是一个非常复杂、影响因素众多的巨系统，相互作用关系复杂。常常难以用单一指标或单一设备检测确定问题所在。迄今为止，对亚临床状态评价一直未形成科学、统一的标准和方法。

我们在亚临床评价、干预领域持续近三十年的探索性研究，取得了阶段性成果。尽管这项成果今后还有待进一步完善，但这项成果已经打破了过去将临床评价方法、大众传说、各学科分散单一的健康评价方法，创立了亚临床科研与工作可借鉴的、系统的研究和评价方案。本书首次提出并将亚临床问题进行分类、分级、系统、加权平衡等一系列科学分析研究方案，使亚临床从泛泛而谈，逐步提升到了采用系统原理和方法科学认识的理论高度。

长期以来，我们一直潜心于人类食物营养、生理代谢、运动生理等专业领域的研究。这些研究与积累对我们认识人体生理代谢状态及健康改善提供了积极的帮助，尤其是近20年来，我们更加专注于对人体生理机能亚临床状态评价和干预的不懈探索，获得了四万多人次的各种生理检测数据，我们运用系统论的原理和方法，来解决和思考亚临床面临的困难和问题，通过对这些数据进行科学研究和分析，首次提出并尝试创立了人体生理机能亚临床状态评价的基本原则和方法，通过实验验证取得了良好的成果。现在，我们将这些研究成果系统整理形成了本著作，希望对亚临床评价科学研究有所贡献。

本书是以系统论、人体生理学、基础医学、系统营养学、运动生理学、健康节律运动学等为基础，遵循系统理论的思想和方法，利用成熟的国民体质检测、生物电扫描技术、人体热代谢检测、数据库、大数据分析等现代科学研究手段，结合大量国际公认的经典量表、吸收了临床医学观察检测技术手段，结合各类亚临床的生理、生化、生物信息较敏感指标等，对人体生理代谢与生理功能等进行了大量的数据采集、测评与统计分析，建立了"人体生理机能亚临床综合风险系统分析评价体系"。

一、《亚临床评价学》研究的主要内容

本专著研究的主要内容包括：①遵循系统理论的思想和方法；②建立亚临床评价的基本原则、评价规范和针对性要求；③甄选敏感适用、可靠的亚临床检测技术、量表和指标；④统一亚临床评价常用的技术术语；⑤针对糖、脂、蛋白质、维生素、矿物质、水等代谢和主要生理系统与器官的亚临床状态，制定对应的评价方法和分级标准。

第一篇　亚临床评价基础　主要论述亚临床状态发生的原因、亚临床评价原则和基本方法、亚临床检测技术等。这部分内容涉及本书第一章至第四章，

包括人体生理机能评价的生理学基础、生活方式对生理机能的影响、亚临床评价原则与分级方法和生理机能亚临床评价技术手段。

第二篇 生理状态评价 主要针对影响亚临床状态的基础因素进行论述。这部分内容涉及本书第五章至第八章，包括生理状态之营养综合状态评价、生理状态之基础运动素质评价、生理状态之神经内分泌影响的代谢状态评价和生理状态之基础代谢状态评价。

第三篇 营养素及代谢亚临床评价 主要针对营养素的代谢利用状态进行研究分析，并形成评价方法。这部分内容涉及本书第九章至第十五章，包括糖代谢亚临床评价、脂代谢亚临床评价、蛋白质代谢亚临床评价、维生素代谢亚临床评价、矿物质代谢亚临床评价、水代谢亚临床评价和嘌呤代谢亚临床评价。

第四篇 生理系统亚临床评价 这部分内容对主要生理系统、器官、组织等的亚临床状态进行研究分析，并形成评价方法。这部分内容涉及本书第十六章至第二十二章，包括消化系统亚临床评价、呼吸系统亚临床评价、循环系统亚临床评价、运动系统亚临床评价、免疫系统亚临床评价、中枢神经及周围神经系统亚临床评价和认知功能亚临床评价。

二、《亚临床评价学》所形成的基本观点

1.不同生理状态应采用不同的评价标准和方法 人体生理状态可划分为健康生理状态、亚临床生理状态和疾病生理状态等三类基本状态。健康生理状态人群的评价，适用于国民体质基本标准和方法进行评价；亚临床生理状态人群的评价，适用于亚临床评价的标准和方法进行评价；疾病生理状态人群的评价，适用于临床诊断标准和方法进行评价。

2.亚临床评价应具有系统性和科学性 影响亚临床状态的因素是多方面的。营养、运动、神经内分泌、基础代谢等异常都可以导致机体亚临床状态。亚临床状态可能是有感或无感症状，生理指标可能是有变化或无变化，甚至指标与感受常常还因人而异。但是，从系统和科学的角度研究发现，亚临床状态的发生与发展遵循着自身特定的规律。亚临床状态风险评价以基础科学和共识为基础，从营养综合状态、基础运动素质状态、神经内分泌影响的代谢状态、基础代谢状态和典型的亚临床主观状态等基础生理评价入手，用系统论的原理和方法关注生理、生化、生物信息等关联性较敏感指标的变化，科学设置了各指标的不同权重，最终完成亚临床生理状态系统分析评价与风险等级判定。

3.亚临床评价应遵循基本的评价原则　研究发现，亚临床状态的人群涉及所有年龄段，影响因素众多，且因素间常常相互影响、关系复杂。因此，单一因素、单一角度无法客观评价亚临床的状态，必须多因素、多角度进行分析研究，并遵循必要的标准和规范进行综合评价。为此，我们总结出亚临床评价应当遵循的六项原则，即：①临床前状态分析原则；②基础学科支撑原则；③执行国家行业标准原则；④系统分析评价原则；⑤人群年龄分段原则；⑥持续创新原则等，这是亚临床评价应该遵循的基本原则。

4.亚临床评价应尊重个性化和针对性的特点　不同的人，其基础体质、饮食、运动、生活方式、情绪、环境等差异非常大。因此，亚临床的症状表现、指标变化常常差异也很大，甚至每个人亚临床发生的表现、发生的器官、代谢异常的状态等常常是各不相同的。因此，对受试者进行个性化和针对性的评价是亚临床风险评价的基本要求。

5.亚临床评价应当分级　不同程度的亚临床状态，其状态表现和指标变化是不同的，所采取的改善干预措施也是不一样的。应根据亚临床的状态程度（综合评价风险值）进行分级。亚临床状态风险分级是制定针对性、个性化干预措施的基础依据。

三、亚临床评价在健康管理中的地位和作用

亚临床评价是健康管理的核心，是健康管理的第一步。

人类追求健康长寿的步伐从来没有停留。进入21世纪，随着科技的飞速发展和医疗水平的提高，人类因疾病的死亡率不断下降，平均寿命得以延长。尽管如此，各种顽固疾病尤其是各类癌症、心血管疾病、糖尿病等仍然严重影响着人类的健康，更是影响了人们的生活质量，并对人类长寿追求构成挑战。

保持身体健康"未病先防"，在疾病发生之前采取积极预防和干预措施，预防或推迟疾病的发生和发展，需要科学、客观的判定标准和方法。亚临床评价是判定身体状态、选择干预改善措施、评价干预改善措施是否有效的系统评价方法。

《亚临床评价学》为统一规范亚临床健康管理工作提供了评价标准和评价方法，为亚临床干预实现科学化、处方化，为系统营养、节律运动和生活方式干预提供了科学支撑。

本书主要分工如下：主编蒋峰负责建立评价体系，组织全书编写与审定；

副主编李卫江、蒋彤负责亚临床评价系统模型与算法设计以及全书审校；副主编岳宏、方亮参加主要章节的编写工作。本书编写过程历时十余年，参与编写的人员有数十人，除本书署名的编者外，特别感谢各位专家、学者对本书编写给予的大力支持和帮助。

亚临床综合风险评价体系的建立必将推动人类健康管理事业向系统化、科学化、标准化、规范化迈进。亚临床是一个全新的学科领域，尽管我们已经持续进行了数十年的探索和研究，但是受研究和认识水平所限，书中难免会存在不足和疏漏之处，欢迎广大读者与同行批评指正，共同推进此项研究不断向前发展。

编　者

2022年5月

CONTENT

目录

第二篇　生理状态评价

第三篇　营养素及代谢亚临床评价

亚临床评价基础

综　述

疾病的发生发展过程具有明显的层次性。每个层次都表现出不同的活动规律，各层次之间相互关联，最终可能表现出各种各样的亚临床状态和疾病状态。此外，亚临床状态还具有明显的个体差异性特点，经常表现复杂且隐匿。目前，国内外还没有完整系统的亚临床状态评价标准和评价方法。

本篇内容重点讨论以下方面。

1. 理论基础　亚临床评价以系统论、人体生理学、基础医学、系统营养学、运动生理学、健康节律运动学以及公共卫生学、现代测试技术与统计学等多学科科学理论为基础，科学系统地论证了亚临床状态的存在、可检测、可评价和可干预。

2. 研究方向　亚临床评价是研究一段时间内的人体功能和调节能力异常表现的评价方法，并建立评价原则和分级原则。

3. 评价手段　亚临床评价运用多因素量表评价手段，针对具体评价目的，系统性选择了人体生理机能关联度较高的生理、生化、生物信息等较敏感的检测指标，以及对各类信息关联度权重加权分析的综合评价方法手段。

4. 评价意义　亚临床评价为亚临床状态风险评估、健康干预、改善评估提供了科学的依据和方法。

第一章 人体生理机能评价的生理学基础

概 述

健康与疾病的关系存在着量变到质变的发展规律。人体生理机能从健康状态，经过各种干扰因素量的不断积累，不断增加着发展成为疾病的可能性。当危险因素积累的量变超过某一状态或阈值时即将触发疾病。此外，健康与疾病发展过程常具有明显的层次性，且每个层次都表现出自身的发展规律。各层次之间通常相互影响也常常互为因果，由此形成了千差万别且发展变化的个体差异性。

生理学是人体生理机能评价的基础。生理学运用科学的研究手段和方法，研究了人体宏观整体到各生理系统、器官、组织、细胞乃至分子的微观结构；研究了人体生理功能表现及体内各种生化反应；探讨了机体复杂的内在联系和影响；阐释了生命现象、规律及其生理功能的调节机制。

人体生理机能评价是通过对各种生命现象的指标、影像、量表、生物信息、生活调查等进行采集、分析研究，努力在临床疾病出现之前，发现亚临床的异常程度和趋势性变化规律。

研究表明，亚临床现象的生理学基础明确存在，许多亚临床现象可被发现和记录，多数亚临床状态可被纠正。

尽早发现、正确评价、及早干预和正确纠正亚临床状态是人体生理机能评价与亚临床系统评价的主要任务。亚临床还存在大量尚待深入研究的课题。

第一节 发病层次和发病阈值概述

一、发病层次

疾病的发生发展过程具有明显的层次性。研究发现，生物体至少包含10个层次，即量子—分子—生物大分子—大分子聚集体—细胞器—细胞—组织—器官—子系统—大系统。每个层次都表现出不同的生命活动规律，各层次之间的活动规律不同、关联且又相互作用。复杂多样的关联与相互作用，可表现出健康、分子或基因层次亚临床状态、单系统或器官疾病、多系统相关或相互影响的疾病等不同的活动状态，而且具有个体差异化表现的特点。仅举例如下：

1.痛风的发病层次　尿酸是人体嘌呤分解代谢的终产物。高尿酸血症是一组由于嘌呤代谢酶缺乏引起的尿酸生成增加以及由于尿酸排泄减少所致的代谢性疾病。10%～25%的痛风病人有阳性家族史。由于控制尿酸生成的一些酶的基因发生了突变（细胞染色体携带的遗传密码，对蛋白质及酶的合成与作用控制异常，从而影响嘌呤碱的新陈代谢），导致尿酸生成增多。

人体尿酸的来源有两条途径：①自身嘌呤核苷酸的分解代谢；②食物中核酸类物质分解产生的嘌呤碱。带有嘌呤碱基的腺嘌呤核苷和鸟嘌呤核苷在黄嘌呤氧化酶和黄嘌呤脱氢酶的作用下生成尿酸，这是灵长类动物尤其是人类尿酸形成的过程。

曾经普遍认为，尿酸是随尿排出的废物。1981年，Ames.BN发现了尿酸的强抗氧化作用及在体内的防癌和抗衰老作用。目前研究继续发现，尿酸可抑制羟自由基、过氧化氢所致的DNA损伤，可抑制不饱和脂肪酸、VC的氧化，对防止血栓形成有抑制作用。此外，尿酸在消化器官也大量存在。例如，唾液中的尿酸对含有致癌物质食物食入时可抑制其有害成分作用。观察中，发现血浆中尿酸浓度适当升高的哺乳类动物更长寿。

正常情况下，嘌呤核苷酸绝大部分分解成核糖核酸和脱氧核糖核酸等物质，并被组织细胞利用，仅有少部分分解代谢为次黄嘌呤、黄嘌呤及尿酸。正常人每天生成500～1000mg尿酸，1/4～1/3由肠道排泄，其余由肾脏排出。正常状态下，生成和排出的尿酸应该基本平衡。有报告称，尿酸超过正常值的40%时（也就是达到140%），尿酸盐晶体才会沉积于关节、软组织、软骨以及肾等处，从而导致关节炎、尿路结石以及肾疾病。由上可以看出，高尿酸血症及痛风发病的发生与发展经历了基因—酶—代谢—细胞—组织—器官—整体等7个层次。通常病人往往到了第5～7个层次时出现了关节痛的症状，才能意识到问题的严重性，才去就医。但是，现阶段技术已很容易在第3个层次，即在代谢层次被发现，并通过生活调整可得到改善。

2.遗传病的发病层次　控制人类性状的基因有6万～10万个，这些基因一旦发生改变，将表现出对应的异常症状或疾病，这就是常说的遗传病。遗传病一般分为三类，单基因遗传病、多基因遗传病和染色体异常遗传病。也有把线粒体基因遗传病和体细胞遗传病统称为五大类人类遗传病。

通常情况下，大约20%的人有各种遗传异常。所以，遗传不稳定也是一类常见病、多发病。由遗传原因引起的蛋白质功能异常所带来的疾病称为分子病。但习惯上，把酶蛋白分子催化功能异常引起的疾病归属于先天性代谢缺陷，而把除了酶蛋白以外的其他蛋白质分子结构或合成量的异常引起的疾病称为分子病。各类蛋白质分子是由基因编码的脱氧核糖核酸（DNA）分子上的碱基顺序决定的。如果DNA分子的碱基种类或顺序发生变化，那么，由它所编码的蛋白质分子的结构就发生相应的变化。严重的蛋白质分子异常，可导致疾病的发生。

分子病这一名词是1949年，美国化学家L．C．波林在研究镰刀形细胞贫血症时提出的，他发现患者的异常血红蛋白 β 链N端的第6位的谷氨酸被缬氨酸所替代，并把它称为血红蛋白S（HbS）。HbS在缺氧的情况下，分子间相互作用，成为溶解度很低的螺旋形多聚体，使红细胞扭曲成镰状细胞（镰变）。这类细胞变形性差，在微循环内易被瘀滞而破坏发生溶血性贫血，引发临床上各种症状，如贫血及肝、脾肿大。因镰状细胞阻塞微循环，引起脏器功能障碍，腹痛、气急、肾区痛、血尿、肾衰等疾病时，而患者常常以贫血就医，并从临床按整体—代谢—酶—基因逆行层次，即从宏观到微观找到发病的根本原因—基因异常的问题。基因编码异常导致了体内酶含量异常，从而造成了该酶作用下的新陈代谢发生异常，代谢异常又引发了各种复杂的症状。人类的血红蛋白是一种有血红素和珠蛋白组成的结合蛋白。95%的珠蛋白有四个多肽链构成，其中两条 α 链各由141个氨基酸残基构成，两条 β 链各由146个氨基酸残基构成。患者的血红蛋白（HbS）发生异常，仅在于正常血红蛋白（HbA）的一条 β 链上的第6位氨基酸—谷氨酸被缬氨酸所替代，造成 β 链不正常，而导致整个血红蛋白不正常。这是从蛋白质分子层次上认识镰状细胞贫血。再深入到基因，从DNA分子水平上认识，因为蛋白质是由基因编码而产生的，基因是一段有效的DNA序列，它由许多核苷酸分子组成，每三个核苷酸组成一个密码子，它编码一种氨基酸。每种氨基酸都有其对应的密码子，决定谷氨酸的密码子为GAA 或 GAG，决定缬氨酸的密码子为GTA 或 GTG，二者之间只有第二个核苷酸"A"与"T"的差异。由此看来，表现多种症状、病情错综复杂的镰状红细胞贫血，只不过是由于DNA链中的"A"变成"T"所造成的。可见DNA分子中的一个核苷酸的改变就构成基因突变，经过转录和翻译引起 β 链上一个氨基酸的改变，导致镰状红细胞贫血。这种一个分子的差异引起的病称为"分子病"。分子病除了血红蛋白病以外，还有各种血浆白蛋白异常、球蛋白异常、脂蛋白异常、铜蓝蛋白异常、转铁蛋白异常、补体异常、受体蛋白异常等。

越来越多的证据表明，遗传病的发生不仅与基因（DNA）的结构有关，而且与转录水平或翻译水平上的变化有关。涉及诸如心血管病、多种肿瘤、代谢性疾病、神经性疾病、免疫性疾病等大量常见病，是一个需要引起高度重视的问题。人体基因组的类型早在受精卵开始时就已形成。因此，在人体发育的任何时期，只要获得受检者的基因组 DNA，应用恰当的 DNA 分析技术，便能鉴定出缺陷的基因，而不论该基因产物是否已经表达。而且，应用这一方法，不仅能够检测单个碱基置换、缺失和插入等，还能发现 DNA 的多态现象以及遗传病的异质性。

遗传病发病通常要经历基因—酶—代谢—整体等 4 个层次，遗传疾病这些问题的发生都经历了由基因突变开始的多层次或多阶段，都存在内外因素的变化导致致病基因和疾病的相关过程。

二、发病阈值

一个状态的界限称为阈，其数值称为"阈值"（threshold value）。各学科领域中均有阈值，一般是指临界值或边界值。在生理学领域，应该说各个生理状态的层次也都存在着自己的发病阈值。任何事物的发生和发展变化均有量变到质变的过程，健康与疾病的关系也是如此。各种疾病的病理变化过程或能够测定的信息，都有一个变化和积累的过程。即由少到多、由小到大、由潜在到表现的变化过程。始发阶段时，问题往往以潜在的或趋势性的状态存在着，实际这就是一种亚临床状态。这时，生理信息的发展趋势有两种，好转或恶化。良好的生活环境、运动、营养、心态调节，可能促使其逐步向良性改善。反之，负面继续积累，加重趋于恶化，最终可能达到或超过临床发病阈值，出现疾病征兆即为临床疾病状态。扁鹊诊桓侯之疾，所"望"的病理信息也是"阈"，不过这种"阈"在当时，多数医者可能还未掌握，而扁鹊则望出其症状，诊其为"有疾"。机体每个层次都有其自身的发病阈，而医者水平与检测手段的不同，所能识别的层次也就不同。

20 世纪，人们对癌症的认识主要依其肿块的大小和临床状态进行诊断。随着科学研究的进展，现在已可通过功能影像，如各种辐射成像、生物电扫描技术、人体热代谢检测，生理生化的血清标志物（癌抗原、癌胚抗原）、端粒酶、细胞、DNA、微创或无创体检等数十项检测手段，从多个角度诊断或辅助诊断。随着科技的发展和医技水平的提高，人们对疾病早期症状的诊断水平将大大提高，"阈值"的准确性也会提高。

高血压、糖尿病、哮喘等常见疾病都可关联多基因遗传病。多基因遗传病较单基因遗传病更常见。在多基因遗传病中，遗传基础和生活中因素共同决定个体患病可能性的大小，这称为易患性。

多基因遗传在群体中呈正态分布，人的身高即是一种多基因遗传性状。类似身高的这类多基因性状的变异、遗传机制及遗传特点等都具有不同于单基因性状遗传的特征。

人类的易患性亦呈连续变异的正态分布，易患性很大（极易患病）和易患性很小（极不易患病）的个体都是少数，而多数人具有中等大小的易患性。一个群体的易患性平均值可从该群体的发病率作出估计。由于人体内外因素的相互作用，当易患性达到一定阈值时则发生疾病。我们把易患性变异正态分布曲线下的总面积看作1（即100%），它代表人群中的总人数，超过阈值的那部分面积就代表患者所占的百分数，即群体发病率。如某人携带某种致病基因的数量较多，或其所处的环境特别易于引起某种疾病，就很易达到患病阈值而发病，接近发病阈值的人群虽未表现出临床症状，但他们肯定带有较多的病理信息。所以，他们不是完全健康的人，而是处于即将发病的亚临床状态，且其后代患病的可能性也很大。对于某种多基因病，可以通过群体发病率的高低，推算出发病阈值与易患性平均值之间的距离，以此确定群体易患性平均值的高低。群体发病率高，说明该病的发病阈值与易患性平均值距离近，则其群体易患性平均值高而阈值低；反之，群体发病率低，说明发病阈值与易患性平均值距离远，则其群体易患性平均值低而阈值高。

组成生命物质的宏量元素（碳、氢、氧、氮、硫、氯、钠、钾、磷、钙、镁等）和微量元素（铁、锌、铜、铬、锰、硒、钼、锗、锂、镍等）也有发病阈值，过高或过低达到发病阈值时会发病，与发病阈值接近的则处于亚临床状态。人体的元素必须保持稳态和平衡，才能健康。水、电解质、维生素、氨基酸、糖、蛋白质、胆固醇、甘油三酯、血尿酸、激素等，以及一些其他物质，如基因表达因子、肿瘤标志物等均有阈值，低于或高于健康人的阈值，均容易致病。如血浆钾正常值为3.5～5.5mmol/L，低于2.5mmol/L为低钾血症，高于5.5mmol/L为高钾血症，均达发病阈值属病态。当血钾在2.5～3.5mmol/L时则属亚临床状态，通过饮食、营养调理有助于恢复正常。

第二节 基因组学

为了对人体生理机能状态的机理、发病层次、发病阈值有更深一步的了解，本节对基因组学做简要介绍。

一、基因组学概念

基因（遗传因子）是遗传的物质基础，是脱氧核糖核酸（DNA）分子上具有遗传信息的特定核苷酸序列的总称，是具有遗传效应的DNA。它可简单定义为：基因系遗传信息的基本结构与功能单位。基因组是一个物种的全部遗传信息的总和，可以指一套染色体（单倍体），也可以指其中的全部核酸。

基因组学（genomics）是研究生物基因组和如何利用基因的一门学说。随着后基因组时代的到来，基因组学已从结构基因组学向功能基因组学领域拓展。

人类基因组即指人的23对染色体（22对常染色体及1对性染色体）和23对染色体内的全部DNA，约30亿个核苷酸组成。其中，大约含有6万～10万个作为生命活动基本单位的编码基因。目前，正在开展的基因组计划，对于认识人的生理、病理、发育、重大疾病和疾病易感性等均有重大意义。

最早以书面形式正式提出人类基因组计划的是美国科学家、诺贝尔奖获得者、肿瘤病毒专家雷托·杜伯克(Rena to Dulbecco)。1986年3月7日，杜伯克在美国《科学》杂志上发表了一篇题为《癌症研究的转折点—人类基因组的全序列分析》的短文，阐述了启动人类基因组计划的必要性。1990年，美国国会正式批准了《人类基因组计划》(HGP)，并于当年10月1日正式启动。这一计划的目标是为30亿个碱基对构成的人类基因组进行精确排序。从而，最终搞清楚每种基因对制造的蛋白质及其作用。2006年，全世界由六个国家的科学家（美国、英国、法国、日本、德国、中国）共同参与的被誉为"生命科学登月计划"的人类基因组计划，历时16年宣告完成。这一庞大计划的完成，毫无疑问为医学发展带来了新的希望。有科学家预言，在今后的10～20年内，基因医学将进入黄金时代。HGP已真正成为生命科学理论领域的科学工程，将对生命科学的研究和人类对生命本质的认识，带来巨大冲击和深远影响。在给传统医学、生物学等基础学科带来深刻变革的同时，伴随着技术革新和新成果的诞生，这种影响正逐步向亚临床学、药物学、临床医学等应用领域拓展。

二、基因组学分类

1.结构基因组学　结构基因组学是一门研究生物中蛋白质结构的科学。结构基因组学是继人类基因组之后又一个国际性大科学热点，主要目的是试图在生物体的整体水平上（如全基因组、全细胞或完整的生物体）测定出全部蛋白质分子、蛋白质—蛋白质、蛋白质—核酸、蛋白质—多糖、蛋白质—蛋白质—核酸—多糖、蛋白质与其他生物分子复合体的精细三维结构，以获得一幅完整的、能够在细胞中定位以及在各种生物学代谢途径、生理途径、信号传导途径中全部蛋白质在原子水平的三维结构全息图。在此基础上，使人们有可能在基因组学、蛋白质组学、分子细胞生物学以至生物体整体水平上理解生命的原理。结构基因组学的研究对疾病机理的阐明与疾病的防治都具有重要的应用意义。

20世纪中叶，特别是20世纪70年代，人类组织攻克肿瘤的尝试，建立了"基因病"的概念。"基因病"的第一层意思是"基因相关论"，即所有的疾病都与人类的基因有关，都是人类基因组与病原基因组中的有关基因相互作用的结果。即使是非生物的病原，如中毒和外伤，其机体的最初反应、病情的发展与组织再生，都与相关的"基因病"的第二层意思"基因修饰论"相关。迄今为止，所有的药物方式都是通过基因起作用的，都是通过修饰基因的本身结构、改变基因表达调控、影响基因产物的功能而起作用的。即使非药物治疗手段，也都涉及基因活动的改变。人类的基因并不死板地决定于基因的结构，绝大多数基因药物也不改变基因的结构，而仅对基因做不同层次的修饰。

"人类基因组计划"通过做遗传图、转录图、物理图和序列图建立的人类基因组图，可以理解为"人体第二张解剖图"。人体解剖图曾告诉我们，人体的构成、主要器官的位置、结构与功能以及所有组织与细胞的特点。因为有了解剖学，才有了今天的现代医学。而"人类基因组计划"绘成的"第二张解剖图"将成为疾病的预测、预防、诊断、治疗及个体原学的参照。有了这张分子水平的"解剖图"，人类的生理认知又上了一个新台阶。通过控制人体的生化特性，人类将能够恢复或修复人体细胞和器官的功能，甚至改变人类的进化过程。

（1）遗传图（Genetic）　又称为连锁图（linkage map），是指基因或DNA标志在染色体上的相对位置与遗传距离；这对疾病基因的定位是至关重要的。遗传距离是通过计算两个连锁的遗传标记在每次减数分裂中的重组概率，确定两者的相对距离。遗传连锁图的基本单位是厘摩（cM），一厘摩表示两个连锁的遗传标记在每次减数分裂中发生重组的概率为1%。

（2）转录图　又称基因表达图，它是根据转录顺序的位置和距离所绘制的图。把信使核糖核酸（mRNA）先分离、定位，再转录成互补脱氧核糖核酸（cDNA），这就构成一张人类基因的转录图。人类基因组中的基因数目约在10万左右，因而在构建转录图时，首先需要获得人类基因的表达序列标签，以此建立一张人类的转录图。转录图能为基因功能研究提供有价值的信息，为基因鉴定提供候选基因。

（3）物理图　即确定各遗传标记之间的实际（绝对）距离。物理图的基本单位是千碱基对（Kb）或兆碱基对（Mb）。1cM的遗传距离大致上相当于1Mb的物理距离。遗传图和物理图逐渐发生整合，在此基础上大量引入基因标记，形成新一代的转录图。

（4）序列图　即分子水平的物理图，也即遗传物质上核苷酸序列物理图的简称，是人类基因组在分子水平上最高层次、最为详尽的物理图，测定总长为1M、由约30亿对核苷酸组成的基因组DNA序列。生物信息所提供的强有力的分析和综合手段，使人们能够透过浩瀚的基因组序列信息，去探索一些更为本质的问题，如：基因组的复杂度与生物进化、基因组编码序列的结构、基因组蛋白家族、基因家族的大小及其进化等。

HGP所做的"遗传图、转录图、物理图和序列图"被称为人类"分子水平上的解剖图"，有学者将其形象地称为人类的"生命元素周期表"。100多年前，门捷列夫绘制的元素周期表，奠定了化学和量子力学理论基础；100多年后的今天，人类将依赖这张"生命元素周期表"，解开人类进化和生老病死之谜，也助力亚临床状态评价能快速向纵深发展。

2.功能基因组学　功能基因组学是研究基因组中各基因的功能，包括基因的表达及其调控模式的学科。也即利用结构基因组学研究所得的各种信息，在基因组水平上，研究编码序列及非编码序列生物学功能的学科。运用遗传技术，通过识别其在一个或多个生物模型中的作用，来认识新发现基因的功能。功能基因组学用功能不明的分离基因作为起始点，然后选择具有该同源基因的生物模型，且基因被选择性的用多种遗传技术灭活。在此生物体上，选择性去除的效果被确定。通过这种方法去除基因，由此它对生物功能的贡献就能够被识别。功能基因组在评估和检测新药时十分有用。在另一种方法中，人们也可以检测其对特定细胞功能的影响，一个新的基因和功能就被识别了。在功能基因组的研究中，其核心问题是基因组的多态性和进化规律、基因组的表达及其调控、模式生物体基因组研究等。"后基因组时代"功能基因组学的任务是阐明细胞的全套基因表达谱和全部基因产物谱（蛋白质谱），以期对生命现象有较全面的认识。后基因组时代对基因调控的研究，将会使生命科学面目一新。

（1）基因组多态性　人类基因组是一个十分稳定的体系，不同的民族、群体和个体都有46条染色体，有相同数目的基因和基因分布，也有基本相同的核苷酸序列。正是基因组结构的这种稳定性，保证了人类作为一个物种的共同性和稳定性，也决定了目前基因组测定是有意义的、有代表性的。

然而，人类基因组又是一个变异的体系。在长期进化的过程中，基因组的DNA序列不断地发生变异。这些变异可能是有害的、有益的或中性的，它们其中的一些被保存下来，导致了不同种族、群体和个体间基因组的差异或多态性。除了同卵双生子外，没有两个个体的基因组是完全相同的。人类除性染色体外，22对常染色体均是完全配对的两个同源染色体，其组成及所含基因几乎是一样的。但在人群中总有一些基因会发生突变，使两个同源染色体所携带的基因不再完全对等，导致了基因组的多态性变化。所以，不同群体和个体在生物学性状以及对疾病的易感性与抗性上均有差别。各种常见多因素疾病（如高血压、糖尿病等）与肿瘤相关基因的研究，都需要对相关基因进行大规模的再测序。

（2）认识不同人群间的差异　近年来，大量的流行病学调查研究结果显示，某些疾病的发病率在种族之间存在明显差异。例如，高血压发病率在白种人中为5%～7%，而在黑人中可高达20%～30%，黄种人最低。在我国，不同民族间高血压的发病率也存在很大差异。研究发现，不同人的基因组至少有99.99%的碱基对是相同的，只存在不到0.01%的差异。这一被称为"单核苷酸多态性"的DNA链上单一碱基对的变化，不仅决定了人们是否易患某些疾病，也决定了不同种族之间在身高、肤色和体型等方面的差异。了解这些差异是非常重要的，它能帮助我们认识人与人之间对疾病的易感性、对药物和环境等因素的反应性的不同。当然，人群、人种的易患差异与其生活中的其他因素也有非常密切的联系。相关研究包括亚临床研究都在积极进行中。

基因组学研究认为：所有疾病均存在基因表达的变化。同一疾病病人主要症状可能是相同或相似的，而次要症状可能不同。这表明在基因组中，同某疾病相关的主要基因得到了共同的表达；而次要基因的表达则存在个体差异，许多不同疾病亦会存在相同或相似的症状。随着测序技术、生物信息学和群体基因组学的突破，不仅可发现某疾病的主要候选基因，亦可发现不同疾病表象更深层的基因变化。

3. 疾病基因组学　现代医学研究证明，人类疾病都直接或间接地与基因有关。在我国，围绕高发和若干典型疾病，如神经系统单基因遗传病、肿瘤、多基因病等都展开了研究，并将人类"疾病基因组学"理论和技术的创立作为首先启动的课题进行研究。更多的基因研究为防治这些疾病提供有价值的信息，也使我们对亚临床的认识更加深入，预警更加提前，逆转更加接近根本。

根据基因概念，人类疾病可分为三大类。第一类为单基因病，这类疾病已发现6000余种，其主要病因是特定基因的结构发生改变，如多指症、白化病、早老症等；第二类为多基因病，这类疾病的发生涉及两个以上基因的结构或表达调控的改变，如高血压、冠心病、糖尿病、哮喘病、骨质疏松症、神经性疾病、原发性癫痫、肿瘤等；第三类为获得性基因病，这类疾病由病原微生物通过感染将其基因入侵到宿主基因引起。现代科学的探索将带来一场新革命。

未来用药也将不再是"千人一方"。基因组多态性在一定程度上决定了人体对药物的反应有所差异。目前，医生给病患用药是根据统计学理论算出来的，存在很大的盲目性。比如，同样是治疗高血压病，仅利尿类、降血容量类、降血黏稠度类等药物就有几十种之多。哪一种药治疗某个具体病人是有效的并不确定，医生必须在病人试药后才能确定。如果通过检测病人的致病基因，发现其具体缺陷基因，药物基因组学即可通过对影响药物代谢或效应通路有关基因编码序列的再测序，揭示个体对药物反应差异性的遗传学基础，就可由深及浅对症下药，提高用药的准确性。

疾病与基因的修饰、调控，DNA甲基化（DNA methylation）是最早发现的修饰途径之一。Micro RNA(mi RNA)在人类疾病的发生发展中起着重要作用。大量研究表明，DNA甲基化能引起染色质结构、DNA构象、DNA稳定性及DNA与蛋白质相互作用方式的改变，从而控制基因表达。细菌中的甲基化常常发生在腺嘌呤的第6位氨基与胞嘧啶的5位碳原子上。高等生物中的甲基化主要是多核苷酸链的CpG岛上胞嘧啶的5位碳原子，生成m5CpG。甲基化在原核和真核生物的基因表达中有多种调控功能，DNA的不同甲基化状态(过甲基化与去甲基化)与基因的活性和功能有关。DNA甲基化主要形成5-甲基胞嘧啶（5-mC）和少量的N6-甲基嘌呤（N6-mA）及7-甲基鸟嘌呤（7-mG）；结构基因含有很多CpG结构，基因组中60%～90%的CpG都被甲基化，未甲基化的CpG成簇地组成CpG岛。近年的研究表明，基因启动子区CpG岛的甲基化修饰是基因表达失活的一个重要机制。循环DNA甲基化状态的异常，是人类肿瘤最常见的分子水平改变之一。基因的异常甲基化与癌症的发生有密切的关系，抑癌基因的过甲基化会导致癌基因的过量表达，DNA的低甲基化会降低基因的稳定性。Zhang等利用癌症筛查所收集留存的血标本，应用甲基化特异性PCR方法对50例肝细胞癌（HCC）患者的血清P16、P15、RASSFIA基因甲基化状态进行检测，发现在临床确诊前0～9年，RASSFIA、P16、P15就可以分别在70%、44%、24%的HCC患者血清中检测到，显示基因的异常甲基化是HCC发生中的早期事件，在高风险人群中进行血液的基因异常甲基化检测是一种有用的HCC筛查技术。Chan等检测HCC患者血清中RASSFIA甲基化阳性率为93%，HBV携带者血清中RASSFIA甲基化阳性率为58%。对HBV携带者的监测发现，发展为HCC的患者血清中甲基化RASSFIA浓度明显增高，因此，循环RASSFIA甲基化检测可作HCC筛查。DNA甲基化是一种可逆的过程。随着对人类基因组认识的不断深入，人们将通过监测这一指标来预警亚临床状态，并找到治疗DNA甲基化异常造成疾病的有效方法。

三、基因检测主要临床应用分类

基因检测是通过血液、其他体液或细胞对DNA进行检测的技术，是取被检测者外周静脉血或其他组织细胞，扩增其基因信息后，通过特定设备对被检测者细胞中的DNA分子信息做检测，分析它所含有的基因类型和基因缺陷及其表达功能是否正常的一种方法，从而使人们能了解自己的基因信息，明确病因或预知身体患某种疾病的风险。基因检测可以诊断疾病，也可以用于疾病风险的预测。疾病诊断是用基因检测技术检测引起遗传性疾病的突变基因。应用最广泛的基因检测是新生儿遗传性疾病的检测、遗传疾病的诊断和某些常见病的辅助诊断。基因检测是从分子层面给医生用药给予精确的指导，是保障患者用药疗效、避免药物误用、滥用非常重要的一环，使用不当会危害患者生命财产安全，引发医疗纠纷或事故。因此，医学检验实验室开展基因扩增、艾滋病检测、产前筛查与诊断等特殊检验项目，应当按照原国家卫计委相关规定通过有关部门审核《医学检验实验室基本标准和管理规范（试行）》（国卫医发〔2016〕37号）。如肿瘤基因检测分为2种，一种是国家法规批准的基因诊断产品（简称"有证产品"），一种是临床实验室自建项目（LDT）。"有证产品"又叫"合规产品"，是指从研发、临床验证、注册审评、GMP生产到上市后管理等全程进行严格的质量控制和风险控制，并且接受系列法规监管的产品。而"LDT"通常是指医学检验部门自行开发的检测方法，由于没有明确规定，一般需数个月仅完成实验室内的技术研发论证即可投入使用。因此，"LDT"仅限所在医学检验部门内部使用，不得作为检测试剂出售给任何其他医学检验部门、医院及个人。简而言之，根据法规，医疗机构开展肿瘤基因检测必须使用"有证产品"，在无"有证产品"的情况下，才选择"LDT"，但"LDT"的开展必须遵守国家卫健委相关法规。

表1-1 基因检测主要临床应用分类

临床应用	主要应用	主要分类	临床应用	主要技术方法
准确诊断	遗传性疾病筛查与诊断	单基因病检测	针对婚孕前/早孕期夫妇、遗传病疑难杂症患者进行常见单基因遗传病的基因检测，用于患儿家庭临床检测，为指导生育、临床诊断与治疗提供依据	目标(靶向)区域捕获-高通量测序技术
		新生儿遗传代谢病检测	对新生儿干血片样本中氨基酸等物质的浓度进行分析，对新生儿进行相关致病基因检测，检测其是否患有遗传代谢病	基因芯片、高通量测序、临床质谱检测技术（简称LC-MS/MS）、同位素标记技术等
		其他复杂疾病基因检测	主要面向遗传性心律失常、糖尿病、高血压、老年痴呆、肝病、宫颈癌及罕见病等多种疾病患者，辅助医生对患者的病情进行准确诊断、合理用药及预后指导	基因测序，蛋白质组、代谢组学等多组学分析，临床质谱检测，样本采集、生物医疗大数据存储、分析能力
	癌症分子分型及分子病理诊断	癌症致病基因检测	针对疑似癌症患者进行基因检测辅助临床诊断，针对肿瘤确诊患者的基因检测，可分析肿瘤病因及进展	肿瘤细胞基因捕获、二代测序、基因芯片、癌症生物信息分析等

续表

临床应用	主要应用	主要分类	临床应用	主要技术方法
精准治疗	基因检测指导个体化治疗/用药与治疗预后及康复管理	药物基因组学分析指导个体化用药	检测药物相关生物标记的个体差异，包括分析与药物治疗有关的基因多态性引起的不同反应，指导选择合适药物及用药时间、剂量	RFLP、SSR等遗传标记分析SNP基因分型检测技术、微阵列芯片、甲基化等表观遗传分析
		指导个体化治疗/用药，评价肿瘤等疾病治疗预后及复发监控、康复管理	通过检测肿瘤患者生物样本致病基因突变、基因及其蛋白表达状态来预测药物疗效和评价预后，监控治疗过程中反应与复发情况，指导肿瘤个体治疗，提高用药疗效	样本处理与基因捕获，基因扩增如PCR（如数字PCR），基因表达检测如基因芯片，基因测序（如二代测序NGS）、基因信息解读等
	基因检测技术辅助精准药物研发	分子靶向药物、基因治疗等精准药物的研发	检测药物相关生物标志物，筛选靶向药物作用靶点或驱动基因阳性患者，监控与评价药物治疗反应	类同药物基因组学、伴随诊断相关支撑技术、疾病模型、生物信息分析
疾病预防与筛查	生育健康基础研究和临床应用服务	无创产前基因检测/胎儿染色体非整倍体检测	染色体异常疾病筛查：检测21–三体综合征（唐氏综合征），18–三体综合征和13–三体综合征及其他染色体异常疾病	NIPT（无创产前筛查）：新一代高通量测序技术（二代测序，NGS）、生物信息学分析技术
		胚胎植入前遗传学筛查与诊断	PGS–染色体异常检测用于挑选健康胚胎，PGD–单病检测用于排查30多种基因病，根据致病突变及父母单体型信息分析胚胎是否遗传亲代致病突变	单基因全基因组扩散、全基因组低覆盖度高通量测序、生物信息学分析
		染色体异常检查（孕前基因检测、流产组织分析学）	通过检测流产组织、缺陷儿、夫妇染色体情况，查找流产、B超异常、多发畸形的遗传原因，辅助临床指导再次妊娠，指导帮助夫妇生育健康的下一代	高通量基因测序技术、生物信息学分析技术、医学遗传学解读咨询

续表

临床应用	主要应用	主要分类	临床应用	主要技术方法
疾病预防与筛查	遗传疾病患病风险评估与筛查：遗传性疾病患病风险评估、预测与致病基因筛查	遗传性肿瘤基因检测	帮助肿瘤患者及家属和有肿瘤家族史的健康人群评估肿瘤的遗传性风险，为患者及家族健康人群提供肿瘤家族风险管理	二代测序、基因芯片等遗传疾病致病基因检测、生物信息学分析（基因-表型数据分析与解读）
		地中海贫血基因检测	对常见和非常见地中海贫血基因型进行检测，服务临床、大规模地中海贫血基因筛查项目	基因测序、基因芯片与基因数据分析解读
		新生儿耳聋检测	对遗传性耳聋高发突变基因和位点进行检测，主要用于临床检测及大规模耳聋基因筛查项目	基因芯片、基因测序、核酸质谱
	癌症的早期筛查与患病风险评估与预测	癌症无创筛查：癌症早筛型液体活检试剂盒（血液生物标志物检测）	利用血液等非固态生物组织取样和分析检测其遗传特性信息，实现多类型癌症的早期筛查，包括对还没有症状时对潜在癌症发病高风险进行诊断	循环肿瘤细胞/ctDNA/细胞外囊泡（基因）捕获/扩增技术：肿瘤基因组信息解读、患病风险预测
		癌症无创筛查：（粪便DNA检测）	面向健康人群或高风险人群，利用粪便DNA样本检测进行大肠癌或直肠癌的早期筛查	粪便DNA检测技术：核酸捕获/扩增技术基因测序技术
		肿瘤易感基因筛查与患病风险评估	面向健康人群或高风险人群的肿瘤易感基因检测或筛查	高通量测序、大规模癌症组织样本库、癌症基因组学大数据资源及生物信息分析与临床解读能力
	慢性疾病的早期筛查及风险评估、健康管理和预防	疾病易感、营养/药物代谢检测，生活方式指导	面向健康人群或高风险人群，利用唾液、血液、肠道菌群等样本的多组学分析筛查慢性疾病易感因素，为饮食、用药、运动等个体健康管理提供指导建议	人体基因组测序，蛋白质组、微生物组、代谢组学等多组学分析，临床质谱检测，样本采集、生物医疗大数据存储、分析能力

第三节　蛋白质组学

为了对人体生理机能与状态的机理、发病层次、发病阈值有更深一步的了解，本节对蛋白质组学概念做简要介绍。

蛋白质组学是研究基因组编码的全部蛋白质结构、性质和功能的学科，也即阐明生物体各种生物基因组在细胞中表达的全部蛋白质的表达模式与功能模式的学科。包括鉴定蛋白质的表达、存在方式（修饰形式）、结构、功能和相互作用等。许多疾病的发生发展与蛋白质的变异有密切关系。因此，如果可以在分子水平预测和发现疾病，对健康风险评价很有意义。

一、功能蛋白质组学

20世纪90年代初期，美国科学家提出并实施了人类基因组（Human Genome）计划，对人类基因的全部DNA进行序列测定，希望在分子水平上，破译人类所有的DNA序列和识别其中所有的基因。但是，由于生物功能的主要体现者是蛋白质，而蛋白质有其自身特有的活动规律，仅仅从基因的角度进行研究还是远远不够的。当前，国际生命科学前沿的研究是较为集中在基因组学、功能基因组学和蛋白质组学（Proteomics）研究。只了解基因DNA序列，尚不能解决基因的表达时间、表达量、蛋白质翻译后加工和修饰等的情况。这些在基因组学中不能解决的问题，必须在蛋白质组学的研究中找到答案。如肝肿瘤细胞相关的功能蛋白质组谱和关键蛋白的结构与功能的研究、线粒体相关的功能蛋白质组谱和关键蛋白的结构与功能的研究、红细胞膜相关的功能蛋白质组谱和关键蛋白的结构与功能的研究等。当前，蛋白质组学已经在研究细胞的增殖、分化、异常转化、肿瘤形成等方面进行了大量的探索，涉及白血病、乳腺癌、结肠癌、膀胱癌、前列腺癌、肺癌、肾癌和神经母细胞瘤等，鉴定了一批肿瘤相关蛋白，为肿瘤的早期诊断、药靶的发现、疗效判断和预后，提供了重要判断依据。

二、结构蛋白质组学

结构蛋白质组学又称组成蛋白质组学，是一种针对有基因组、转录组数据库的生物体，建立其蛋白质或亚蛋白质组（或蛋白质表达谱）及其蛋白质组连锁群的一种全景式的蛋白组学研究，从而获得对机体生命活动的全景式认识。一种生物一般只有一种基因组，却有不同的功能蛋白质组。这些蛋白质组有分化发育特异性、细胞组织特异性、生理特异性和年龄特异性等。一般认为，同一类型的细胞具有相同或近似的蛋白质组。韩国东国大学教授金铁虎率领的科研小组指出，p53蛋白质可以抑制癌变，但由乙肝病毒生成的4种蛋白质之一x型蛋白质（HB x）与p53蛋白质结合在一起时，会抑制p53蛋白质的活动，它能切断p53蛋白质向抑制肝癌生成的PTEN基因发出的信息，使PTEN活动萎缩，最终发生癌变。他们的研究成果首次在分子层面发现：乙肝病毒生成的蛋白质是导致乙肝在发展过程中发生癌变的原因。美国和意大利研究者在《科学》杂志（Science 2003；300：1430～1434）上报告，他们发现，幽门螺旋杆菌通过破坏胃壁细胞间连接引起了疾病。细胞间的连接含有帮助机体进行众多过程（如修复损害胃壁）的重要物质。破坏这些连接，可能阻止了胃壁修复过程，从而，引起溃疡或胃癌。

生物体在疾病潜伏、酝酿发病、干预改善等过程中，存在着自己特有的规律。这些规律包括遗传（目前研究尚在进行中，本书不做重点论述）、营养综合状态（本书第五章）、基础运动素质（本书第六章）、神经内分泌影响的代谢状态（本书第七章）、基础代谢状态（本书第八章）以及本书第三篇和第四篇等。了解和把握这些发展规律，有助于识病于起始，治病于早期，防患于未然。

第二章　生活方式对生理机能的影响

概　述

　　人类生活在居室、社会、自然等环境之中，继承着其远祖、曾祖、祖、父母等不同的生物遗传基因；每个人又承继着成长过程中的健康与疾病、民族文化与习惯、教育经历与感悟、自然环境生活、物质生活与营养等社会成长基因。由此，在生命和思想的积淀中，留下了独一无二的"我和我的生活方式"。

　　研究发现，由于人体生理机能与状态受生理遗传和生活方式积淀过程的影响巨大。因此，研究和评价生活的主要影响因素包括"我和生活"两部分。"我"，即自身的生理机能状态；"生活"，可以包括饮食、运动、情绪、工作与生活环境等生活方式因素。

　　生活方式对生理机能的影响，可以形成运动素质衰减，也可能是基础营养状态异常，还可能是神经内分泌与基础代谢改变等。当然，这些因素综合作用的影响应该更多更大。对人体生理机能状态进行评价，既包括对个人的生理机能状态进行评价，如体质、基础运动素质、神经内分泌、基础代谢等；同时，也包括对影响自身生理机能的生活方式因素进行评价，如饮食营养、运动习惯、生活工作环境等。最终，才能客观评估个人生理机能的状态和成因，从而为健康干预提供方向性指导。

第一节　生活方式分类

　　生活方式管理主要包括膳食、不良嗜好、活动、情绪、环境、其他影响健康等多个方面。

一、营养与健康

　　《系统营养论》指出：生命的本质是细胞利用营养素新陈代谢的过程。生命的基础是物质的，全面合理的膳食营养和特定缺乏性营养素的强化补充，是维持人体健康的基本条件。研究显示，约有1/3的人因各种原因存在不健康的饮食习惯。具体来讲，这些不健康的饮食习惯既包括不吃早餐、饥饿、过饱、偏食、嗜食、贪凉、进食过快或过烫等不良习惯，也包括营养素强化补充方式的不科学等。如果个体营养获得，与其个体的基本营养需求不匹配，将造成营养健康的损害。

二、运动与健康

科学适宜的运动方式，可以使人体新陈代谢旺盛，各生理系统和器官的机能协调平衡。从而达到增强体质、延年益寿的目的。《健康节律运动学（第二版）》指出，最健康的运动方式是科学的节律运动。由于每个人的身体机能状况、运动经历和健康水平差异很大，致使所能承受的运动强度、运动时长以及对运动项目的能力、兴趣爱好不尽相同。因此，应该根据不同个体的生理状态、性格以及家庭、社会对其运动的支持情况，综合评价和指导实施运动改善。运动过程适宜度的恰当调整，更宜使运动保持在健康、积极、舒适的状态并建立持续。

三、情绪与健康

情绪是人们在工作和生活中感觉有重大事件正在发生或即将发生时，内心世界的外在表达。如愉快、平静、愤怒、恐惧、悲哀等。不良情绪会使人的思想和行为产生紧张的心理和生理感受。随着社会的发展，人们面临的生活、工作、社会机遇和挑战越来越多，压力越来越大，再加上人们对客观事物认识的偏差，有些人遇事容易情绪化。情绪状态的改变通常都会伴随着生理的改变，二者相互联系也相互作用。不良情绪可通过神经—内分泌—免疫网络机制，影响到机体的免疫、代谢及行为。例如，强烈的好胜心和对立感更容易引起生理的亚临床状态。

四、环境与健康

生存环境是健康的重要因素。中国每年由于室内空气污染引起的超额死亡数已达 11.1 万人，而中国城市居民每天在室内生活工作长达21.53小时，占全天时间的90%左右。长期生活在空气被污染的居室中，人体生理机能容易处于不健康状态。除了室内环境影响外，人类生活的社会环境、自然环境也可能引发不健康的状态。如吸烟、机动车尾气、雾霾等可使呼吸道不适或慢阻肺、哮喘、肺癌等发病率升高；阳光中强烈的紫外线，可引起白内障、皮肤过敏、皮肤癌等；振动噪声等物理因子、有机物无机物溶剂等化学因子、黄曲霉毒素等生物因子都可以通过外部环境，干扰人体生理机能的状态。如果干扰因素的影响超过人体的调节能力，即可能造成机体生理机能的损伤或破坏，导致健康短期或长期的危害。这些对健康有影响的因素，目前大多数都已经可以进行科学检测和评价了。

五、其他因素与健康

此外，个人生活习惯和嗜好因素也可引起人体生理状态的改变。如作息、排泄、聚会、网络嗜好、成瘾性嗜好等。不良习惯和嗜好可能造成精神状态、免疫力的改变，有些也是慢性疾病、代谢性疾病、免疫性疾病、组织损伤等的重要诱发因素，如糖尿病、肥胖、肿瘤等。又如便秘影响肠道内的代谢废物排出，并在大肠内被持续吸收，成为罹患肠癌的重要隐患；吸烟时产生大量的危害性物质，如一氧化碳可以使人体的红细胞携氧能力下降，尼古丁使人产生依赖性而成瘾，焦油可破坏人体的免疫能力，产生致癌作用；酗酒易导致酒精性肝损伤、酒精性肝中毒、肝纤维化乃至肝硬化或肝癌。

健康—亚临床—疾病—死亡是人类对生命状态新的认知模式。健康的生活方式和良好的生存环境是延长此进程的有效措施。

第二节　饮食方式对营养状况的影响

一、平衡膳食原则

（一）中国居民膳食结构

中国居民的传统膳食以植物性食物为主，谷类、豆制品、薯类和蔬菜的摄入量较高，奶类消费在大多数地区不足，肉类的摄入量比较低，且因地区不同而品种、比例显著不同。

传统膳食结构的特点是：

1.高碳水化合物　中国南方居民多以大米为主食，北方大部分居民以小麦粉为主食，谷类食物的供能比例占70%以上。

2.高膳食纤维　谷类食物和蔬菜中所含的膳食纤维丰富。因此，以植物性食物为主的民族或居民膳食纤维的摄入量也很高。

3.低动物脂肪　中国居民传统的膳食中，动物性食物的摄入量很少，动物脂肪的供能比例一般在10%以下。

当前，中国城乡居民的膳食仍然以植物性食物为主，动物性食物为辅。但中国幅员辽阔，各地区、各民族以及城乡之间的膳食构成差异很大。而且随着社会经济发展，中国居民膳食结构已经发生了转变，动物性食物的比例逐渐增多，谷物类食物的比例在不断下降，特别是含膳食纤维丰富的粗粮和薯类下降明显，这也是导致中国慢性疾病逐年高发的重要原因之一。

（二）居民平衡膳食指南

为了指导公众平衡膳食、合理营养、增进健康，世界经济发达国家分别制定了符合本国居民实际饮食情况的"膳食指南"。但是，"膳食指南"一般都是非常原则性的。为了向广大公众形象地宣传膳食指南的内容，帮助公众把膳食指南具体地应用于日常膳食实施中，1997年，中国在学习外国先进经验及参考国内有关膳食营养研究工作成果的基础上，中国营养学会专家委员会提出了指导中国居民饮食的"平衡膳食宝塔"，给出一个中国居民饮食营养上比较原则的人群参考性"膳食模式"（图2-1）。

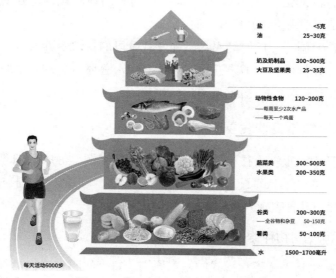

图2-1　中国居民平衡膳食宝塔（2022）

中国2022年新修订的平衡膳食宝塔共分五层，包含我们每天应吃的主要食物种类。宝塔各层位置和面积不同，在一定程度上，反映出各类食物在膳食中的地位和应占的比重。谷类食物位居最底层，推荐每人每天摄入谷薯类食物200~300g，其中全谷物和杂豆类50~150g，薯类50~100g；蔬菜和水果占据第二层，推荐每人每天应吃300~500g蔬菜和200~350g水果；鱼、禽、肉、蛋等动物性食物位于第三层，推荐鱼、禽、肉、蛋等动物性食物每人每天应吃120~200g（畜禽肉40~75g，水产品40~75g，蛋类40~50g）；奶类、大豆和坚果占第四层，推荐每人每天至少应吃相当于鲜奶300g的奶类及奶制品，大豆及坚果类25~35g；第五层塔尖是盐和油，推荐每人每天食盐不超过5g，烹调油不超过25~30g。同时，提出了每天主动活动6000步的建议，饮水1500~1700ml。

应该注意，平衡膳食宝塔建议的各类食物摄入量是一个平均值、区间值和大概比例。每日膳食中应当包含宝塔中的各类食物，各类食物的比例也应基本符合推荐量。建议的食物摄入量一般是指食物的生重，每一类食物的重量不是指某一种具体食品的重量。

我们日常生活中，不需要每天都照着"宝塔"推荐量吃，重要的是要经常遵循宝塔各层各类食物的大体种类和比例，同时应当把营养与美味结合起来，并按照同类互换、多种多样的原则调配一日三餐。三餐食量的分配要合理，一般早、晚餐各占30%，午餐占40%为宜。同时要因地制宜，充分利用当地食物资源，养成长期平衡膳食的良好习惯。

生命与营养同行。任何健康状态和发育阶段的饮食营养安排，都只能在营养综合状态（评价详见本书第五章）对营养需求总体平衡的这个原则下进行阶段性调整。长时间偏离这个原则，将会影响健康，导致疾病。

二、常见的不良饮食营养方式

日常生活中，很多人往往受经济条件、食物来源、健康认知等因素，加之工作忙、怕麻烦、不认真配餐、减肥等原因影响，导致各种各样的营养不良，大致可以有以下几种表现。

（一）单调的食物种类

食物多样化是平衡膳食模式的基本原则。每天的膳食应包括谷薯类、蔬菜水果类、畜禽鱼蛋奶类、大豆坚果类等食物。建议平均每天摄入至少12种以上，每周至少25种以上食物。食物多样化也是获得营养系统性保障的充分且必要条件。人体必需营养素有6大类，包括碳水化合物、脂肪、蛋白质、水、多种维生素和矿物质等6大类，并包含有42种营养素构成。系统营养素摄入要求种类全面、比例适当、数量充足、供求平衡，食物多样化是达到这一要求的最主要途径。

（二）不平衡的膳食结构

中国居民较理想的膳食结构模式是中国居民膳食宝塔。这个宝塔的食物组合，基本保证了大多数中国人的系统营养需求。但是，在实际生活中，部分人群因为各种原因，日常膳食结构偏离中国居民膳食宝塔膳食结构模式。有资料显示，中国有9成以上的人存在偏食情况，尤其以低龄人群占多数。久而久之，必然会因为膳食结构不平衡，导致营养成分摄入不平衡，无法实现食物营养获得的系统性保证，从而出现了各种营养不良的健康问题。

（三）不健康的饮食习惯

随着人们社会工作、生活节奏的不断加快，很多人形成了不健康的饮食习惯。

1.不吃早餐　不吃早餐或早餐吃得过于简单和应付，这对健康是不利的。其一，不吃早餐，上午容易致血糖过低，出现疲乏倦怠，影响工作和学习；其二，不吃早餐，必然中餐和晚餐吃得较多，容易引起肥胖。此外，不吃早餐，增加胃炎、胆结石等健康风险。

2.餐食过俭　在中老年人群中，普遍有生活节俭的习惯。尤其是老人舍不得吃，生活十分简单。但过于节俭容易造成食品种类、比例、质量、数量等食物营养问题，对健康是不利的，而且还容易诱发多种疾病。

3.高能量饮食　高糖、高脂食物通常造成高能量的摄入，极易造成体重上升，引发代谢综合征等一系列影响健康的问题。烹调用油包括植物油和动物油，是人体必需脂肪酸和维生素 E 的重要来源。目前，中国居民烹调油摄入量过多。过多植物脂肪和动物脂肪摄入会增加肥胖、心血管疾病等的发生风险。

4.盐的摄入　食盐是食物烹饪和加工食品的主要调味料之一，中国居民饮食习惯中食盐摄入量偏高。研究证实，过多的盐摄入与高血压、胃癌和脑卒中发病有关。中国居民膳食指南建议，培养清淡口味，推荐每天食盐摄入量不超过5g。

此外，要注意隐形高钠食品。一些加工食品虽然吃起来没有咸味，但在加工过程中都加入了食盐，如面条、面包、饼干、糕点等，另外，鸡精、味精等钠含量也很高，应特别注意。

5.其他习惯　很多不健康的饮食习惯是值得我们注意的。如，进食过快、不专心进食（比如吃饭时看电视、看手机）、重口味刺激性食物（过辣、过麻、过油、过甜、过酸、过冷、过热等），这些饮食习惯都会对我们的健康造成不良影响。

第三节　运动方式对生理机能的影响

2018年，营养与健康状况调查大数据显示，18岁以上人群，高血压患病率已经达到25.2%，糖尿病患病率9.7%，超重及肥胖者约2亿人，脂肪肝患者约1.2亿人，慢性病占总死亡人数的86.6%。中国的慢性病防治工作已经面临十分严峻的形势，而慢性病的发生发展与不健康的生活方式等密切相关，尤其与运动缺乏关系密切。

一、运动方式分类

健康运动是通过科学、规律的身体活动，给机体一定负荷的运动刺激，使机体产生反应与适应性变化，从而获得体质增强和身心健康。

根据人体运动时物质代谢方式的不同，运动可分为有氧运动、无氧运动和混合运动。

1.有氧运动　有氧运动是指人体在氧气充分供应的情况下进行的体育锻炼。即在运动过程中，人体吸入的氧气与需求达到生理上的平衡状态。衡量有氧运动的标准是心率，最大心率值的60%~80%。通常中青年健康人心率保持在150次/分的运动量为有氧运动，此时血液可以供给心肌足够的氧气。有氧运动一般建议每次运动时间不少于30分钟，每周坚持5次。这种锻炼，氧气能充分氧化体内的糖分，消耗体内的脂肪，增强和改善心肺功能，预防骨质疏松，调节心理和精神状态，是健身的主要运动方式。

2.无氧运动　无氧运动是相对有氧运动而言的。人体的能量是通过身体内的糖、脂肪和蛋白质分解代谢得来的。在运动量不大时，比如慢跑、跳舞等有氧运动情况下，机体能量的供应主要来源于糖的有氧代谢。当我们从事的运动剧烈或者是力量急速爆发，例如举重、百米冲刺、摔跤等，此时机体在瞬间需要大量的能量，有氧代谢是不能满足身体此时的供能需求的，于是糖进行无氧代谢，以迅速产生大量能量。这种状态下的运动就是无氧运动。无氧运动的分类是从人体运动时骨骼肌的代谢过程分类衍生而来的，目前，无氧运动的概念也都是根据无氧代谢供能系统为主演变而来。例如，无氧运动是指人体肌肉在无氧供能代谢状态下进行的运动。但日常中，我们所认为的无氧运动是指肌肉在"缺氧"的状态下剧烈运动。无氧运动大部分是负荷强度高、瞬间性强的运动，很难持续长时间，而且疲劳消除的时间也慢。

3.混合运动 混合代谢运动就是有氧、无氧代谢供能交替持续的运动。在我们平时进行的运动中，还有很大一部分活动不属于单纯的有氧运动，也不属于单纯的无氧运动，而是二者兼而有之，称为混合代谢运动，这些运动是耐力和爆发力的综合体现。

二、运动方式对生理机能的影响

越来越多的研究证明，缺乏规律的身体活动是心血管等慢性病的独立危险因素。约70%的"慢性非传染疾病"都可以通过积极的身体运动加以预防和干预得到显著改善。在所有的运动形式中，节律运动是目前研究确认的对健康促进改善最有效的运动形式。节律运动是指动作有节奏、规律、重复、周而复始循环、持续较长时间的运动。节律运动是在神经调控下完成的，其反射的结构基础和基本单位是反射弧。

节律运动的根本目的是通过科学、规律的身体活动，给人体承受一定负荷的运动刺激，使机体产生反应与适应性变化，从而获得体质增强和身心健康。但每个人的身体机能状况和健康水平等有很大差异，所能承受的运动强度与运动量不完全相同，很有必要根据自身健康情况，了解运动改善过程需要调整的问题和要素，科学地选择锻炼项目，科学地评价锻炼的合理性，科学地对运动人群进行运动适宜度的指导。

按照运动的目的、方式、方法不同，节律运动又可以分为基础性节律运动、调节性节律运动、针对性节律运动和组合性节律运动等（表2-1）。

表2-1 节律运动分类与作用

分类	定义	作用	适宜人群
基础性节律运动	基础性节律运动是一类持续性、规律性、全身性的运动形式。如散步、慢跑、游泳、舞蹈等能够提高锻炼者体温、脉搏、呼吸频率等的运动	促进锻炼者的新陈代谢，加速细胞、组织、器官更新修复，促进健康，综合地提高人体基础机能素质	适合健康人群。对于亚临床、疾病康复人群，可作为热身运动
调节性节律运动	调节性节律运动是通过特定的运动方式，给予人体特定的、局部的运动刺激	良性刺激自主神经、微循环、淋巴循环等，以达到有效调节相应脏器代谢功能的目的	适合亚临床和疾病康复等人群，尤其对神经、内分泌、免疫和特定的综合性代谢疾病（如糖尿病、高血压、高血脂等代谢综合征）人群的健康促进有益
针对性节律运动	针对性节律运动主要针对具体关节和关节周围组织（如颈、肩、肘、腕、腰、髋、膝、踝等关节部位）采取的运动	对特定关节部位和关节周围组织疾病的改善有益，动作具有明确部位的针对性	关节亚临床、疾病等人群

运动适宜度是指依据体适能及生理功能的测评结果，为某类人群或个体制定适宜的个性化运动实施方案。包括适宜的运动频率、运动强度、运动时长等指标。其中运动强度是适宜运动定量化与科学化的核心，是影响锻炼坚持和效果的关键。在制定个性化运动适宜度的方案前，应根据不同个体的日常运动状态、兴趣爱好、社会家庭支持、运动动机等多种原因进行系统的科学评估。

世界卫生组织对不同年龄段的人群运动建议如下：

1. 5~17岁人群 每天至少应积累60分钟中等至高强度的节律运动。身体活动超过60分钟，可获得额外的健康效益。

2. 18~64岁人群 每周应从事至少150分钟中等强度的节律运动，或一周至少75分钟高强度的节律运动，或中等强度和高强度节律运动综合起来，达到这一等量的节律运动。就各种节律运动而言，为有利于心肺健康，每次活动应至少持续10分钟。

3. 65岁及以上的人群 针对老年人的主要建议与18~64岁人群相同。此外，节律运动研究认为，50岁以后的中老年人及慢性代谢性疾病患者，每周保持不少于6次的低强度节律运动（如慢跑、游泳、舞蹈等），对增强免疫、减少疾病、改善代谢都有显著的帮助。行动不便的老年人，每周应有三天或三天以上开展节律运动，以加强平衡能力和预防跌倒。当老年人因健康条件不能达到建议的活动量时，他们应在自己能力和条件允许的范围内，尽量积极参与节律运动（图2-2）。

运动金字塔

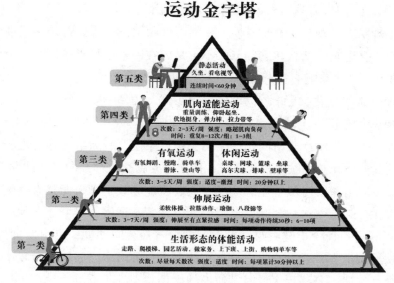

图2-2　世界卫生组织推荐的每天适宜的运动形式和时间

对运动参与者的日常运动状态进行评估是十分重要的工作，这有助于全面了解其运动素质、运动心态、健康成因及风险。

第四节　情绪对生理机能的影响

情绪是对一系列主观认知的通称，是多种感觉、思想和行为综合产生的心理和生理状态。情绪是影响身心健康的一个重要方面。研究发现，情绪的改变，可通过神经—内分泌—免疫网络的调节来影响机体的状态。当一个人长期处于焦虑不安、抑郁苦闷等情绪状态下，容易造成内脏器官功能活动失调、心跳加快、血压升高、神经内分泌活动紊乱等，并破坏人体的多项机能及免疫功能，减弱人体对疾病的抵抗能力，直接或间接影响人体的健康。

心理与生理关系密切，两者相互联系、交互影响。因此，研究心理和生理在疾病的发生发展过程中的相互作用机制，评估人群的心理健康状况，显得尤为重要。

一、情绪与生理的关系研究

情绪变化会受到内在和外在因素的影响。影响情绪的外在因素主要是人所处的社会、工作环境、家庭因素等；影响情绪的内在因素，每个人不尽相同，不同的生理状态、观念、文化素质、生活习性及思想境界，都是构成性格特点的重要因素。影响情绪变化的因素，不论是内在因素还是外在因素，最终都会对心理和生理产生影响。

生理机制的变化，影响个体的情感、认知、思维等心理过程。研究表明，个体主观思想意识产生的紧张焦虑等情绪体验，客观上会引起应激生理反应。焦虑、抑郁等不良情绪长时间作用于自主神经系统，刺激下丘脑为主的边缘系统，促使其释放儿茶酚胺等神经递质，使交感—副交感神经的兴奋性发生改变，从而可以影响心率、呼吸等生理现象。最后可能导致生理机能状态改变（亚临床）的发生。如心率过快、睡眠质量降低、疲劳不适等。研究还发现，焦虑人群胆固醇的摄入量少于健康组，影响到中枢五羟色胺功能，可引发抑郁状态；甲状腺功能减退者，合并有焦虑抑郁情绪严重；脑内多巴胺等是激发产生愉悦感觉的神经递质，分泌程度低时，使人的生理状态处于低潮，易产生疲劳、免疫力下降等健康问题；悲观情绪的人也可能会引起其他心理问题，而间接引起生理亚临床状态出现。

西医学认为，负性情绪可以作为应激原，通过神经–内分泌–免疫网络刺激神经内分泌系统，影响神经递质和激素的水平和作用，进而使机体免疫能力降低，增加了个体对疾病的易感性。

心理因素或生理因素相互影响引发疾病，在多数情况下存在一个复杂而漫长的演变过程。它可能会首先引发生理亚临床状态，进而再发展为疾病。但对于这一点的证实，仍需要进一步的研究论证。

二、情绪亚临床评价

情绪包含正性情绪和负性情绪。正性情绪和负性情绪影响健康和行为的机制，已经被许多研究证实。减少负性情绪，已作为处理健康和行为问题的常用策略。同样，加强正性情绪，也成为促进健康的重要手段。所以，在实际工作生活中，需要对情绪的两个维度进行评定。同时，由于人的情绪复杂多样，日常生活中，人们习惯用形容词来描述情绪以及其程度较多。

表2-2 积极情绪、消极情绪评价量表（PANAS，中文版）

性别：_____ 年龄：_____

项 目	几乎没有	比较少	中等程度	比较多	极其多
积极情绪					
1.感兴趣	1	2	3	4	5
2.兴奋的	1	2	3	4	5
3.强大的	1	2	3	4	5
4.充满热情的	1	2	3	4	5
5.自豪的	1	2	3	4	5
6.警觉的	1	2	3	4	5
7.受鼓舞的	1	2	3	4	5
8.意志坚定的	1	2	3	4	5
9.专注的	1	2	3	4	5
10.诱惑力的	1	2	3	4	5
消极情绪					
11.坐立不安	1	2	3	4	5
12.心烦的	1	2	3	4	5
13.内疚的	1	2	3	4	5
14.惊恐的	1	2	3	4	5
15.敌意的	1	2	3	4	5
16.易怒的	1	2	3	4	5
17.羞愧的	1	2	3	4	5
18.紧张的	1	2	3	4	5
19.心神不宁的	1	2	3	4	5
20.害怕的	1	2	3	.4	5

说明：1.请阅读每一个词语，并根据你近"1~2星期"的实际情况，在相应的答案上打"√"。

2.评分方法：全部都是正向计分。正性情绪：第1~10题；负性情绪：第11~20题。

3.得分值越高，情绪的倾向性则越明显。

情绪评价或调节的生理研究多为通过常规的生理指标，如通过心率、血压、激素水平、神经递质等，探讨情绪调节对神经系统（交感和副交感）活动的影响。

第五节　生活、工作环境对生理机能的影响

世界卫生组织公共卫生专家委员会对环境的定义是：在特定的时刻，由物理、化学、生物及社会的各种因素构成的整体状态，这些因素可能对生命机体或人类活动直接或间接地产生近期或远期的作用。

一、生物因素的影响

有些生物会给人类健康和生命带来威胁，如致病性生物，可成为包括烈性传染病的媒介；食物链中存在致癌、致畸的有毒物质等生物因子；空气中存在致敏的花粉，生产过程中的生物性粉尘（动物皮毛等）。这些生物因素都会不同程度地影响人类的健康。

二、化学因素的影响

人类生存的环境中，有天然的无机化学物质、人工合成的化学物质以及动植物体内、微生物内的化学组分。环境中常见的化学因素包括金属和类金属等无机化合物；煤、石油等能源在燃烧过程中产生的硫氧化合物、氮氧化合物、碳氧化合物、碳氢化合物、有机溶剂等；生产过程中的原料中间体或废弃物（废水、废气、废渣）；农药；食品添加剂及以粉尘形态出现的无机和有机物质。这些化学因素对人类的健康也会产生不同的影响。

三、物理因素的影响

人们在日常生活和生产环境中，接触到很多物理因素，如温度、湿度、气压、声波、振动、辐射（电离辐射与非电离辐射）等。在自然状态下，有些物理因素是人体生理活动必需的外界条件，但是达到一定强度和（或）接触时间过长时，会对机体产生危害，如紫外线、红外线等。

四、社会因素的影响

社会因素一般包括社会制度、社会文化、社会安全、社会经济水平等。社会因素影响人们的收入和开支、营养状况、居住条件、接受科学知识和受教育的机会等。社会因素还包括人们的年龄、性别、风俗习惯、宗教信仰、职业和婚姻状况等。这些社会因素也会对人体的健康产生一定的影响。

第三章 亚临床评价原则与分级方法

概 述

由于人体亚临床的影响因素众多信息量巨大，涉及基础营养状态、基础运动素质、神经内分泌调节、生活习惯、生理机能、遗传、组织代谢、疾病与用药等多个方面；涉及大量的量表、生理、生化、生物信息指标；涉及大量信息归纳分析、生理生化生物信息指标分析、风险综合加权分析等。因此，需要用系统论的原理和方法建立统一科学的评价原则。同时，亚临床所处的状态不同，风险不同，干预的紧迫性不同，干预的方法不同等。因此，需要建立科学的风险分级方法。

亚临床评价原则与分级方法是科学研究与健康管理实施的指导性标准和方法，是制定针对性与个性化综合干预的基础依据。

本章的主要内容是建立亚临床评价的基本原则、逻辑关系、工作流程、工作标准和方法；建立亚临床状态判定标准、分级方法、规范术语和量表格式等。

亚临床评价原则与分级方法有助于亚临床研究、评价、干预的科学实施。

第一节 亚临床评价内容与评价原则

一、亚临床评价内容

亚临床评价可分为：基础评价、针对性专项评价和综合风险系统分析评价。

1.基础评价 包括营养综合状态评价、基础运动素质评价、神经内分泌影响的代谢状态评价和基础代谢状态评价。

2.针对性专项评价 包括针对生理代谢和功能状态的量表评价和检测评价。

（1）生理代谢包括：糖代谢、脂代谢、蛋白质代谢、维生素代谢、矿物质

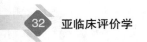

代谢、水代谢、嘌呤代谢等。

（2）功能状态包括：系统、器官及组织的功能状态评价。可以按运动系统、消化系统、呼吸系统、泌尿系统、生殖系统、内分泌系统、免疫系统、神经系统和循环系统等九大生理系统进行评价，也可以是肝胆、胃肠道、骨骼、关节等具体器官，还可以是具体组织的针对性专项功能状态风险评价。

3.综合风险系统分析评价　依据基础评价和针对性专项评价，按照不同权重对亚临床状态进行计分，判断亚临床状态的风险程度。

二、亚临床评价应遵循的六项基本原则

1.临床前状态分析原则　亚临床的研究与应用是在人体生理状态处于健康与疾病之间状态的研究探索，是对处于临床疾病前生理状态的评价。

2.基础学科支撑原则　亚临床的研究与应用需建立在系统论、人体生理学、基础医学、系统营养学、运动生理学、健康节律运动学等基础学科的基础上。

3.执行国家行业标准原则　亚临床评价研究与应用应将国家及行业针对亚临床评价的标准、规范、指南和共识作为重要的参照依据。

4.系统分析评价原则　亚临床不能使用单一设备、单一测评手段、单一指标进行评价，应当多指标、多角度并采用综合加权分析技术手段进行系统分析评价。

5.人群年龄分段原则　亚临床评价要充分考虑生理代谢的不同年龄段，并参照国家或相关部门的有关标准、规定，按照幼儿人群（3～6岁）、青少年人群（7～19岁）、成年人群（20～59岁）和老年人群（60～69岁）4个年龄段进行。70岁以上的老年人群不在本书评价范围之内，可参考老年人群60～69岁年龄段评价并适当修正。

6.持续创新原则　亚临床评价是新兴的研究领域，随着新技术、新设备、新仪器、新方法、新政策等不断涌现，需要不断探索，勇于创新，遵循科学的方法与规则相结合，亚临床评价才能不断完善，长足发展进步。

上述六项基本原则的重要性依据上述序号排列。

三、亚临床综合风险系统分析评价基本逻辑关系

表3-1 亚临床综合风险系统分析评价基本逻辑关系

综合风险系统分析评价	量表评价	营养综合状态评价（标准版或专业版）
		基础运动素质评价（标准版或专业版）
		神经内分泌影响的代谢状态评价
		基础代谢状态评价
		专项量表评价（生理代谢/功能状态）
	检测评价	检测评价（生理指标、生化指标、生物信息指标）

四、亚临床评价常用工具

亚临床评价工具包括：量表评价、检测评价、综合风险系统分析评价。

1.量表评价（英文：Scale Evaluation，简称S类指标） 量表评价是常用的对受试者进行较广泛的生活状态、生理感受等信息收集的有效工具。量表评价属于亚临床评价的前期排查环节，是亚临床生理机能状态评价的重要组成部分，也是目前国际临床前期评价普遍使用的初级评价手段之一。

2.检测评价（英文：Test Index Evaluation，简称T类指标） 检测评价是专业机构和专业人员，使用国家卫生健康管理机关认证批准的设施、设备、仪器等工具，对受试者进行生理、生化、生物信息等指标采集，以期获得受试者包括数据、图形、图像等各类信息的检测，是亚临床生理机能状态评价的重要组成部分。

3.综合风险系统分析评价（英文：Comprehensive Risk System Analysis and Evaluation，简称C类指标） 综合风险系统分析评价是依据量表评价、检测评价等获得的各种信息，按照不同年龄、不同关注点等进行模式化的加权计算分析，并最终获得评分及分级的结果性算法的评估工具。

量表评价、检测评价既可以单独使用（用于初步预判亚临床的生理代谢与功能状态），也可以组合使用（作为亚临床综合风险系统分析评价的基础之一）。

本书中后续各评价实施章节的描述，具有示范意义供大家参考。在亚临床评价实际运用中，可以依照亚临床评价原则和分级方法不断增补与完善。

第二节　亚临床评价方案制定的基本要求

一、营养综合状态评价方案制定的基本要求

1.评价应遵循相关标准规范　营养综合状态评价应当遵循《中国居民膳食指南》《新营养健康教育指南》《系统营养论》和本书等相关标准、规范、指南及要求。

2.评价项目应涵盖反映影响人体营养综合状态的主要因素　评价项目应涵盖影响人体营养综合状态的主要因素。即中国平衡膳食宝塔（谷薯、蔬菜水果、禽肉水产蛋、奶及奶制品大豆坚果、油盐、水等）六大类食物（食物体积或重量是指粮食或生鲜肉蛋果蔬的描述）摄入基本标准的要求；评价受试者个体的体质、精力、疾病、用药、排泄、面貌等方面的不同结果；依据不同年龄段的特点设计综合评价项目及等级划分。

二、基础运动素质评价方案制定的基本要求

1.评价应遵循相关标准规范　基础运动素质评价应当遵循《国民体质监测规定》《国民体质测定标准手册（幼儿部分）》《国家学生体质健康标准》《健康节律运动学》和本书等相关标准、规范、指南及要求。

2.评价项目应涵盖反映影响人体运动能力的主要因素　按照不同年龄段人群对运动的速度、力量、耐力、灵敏性、柔韧性五个方面的不同反应，通过对运动素质衰减程度进行测定，依据不同年龄段的评价项目进行综合评分，对人体的基础运动素质进行评价。

三、神经内分泌影响的代谢状态评价方案制定的基本要求

1.评价应遵循相关标准规范　神经内分泌影响的代谢状态评价应当遵循《系统营养论》和本书等相关标准、规范、指南及要求。

2.评价项目应涵盖反映神经内分泌影响的代谢状态的主要因素　评价项目应涵盖反映神经内分泌影响人体代谢的主要因素。神经内分泌对人体代谢状态影响极大，通过对神经内分泌常见影响表现（体温、循环、发育、消化、营养代谢等）的评价，可间接评价神经内分泌对人体多方面的影响状态。

四、基础代谢状态评价方案制定的基本要求

1.评价应遵循相关标准规范　基础代谢状态评价应当遵循《系统营养论》和本书等相关标准、规范、指南及要求。

2.评价项目应涵盖反映影响基础代谢生理状态的主要因素　评价项目应反映涵盖影响基础代谢生理状态的主要因素。基础代谢对人的情绪、精神状态、环境温度、外伤、感染、免疫反应、体表面积、体重、性别、年龄、运动等影响巨大。通过对基础代谢常见表现的分析，可对基础代谢状态进行判定。

五、亚临床专项评价方案制定的基本要求

亚临床专项评价包括：量表评价、检测评价、综合风险评价。

专项评价应当遵循本书及国家行业颁布的标准、规范、指南、共识的精神。

（一）量表评价方案制定的基本要求

1.指向明确　评价量表的使用对象必须明确，评价量表项目的生理学意义必须准确，这是保证量表评价结果准确的首要条件。

2.要素合理　要素设置应把握生理性、病理性、特异性等原则。要素应包括营养风险、运动风险以及针对性专项风险等。要素选择应具备可理解、可描述、可操作以及涉及营养、运动、生理等主观症状的表现。同时，项目必须可量化。

3.权重合理　量表中各单项风险等级给予不同的评分。分数越高，表明单项风险越大。量表中各单项依据亚临床风险等级分为三个等级，由低到高为轻度、中度、重度；量表评价结果分为三个风险等级，量表一级、量表二级、量表三级，依次风险由低到高。量表评价中各项目的风险等级不同，权重也不同。量表设计应保证关联性强的要素有合理的较高权重，其他相关要素的权重分布应适当合理。

4.应用验证　量表使用应经过实际应用的验证。应用结果证明量表的可用、可信、合理、科学。通常情况下，既可以采用经过验证的国际通用或行业公认的评价量表，也可以采用自行设计的评价量表。自行设计的评价量表应经过两年以上的实际应用和千人以上样本量的应用验证后，方可作为正式应用的评价量表。

（二）检测评价方案制定的基本要求

1.检测项目针对性强　不同系统和组织器官的代谢与病变的生理指标、生化指标、生物信息指标的表现各有特点，必须选择针对性强的检测项目作为亚临床的代表性检测指标，以期恰当的反映人体生理代谢或功能状态。相关生理、生化、生物信息的检测指标选择是否恰当，直接关系到亚临床评价的准确性和可推广性。

2.检测项目技术成熟　检测评价项目中的生理、生化、生物信息指标应选择技术成熟的设备和对应的操作标准。检测数据报告应符合相应专业标准要求。

3.评价分析体系设计合理　检测评价项目要选择适宜的代表性或针对性指标，多个角度构成体系来支持评价。评价应采用多系统、多种类设备检测，从而保证多方向结果相互印证，提高评价结果的客观和可靠性。

4.评价关联项指标和相关项指标　检测评价项目指标中应有多个相对敏感的检测指标针对亚临床状态评价，它提供了针对性、关联性判定依据，叫作评价关联项指标。评价关联项指标选择非常重要，如选择不恰当或赋予权重不合适，会导致亚临床状态判断不准确甚至错误。另外，还有一些检测指标虽不具备针对性，但具有重要的相关性，可作为关联项指标的佐证，是亚临床评价的重要参考指标。

5.评价指标应有科学的生理学解释　检测评价项目中的生理、生化、生物信息选择的指标，通常兼具生理学意义和病理学意义。这些指标在临床中更多的是采用病理学解释，而在进行亚临床评价时，大多数项目解释倾向生理学为主兼顾病理学的阐述。

（三）综合风险系统分析评价方案制定的基本要求

1.营养综合状态分析全面、系统　量表评价、检测评价等，应能够对评价对象的个体综合体质状况、食物及营养获得、营养障碍等进行评价。

2.代谢分析涵盖适宜　量表评价、检测（生理、生化和生物信息指标）评价等，应反映评价对象个体的生理代谢状态、组织状态和功能状态。

3.检测数据科学准确　涉及营养与生理代谢状态的检测数据，应使用科学合规、方法标准的设备工具进行数据提取。

4.评价体系设计合理　亚临床生理机能综合风险系统分析，应该依据评价目的，有选择地进行包括人体的营养综合状态风险、基础运动素质风险、神经内分泌影响的代谢状态风险、基础代谢状态风险、针对性专项风险等五部分进行评价，结合检测评价（生理、生化、生物信息）指标，筛选相关度高的评价关联项指标和重要相关项指标，并进行权重分配和加权计分评价。

5.科学解释　营养状态、代谢状态、生理素质与功能状态的分析是亚临床评价的基础。分析人员对检测手段、生理学、营养学、运动生理学、病理学等基础相关理论的熟练掌握程度，对评价结果的准确性影响很大，也是后续干预方案设计、干预指导合理性和最终效果的关键影响因素。亚临床综合风险系统分析评价是以生理学支撑、以病理学解释为参考的应用过程。

第三节　亚临床状态评价分级

描述事物的发展状态，通常可以使用数值法、状态法。对模糊事物的状态更适合用快慢、轻重、高低等概念来进行区分。亚临床由于其状态的模糊性，单独用量值概念不尽理想。因此，有必要将数值法与状态法两者同时应用于亚临床状态的评价。亚临床生理机能状态的影响因素众多，且发展过程大多是渐进的。因此，对亚临床评价有必要进行分级，以区分描述生理机能"亚"的程度。分级有助于了解亚临床状态发展的进程程度与干预方案设计的针对性和个性化，也有助于干预方案的实施和对生理机能状态改善效果的评价。

一、亚临床状态

亚临床生理机能状态从概念上可以分为轻度、中度、重度等不同状态，依次表示亚临床生理机能状态风险程度由低至高。

1.轻度亚临床状态　人体不适感轻微。如短期疲劳、失眠、食欲不振、情绪萎靡或易激动等表现。通常这些反应轻微，时间短暂，体感症状或检测指标无明显异常，适当注意较容易恢复，这一亚临床状态各年龄阶段均可发生。我们把生理机能短期轻度不适或失调，但检测（生理、生化、生物信息）指标未见异常，注意饮食、运动、休息，大多1周左右即可改善的状态，称为轻度亚临床状态。

2.中度亚临床状态　人体不适状态可能多样，若隐若现，缠绵不断。体感症状持续超过1周甚至4周，且无改善迹象，甚至进行性加重。此类现象在人群中多有存在，尤其在中老年以上人群中出现较多，有向低龄化发展的趋势。我们把生理机能有明显的不适，迁延时间超过1周甚至4周，且进行中加重。同时，检测（生理、生化、生物信息）指标可观察到一些改变，但未达到临床疾病诊断标准，称为中度亚临床状态。

3.重度亚临床状态　人体不适感出现明显、明确的不适，时间超过1周甚至4周，且通常检测可以看到检测（生理、生化、生物信息）指标变化，或已经接近疾病阈值（临床诊断标准）。由于影响因素、体质状况、痛阈、感觉阈的不同，这一阶段的体感状态和发展具有明显因人而异的特点。我们把生理机能状态超过中度亚临床状态，迁延时间超过1周甚至4周，且进行中加重，同时检测（生理、生化、生物信息）指标接近但尚未达到疾病阈值（临床诊断标准）状态，称为重度亚临床状态。

引起亚临床状态各种因素的影响程度，也可以采用多种表达方式，即可以按轻、中、重区分，也可以按等级区分（如一、二、三……级），还可以按分值区分（如1、2、3……分）。

二、亚临床风险分级原则

亚临床风险分级分为五级制和三级制两种，分级与风险的程度同步升高，即评价级或分值越高风险越大。通常五级制适用于亚临床变化区间较大，需要且可以进行多级精细分级的评价。三级制适用于不需要或不容易进行亚临床多级精细分级的评价。

1.三级制分级

一级（Ⅰ级）：低风险

二级（Ⅱ级）：中风险

三级（Ⅲ级）：高风险

2.五级制分级

一级：风险低，继续保持

二级：风险较低，健康可能有风险，应当启动预警，适当调整

三级：风较高，健康将会有风险，应当启动预警，积极调整

四级：风险高，健康（或康复）等风险升高，应当启动预警，尽快调整

五级：风险极高，健康（或康复）等风险很高，应当启动预警，立即调整

三、亚临床风险分级应用

（一）营养综合状态评价方法

按照人体生理机能亚临床症状的严重程度，将营养综合状态评价结果分为五个等级，一级至五级，一级风险最小，五级风险最大。

（二）基础运动素质评价方法

按照人体生理机能亚临床症状的严重程度，将基础运动素质评价结果分为五个等级，一级至五级，一级风险最小，五级风险最大。

（三）神经内分泌影响的代谢状态评价方法

按照人体生理机能亚临床症状的严重程度，将神经内分泌影响的代谢状态评价结果分为三个等级，Ⅰ级至Ⅲ级，Ⅰ级风险最小，Ⅲ级风险最大。

（四）基础代谢状态评价方法

按照人体生理机能亚临床症状的严重程度，将基础代谢状态评价结果分为三个等级，Ⅰ级至Ⅲ级，Ⅰ级风险最小，Ⅲ级风险最大。

（五）亚临床专项评价方法

1.量表评价方法 按照生理代谢和功能状态亚临床症状的严重程度，将亚临床专项量表评价结果分为三个等级，量表一级至量表三级，量表一级风险最小，量表三级风险最大。

2.检测评价方法 按照生理代谢和功能状态亚临床症状的严重程度，将检测评价各项目状态分为一级、二级、三级三个等级状态。

在亚临床风险分级中，低风险至高风险的区分原则如下：

低风险级：生理机能短期轻度不适或失调，但检测（生理、生化、生物信息）指标未见异常的状态。

中风险级：生理机能不适状态无改善迹象，检测（生理、生化、生物信息）指标可观察到改变，但未达到临床疾病诊断标准。

高风险级：生理机能不适感明显，检测（生理、生化、生物信息）指标改变明显，且接近但尚未达到疾病阈值（临床诊断标准）状态。

四、亚临床综合风险系统分析评价计分与判定

1.判定条件 评价中遇到某一类指标的评价项或多相关项评价时，可以多项选一项最敏感项、最典型项；也可以多项同检，选最差项计入评价项目。详见各自综合风险系统分析评价表中的说明。

2.计分原则

① Ⅰ级、Ⅱ级、Ⅲ级评价项风险值差约为等比，即1倍Ⅲ级风险值≈2倍Ⅱ级风险值≈3倍Ⅰ级风险值。

② Ⅰ级、Ⅱ级、Ⅲ级相关项（加#项，以下同）风险值差约为等差，即Ⅲ级风险值与Ⅱ级风险值之差≈Ⅱ级风险值与Ⅰ级风险值之差。

③ 量表评价风险值Q_S与检测评价风险值Q_T之和为综合风险系统分析评价（风险值Q_C）。

3.计分方法

综合风险评价（风险值Q_C）=量表评价风险值（Q_S）+检测评价风险值（Q_T）=Q_S+Q_T

量表评价风险值Q_S=（$Q_{S1}+Q_{S2}+Q_{S3}+Q_{S4}+...+Q_{SN}$）× M/N

其中：

Q_{S1}为针对性专项风险量表评价风险值

Q_{S2}、Q_{S3}为必测项（根据综合风险系统分析评价指引表选择二项）风险值

Q_{S4}为参考项（根据综合风险系统分析评价指引表其余二项中可选择0项、1项或2项选最差项）风险值

M为系数，在不同的综合风险系统分析评价表中，系数不同

N为选择量表评价项的数量

Q_{Sn}包括Q_{S1}、Q_{S2}、Q_S...分值各项相等。由于选择的量表评价项数量变化，N及Q_{Sn}均随着变化。

检测评价风险值Q_T=$Q_{T1}+Q_{T2}+Q_{T3}+Q_{T4}+Q_{T5}+...+Q_{TX}$

其中：Q_{T1}、Q_{T2}、Q_{T3}、Q_{T4}、Q_{T5}、...、Q_{TX}为检测评价风险值

4.分级及判定标准 依据亚临床生理机能状态分级，按照亚临床综合风险系统分析评价体系、方法和计分方法，所得到的亚临床综合风险系统分析值Q_C，将亚临床综合风险系统分析评价分为亚临床轻度风险、亚临床中度风险、亚临床重度风险三个等级，亚临床风险依次由低至高，对应亚临床生理机能的三种不同状态。

（1）亚临床轻度风险：系统分析评价风险值$5 \leqslant Q_C < 15$

（2）亚临床中度风险：系统分析评价风险值$15 \leqslant Q_C < 30$

（3）亚临床重度风险：系统分析评价风险值$Q_C \geqslant 30$

（五）术语

偶尔：指4周内，大概每周发生1次（周期性，虽然偶然但是间隔多次出现）

经常：指4周内，每周发生2次及以上（症状表现频繁）

总是：指4周内越来越频繁，最近一周发生4次及以上（趋向严重）

第四节 亚临床评价应该遵循的基本程序

亚临床评价是一个科学的评估过程，应当按程序在专业机构和专业人士的指导下有序完成。

亚临床评价需首先进行生理状况的初步评估，包括营养综合状态、基础运动素质、神经内分泌影响的代谢状态、基础代谢状态等评价。若有必要继续进行深入的专业评价，可以选择专业评估机构，在专业评估人员的指导下，采用专用测评设备，通过专业版的营养综合状态评价、基础运动素质评价、神经内分泌影响的代谢状态评价、基础代谢状态评价、专项生理代谢和功能状态评价以及检测评价，最后经综合风险系统分析评价，判定亚临床状态和风险等级。亚临床评价标准程序见图3-1。

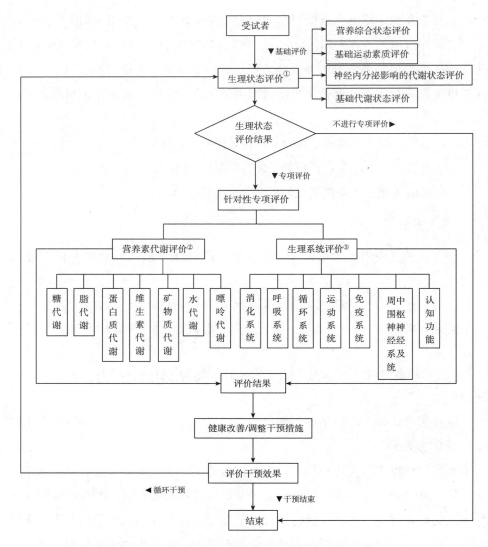

图3-1 亚临床评价标准程序（引导图）

说明：①生理状态评价引导图详见"第二篇生理状态评价"综述。

②营养素及代谢亚临床评价引导图详见"第三篇营养素及代谢亚临床评价"综述。

③生理系统亚临床评价引导图详见"第四篇生理系统亚临床评价"综述。

第五节　亚临床评价通用格式

1.营养综合状态量表评价通用格式

（1）营养综合状态量表评价通用格式——标准版见表3-2。

表3-2　营养综合状态量表评价通用格式——标准版

序号	评价目的		评价项目	项目得分（单项评价采用5分制，分数越高，风险越大）				
				1分	2分	3分	4分	5分
1	发育情况/身质形态							
2	体重波动							
3	摄入食物种类及匹配	6类主要食物	日常食物摄入满足多样性的评价	每天摄入食物多样性情况打分标准				
		1.谷薯类：全谷物和杂豆薯类						
		2.果蔬类：水果、蔬菜						
		3.肉、蛋、鱼类						
		4.坚果、奶、豆类						
		5.油、盐类						
		6.水						
4	精力表现							
5	影响营养获得与营养代谢的疾病							
6	影响营养获得与营养代谢的药物							
7	排泄情况							
8	面貌情况							
营养综合状态评价(A)总得分								
说　明			1.不同的年龄段应选择对应的评价项目 2.不同的年龄段相同的评价项目，测试指标要求是不同的					

（2）营养综合状态评价通用格式——专业版见表3-3。

表3-3　营养综合状态评价通用格式——专业版

序号	评价目的		评价项目	项目得分（单项评价采用5分制，分数越高，风险越大）				
				1分	2分	3分	4分	5分
1	发育情况评价							
2	营养素获得与营养代谢评价	基础体温						
3		能量积累风险评估						
4		营养素量比平衡评估						
5		活动能耗占总能耗比						
6	精力表现							
7	影响营养获得与营养代谢的疾病							
	影响营养获得与营养代谢的药物							
8	面貌情况							
营养综合状态风险量表评价(A)								
说　明			1.不同的年龄段应选择对应的评价项目 2.不同的年龄段相同的评价项目，测试指标要求是不同的					

2.基础运动素质评价通用格式

（1）基础运动素质评价通用格式——标准版见表3-4。

表3-4　基础运动素质评价通用格式——标准版

序号	测试目的	测评项目	测试得分（单项评价采用5分制，分数越高，成绩越差）				
			1分	2分	3分	4分	5分
1	日常运动（每天）						
2	最大运动承受力						
3	运动习惯						
4	身体形态/内脏脂肪						
5	耐力素质						
6	弹跳素质						
7	力量素质						
8	柔韧素质						
9	灵敏素质						
10	速度素质						
11	平衡素质						

序号	测试目的	测评项目	测试得分（单项评价采用5分制，分数越高，成绩越差）				
			1分	2分	3分	4分	5分
基础运动素质评价(A)							
说 明		1.不同的年龄段应选择对应测试目的相应评价项目 2.不同的年龄段相同的评价项目，测试指标要求可能是不同的					

（2）基础运动素质评价通用格式——专业版见表3-5。

表3-5 基础运动素质评价通用格式——专业版

序号	测试目的	测评项目	测试得分（单项评价采用5分制，分数越高，成绩越差）				
			1分	2分	3分	4分	5分
1	运动时长						
2	运动最大承受力						
3	运动频率						
4	身体形态指数						
5	肌肉的质量						
6	耐力素质（心肺耐力）						
7	耐力素质（心肺功能）						
8	力量素质（肌肉力量）						
9	柔韧素质						
10	速度素质（反应能力）						
11	灵敏素质（平衡能力）						
基础运动素质评价(A)							
说 明		1.不同的年龄段应选择对应测试目的相应评价项目 2.不同的年龄段相同的评价项目，测试指标要求可能是不同的					

3.亚临床量表评价通用格式（表3-6）

表3-6　××亚临床量表评价通用格式

序号	项　目	亚临床状态得分		
		2分	5分	10分
1		偶尔①	经常②	总是③
2				
3				
4				
5				
6				
7				
8				
...				
××亚临床量表评价结果				

判定说明：

1.注释

偶尔①：指4周内，大概每周发生1次（周期性，虽然偶然但是间隔多次出现）

经常②：指4周内，每周发生2次及以上（症状表现频繁）

总是③：指4周内越来越频繁，最近一周发生4次及以上（趋向严重）

2.评价结果　状态得分越高，表明亚临床风险越高

状态得分25分以上，评价结果为量表三级

状态得分15分以上，评价结果为量表二级

状态得分10分以上，评价结果为量表一级

填表说明：根据近1个月内自身的健康状况和生活习惯，按症状选择对应分数

二、亚临床综合风险系统分析评价通用格式与判定

亚临床综合风险系统分析评价表通用格式见表3-7。

表3-7 ××亚临床综合风险系统分析评价表通用格式

序号	种类	风险值（Q）		评价要素	亚临床风险项目得分		
					Ⅰ级	Ⅱ级	Ⅲ级
					×分（加#×分）	×分（加#×分）	×分（加#×分）
1	量表评价(S)（Q_S=××分）（n=4）	Q_{S1}		××亚临床量表评价			
2		Q_{S2}	必测项	营养综合状态、基础运动素质、神经内分泌影响的代谢状态、基础代谢状态中选二项必测			
3		Q_{S3}					
4		Q_{S4}	参考项	营养综合状态、基础运动素质、神经内分泌影响的代谢状态、基础代谢状态中选二项（Q_{S2}、Q_{S3}）外，其余二项为参考项，可选0、1、2项计入评价			
5	检测评价（T）（生理、生化、生物信息指标）（Q_T=××分）（n=××）	多选一，或以最差项计入评价 Q_{T1}					
6		多选一，或以最差项计入评价 Q_{T2}					
7#		多选一，或以最差项计入评价 Q_{T3}					
8		多选一，或以最差项计入评价 Q_{T4}					
9		Q_{T5}					
...		Q_{Tx}					
说明				1.多选一检测，或多项检测以最差项计入评价 2.加#为相关项			
综合风险系统分析评价(C) 风险值（Q_C）							

第四章 生理机能亚临床评价技术手段

概　述

人体是一个复杂的巨系统，这个系统受到各种因素的干扰后，本能的会进行复杂的自我调节，以完成机体的适应、代偿和修复。当各种干扰因素持续作用超出了人体的调节能力时，机体局部或整体可能会出现亚临床状态。人体健康的影响因素众多，包括生活方式、遗传、社会环境、医疗条件、自然环境等。因此，亚临床风险因素常常发生，引发的生理风险表现常常隐匿复杂。

人体处于亚临床状态时，主观感受可能处于有感或无感等不确定的状态；人体生理机能指标常常变化可能显著或不显著。但随着亚临床的不断发展，关联性指标或症状可能越来越明显。因此，选择合适的检测项目、检测设备、分析方法，及时找到反映亚临床状态变化的典型指标至关重要。如果检测项目、检测手段选择不当，未能及早发现或科学评价亚临床风险，可能错过或误导了纠正亚临床状态的关键阶段。

本章研究了人体生理机能亚临床评价所适用的量表、生理生化和生物信息检测等技术手段和方法。介绍了技术手段和方法的科学原理以及评价亚临床状态的科学性、可靠性和适用性。科学的技术手段才能保证亚临床评价的可靠性。

第一节　量表评价手段

一、评价量表的意义

人体生理机能在出现亚临床状态时，同一个状态或问题，每个人的症状表现常常各不相同，每个人的感受也不一样，其主观陈述差别也很大，这给评价工作带来很多困难。但也为识别这些症状发生的根源提供了多方面的重要信息。在对亚临床状态研究的过程中，既需要关注诉主自己的表达，也需要调查诉主的生活习惯以及身体、心理、社会、疾病、用药、遗传等多方面影响因素，并进行量化判定。其中涉及大量的相关信息非常适合通过问卷量表工具来进行筛查、统计和分析。量表评价是健康测量的重要手段之一。本书针对生理状态、营养素与代谢以及生理系统亚临床状态评价，采用了大量的评价量表穿插应用在各章节之中。

二、评价量表的分类

1.**症状学评价量表**　人体生理机能出现亚临床状态时，常伴随主观感受上的各种不适。这些"软指标"症状通过量表对其进行评价非常适合。因此，国内外许多专家以量表问卷形式对其进行评价。如胡芳应用自我感受量表症状（SCL-90）进行心理调查评价；贾文英等采用症状自评量表探讨大学生人群生理机能现状及影响因素；张小远等采用康奈尔医学指数（CMI）自填式健康问卷对医科大学生进行心理、生理机能状态的筛查；李燕华等采用CMI自填式健康问卷和症状自评量表来评价生理机能等等。

2.**生存质量评价量表**　生存质量评价是从躯体、心理、社会等个人生活所涉及的多方面对健康进行的评价，试图反映生理机能亚临床状态人群的生存状况，评价项目主观因素较大。国内外研究人员和学者常用量表法来评价生存质量。如世界卫生组织生存质量测定量表简表、生理机能偏离状态人群中医基本症候调查问卷等。

3.**特定领域评价量表**　针对特定领域、特定人群的评价，如焦虑、抑郁、睡眠障碍等，常用的有焦虑自评量表（SAS）、抑郁自评量表（SDS）、个性自评量表（EPQ）、自我感受自评量表（SCL-90）、孤独感受自评量表（EPQ、CMI）等。

4.**混合型量表**　混合型量表是从躯体、心理、社会感受等多个层面，通过不同的维度，进行综合评价，反映生理机能状态的问题，以保证评价结果更科学、更准确。

第二节　生理指标检测手段

组织、器官的活性偏离、代谢紊乱，导致生理机能状态偏离，在过去是难以观察和评价的。例如，患者对胃寒的表述，医学界长时间是作为疾病或错觉来理解。但通过生物电扫描技术、人体热代谢检测等先进测评技术手段，可以直观的、量化的描述胃寒的部位、状态和程度，帮助我们更好的观察代谢活性变化，更好的了解导致人体感受不适的状态和原因。

随着新技术的不断出现，现代生理学、医学界开始越来越重视代谢状态、平衡、大数据分析等的研究。代谢亢进或降低时，都将导致人体生理机体的亚临床症状发生。代谢状态涉及生理状态、营养状态、营养储备状态，以及组织器官功能表现和组织器官受损等复杂因素。所以，对组织器官活性的测定是亚临床潜在的趋势性状态量化判断的重要支持。目前，一大批先进测评技术手段已日趋成熟，有力支撑了人体生理机能的深入研究。以下为描述本章节涉及的生理机能评价常用测评手段，各指标详细内容见表4-1。

一、国民体质测评手段

体质是指人体的质量。它是在遗传性和获得性基础上表现出来的人体形态结构、生理机能和身体素质的综合特征。通过进行体质测评，了解体质状况和运动锻炼效果，经过科学、综合分析后得出的信息，为制定运动处方提供依据。国民体质测评的项目主要分为三大类，共11项测评项目。

第一类：形态类测评项目。包括身高测评、体重测评。

第二类：机能类测评项目。包括肺活量测评、台阶试验测评。

第三类：素质类测评项目。包括握力测评、坐位体前屈测评、选择反应时测评、闭眼单脚站立测评、纵跳测评、1分钟仰卧起坐测评、俯卧撑测评。

二、三围（臂围、腰围、臀围）测评手段

（一）臂围

臂围对营养状况的研究有意义，研究者将上臂围作为一个重要指标。测量时，受试者自然站立，先将右上臂前屈，前臂缓慢伸直并松拳。测量者将带尺于右上臂肱二头肌处围绕一周，所测数值即为上臂围。医师亚当·莱文认为，测量上臂围比体重能更精确地体现孩子的营养状况。

（二）腰围

腰围测量对于成人超重或肥胖的判断尤为重要，特别是腹型肥胖，可以很好地预测腹部脂肪堆积情况，是预测代谢综合征的重要指标。资料表明，男性腰围≥90.0cm、女性腰围≥85.0cm，患肥胖相关疾病的危险性增加。《中国成人超重和肥胖症预防控制指南》提出，对中国成人判断其超重和肥胖程度的界限值，结合腰围来判断相关疾病的危险度，其建议详见表4-1。

表4-1　中国成人超重和肥胖的体重指数及腰围界限值与相关疾病危险的关系

分类	体质指数 （kg/m²）	腰 围（cm）		
		男：<85 女：<80	男：85～95 女：80～90	男：≥95 女：≥90
体重过低	<18.5	—	—	—
体重正常	18.5～23.9	—	风险增加	风险高
超重	24.0～27.9	风险增加	风险高	风险极高
肥胖	≥28	风险高	风险极高	风险极高

（三）臀围/腰臀比

臀围反映髋部骨骼和肌肉的发育情况，与腰围一起可以很好地评价和判断腹型肥胖。测试时，受检者站直，双手自然下垂，测量最大臀围，即耻骨联合和背后臀大肌最凸处，精确到0.1cm。因为脂肪无论堆积在腰腹或内脏，都难以直接测量，所以，腰臀围比值是间接反映腹型肥胖的最好指标。腰臀围比值越大，腹型肥胖程度越高。

三、心电图

心电图是记录心肌在收缩和舒张过程中表现在体表上的电位差，它在临床上的应用十分广泛。心电图可以记录人体心脏的电活动，帮助诊断心律失常、心肌缺血、心肌梗死和判断心肌梗死的部位等。例如，心肌缺血时，可表现为T波低平倒置或T波抬高等。

四、B型超声波

人体组织器官是复杂的超声传播介质。各组织和器官声阻不同，对超声波吸收衰减和组织反射界面就不同。由此，可以有不同的反射波型与回声图像。

但它们有一定的规律，且能构成正常的波形和图像。一旦发生病变，如肿瘤、炎症、坏死液化、结石钙化等，由于出现异常的组织界面，可出现异常的反射波型与回声图像。根据这些异常变化，可以对疾病诊断和亚临床评价提供帮助。

五、X光检查

胸部、腹部X光检查是利用X光照射胸部、腹部的病灶并成像，帮助检查胸部、腹部的病变。胸部、腹部X光检查是体检的常备项目，其操作简单，运用广泛。

六、CT、MRI检查

CT检查一般包括平扫CT、增强CT和脑池造影CT。适应于神经系统病变，如颅脑外伤、脑梗塞、脑肿瘤；心血管系统，如心包肿瘤、心包积液等的诊断；胸部病变，如对肺部创伤、感染性病变、肿瘤等。CT检查的项目还包括心脏CTA、全身大血管CTA，骨骼系统二维、三维重建，泌尿系CTU，胸腹部动态多期增强扫描。

核磁共振（MRI）是一种断层成像技术，它利用磁共振现象从人体中获得电磁信号，并重建出人体信息图像。MRI中枢神经系统的诊断明显优于CT，能清晰地显示脑和脊髓的灰质、白质。其多方位、多参数的成像特点，对中枢神经系统的定性定位诊断准确。

七、生物电扫描技术手段

（一）利用生物电扫描系统对人体组织、器官功能活性进行评价

应用神经生理学、神经功能学和神经科学基本理论，采取低电压直流电刺激感应技术，激活人体各脏器间质细胞的电生理活性，依据该电信号在人体组织内反馈信号的单向导通性，进行即时电流分析法分析，以数字化形式采集人体功能信息，通过数字模型对数据进行3D重建，反映人体组织、器官功能活性，结合间质的电离子、间质的气体评估、氧化压力、主要神经介质、间质激素评估、间质生物化学等。

1.人体生理、生化代谢水平。

2.反映人体的心血管、消化、呼吸、泌尿生殖等系统的功能活性。

3.观察人体"神经–内分泌–免疫网络"和神经功能状况。

4.评估人体亚临床状态以及发生偏离的方向，对后期制定干预措施与干预效果评估提供参考。

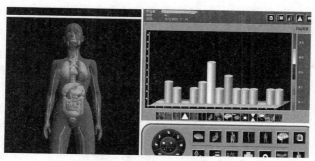

图4-1　生物电扫描技术手段

（二）利用反射区生物电反馈系统对人体组织、器官功能活性进行评价

通过手传感器，对一百多个生物医学传感器的低频电流扫描，将手部机体反射区的状态以不同表现形式反映出来，体现机体、器官的代谢活性状态和发展趋势。可获取身体主要器官的实时反馈图等，对器官的即时状况、稳定或是失稳给参考建议，帮助了解身体生理机能。

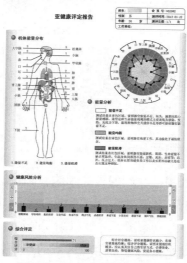

图4-2　人体能量监测手段

（三）利用生物电阻抗技术对人体体成分进行评价

通过人体皮肤接触电极法来测量人体电阻抗的大小，换算出体内的脂肪与

肌肉数据，推算出人体成分参数。

1.定期监测脂肪量、体脂肪率、肌肉量、身体水分、细胞内外液、蛋白质、推定骨量等诸多体成分指标的变化，了解成分变化趋势，整体评估身体机能状况。为制定干预措施提供数据支撑。

2.通过基础代谢、总能量代谢、腹部肥胖分析（内脏脂肪等级、面积、含量），为运动饮食"减脂增肌"、促进身体代谢、控制体重、改善血脂代谢异常、血糖代谢异常等提供重要参考帮助。

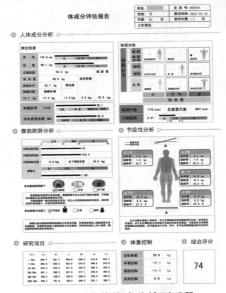

图4-3　人体体成分检测手段

八、人体热代谢检测手段

红外热辐射接收器利用接收到的人体细胞新陈代谢过程中的红外线辐射信号，经计算机处理、分析，基于特定规律和算法，重建出对应于人体所检查部位的细胞相对新陈代谢强度分布图，并加以断层分析，测量出热辐射源的深度、形状、强度等信息。依据正常与异常组织区域的热辐射差，对身体各组织脏器的生理机能变化情况提供参考建议。比如心脑供血状况、甲状腺功能状况、糖代谢状况、肝脏代谢状况等等。

此外，还可以通过对比分析干预前后的代谢热改变评价干预效果，对干预方案进行调整，恢复健康。

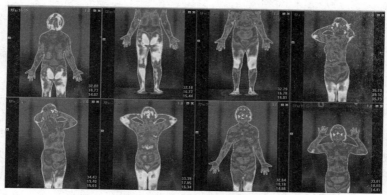

图4-4　人体热代谢检测手段

九、示波法线性膨胀技术测评手段

动脉硬度的改变早于结构的改变，是各种心血管事件发生发展的生理及病理基础。应用示波法线性膨胀技术，使用高精度双层Cuff（袖带），在检测心电图和心音图的同时，测量四肢血压和脉搏波波形，并测得动脉的脉搏波传导速度（PWV）和踝臂血压指数（ABI）等数值，评估四肢动脉硬化程度和下肢动脉血管狭窄、阻塞情况，有助于进一步评估心脑血管意外的风险。

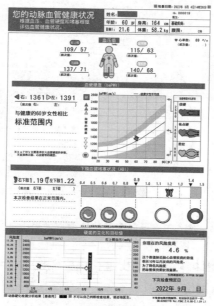

图4-5　示波法线性膨胀技术测评手段

十、反向离子法、生物电阻抗等技术测评手段

（一）利用"反向离子法"检测技术，对人体糖代谢异常及其糖尿病并发症风险进行评价

采用反向离子分析法，通过手、足4个对称电极，向人体输入1.3V直流电，通过测量汗腺离子的电导率，检测人体反馈的电流信号，利用eZscan软件通过计算机进行数字化存储及分析，检测出汗腺自主神经病变的程度，进而分析出自主神经病变程度，评估糖代谢异常及其糖尿病并发症的发生风险或病变的建议参考。具体评价内容包括葡萄糖耐量受损风险（p[IGT]），胰岛素抵抗风险（p[IR]）、糖尿病并发症发病风险（p[Dc]）、糖尿病下肢病变发病风险（p[Fsi]）、糖尿病心血管病变发病风险（p[Cn]）、糖尿病肾功能病变风险（Mdrd）。

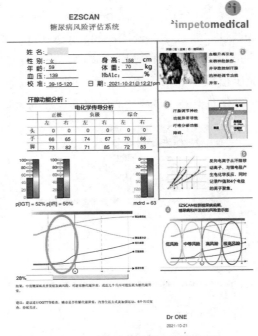

图4-6　反向离子法检测技术手段

（二）利用生物电阻抗和电间隙皮电扫描检测技术，对人体糖代谢异常及其糖尿病并发症风险进行评价

使用生物电阻抗和电间隙皮电扫描在双极模式下，通过直流电测量身体通

径的电导率，分析评定受试者远端血管、神经末梢及汗腺功能状况；监控血氧饱和度和脉搏信号，分析作用力、流量和容积等方面的因素，观察血液在循环系统中的运动情况，为分析自主神经系统功能和血管病变提供指标，并进一步提供胰岛素抵抗的风险；通过血压检测，提供平均动脉压、外周血管阻力等血流动力学参数，进一步提高糖代谢异常风险及其糖尿病并发症风险筛查的准确性。

十一、超声波测评手段

利用高频声波（超声）来测定跟骨的骨质状况。跟骨作为承重骨，富含骨松质骨，骨代谢敏感性是皮质骨（指骨、前臂）的8倍，是监测骨骼变化、干预效果的有效部位。骨密度测试结果以"T"值和"Z"值表示，T值表示：高于或低于20～35岁年轻成人的参考值的测评者强度指数，骨折风险随着强度指数的递减而不断增加；Z值表示：骨强度指数高于或低于预期同年龄同性别匹配值的情况。骨密度检测同时配合反应时测试、闭眼单脚站立测试，有助于人体骨质状况及骨折风险评估的准确性。

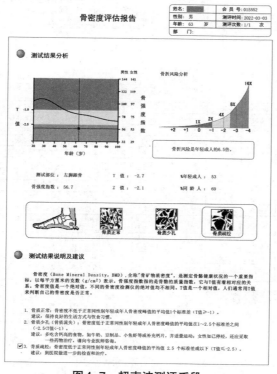

图4-7　超声波测评手段

十二、微弱磁场测评手段

依据量子物理学与量子医学原理，采用常温量子磁场共振的工作方式，测量人体尿液、毛发等代谢产物，可解析身体短期与中期代谢状态、脏器功能、营养状态（维生素、矿物质、有害元素等）等上百项参数信息，结合人体体成分分析仪检测，有助于对全身各大系统的生理机能与疾病风险进行监测和预警。

生物微磁检测报告(特色亚健康)

姓　名		性别	男性	年　龄		74
联系电话				检测日期		2021/10/15

营养

项　目	参考值	检测值	功 能 及 相 关 疾 病
维生素A	40-100	73	保护视力、促进骨骼生长、增强免疫力、促进上皮细胞增生、防止皮肤老化、失衡引起干眼病、夜盲，皮肤干燥及瘙痒，补充过量易蓄积中毒
维生素B族	40-100	19	体内多种酶的辅酶，失衡易出现疲倦、手脚脱皮、口角发炎
维生素C	40-100	9	增强免疫力、保护心脑血管，失衡易出现牙龈肿胀、出血、骨关节肿痛
维生素D	40-100	35	调节钙、磷代谢、促进钙吸收，长期大量补充易蓄积中毒
维生素E	40-100	34	抗氧化、软化血管、防止血凝、调节性激素水平、预防前列腺增生
维生素F	40-100	124	一种不饱和脂肪酸，防止胆固醇沉积、预防动脉硬化、抑制血小板聚集
维生素K	40-100	72	参与肝脏凝血、止血作用、促进骨骼和牙齿对钙的吸收，失衡出现牙龈出血、流鼻血、新生儿出血病，长期大量补易造成血液凝集
维生素U	40-100	89	抗溃疡、解毒，失衡可导致胃溃疡、十二指肠溃疡、口腔溃疡
锌（Zn）	50-100	64	增强免疫、抗氧化、调节激素分泌，失衡可导致厌食、生长发育迟缓等
硫（S）	50-100	64	解毒、增强抗力、益脑，促进新陈代谢，有助于皮肤、指甲、头发健康
钠（Na）	50-100	61	失衡可出现食欲减退、眩晕、头痛、倦怠、淡漠、烦躁、肌张力增高
硅（Si）	50-100	48	失衡可导致骨质疏松、指甲脆弱、冠心病等
硒（Se）	50-100	56	失衡可导致衰老、克山病、心肌病、肿瘤、抑郁、反复感染等
钾（K）	50-100	64	失衡可导致疲乏无力、心律失常、头晕眼花、厌食、恶心、呕吐、腹泻、手脚麻木等
磷（P）	50-100	56	失衡可导致骨质疏松、软化、小儿佝偻病、牙齿发育不正常、肌肉无力等
钼（Mo）	50-100	46	甲状腺功能、哺乳期、疲劳、抗癌、尿酸增多、预防心血管疾病
镁（Mg）	50-100	56	失衡可导致心律不齐、失眠、焦虑、高血压、肌肉抽搐出现
锰（Mn）	50-100	56	失衡可导致平衡失调、骨质疏松、儿童生长期疼痛、帕金森氏、癫痫等
铁（Fe）	50-100	85	失衡可导致贫血、免疫功能低下、疲劳、头痛、食欲下降、对寒冷敏感等
碘（I）	50-100	120	失衡可导致甲状腺肿、呆小病、生长发育不良、智力低下等
锗（Ge）	50-100	50	促进血液循环、抗氧化、调节免疫、抗肿瘤、抗病毒、抗衰老
钴（Co）	50-100	54	失衡可导致贫血、心血管疾病、神经系统疾病
铬（Cr）	50-100	55	失衡可导致糖尿病、胆固醇增高、心血管病、周围神经炎等
氯（Cl）	50-100	64	氯是胃酸的主要成分，辅助消化，过量可导致高氯血症、肠癌、膀胱癌等
钙（Ca）	50-100	56	调节神经、肌肉、除钠降血压、抗过敏、减轻经前期紧张，失衡可肌肉痉挛、骨质疏松、龋齿、高钙血症、高血压、肾结石等
砷（As）	50-100	64	体内的生理功能还未确定，中毒出现胃肠道症状及血压下降，痛感迟钝、头晕、头痛、皮肤色素沉着，导致异常角质化，严重导致肝、肾衰竭等
锑（Sb）	50-100	64	有害元素，可导致皮炎、角膜、结膜炎、鼻中隔溃疡、严重时肝肾损伤
铝（Al）	50-100	69	有害元素，对神经、肾、骨、造血系统有毒性，影响思考，导致记忆力下降、语言障碍、老年痴呆、关节疼痛、发育迟缓、贫血等

高值：表示该营养近期失衡。
低值：表示该营养阶段性失衡。

常见原因：
摄入不足：偏食、不当减肥、不合理的烹饪方式等。
摄入过多：长期服用保健品、膳食结构不合理等。
代谢障碍：肝肾负担过重、肠胃吸收不良、运动量少等。
需求增大：生长发育期、不良生活方式、高压力、吸烟、酗酒等。

本检测结果仅供健康状况参考，不作临床诊断依据

图4-8　微弱磁场测评手段

十三、瞬时弹性成像系统测评手段

利用振动控制的瞬时弹性成像技术（VCTE）来评估肝脏的硬度值，单位以千帕（kPa）来表示，弹性数值越大，表示肝组织硬度值越大。利用受控衰减参数理论（CAP）来评估肝组织脂肪变数值，CAP值越大，表示脂肪变数值越大。

通过肝脏硬度值和脂肪衰减度值，综合评价肝脏健康的程度，有助于对肝脏纤维化、肝硬化程度定量检测评价。

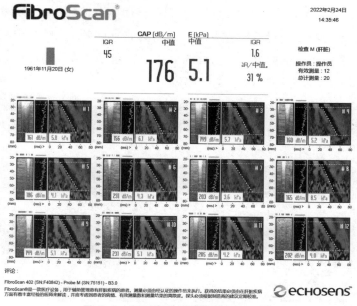

图4-9 瞬时弹性成像系统测评手段

十四、心率变异性测评手段

心率变异性是指逐次心搏间期的微小差异，它产生于自主神经系统对心脏窦房结的调制。随着体内外环境的变化而时刻变化，使得心搏间期一般存在几十毫秒的差异和波动。这种变化在体表记录的常规心电图上，常难以测出或因微小而略而不计，这种心搏的周期性变化叫作心率变异性（HRV)。心率变异性可以相对客观的对人体的精神压力状态、自主神经活性及平衡性进行评估。

图4-10是检测记录时间内，心率变异程度的波形图(横轴：时间time；竖轴：心率bpm)，中间的折线代表着平均心率，两条直线之间的间距代表着心率变异标准偏差。

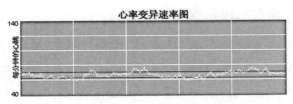

图4-10　心率变异性波形图（HRV）

　　健康人的标准偏差较大，疾病或承受压力状态下的标准偏差降低。即两条直线之间的间距越大，心率变异就越大，机体健康状态越好；反之亦然。

　　图4-11是将心率变异度以直方图显示，横轴为心率，竖轴为个数数字。变异性大的健康人，其直方图中小山峰的形状是底部宽平兼峰高矮小；而变异性小的人，小山峰形状是底部窄兼峰高尖锐。

　　图4-12也是代表心率变异性的结果图。把瞬间的心率顺次连续的点画在X和Y坐标上。变异性大时，整个点状图广而散地分布于一定范围内；变异性小时，点状图的分布聚集于一处。

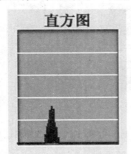

图4-11　直方图

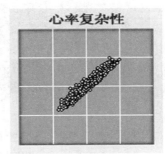

图4-12　散点图（RRV）

十五、自动荧光无创测评手段

　　糖基化终产物（AGEs）早在1912年即由法国科学家Maillard发现，是一组由葡萄糖或其他醛糖和蛋白质形成的稳定大分子复合物。研究表明，体内糖基化终产物（AGEs）的持续积聚，会扰乱正常细胞的代谢活动，引起身体细胞早衰、糖尿病的发生发展、视网膜病变、神经病变、心血管病变、肾病甚至阿尔茨海默病等疾病的发生。采用自动荧光无创检测方法，通过自动吸收人体组织中的AGEs发射的荧光，来测算AGEs（AF值）在体内的含量，有助于对身体的衰老程度进行预测，综合评价身体状况（图4-13）。

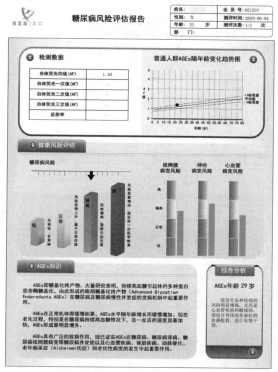

图4-13　自动荧光无创测评手段

十六、肌力检测系统测评手段

采用轻微的机械冲击力来唤起肌肉的自由振荡（图4-14所示）。通过加速度探头，来记录肌肉的自由振荡状态，得到反映肌肉机械力学特性的振荡曲线。根据该振荡曲线，计算出相应的参数：振荡频率（肌张力）、弹性、硬度等生物机械力学特性参数。这些参数可以帮助描述肌肉的功能状况和血流在肌肉中的供给情况，有助于客观反映肌肉的功能状态和疲劳风险程度，以便适当调整运动和放松，控制恢复过程。

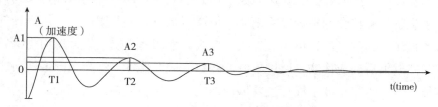

图4-14　肌肉检测技术原理示意

MYOTON MEDICAL TECHNOLOGY

±±¾©Ó¹ÑøÔ ÑÐ¾¿Ëù

Myometrical measurement report

TRIPLESCAN REPORT

Name:	[redacted]	*DOB:*	1994-7-21	*Operator:*	22222
Gender:	Female	*Age:*	23 yrs		
Person ID:	016722	*Weight:*	46 kg	*Address of measure:*	Somewhere
Profession:	not specified	*Height:*	151 cm		
Group:	not specified	*BMI (kg/m2):*	20.26	*Device s/n:*	0744

Pattern info:		***Measurement profile:***		***Time of measurements:***	
Pattern name:	±±¾©£Ð	*Tissue:*	--	*First:*	2017-11-7 15:59:31
Mode:	Triplescan	*Object:*	--		
Probe mass:	18 g	*Position:*	--		
Tap time:	15 ms	*Side:*	--	*Last:*	2017-11-7 16:05:27
Tap interval:	1 s	*Location:*	--		
Tap Qty:	3 taps	*State:*	--		

Measurement profile					*Relaxed*			*Contracted*			*Force index*	*Decr index*	*Stiff index*
Tissue	*Object*	*Pos*	*Side*	*Loc*	*Freq Hz*	*Decr*	*Stiff N/m*	*Freq Hz*	*Decr*	*Stiff N/m*			
Muscle	Erector Spin	Lying	Right	Central	11.1	0.83	165	--	--	--	--	--	--
					13.5 - 15.9	1.34 - 1.67	267 - 347						
Muscle	Erector Spin	Lying	Left	Central	9.8	0.77	137	--	--	--	--	--	--
					13.7 - 15.9	1.42 - 1.72	277 - 349						
Symmetry index (%)					6.22	3.75	9.27	--	--	--			
Muscle	Ext Digitor	Lying	Right	Central	16.1	0.88	224	--	--	--	--	--	--
					15.2 - 17.2	1.32 - 1.59	325 - 376						
Muscle	Ext Digitor	Lying	Left	Central	18.1	1.00	315	--	--	--	--	--	--
					14.5 - 16.2	1.17 - 1.42	315 - 363						
Symmetry index (%)					-5.85	-6.38	-16.88	--	--	--			
Muscle	Tibialis Ant	Lying	Right	Central	15.3	0.90	306	--	--	--	--	--	--
					20.0 - 23.1	1.22 - 1.55	426 - 515						
Muscle	Tibialis Ant	Lying	Left	Central	16.7	0.90	323	--	--	--	--	--	--
					17.2 - 19.5	0.91 - 1.13	431 - 520						
Symmetry index (%)					-4.37	0.00	-2.70	--	--	--			
Muscle	Trapez up p	Lying	Right	Central	15.8	0.90	223	--	--	--	--	--	--
					9.6 - 11.0	1.04 - 1.22	207 - 247						
Muscle	Trapez up p	Lying	Left	Central	13.3	0.90	207	--	--	--	--	--	--
					9.7 - 11.1	1.04 - 1.24	209 - 249						
Symmetry index (%)					8.59	0.00	3.72	--	--	--			
										Average Right side:	--	--	--
										Average Left side:	--	--	--
										Overall average:	--	--	--

图4–15 肌力检测系统测评手段

十七、虹膜测评手段

虹膜是环绕在瞳孔四周有色彩的环形薄膜部分，是一个非常敏感的膜状组织，但它的基质图样是非常独特的，颜色完全由父母遗传基因决定，因人而异。虹膜检测技术应用在健康领域，可通过眼球虹膜上的图像信息反射，来分析推断人体生理机能状况，有针对性地对身体器官功能状况进行分析评估和干预，有助于人们早发现威胁身体健康的潜在因素。

十八、超倍显微镜测评手段

超倍显微镜技术采用了多级连续变倍放大器，有效放大倍数可达3～9万倍。将置于生物显微接收的被观察物信号，传递至多级放大器靶面上，由光导纤维输入的强冷光作为光源，再经过二级至三级光学调焦变倍放大，运用光电转换技术，使放大后的成像物，通过集成电路数字成像器件，将光学影像转换成数字信号，输出于显示器上面。主要依据细胞形态学和氧自由基理论，有助于对人体生理状况进行评价。

表4-2 生理检测指标汇总及说明

指标名称	正常值	亚临床范围	可能引发的亚临床症状	检测方法	技术手段	评价项目与数据来源
脏器生物活性 肝脏、胰腺、胆囊、胃、结肠、小肠、大脑、下丘脑、垂体、甲状腺、气管、支气管、肺部、心脏区域活性值	-20≤N≤20	N<-20或N>20	降低：提示胰岛功能下降、糖代谢障碍，易引起糖代谢异常风险；升高：提示胰腺功能亢进，易引起糖代谢异常风险			糖代谢检测
肝脏区域生物活性值	-20≤N≤20	N<-20或N>20	降低：提示肝代谢功能减退，易引起消化吸收功能减退、糖脂代谢、神经调节等异常；升高：提示肝功能亢进，易引起肝脏炎症损伤形成的风险	利用生物电扫描系统对人体组织、器官功能活性进行评价	生物电扫描技术	消化系统（肝胆）、自主神经系统功能检测
胆囊区域生物活性值	-20≤N≤20	N<-20或N>20	降低：提示胆囊功能降低，易引起消化吸收功能紊乱、胆结石等风险；升高：提示胆囊功能亢进，易引起胆囊负担、炎症、结石风险增加			消化系统（肝胆）检测
肝糖原活性值	-20≤N≤20	N<-20或N>20	降低：提示肝糖原生成减少，易引起营养不良及血糖降低风险；升高：提示肝糖原生成增加，易引起血糖升高风险			消化系统（肝胆）检测
胃区域活性值	-20≤N≤20	N<-20或N>20	降低：提示胃功能降低，易引起消化不良或胃慢性炎症风险；升高：提示胃功能亢进，易引起胃黏膜损伤风险			消化系统（胃肠道）检测

续表

指标名称		正常值	亚临床范围	可能引发的亚临床症状	检测方法	技术手段	评价项目与数据来源
脏器生物活性	结肠区域活性值	-20 ≤ N ≤ 20	N <-20或N > 20	降低：提示结肠功能减退，易引起蠕动缓慢，排便不畅或便秘风险 升高：提示结肠功能亢进风险，易引起蠕动加快，肠黏膜损伤风险			消化系统（胃肠道）检测
	小肠区域活性值	-20 ≤ N ≤ 20	N <-20或N > 20	降低：提示小肠功能降低风险，易引起小肠吸收不良风险 升高：提示小肠功能亢进风险，易引起肠蠕动加快，肠道炎症，吸收不良风险	利用生物电扫描系统对人体组织、器官功能活性进行评价	生物电扫描技术	消化系统（胃肠道）检测
	大脑、下丘脑、垂体、甲状腺、胰腺区域活性值	-20 ≤ N ≤ 20	N <-20或N > 20	降低：提示对应组织器官功能降低风险，易引起大脑供血不足，内分泌失调，甲状腺功能异常，血糖升高等风险 升高：提示对应组织器官功能亢进或缺血风险，易引起大脑缺血，内分泌失调，甲状腺功能异常，血糖升高等风险			神经内分泌影响的代谢状态、中枢神经系统功能、自主神经系统功能、认知功能检测
	胃、肠道自主神经活性值改变	-20 ≤ N ≤ 20	N <-20或N > 20	降低：提示胃、肠道蠕动功能下降，易引起便秘、消化不良等风险 升高：提示胃、肠道功能亢进风险，易引起消化不良，腹泻等风险			消化系统（胃肠道）检测

续表

	指标名称	正常值	亚临床范围	可能引发的亚临床症状	检测方法	技术手段	评价项目与数据来源
脏器生物活性	气管、支气管、肺部区域活性值	$-20 \leq N \leq 20$	$N < -20$ 或 $N > 20$	降低：提示气管、支气管、肺功能降低等症状风险 升高：提示气管、支气管、肺功能亢进的风险；易引起感染、炎症状的风险			呼吸系统、自主神经系统功能检测
	心脏各区域活性值	$-20 \leq N \leq 20$	$N < -20$ 或 $N > 20$	降低：提示心室收缩力减弱风险，易引起心脏供血不足等风险 升高：提示心脏心功能亢进的风险，易引起心律不齐或心脏缺血等风险	利用生物电扫描系统对人体组织、器官功能活性进行评价	生物电扫描技术	循环系统、自主神经系统功能检测
	心脏自主神经区域活性值	$-20 \leq N \leq 20$	$N < -20$ 或 $N > 20$	降低：提示支配心脏的自主神经功能降低风险，易引起心脏供血不足、心脏供血不足等风险 升高：提示支配心脏的自主神经功能亢进风险，易引起心悸、心前区不适等风险			自主神经系统功能检测
	脊柱、左右髋膝关节区域活性值	$-20 \leq N \leq 20$	$N < -20$ 或 $N > 20$	降低：提示脊柱、关节生物活性降低，易引起骨质疏松退行性关节炎等风险 升高：提示脊柱、关节生物活性升高，易引起关节错位、关节区域缺血等风险			运动系统（关节）功能检测

续表

指标名称		正常值	亚临床范围	可能引发的亚临床症状	检测方法	技术手段	评价项目与数据来源
脏器生物活性	胸腺区域活性值	$-20 \leq N \leq 20$	$N < -20$ 或 $N > 20$	降低：提示胸腺生物活性降低，易引起免疫系统功能降低的风险　升高：提示胸腺生物活性升高的风险，易引起自身免疫性异常等风险			免疫系统检测
	淋巴结区域活性值	$-20 \leq N \leq 20$	$N < -20$ 或 $N > 20$	降低：提示淋巴系统活性降低，易引起免疫功能降低的风险　升高：提示淋巴系统活性升高的风险，易引起免疫亢进的风险增加	利用生物电扫描系统对人体组织、器官功能活性进行评价	生物电扫描技术	免疫系统检测
	甲状腺区域活性值	$-20 \leq N \leq 20$	$N < -20$ 或 $N > 20$	减低：提示甲状腺活性降低的风险，易引起甲状腺功能减退等风险　升高：提示甲状腺活性升高的风险，易引起甲状腺功能亢进等风险			免疫系统检测
间质物质水平	间质胰岛素水平	$-20 \leq N \leq 20$	$N < -20$ 或 $N > 20$	减低：提示胰岛素分泌不足的风险，易引起糖耐量减低或血糖升高的风险　升高：提示胰岛素抵抗减低或血糖升高的风险，易引起糖耐量减低或血糖升高的风险			糖代谢检测、蛋白质代谢检测

续表

指标名称		正常值	亚临床范围	可能引发的亚临床症状	检测方法	技术手段	评价项目与数据来源
同质物质水平	同质的促甲状腺激素	-20≤N≤20	N<-20或N>20	减低：提示同质的甲状腺激素、同质的促肾上腺皮质激素分泌紊乱，免疫功能低下等风险 升高：提示同质的甲状腺激素、同质的促肾上腺皮质激素分泌增加，易引起内分泌紊乱、免疫功能异常、基础代谢紊乱等风险			基础代谢状态检测
	同质的促肾上腺皮质激素	-20≤N≤20	N<-20或N>20				基础代谢状态检测
	同质的钠	-5≤N≤5	N<-5或N>5	减低：易引起身体乏力、血压异常、肌肉力量减退等风险 升高：易引起血压不稳、乏力、情绪激动等表现	利用生物电扫描系统对人体组织、器官功能活性进行评价	生物电扫描技术	水代谢检测
	同质的甘油三酯	-5≤N≤5	N>5	升高：易引起肥胖、动脉硬化、心脑血管系统异常等风险			脂代谢检测
	同质的谷草转氨酶/谷丙转氨酶	-5≤N≤5	N>5	升高：易引起肝损伤、心肌炎、脂肪肝等风险			消化系统（肝胆）检测
	同质的低密度脂蛋白	-5≤N≤5	N>5	升高：易引起富动脉粥样硬化、冠心病等心脑血管疾病风险			脂代谢检测
	同质的葡萄糖	-5≤N≤5	N<-5或N>5	降低：提示机体血糖合成能力下降，易引起营养不良等风险 升高：提示机体血糖生成能力升高，易引起糖耐量减低、血糖升高等风险			糖代谢检测

续表

指标名称		正常值	亚临床范围	可能引发的亚临床症状	检测方法	技术手段	评价项目与数据来源
间质物质水平	细胞间质神经递质（5-羟色胺、多巴胺、儿茶酚胺、乙酰胆碱）	$-10 \leq N \leq 10$	$N < -10$ 或 $N > 10$	乙酰胆碱分泌异常易引起思维、记忆、语言运动等障碍、5-羟色胺分泌异常易引起心情、情绪、睡眠和食欲等障碍、多巴胺分泌异常易引起人的行为、感觉、精神等异常，也容易引起帕金森风险的增加、儿茶酚胺分泌异常易引起心脏功能、血压调节、神经调节等障碍			神经内分泌影响的代谢状态、中枢神经系统功能、认知功能检测
	间质性激素（雌二醇、睾丸激素）	$-20 \leq N \leq 20$	$N < -20$ 或 $N > 20$	性激素分泌异常易引起精神紧张、内分泌紊乱，容易衰老、骨质疏松等	利用生物电扫描系统对人体组织、器官功能活性进行评价	生物电扫描技术	神经内分泌影响的代谢状态、自主神经系统功能、认知功能检测
	间质甲状腺素	$-20 \leq N \leq 20$	$N < -20$ 或 $N > 20$	减低：易引起代谢减慢、心率减慢、怕冷、冷漠、反应迟缓、食欲下降等风险 升高：易引起代谢旺盛、怕热多汗、心率加快、情绪激动、食欲亢进、月经失调等风险			神经内分泌影响的代谢状态、自主神经系统功能、认知功能检测
	生物电阻抗和电间隙皮电检测	$0\% \sim 50\%$	$51\% \sim 100\%$	指标异常易引起自主神经的活性、交感和副交感神经的平衡性等异常			自主神经系统功能检测

续表

指标名称		正常值	亚临床范围	可能引发的亚临床症状	检测方法	技术手段	评价项目与数据来源
间质物质水平	生物电扫描间质二氧化碳分压（mmHg）	$41 \leq PaCO_2 \leq 51$	$PaCO_2 < 41$ $PaCO_2 > 51$	降低：代偿性呼吸性碱中毒风险、代偿性酸中毒代偿期、过度通气综合征、过度机械通气等风险；升高：易引起呼吸性酸中毒风险、代谢性碱中毒代偿期等风险	利用生物电扫描系统对人体组织、器官功能活性进行评价	生物电扫描技术	呼吸系统检测
	生物电扫描间质氧分压（mmHg）	$80.5 < iPO_2 \leq 88.5$	$iPO_2 \leq 80.5$ 或$iPO_2 > 88.5$	降低：易引起肺部通气功能障碍等风险；升高：易引起哮喘、氧中毒等风险			
体质指数（BMI）（kg/m²）		$18.5 \sim 23.9$	≥ 24 ≤ 18.4	降低：易引起体质偏瘦、营养不良风险；升高：易引起肥胖病、糖尿病、心脑血管疾病、代谢综合征等风险	利用生物电阻抗技术对人体成分进行评价	人体成分分析系统	糖代谢、脂代谢、蛋白质、循环系统等检测；运动系统（骨骼）检测
用力呼气量		正常人FEV1/FEV%一般≥80%	FEV1/FEV%<80%	易引起气管、支气管、肺功能异常风险	将测定的肺活量的气量用最快速呼出	国民体质测试肺活量计	呼吸系统检测
肺活量		依据年龄段进行评分	≤同年龄同性别标准肺活量80%	肺活量低易引起气管、支气管、肺功能异常及有氧运动能力下降等风险	在测试前大口的呼入空气，口新鲜空气平稳再进行吹气的吹气	国民体质测试肺活量计	呼吸系统检测

续表

指标名称		正常值	亚临床范围	可能引发的亚临床症状	检测方法	技术手段	评价项目与数据来源
运动心肺功能		不同年龄段，参考值亦不相同	运动后（W max），（VO2max），（VO2 max/kg）至少有一项≤同龄同性别对应标准	运动心肺功能下降，易引起人体呼吸和循环机能水平下降等风险	采用的是电磁涡流感应式原理	功率车	呼吸系统检测
肝脏脂肪（CAP）（dB/m）		<238	≥238	肝脏脂肪过高，易引起脂肪肝等肝脏疾病风险	基于肝脏组织中超声波的定量衰减进行检测	无创肝纤维化诊断系统	脂代谢检测
内脏脂肪等级		0~10	>10	内脏脂肪等级过高，易引起内脏脂肪过量等风险	生物电阻抗分析（BIA）方法	人体成分分析系统	脂代谢检测
体内蛋白质含量（占人体体重百分比）		16%~20%	<16%	蛋白质含量过低，易引起修复组织能力减弱、血红蛋白、抗体、酶合成不足等风险	生物电阻抗分析（BIA）方法	人体成分分析系统	蛋白质代谢检测
肌肉量（kg）	男性（身高）160cm以下	42.5±4.0	<38.5	肌肉量低，易引起肌肉衰减、肌肉萎缩、运动能力下降等风险	利用生物电阻抗技术对人体成分进行评价	人体成分分析系统	蛋白质代谢检测
	男性（身高）160~170cm	48.2±4.2	<44.2				
	男性（身高）170cm以上	54.4±5.0	<49.4				
	女性（身高）150cm以下	31.9±2.8	<29.1				
	女性（身高）150~160cm	35.2±2.3	<32.1				
	女性（身高）160cm以上	39.5±3.0	<36.5				

续表

指标名称			正常值	亚临床范围	可能引发的亚临床症状	检测方法	技术手段	评价项目与数据来源
浮肿指数			0.33~0.40	>0.40	浮肿指数越大，可能是心脏、肝、肾、内分泌及某些营养不良等风险的信号	利用生物电阻抗技术对人体成分进行评价	人体成分分析系统	水代谢检测
体水分率			12岁以上 男：43%~73% 女：41%~60%	12岁以上 男：<43%或>73% 女：<41%或>60%	降低：易引起血液黏稠度升高、心脏和肾脏功能下降等风险 升高：易引起肾脏负担增加等风险	利用生物电阻抗技术对人体成分进行评价	人体成分分析系统	水代谢检测
骨量	男性（体重）	60Kg以下	2.5Kg	≤2.4Kg	骨量过低，易引起骨质少孔、骨质疏松等风险	利用生物电阻抗技术对人体成分进行评价	人体成分分析系统	运动系统（骨骼）功能检测
		60~75Kg	2.9Kg	≤2.8Kg				
		75Kg以上	3.2Kg	≤3.1Kg				
	女性（体重）	45Kg以下	1.8Kg	≤1.7Kg				
		45~60Kg	2.2Kg	≤2.1Kg				
		60Kg以上	2.5Kg	≤2.4Kg				
肝脏区代谢热			-0.5℃≤代谢热值≤0.5℃	代谢热差值>0.5℃或<-0.5℃	降低：易引起脂肪肝、肝硬化等风险 升高：易引起肝炎等肝脏损伤风险	热代谢成像	人体热代谢检测	消化系统（肝胆）、基础代谢状态检测
胃区代谢热			-0.5℃≤代谢热值≤0.5℃	代谢热差值>0.5℃或<-0.5℃	降低：易引起慢性胃炎、胃功能低下等风险 升高：易引起胃炎、胃溃疡等胃部损伤等风险	热代谢成像	人体热代谢检测	消化系统（胃肠道）、基础代谢状态检测

续表

指标名称	正常值	亚临床范围	可能引发的亚临床症状	检测方法	技术手段	评价项目与数据来源
十二指肠区代谢热	-0.5℃≤代谢热差值≤0.5℃	代谢热差值>0.5℃或<-0.5℃	降低：易引起十二指肠慢性炎症等风险 升高：易引起十二指肠胀、炎症等风险	热代谢成像		消化系统（胃肠道）、基础代谢状态检测
结肠区代谢热	-0.5℃≤代谢热差值≤0.5℃	代谢热差值>0.5℃或<-0.5℃	降低：易引起慢性结肠炎等风险 升高：易引起结肠炎、结肠息肉等风险	热代谢成像		消化系统（胃肠道）、基础代谢状态检测
小肠区代谢热	-0.5℃≤代谢热差值≤0.5℃	代谢热差值>0.5℃或<-0.5℃	降低：易引起小肠吸收能力下降等风险 升高：易引起小肠息肉、炎症等风险	热代谢成像	人体热代谢检测	消化系统（胃肠道）、基础代谢状态检测
踝骨区代谢热	-0.5℃≤代谢热差值≤0.5℃	代谢热差值>0.5℃或<-0.5℃	降低：易引起踝骨区代谢功能减弱，微循环下降的风险 升高：易引起尿酸代谢异常风险	热代谢成像		基础代谢状态检测
足背拇趾或跟骨区代谢热	-0.5℃≤代谢热差值≤0.5℃	代谢热差值>0.5℃或<-0.5℃	降低：易引起足背拇趾区域、跟部区代谢功能减弱，微循环低下等风险 升高：易引起尿酸代谢异常风险	热代谢成像		基础代谢状态检测
手指关节区代谢热	-0.5℃≤代谢热差值≤0.5℃	代谢热差值>0.5℃或<-0.5℃	降低：易引起手指关节区代谢功能减弱，微循环低下等风险 升高：易引起手指关节炎、尿酸代谢异常代谢异常风险	热代谢成像		基础代谢状态检测

续表

指标名称	正常值	亚临床范围	可能引发的亚临床症状	检测方法	技术手段	评价项目与数据来源
肾区代谢热	-0.5℃≤代谢热差值≤0.5℃	代谢热差值>0.5℃或<-0.5℃	降低：易引起肾功能减退等风险升高：易引起肾炎、肾结石等风险	热代谢成像		基础代谢状态检测
肺及气道区域	-0.5℃≤代谢热差值≤0.5℃	代谢热差值>0.5℃或<-0.5℃	降低：易引起肺、气管、支气管功能减弱，慢性炎症等风险升高：易引起肺、气管、支气管炎症等风险	热代谢成像		呼吸系统检测
颈椎、腰椎、髋、膝关节区域代谢热	-0.5℃≤代谢热差值≤0.5℃	代谢热差值>0.5℃或<-0.5℃	降低：易引起颈椎、腰椎、髋膝关节功能减退，可能有退行性改变风险升高：易引起对应区域炎症等风险	热代谢成像	人体热代谢检测	运动系统（关节）功能检测
垂体、下丘脑、甲状腺、胰腺区域代谢热	-0.5℃≤代谢热差值≤0.5℃	代谢热差值>0.5℃或<-0.5℃	降低：易引起对应区域代谢功能下降等风险升高：易引起对应区域代谢异常等风险	热代谢成像		神经内分泌影响的代谢状态检测
热断层脑部代谢热	-0.5℃≤代谢热差值≤0.5℃	代谢热差值>0.5℃或<-0.5℃	降低：易引起大脑区域代谢功能减弱，大脑区域供血不足等风险升高：易引起大脑区域血管意外等风险	热代谢成像	人体热代谢检测	认知功能检测
基础代谢降低比率	-15%≤基础代谢偏差≤15%	基础代谢偏差<-15%；基础代谢偏差>15%	降低：易引起全身体代谢减弱等风险升高：易引起代谢加快、营养消耗加快等风险	低压直流电刺激感应技术	生物电扫描技术	免疫系统、基础代谢检测

续表

指标名称	正常值	亚临床范围	可能引发的亚临床症状	检测方法	技术手段	评价项目与数据来源
动脉硬化检测PWV值	PWV值在白色区域	PWV值在同性别同年龄健康平均线上方区域和浅灰色及深灰色区域之间	白色：与同年龄同性别人群相比，血管弹性比较好；浅灰色：与同年龄同性别人群相比，血管轻度硬化；深灰色：与同年龄同性别人群相比，血管硬化			循环系统检测
动脉硬化ABI值	0.9~1.3	<0.9 >1.3	①ABI<0.9：有动脉堵塞的可能性；②ABI<0.8：动脉堵塞的可能性较高；③0.5<ABI<0.8：有一处存在动脉堵塞；④ABI<0.5：有多处存在动脉闭塞；⑤0.9<ABI<1.0：动脉有堵塞的趋势；⑥1.3<ABI<1.4：动脉硬化的趋势；⑦ABI>1.4：血管钙化的风险	示波法线性膨胀技术测评	动脉硬化检测仪	循环系统检测
糖耐量受损风险（pIR）	0%~40%	>40%	升高：易引起正常血糖向糖尿病过渡的异常及糖代谢状态风险增加	反向离子分析法	糖尿病风险分析系统	糖代谢检测
胰岛素抵抗风险（pIGT）	0%~40%	>40%	增加：易引起胰岛素促进葡萄糖摄取和利用的效率下降，代谢综合征和2型糖尿病风险			糖代谢检测

续表

指标名称	正常值	亚临床范围	可能引发的亚临床症状	检测方法	技术手段	评价项目与数据来源
X线腰椎骨量丢失百分率	>M-12%	M-13%~25%	易引起骨密度减少、骨质疏松、腰背痛、腿抽筋、驼背等风险	参考日本1996修订版的标准	双能X线吸收法	运动系统（骨骼）功能检测
骨密度T值	≥-1	<-1 伴有骨质少	T值≥-1，表示骨质正常；-1＜T值＜-2.5，表示骨质少孔；T值≤-2.5，表示骨质疏松	超声波跟骨骨密度测评	超声骨密度仪	运动系统（骨骼）功能检测
维生素 维生素A	40~100	<40或>100	减少：提示长期缺乏的风险 升高：提示正在流失的风险 减少或升高易引起皮肤黏膜、视觉细胞内的感光物质、生长发育、免疫功能等异常的风险	微弱磁场检测尿液或毛发	生物体微弱磁场定分析仪	维生素代谢检测
维生素B族	40~100	<40或>100	减少：提示长期缺乏的风险 升高：提示正在流失的风险 减少或升高易引起酶合成受阻、疲倦乏力、手脚脱皮等风险形成			
维生素C	40~100	<40或>100	减少：提示长期缺乏的风险 升高：提示正在流失的风险 减少或升高易引起胶原合成、神经递质合成、类固醇羟化等障碍			

续表

指标名称		正常值	亚临床范围	可能引发的亚临床症状	检测方法	技术手段	评价项目与数据来源
维生素	维生素 D	40~100	<40 或>100	减少：提示长期缺乏的风险 升高：提示正在流失的风险 减少或升高易引起主肠道对钙、磷的代谢，对骨骼钙的动员，促进胃肠重吸收钙、磷等障碍	微弱磁场检测尿液或毛发	生物体微弱磁场测定分析仪	维生素代谢检测
	维生素 E	40~100	<40 或>100	减少：提示长期缺乏的风险 升高：提示正在流失的风险 减少或升高易引起抗氧化能、抗动脉粥样硬化，维持正常免疫功能，对胚胎发育和生殖作用，对神经系统和骨骼肌的保护等过程障碍			
	维生素 F	40~100	<40 或>100	减少：提示长期缺乏的风险 升高：提示正在流失的风险 减少或升高易引起胆固醇沉积，动脉硬化，血小板聚集，血压不稳，腺体活性降低等风险			
	维生素 K	40~100	<40 或>100	减少：提示长期缺乏的风险 升高：提示正在流失的风险 减少或升高易引起肝脏损伤，凝血蛋白质合成受阻，钙的利用等风险			
	维生素 U	40~100	<40 或>100	减少：提示长期缺乏的风险 升高：提示正在流失的风险 减少或升高易引起溃疡场，解毒能力下降等风险			

续表

指标名称		正常值	亚临床范围	可能引发的亚临床症状	检测方法	技术手段	评价项目与数据来源
矿物质	碘	50~100	<50或>100	减少：提示长期缺乏的风险 升高：提示正在流失的风险 减少或升高易引起能量代谢、生长发育、神经系统发育等过程障碍	微弱磁场检测尿液或毛发	生物体微弱磁场测定分析仪	矿物质代谢检测
	铁	50~100	<50或>100	减少：提示长期缺乏的风险 升高：提示正在流失的风险 减少或升高易引起贫血、免疫功能下降、消化功能异常的风险			
	锌	50~100	<50或>100	减少：提示长期缺乏的风险 升高：提示正在流失的风险 减少或升高易引起厌食、生长发育障碍、激素分泌异常等风险			
	硒	50~100	<50或>100	减少：提示长期缺乏的风险 升高：提示正在流失的风险 减少或升高易引起心肌损伤、抗氧化能力下降、感染风险增加等风险			
	钙	50~100	<50或>100	减少：提示长期缺乏的风险 升高：提示正在流失的风险 减少或升高易引起骨质疏松、睡眠紊乱、血压调节异常、肌肉收缩异常等			
	钾	50~100	<50或>100	减少：提示长期缺乏的风险 升高：提示正在流失的风险 减少或升高易引起疲乏无力、头晕眼花、厌食、恶心、呕吐、腹泻、手脚麻木等			

续表

指标名称			正常值	亚临床范围	可能引发的亚临床症状	检测方法	技术手段	评价项目与数据来源
镁			50～100	<50或>100	减少：提示长期缺乏的风险 升高：提示正在流失的风险 减少或升高易引起心律不齐、失眠、焦虑、高血压、肌肉抽搐抖动等风险			消化系统（肝）功能检测
肝脏硬度(kPa)			≤7.2	>7.2	过高：易引起肝脏发生纤维化、肝硬化风险	瞬时弹性成像系统检测	无创肝纤维化诊断系统	消化系统（肝）功能检测
脂肪衰减度评估(dB/m)			≤238	>238	过高：易引起脂肪肝等肝脏疾病风险			消化系统（肝）功能检测
AGEs（AF）			≤1.8	>1.8	升高：易引起糖尿病、血管性疾病、衰老以及肾脏疾病等多种疾病风险形成	自动荧光无创检测手段	糖基化产物检测仪	糖代谢检测
国民体质11项检测	形态类指标	身高	—	—	易引起发育不良、营养不良等风险	用身高计测试，精度为0.1厘米	身高计	营养综合状态、基础运动素质检测
		体重（评分）	3～5	<3	易引起人体发育障碍和营养不良等风险	使用体重秤测试，精度为0.1千克	体重计	营养综合状态、基础运动素质检测

续表

指标名称			正常值	亚临床范围	可能引发的亚临床症状	检测方法	技术手段	评价项目与数据来源
国民体质11项检测	机能类指标	肺活量（评分）	3~5	<3	易引起人体肺的容积和扩张能力异常等风险	测试两次，取最大值，记录以升为单位	肺活量计	呼吸系统检测
		台阶试验（评分）	3~5	<3	易引起人体心血管机能异常和有氧能力下降等风险	台阶指数=运动持续时间（S）/（3次测量脉搏数之和）×100%	台阶设备	基础运动素质检测
	素质类指标	单脚闭眼站立（评分）	3~5	<3	易引起平衡能力下降、跌倒导致骨折等风险	测试两次，取最好成绩，记录以秒为单位，保留小数点后一位，小数点后第二位数按"非零进一"的原则进位。如10.11秒记录为10.2秒	平衡时设备	基础运动素质检测

续表

指标名称		正常值	亚临床范围	可能引发的亚临床症状	检测方法	技术手段	评价项目与数据来源
国民体质11项检测	素质类指标						
	握力（评分）	3～5	<3	易引起人体上肢前臂和手部肌肉力量下降等风险	测试两次，取最大值，记录以千克为单位，保留后小数一位	握力计	基础运动素质检测
	坐位体前屈（评分）	3～5	<3	易引起人体柔韧素质异常等风险	测试两次，取最大值，记录以厘米为单位，保留后小数一位	坐位体前屈设备	基础运动素质检测、神经系统检测
	选择反应时（评分）	3～5	<3	易引起人体神经系统和肌肉组织的协调性和快速反应能力异常等风险	测试两次，取最好成绩，记录以秒为单位，保留后小数两位	反应时设备	基础运动素质检测、神经系统检测
	纵跳（评分）	3～5	<3	易引起人体下肢爆发力下降等风险	测试两次，取最大值以厘米为单位，保留后小数一位	纵跳设备	基础运动素质检测
	1分钟仰卧起坐（评分）	3～5	<3	易引起人体腰腹部的力量和持续工作能力下降等风险	记录1分钟完成次数	仰卧起坐设备	基础运动素质检测

续表

指标名称			正常值	亚临床范围	可能引发的亚临床症状	检测方法	技术手段	评价项目与数据来源
国民体质11项检测	素质类指标	俯卧撑（评分）	3～5	＜3	易引起人体上肢、肩背部肌肉力量和持续工作能力下降等风险	记录次数，测试时，如果体未保持平直或身体未降至同与肘处于同一水平面，该次不计数	俯卧撑设备	基础运动素质检测
	腰围（cm）	男	＜85	≥85	易引起超重或肥胖，特别是腹型肥胖及代谢综合征风险	受检者直立，双臂适当微张，双脚合并，均匀负重，平缓呼吸时，测量不收腹或屏气，使用软皮尺应紧贴受检者皮肤，腰围以脐平为水测量部位，精确到0.1cm	皮尺	脂代谢检测
		女	＜80	≥80				
	腰臀比	男	＜0.95	≥0.95	易引起超重或肥胖及代谢综合征等风险	准确测量腰围及臀围，腰臀比=腰围/臀围	皮尺	脂代谢检测
		女	＜0.80	≥0.80				

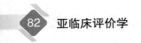

第三节　生化检测手段

　　人体组织、器官的代谢，各有自己特异性的生化指标。随着现代科学的发展，这些生化特异性指标的变化规律已经得到有效鉴别和验证，从而被临床广泛使用。比如，总胆固醇、甘油三酯、低密度脂蛋白、高密度脂蛋白、空腹血糖、糖化血红蛋白、血清天门冬氨酸氨基转移酶、心肌激酶（CK）、甲状腺功能筛查指标、肿瘤标记物等。大多数生理状态开始波动时，易引起机体生化指标的变化，这些变化将会直接反映人体处于健康状态、亚临床状态或疾病状态。因此，我们对这些可以观测到变化的敏感性指标进行科学的选择和判定，有助于对亚临床的状态进行有效的评价。以下为描述本书章节涉及的生化指标。各指标详细内容见表4-3。

表4-3 生化检测指标汇总与说明

指标名称	正常值	亚临床范围	临床值	可能引发的亚临床症状	检测方法	评价项目与数据来源
总胆固醇（TC）（mmol/L）	<5.20	5.20~6.20	≥6.22	易引起脂代谢紊乱、动脉粥样硬化、缺血性心脑血管疾病等风险	—	脂代谢、循环系统检测（参考文献[4]中国营养科学全书.72页）
血清甘油三酯（TG）（mmol/L）	<1.70	1.70~2.30	≥2.30	易引起脂代谢异常、动脉粥样硬化、脂肪肝等风险	—	脂代谢、循环系统检测（参考文献[4]中国营养科学全书.72页）
低密度脂蛋白（LDL-C）（mmol/L）	<3.40	3.40~4.10	≥4.10	易引起脂代谢异常、动脉粥样硬化、冠心病等风险	—	脂代谢、循环系统检测（参考文献[4]中国营养科学全书.72页）
空腹血糖（FBG）（mmol/L）	3.9~6.1	6.1~7.0 2.8~3.9	≥7.0或<2.8	减低：易引起低血糖、营养不良等风险 升高：易引起糖耐量减低、糖尿病等风险 升高或降低均会引起糖代谢紊乱	空腹抽取静脉血检查，葡萄糖氧化酶法	糖代谢检测（参考文献[2]诊断学.323页）
葡萄糖耐量试验（OGTT)(mmol/L)	<7.8	7.8~11.1	≥11.1	易引起糖耐量减低及空腹血糖受损等风险	将75g葡萄糖溶于250ml水中，受检者5分钟内将其服下，服后2小时内抽血检查	糖代谢检测（参考文献[2]诊断学.325页）
糖化血红蛋白（HbA1c）	4.8%~6.0%	6.0%~6.5%	≥6.5%	易引起糖尿病并发症及糖代谢异常等风险	抽取静脉血检查，计算DCCT/NGSP计算方案	糖代谢检测（参考文献[2]诊断学.326页）

续表

指标名称	正常值	亚临床范围	临床值	可能引发的亚临床症状	检测方法	评价项目与数据来源
血清胰岛素 (mU/L)	空腹: 5~20 2小时后: <30	空腹: 15~20 2小时后: 25~30	空腹: >20 2小时后: >30	易引起糖耐量减低及糖尿病等风险	—	糖代谢检测（参考文献[2]诊断学.325页）
胰岛素抵抗	0.3~1.3	1.0~1.3	<0.3或>1.3	易引起血糖升高等风险	HOMA平衡模式测算	糖代谢检测
β-细胞功能	257%	200%~257%	>257%	易引起糖耐量减低及糖尿病等风险	HOMA平衡模式测算	糖代谢检测
氮平衡 (g/d)	±1	-5~-15	<-15	易引起机体入氮和排出氮代谢紊乱等风险	—	蛋白质代谢检测[6]（参考文献[6]临床营养学.158页）
CHI[尿肌肝(Ucr)含量/相同性别身高标准体重(Ucr)]	>90%	60%~90%	<60%	易引起肌肉及肾脏损伤等风险	—	蛋白质代谢检测[6]（参考文献[6]临床营养学.151页）
血清总蛋白 (g/L)	60~80	50~59或81~90	<50或>90	易引起蛋白质代谢障碍和功能异常等风险	双缩脲法	蛋白质代谢检测[4]（参考文献[4]中国营养科学全书.52页）
血清前白蛋白 (g/L)	0.25~0.50	0.10~0.25	≤0.10	易引起肝脏病变和蛋白质代谢异常等风险	放射免疫扩散法	蛋白质代谢检测[4]（参考文献[4]中国营养科学全书.52页）
血清白蛋白 (g/L)	35~55	25~34	≤25	易引起肝脏病变、营养不良、蛋白质代谢异常等风险	溴甲酚绿法	蛋白质代谢、消化系统（肝胆器官）检测[4]（参考文献[4]中国营养科学全书.52页）

续表

指标名称	正常值	亚临床范围	临床值	可能引发的亚临床症状	检测方法	评价项目与数据来源
血清球蛋白（g/L）	20~30	31~35	>35	易引起肝脏病变、自身免疫性病变、蛋白质代谢异常等风险	—	蛋白质代谢检测（参考文献[2]诊断学.294页）
A/G比值	（15~25）：1 （1.2~2.4）：1	（1.2~1.4）：1	A/G倒置	易引起肝功能损伤等风险	—	蛋白质代谢检测（参考文献[2]诊断学.294页） WS/T404.4—2018
血清维生素A（μg/L）	≥200	100~199	<100	易引起皮肤黏膜、视觉细胞内的感光物质、生长发育免疫功能等异常风险	—	维生素代谢检测（参考文献[3]中国营养科学全书.184页）
血清维生素E（mg/L）	5~20	<5	—	易引起抗氧化、抗动脉粥样硬化、维持正常免疫功能、对胚胎治发育和生殖作用、对神经系统和骨骼肌的保护等过程障碍	高效液相色谱法	维生素代谢检测（参考文献[4]中国营养科学全书.194页）
血清维生素K（ng/L）	0.15~1.0	<0.15，>1.0	—	易引起肝脏损伤、凝血蛋白质合成受阻、钙的利用等风险	—	维生素代谢检测（参考文献[4]中国营养科学全书.201页）
血清维生素D（ng/ml）	≥20	12~19	<12	易引起主肠道对钙、对骨骼的动员，促进肾脏重吸收钙、磷的代谢，磷等障碍	高效液相色谱法	维生素代谢检测（参考文献[4]中国营养科学全书.808页）
血清维生素B$_1$（μg）	尿中维生素B$_1$≥200	尿中维生素B$_1$100~199	尿中维生素B$_1$<100	易引起辅酶合成受阻、机体正常代谢紊乱、抑制胆碱酯酶的活性等风险	尿中维生素B$_1$排出量（负荷试验），成人一次口服5mg维生素B$_1$后，收集测定4小时尿中维生素B$_1$排出量	维生素代谢检测（参考文献[4]中国营养科学全书.206页）

续表

指标名称	正常值	亚临床范围	临床值	可能引发的亚临床症状	检测方法	评价项目与数据来源
血清维生素 B_2（μg）	尿中维生素 B_2 800~1300	尿中维生素 B_2 400~799	尿中维生素 B_2 <400	易引起体内生物氧化与能量生成异常、脂肪和蛋白质的分解影响等风险	尿中维生素 B_2 排出量（负荷试验），成人一次口服 5mg 维生素 B_2 后，收集测定 4 小时尿中维生素 B_2 排出量	维生素代谢检测（参考文献[4]中国营养科学全书.210页）
泛酸（μg/d）（尿中泛酸排出量）	约为 2~7	约为 1~2	约为 <1	易引起辅酶 A 和酰基载体蛋白合成障碍、胆固醇代谢和合成障碍等风险	尿中检测泛酸排出量	维生素代谢检测（参考文献[4]中国营养科学全书.223页）
血清维生素 B_6（nmol/L）	>30	20~30	<20	易引起神经递质、糖原、神经鞘磷脂、血红素、类固醇和核酸代谢障碍等风险	液相色谱测定血血浆中 PLP 含量	维生素代谢检测（参考文献[4]中国营养科学全书.214页）
血清维生素 B_{12}（pmol/L）	111~740	<111	—	易引起贫血、神经系统功能异常的风险	微生物法	维生素代谢检测（参考文献[4]中国营养科学全书.821-822页）
红细胞叶酸（nmol/L）	≥340	<340	—	易引起细胞分裂障碍、贫血、神经管缺陷、免疫功能低下等风险	WS/T600《人群叶酸筛查方法》	维生素代谢检测
烟酸（mg）（N^1-甲基烟酰胺排出量）	3.0~3.9	2.0~2.9	<2.0	易引起体内脂质代谢、铁吸收和细胞的生成障碍等风险	尿负荷试验一次口服烟酸 50mg 后，收集 4h 尿，测定 N^1-甲基烟酰胺排出量	维生素代谢检测（参考文献[4]中国营养科学全书.219页）

续表

指标名称	正常值	亚临床范围	临床值	可能引发的亚临床症状	检测方法	评价项目与数据来源
血浆总维生素C（mg/L）	>4.0	2.0~3.9	<2.0	易引起胶原合成、神经递质合成、类固醇羟化等障碍	—	维生素代谢检测（参考文献[4]中国营养科学全书.242页）
血清钾（K）（mmol/L）	3.5~5.5	2.5~3.5	>5.5或<2.5	易引起疲乏无力、心律失常、头晕眼花、厌食、恶心、呕吐、腹泻、手脚麻木等	离子选择电极法	矿物质代谢检测（参考文献[4]中国营养科学全书.119页）
血清总钙（Ca）（mmol/L）	2.25~2.75	>2.75或<2.25	—	易引起骨质疏松、睡眠紊乱、血压调节异常、肌肉收缩异常等		矿物质代谢检测（参考文献[4]中国营养科学全书.107页）
血清镁（Mg）（mmol/L）	0.75~0.95	0.7~0.74	<0.7或>0.95	易引起心律不齐、失眠、焦虑、高血压、肌肉抽搐抖动等风险	原子吸收分光光度法	矿物质代谢检测（参考文献[4]中国营养科学全书.114页，116页）
全血硒（Se）（mg/L）	成人：0.07~0.56	成人：0.05~0.06 或0.56~0.76	成人：<0.05或>0.76	易引起心肌损伤、抗氧化能力下降、感染增加等风险	—	矿物质代谢检测（参考文献[4]中国营养科学全书.841页）
尿碘（μg/L）	儿童>100 孕妇>150	儿童<100 孕妇<150	—	易引起碘代谢异常等风险	—	矿物质代谢检测（参考文献[4]中国营养科学全书.140页）
血清锌（Zn）（μmol/L）	11.6~23.0	10.7~11.5 孕妇8.8~11.6	<10.7 孕妇<8.8	易引起厌食、生长发育障碍、激素分泌异常等风险	—	矿物质代谢检测（参考文献[4]中国营养科学全书.142-143页）
血清铁（Fe）（mg/L）	500~1800	<500	—	易引起贫血、免疫功能下降、消化功能异常等风险	亚铁嗪直接比色法	矿物质代谢检测（参考文献[4]中国营养科学全书.835页）

续表

指标名称		正常值	亚临床范围	临床值	可能引发的亚临床症状	检测方法	评价项目与数据来源
尿量（ml/24h）		1000~2000	400~999 或 2001~2500	>2500 或 <400	易引起肾脏损害及内分泌疾病等风险	24小时尿量	水代谢检测（参考文献[5]诊断学·320-321页）
尿比密（成人）		1.015~1.025	>1.025	—	用于估计肾脏的浓缩功能，影响因素多。其测定值供参考	折射计法	水代谢检测（参考文献[2]诊断学·289页）
血尿酸水平（μmol/L）	男性	150~416	>416	—	易引起尿酸代谢异常、痛风等风险	酶法	尿酸代谢检测（参考文献[2]诊断学·292页）
	女性	89~357	>357	—			
24小时尿尿酸（μmol/L）		一般饮食状况下：<800；低嘌呤饮食5~7天之后：<600	一般饮食状况下：≥800；低嘌呤饮食5~7天之后：≥600	—	易引起肾小管重吸收和分泌功能异常，尿酸代谢异常等风险	酶法	尿酸代谢检测
内生肌酐清除率（ml/min）		80~120	<80或>120	—	易引起肾脏滤过性降低等风险	—	尿酸代谢检测（参考文献[5]诊断学·363页）
血清肌酐（μmol/L）		男：44~132 女：70~106	男：133~177 女：107~177	>178	易引起肾功能损伤等风险	—	尿酸代谢检测（参考文献[5]诊断学·363页）
丙氨酸氨基转移酶（ALT）（U/L）		10~40	>40	—	易引起肝细胞损害等风险	速率法（37℃）	消化道（肝胆）检测（参考文献[2]诊断学·302页）

续表

指标名称	正常值	亚临床范围	临床值	可能引发的亚临床症状	检测方法	评价项目与数据来源
天门冬氨酸氨基转移酶（AST）（U/L）	10~40	>40	—	易引起肝脏、心肌受损等风险	速率法（37℃）	神经内分泌影响的代谢状态检测（参考文献[2]诊断学.302页）
γ-谷氨酰转移酶（GGT）（U/L）	<50	≥50	—	易引起胆汁淤积等风险	连续监测法（37℃）	消化道（肝胆）检测（参考文献[5]诊断学.353页）
总胆汁酸（TBA）（μmol/L）	0~10	>10	—	易引起肝胆病变等风险	酶法	消化道（肝胆）检测（参考文献[2]诊断学.300页）
血清总胆红素（STB）（μmol/L）	成人：3.4~17.1	成人：17.2~34.2	成人：>34.2	易引起黄疸、肝损伤等风险	—	消化道（肝胆）检测（参考文献[2]诊断学.298页）
结合胆红素（CB）（μmol/L）	0.6~0.8	>0.8	—	易引起黄疸、胆囊炎、肝损伤等风险	—	消化道（肝胆）检测（参考文献[2]诊断学.298页）
血清甲胎蛋白（AFP）（μg/L）	血清<25	≥25	—	易引起肝细胞恶性病变等风险	化学发光免疫法（CLIA）	消化道（肝胆）检测（参考文献[2]诊断学.402页）
胃排空率	(1)餐后60分钟10%~20%(2)餐后120分钟36%~58%	(1)餐后60分钟<10%或>20%(2)餐后120分钟<36%或>58%	—	易引起胃动力异常等风险	—	消化道（胃肠道）检测
胃电节律（cpm）	2.4~3.7	<2.4或>3.7	—	易引起胃肠节律异常、消化吸收功能异常等风险	胃电图检测	消化道（胃肠道）检测

续表

指标名称	正常值	亚临床范围	临床值	可能引发的亚临床症状	检测方法	评价项目与数据来源
血浆中胃泌素（pg/ml）	63.12~64.83	<63.12或>64.83	—	易引起胃黏膜分泌功能异常、胃肠道炎症等风险	放射免疫法	消化道（胃肠道）检测
胃动素（MTL）血浆含量（pg/ml）	空腹：109.6~233.0，餐后60分钟：125.8~242.6	空腹：<109.6或>233.0，餐后60分钟：<125.8或>242.6	—	易引起胃肠道对水、电解质运输功能异常等风险	—	消化道（胃肠道）检测
一氧化氮（PPb）	20~60	>60	—	易引起呼吸道炎性反应、感染等风险	eNO检测	呼吸系统检测
PI阈值（HU）		<-900			—	呼吸系统检测
1,25-羟化维生素D$_3$（pmol/L）	40~160	<40或>160	—	易引起钙、磷的吸收障碍等风险	高效液相色谱法（HPLC法）	运动系统（骨骼）功能检测（参考文献[2]诊断学，347页）
骨碱性磷酸酶（BALP）（U/L）	成年男性：15~41.5 成年女性：11.6~30.6	成年男性：<15或>41.5 成年女性：<11.6或>30.6	—	易引起骨形成和骨转化异常、钙质沉积量不足等风险	免疫化学法	运动系统（骨骼）功能检测（参考文献[2]诊断学，348页）
甲状旁腺素（PTH）（pmol/L）	0.5~1.9	<0.5或>1.9	—	易引起钙、磷代谢异常、骨质疏松等风险	电化学发光法	运动系统（骨骼）功能检测（参考文献[2]诊断学，346页）
类风湿因子（IU/ml）	阴性，血清稀释度<1:10	阳性，>1:10	—	易引起自身体多系统、多器官产生损伤而出现炎症反应等风险	乳胶凝集试验	运动系统（关节）功能检测

续表

指标名称	正常值	亚临床范围	临床值	可能引发的亚临床症状	检测方法	评价项目与数据来源
C反应蛋白（mg/L）	成人<8.2	成人>8.2	—	易引起机体出现细菌感染、炎性反应等风险	免疫扩散法	运动系统（关节）功能检测（参考文献[2]诊断学.424页）
多巴胺（DA）（μmol/24h）（尿液）	<3.24	≥3.24	—	易引起人的行为、感觉、精神等异常，也容易引起金森风险的增加	HPLC-ECD法	神经内分泌影响的代谢状态检测（参考文献[2]诊断学.365页）
5-羟色胺（5-HT）（mol/L）	0.88±0.07	<0.81或>0.95	—	易引起心情、情绪、睡眠和食欲等障碍	HPLC	神经内分泌影响的代谢状态检测
5-羟吲哚乙酸（5-HIAA）（mol/L）	0.44±0.13	<0.31或>0.57	—	易引起心情、情绪、睡眠和食欲等障碍	HPLC	神经内分泌影响的代谢状态检测
肾上腺素（E）（μmol/24h）（尿液）	<0.57	>0.57	—	易引起心跳与血液流动加速，呼吸加快、机体代谢加快等	HPLC-ECD法	神经内分泌影响的代谢状态检测（参考文献[2]诊断学.365页）
去甲肾上腺素（NE）（μmol/24h）（尿液）	<0.15	>0.15	—	易引起心跳加快、血压波动、情绪改变等风险	HPLC-ECD法	神经内分泌影响的代谢状态检测（参考文献[2]诊断学.365页）
脑脊液总蛋白（mg/L）	50~150	<50或>150	—	易引起大脑组织营养代谢异常，引发结核性脑膜炎等风险	双缩脲法、考马斯亮蓝法、邻苯三酚红钼络合法等	神经内分泌影响的代谢状态检测

续表

指标名称	正常值	亚临床范围	临床值	可能引发的亚临床症状	检测方法	评价项目与数据来源
肌酸激酶（CK）（U/L）	男：37～174 女：26～140	男性： <37 或>174 女性： <26 或>140	—	易引起骨骼、心肌、脑组织、肝脏、肾脏损伤的风险	连续监测法	神经内分泌影响的代谢状态检测（参考文献[2]诊断学.313页）
神经元特异性烯醇化酶（NSE）（ng/ml）（酶含量）	<10	≥10	—	易引起肺组织、神经组织或神经内分泌组织异常风险	ELISA法	神经内分泌影响的代谢状态检测
促甲状腺素（TSH）（MIU/ml）	0.27～4.20	<0.27 或>4.20	—	易引起甲状腺功能减退、基础代谢紊乱等风险	ECLIA法	神经内分泌影响的代谢状态、基础代谢状态检测（参考文献[2]诊断学.354页）
三碘甲状腺原氨酸（T₃）(nmol/L)	1.3～3.1	<1.3 或>3.1	—	易引起甲状腺功能异常、内分泌功能异常等风险	ECLIA法	神经内分泌影响的代谢状态、基础代谢状态检测（参考文献[2]诊断学.358页）
四碘甲状腺原氨酸（T₄）(nmol/L)	66～181	<66 或>181	—	易引起甲状腺功能异常、心慌、出虚汗、手抖、营养代谢紊乱等风险	ECLIA法	神经内分泌影响的代谢状态、基础代谢状态检测（参考文献[2]诊断学.358页）
游离甲状腺素（FT₄）(pmol/L)	12～22	<12 或>22	—	易引起甲状腺代谢异常、内分泌紊乱等风险	ECLIA法	神经内分泌影响的代谢状态、基础代谢状态检测（参考文献[2]诊断学.359页）

续表

指标名称	正常值	亚临床范围	临床值	可能引发的亚临床症状	检测方法	评价项目与数据来源
生长激素（GH）（μg/L）	婴幼儿：15~40 2岁儿童：约4 4岁以上儿童及成人：0.5~5	婴幼儿：<15或>40 2岁儿童：<4 4岁以上儿童及成人：<0.5或>5	—	易引起骨骼、内脏和全身生长发育异常，蛋白质合成障碍、脂肪和矿物质代谢障碍等	—	神经内分泌影响的代谢状态检测（参考文献[5]诊断学，395页）
血清泌乳素（PRL）（μg/L）	男：2.64~13.13 女：绝经前（<50岁）3.34~26.72 绝经后（>50岁）2.74~19.64	男性：<2.64或>13.13 女性：绝经前（<50岁）<3.34或>26.72 绝经后（>50岁）<2.74或>19.64	—	分泌异常易引起月经不调、内分泌失调等风险	化学发光免疫测定	神经内分泌影响的代谢状态检测（参考文献[2]诊断学，356页）
睾酮（μg/L）	成人：男：1.75~7.81 女：<0.1~0.75	成人：男：<1.75或>7.81 女：>0.75	—	异常易引起糖代谢、脂代谢紊乱，骨代谢异常、内分泌紊乱、早衰等风险	化学发光免疫测定	神经内分泌影响的代谢状态检测（参考文献[2]诊断学，367页）
血清免疫球蛋白IgG（g/L）	成人：8~15	成人：<8或>15	—	升高：易引起免疫功能异常等 降低：易引起免疫功能下降，感染的风险增加等	免疫比浊法	免疫系统检测（参考文献[2]诊断学，390页）
血清免疫球蛋白IgA（g/L）	成人：0.9~3	成人：<0.9或>3	—	升高：易引起慢性肝损伤、亚急性或慢性感染性疾病、自身免疫性疾病等 降低：易引起免疫功能下降，感染的风险增加等	免疫比浊法	免疫系统检测（参考文献[2]诊断学，390页）

续表

指标名称	正常值	亚临床范围	临床值	可能引发的亚临床症状	检测方法	评价项目与数据来源
血清免疫球蛋白 IgM （g/L）	成人：0.5~2.5	成人：<0.5或>2.5	—	升高：易引起慢性或亚急性感染、肺炎或肝损伤仿等；降低：常易引起免疫功能下降、感染的风险增加等	免疫比浊法	免疫系统检测（参考文献[2]诊断学. 390页）
血清免疫球蛋白 IgD （g/L）	成人：0.001~0.004	成人：<0.001或>0.004	—	升高：易引起慢性或亚急性感染、免疫功能异常等；降低：常易引起免疫功能下降、感染的风险增加等	ELISA法	免疫系统检测（参考文献[2]诊断学. 390页）
血清C3 （g/L）	成人：0.8~1.5	成人：<0.8或>1.5	—	升高：易引起各种传染病及组织损伤和急性炎症、肝损伤仿等；降低：易引起反复感染、皮疹、关节疼痛等	ELISA法	免疫系统检测（参考文献[2]诊断学. 393页）
血清C4 （g/L）	成人：0.2~0.6	成人：<0.2或>0.6	—	易引起免疫系统代谢紊乱的风险	ELISA法	免疫系统检测（参考文献[2]诊断学. 393页）
血T3、T4及单胺氧化酶的测定	—	异常非临床	—	易引起认知功能异常、老年痴呆、记忆紊乱等风险		认知功能检测
脑脊液Aβ42	—	异常非临床	—	易引起脑内淀粉样蛋白沉积，导致认知功能异常、老年痴呆风险增加	双抗夹心酶联免疫吸附（ELISA）	认知功能检测
tau蛋白 （ng/L）	375	异常非临床	—	易引起认知功能异常、阿尔茨海默风险增加	双抗夹心酶联免疫吸附（ELISA）	认知功能检测

第四节　生物信息检测技术手段

人体遗传信息主要包括核酸（DNA和RNA）、蛋白质、代谢产物等三个方面。随着生物信息学研究的深入，许多研究表明，除了基本遗传信息外，常见的肥胖、糖尿病、心血管疾病和癌症都与某些异常的、个别酶的改变有关，会影响整条代谢通路。生物信息技术在亚临床领域，可作为预测健康状况、了解个体差异、制定个性化干预的补充措施。生物信息学测评手段主要包括：基因组学、转录组学、蛋白质组学、代谢组学等。

一、基因组学

基因组学（genomics），是对生物体所有基因进行集体表征、定量研究和与不同基因组比较研究的一门交叉生物学学科。基因组学主要研究基因组的结构、功能、进化、定位和编辑等，以及它们对生物体的影响。其主要内容是利用DNA测序技术，对全基因组进行测定。

基因组学的主要研究手段包括经典的减法杂交、差示筛选、cDNA差异分析、mRNA差异显示、DNA芯片等。

二、转录组学

转录组（transcriptome）也称表达谱，是指一个生物体从基因组DNA上所能转录出来的所有RNA。研究生物细胞和组织中转录组的动态过程和变化规律的学科被称为转录组学（transcriptomic）。与基因组不同，转录组的定义中包含了时间和空间的限定。同一细胞在不同的生长时期与生长环境下，其基因表达情况是不完全相同的。

用于转录组学数据获得和分析的方法，主要包括基于杂交技术的cDNA芯片和寡核苷酸芯片技术，基于测序技术SAGE、MPSS、RNA-seq等。

三、蛋白质组学

蛋白质组学（proteomics）是基因组学在蛋白质研究领域的延伸，它以蛋白质组为研究对象，研究细胞、组织或生物体蛋白质组成、表达、修饰、相互作用的科学。

蛋白质组学的主要研究方法有：以双向凝胶电泳为代表的蛋白质分离技术；

以质谱为代表的蛋白质鉴定技术，现已逐渐发展出荧光差异双向电泳（DIGE）、多维液相分离、蛋白质芯片、串联亲和纯化等方法。

四、代谢组学

代谢组（metabolome）是参与生命体代谢、维持生命体生长发育、正常功能的小分子化合物的集合，主要是相对分子质量小于1000的内源性小分子。代谢组学（metabolomics）对细胞、体液、排泄物、组织等生物样本的代谢组分进行定性和定量的分析研究，是一个从整体的角度研究代谢过程、代谢产物的科学。

代谢组学的主要分析技术包括核磁共振、质谱、液相色谱、色谱质谱联用技术等。通过检测代谢物的种类、含量、状态等，得到代谢轮廓或代谢指纹，之后使用组合数据分析方法，识别代谢标志物，研究代谢途径和变化规律。

第二篇

生理状态评价

综 述

一、生理状态评价的目的和意义

生理状态是生物机体的生命活动和各个系统、组织和器官机能的综合表现，是生命生存的状态。生理状态分为三种：

健康生理状态，即生物机体机能的表现达到该生物群体平均的较为理想的状态。

疾病生理状态，即生物机体机能的某个或多个系统、器官和组织的生理指标或表现发生了较为严重的偏离，已经达到疾病的状态。

亚临床生理状态，即生物机体机能处于健康生理状态和疾病生理状态之间的一种状态，是某个或多个系统、器官和组织的生理指标或表现发生了偏离，但未达到疾病的状态。

每个人的生理系统都是一个复杂的巨系统（一级系统）。影响其生理系统状态的因素复杂多样，包括基础代谢状态、神经-内分泌状态、营养综合状态、活动（生活、工作、锻炼）状态、疾病与用药状态等。这些众多因素既可以独立的影响人体生理状态，也可以彼此相互影响，构成了相对独立的关联性密切关系。它们在生理系统中成为巨系统下的二级系统。

此外，营养代谢的表现（当前代谢与历史积累）构成了营养综合状态。营养代谢由糖代谢、脂代谢、蛋白质代谢、维生素代谢、矿物质代谢、水代谢等多种代谢组成，并相互影响；

基础运动素质由体质指数、心肺功能、耐力、爆发力等多种因素的表达和构成；基础代谢又受营养状态、运动素质、神经－内分泌状态等多方面的影响。这些因素可以看到二级系统还存在下一级系统，这就是三级系统。研究中我们还可以看到更多的三级系统，如消化、循环、呼吸、免疫、运动等都存在下一级的系统，乃至细胞、分子等更多的下一级系统关系。这些复杂的系统既受下一级因素的影响，又受上一级系统和关联系统的影响，共同相互作用，最终影响了我们的生理体质状态，即身体健康。

这些表现既是当前生理代谢状态的表现，也受历史性生理积累因素的影响。众多因素及当前与历史的影响积累叠加，构成了生理状态的复杂性，也增加了生理评价的难度。

例如：

有时，基础代谢异常是造成营养不良、免疫力下降等的原因；而有时，营养不良、免疫力下降又造成基础代谢异常。有时，基础代谢异常导致了神经内分泌失调；而有时，又是神经内分泌失调造成了基础代谢失调。营养状态异常造成的营养综合风险升高，常常是运动机能衰减的重要原因；而有时，运动状态异常又导致了营养状态综合风险的上升。

因此，营养综合状态、基础运动素质状态、神经内分泌影响的代谢状态、基础代谢状态等究竟是谁影响了谁，不是一个单因素问题，更不能事先设定哪个因素是主导因素。尤其是在亚临床状态评价中，很多尚未出现典型指标、症状明显改变的生理状态，必须进行多因素评价才能尽可能接近真实，才能反映可能存在的主导性问题、可能的诱因、亚临床风险的程度等，这对亚临床专业评价人员的素质提出了更高的要求。

人体处于亚临床状态时，其营养素代谢会出现各种异常。同时，生理机能也会偏离正常状态。实施科学、有效的系统干预措施，才能恢复健康。而其中系统营养干预就是非常重要的措施之一。系统营养干预必须要有针对性，营养的选择就显得非常重要。营养的选择要考虑到基础代谢需求、活动消耗（生活，工作，锻炼等）以及特殊生理状态下的额外营养需求。

亚临床状态下的各种营养需遵循的原则：

针对全营养素不平衡、组织与代谢不平衡，依据营养学需求模型及缺乏系数，补充达到标准状态。同时，要考虑营养的有效性和安全性。营养品评价标准规范与推荐详见专项APP相关内容及有关权威研究文献。

亚临床生理状态是一个变动的区间状态。亚临床评价是以健康生理状态作为参照，以临床疾病状态作为边界，通过比较生理状态变动的偏差情况，综合评分并分级。生理状态评价的目的，是反映身体的发育、衰老、疾病风险等所处的水平，并发现其影响因素和对改善措施的绩效进行评价。虽然，生理状态的形成受年龄、性别、精神状态、生活方式以及饮食条件、地理环境、疾病、锻炼、社会及遗传等众多因素的影响，但是，营养和代谢是生命活动的最基本要素，也是健康的物质基础。对生理状态的评价离不开营养与代谢。

二、生理状态综合评价要素内容

1.生理状态综合评价要素

序号	评价要素	要素意义	评价方式
1	营养综合状态	营养综合状态风险，归结起来主要包括营养不良或营养代谢失衡。从饮食、营养素获得、营养素系统平衡和营养素代谢等几个方面进行评价，反映的是营养综合状态	1.基础指标：体质指数，体重波动，面貌情况，精力表现 2.营养素供给与代谢分析 3.营养积累异常与校正结果分析
2	基础运动素质状态	人们在日常生活、工作劳动及运动中所表现出来的走、跑、跳、投掷、攀登、爬等基本能力，反映出人体的基础运动素质。主要包括速度、力量、耐力、灵敏性和柔韧性等	参照国家体育总局制定的《国民体质测定标准》，针对不同年龄段人群，依据个体的形态、机能和身体素质的测试与评定
3	神经内分泌影响的代谢状态	神经内分泌对人体体温、消化、发育、营养素代谢、循环、衰老等多方面的调控，影响着营养代谢综合状态	1.量表评价（睡眠，意识感觉，体温，饮食，疾病史等） 2.神经内分泌检测评价
4	基础代谢状态	人体在静息时，为维持生命最低的代谢状态称为基础代谢状态。人体所有器官的功能几乎都可随着基础代谢异常而出现异常表现	1.呼吸商分析 2.基础体温分析

2.亚临床综合风险评价汇总指引

序号	评价项目	营养素及代谢亚临床评价							生理系统亚临床评价								
		糖代谢	脂代谢	蛋白质代谢	维生素代谢	矿物质代谢	水代谢	嘌呤代谢	消化系统（肝胆）	消化系统（胃肠道）	呼吸系统	血液循环系统	运动系统（骨骼）	运动系统（关节）	免疫系统	中枢神经及周围神经系统	认知功能
1	亚临床量表评价	√	√	√	√	√	√	√	√	√	√	√	√	√	√	√	√
2	检测评价（生化、生理、生物信息指标）	√	√	√	√	√	√	√	√	√	√	√	√	√	√	√	√
3	营养综合状态评价	●	●	●	●	●	●	●	●	●	●	●	●	●	●	▲	▲

序号	评价项目	营养素及代谢亚临床评价							生理系统亚临床评价								
		糖代谢	脂代谢	蛋白质代谢	维生素代谢	矿物质代谢	水代谢	嘌呤代谢	消化系统（肝胆）	消化系统（胃肠道）	呼吸系统	血液循环系统	运动系统（骨骼）	运动系统（关节）	免疫系统	中枢神经及周围神经系统	认知功能
4	基础运动素质评价	▲	▲	▲	—	▲		▲	●	●	●	●	●	●	▲	●	●
5	神经内分泌影响的代谢状态评价	▲	▲	●	▲	—	▲	▲	▲	▲	▲	▲	▲	▲	●	●	●
6	基础代谢状态评价	●	●	▲	▲	▲	●	▲	▲	▲	▲	▲	▲	▲	▲	▲	▲

评价项选择说明	1.序号1~2中用√标示的是必须完成的检测项目。必须完成的检测项目，必须全部完成并独立计分 2.序号3~6分为选择完成项和评价参考项。用●标示的是选择完成项，用▲标示的是评价参考项。注释：●标示的选择完成项，可结合受检者的实际情况选0个、1个或2个项进行测评，用最差项计分评价；▲标示的评价参考项，可结合受检者的实际情况选0个、1个或者多个进行评价，用最差项计分评价

三、生理状态综合评价引导图

一般而言，生理状态的科学评价可以按标准程序进行评价。根据评价结果或阶段矫正情况，可以延伸开展相关营养素代谢（如糖代谢、脂代谢、蛋白质代谢、维生素代谢、矿物质代谢、水代谢等）的评价，或相关生理系统（如消化、呼吸、循环、神经、运动等）的亚临床状态风险评价。

在实际亚临床状态评价中，也可以在标准评价程序中的某一个或多个方面对受检者开展评价。从受检者关注的主要亚临床表现的方向或切入点入手，追踪主要关联项，最终完成亚临床状态的评价。

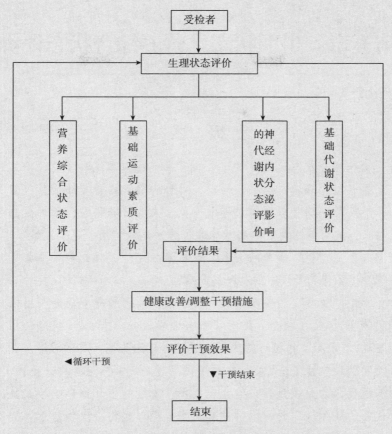

生理状态评价引导图

第五章　生理状态之营养综合状态评价

概　述

　　由于营养综合状态风险评价至今缺乏一个较为系统科学的评价方法，致使很多人在开展营养状态相关评估时，用食物摄入的营养评估替代营养获得的评估；用人群平均营养的需求标准评价个人的营养需求；不加区分的将健康、亚临床、疾病等不同状态的营养评价方法混淆使用；甚至混淆了"系统"营养状态与单一"类"或单一"种"营养素的评价。如此种种造成了营养评价、营养诊疗、营养干预中的各种混乱局面。

　　营养学中"营养"指食物消化、营养素吸收、营养素代谢利用以及生理结果表现等全过程；"综合"指对营养全过程的多个方面；"状态"指营养全过程的表现；"风险"指接近营养不良或营养代谢失衡状态的程度。此外，人体必需性营养素包括了6大类、42种（详见《系统营养论》相关论述）。如此长的营养过程，如此多且复杂的生理关系，大量的内外部影响因素等，无疑增加了代谢的风险。同时，也引发着众多生理、生化、生物信息等的不断变化。因此，营养问题不能从某一现象或某一状态进行简单的推断。应采用系统论的原理和方法进行分析评价。

　　常见的营养综合状态风险，从生理角度看，最终都会归集于营养不良风险或营养代谢失衡风险。并可表现为饥饿相关性低体重、疾病相关营养不良、肌肉减少症及虚弱症等4大类，并伴有多种不同表现。营养综合状态风险常常又会是营养不良与营养代谢失衡两种问题叠加的风险。如肥胖、代谢综合征等，常常既存在营养素间的过剩和不平衡，也存在部分营养素缺乏的营养不良风险等。

一、营养综合状态评价应包括的内容及意义

1.饮食评价　食物是营养素最重要的来源。几乎所有的人都是从食物中获

得人体必需的6大类（糖类、脂类、蛋白质类、维生素类、矿物质类、水）42种必需性营养素。但自然界中，不同食物含有的各种类营养素含量不同，大多含有30~40种左右的人体必需性营养素。多样食物的合理搭配，为用食物叠加出人体系统营养需求的比例提供了方法和可能。食物多样性是保证人体所需营养素种类齐全、比例合理的重要方法。如果饮食管理不当，很容易造成营养素叠加不合理，某些营养素过剩或缺乏，从而不能满足人体对营养素的系统性（种类齐全、比例适当、数量满足、供求平衡）条件。合理的饮食是保证营养综合状态达标的必要条件，合理的代谢是保证健康的充分条件。

中国营养学会推荐的膳食营养宝塔是健康人群饮食摄入的基本参考。但每个人的体重、基础代谢、日常活动等消耗情况各不相同，需根据具体情况进行修正。对于营养不良、各类亚临床、临床等情况，应通过营养综合状态风险评价进行修正调整。食物的搭配比例与供给量的不合理是人体必需营养素获得过多或过少的主要风险因素。科学设计食物搭配与摄入量是避免营养风险的重要工作。

2. 营养素获得状态评价 营养素获得大致经过了膳食选择、加工、摄入、消化、吸收等过程。由于人体营养素获得受个人饮食习惯、年龄、体质综合状态、病史、用药等影响，饮食营养不可能全部吸收获得，通常会打折扣。甚至，有些因素对各种类营养素的吸收还各有不同影响，导致食物搭配比例与摄入量的调控存在难度。因此，通常人体营养素获得能力评价，采用阶段性目标偏差法进行评价和修正。短期营养素获得评价可以采用5天、30天周期评价，并进行饮食营养供给评估与调整。

3. 营养素系统平衡评价 单一类、种营养素代谢状态大多都有标志性生理生化指标。相对而言，体质指数（BMI）与体成分作为营养综合状态风险评价的参照指标，虽然不敏感，但是稳定可靠。影响体质指数的主要营养因素是宏量营养素。宏量营养素包括糖、脂肪、蛋白质等，是所有营养素中需求量、获得量、代谢量、储备与消耗量最大的三类营养素。当饮食结构比例模式适宜，且三大宏量营养素供需量合理时，大多数人的维生素与矿物质的供给量通常也会基本合理。由此可见，饮食结构模型合理时，三大宏量营养素与营养综合状态互相印证具有意义，并可作为营养风险评价的重点关注指标，来分析营养素的代谢平衡问题。三大宏量营养素供需状态反映在人体体重变化、体脂肪量变化、体质指数变化等方面，较客观地反映了人体的营养综合状态风险。此时，体质指数可以理解为身体营养综合状态结果的积累，是营养综合状态风险评价的关键指标之一。

4.营养素代谢评价 营养素代谢评价包括多个方面，如基础代谢评价、生活活动评价、营养状态（当前状态、历史积累的状态）评价等。营养素代谢受营养素获得影响，也受温度（环境、个体体温）、生活活动（生活、工作、锻炼）、器官功能（呼吸、消化、运动等）、疾病（发烧、疼痛、过敏、抑郁、狂躁等）等许多因素的影响。

众多直接或间接的影响因素导致了营养不良或营养代谢失衡等，也导致了诸如肥胖、消瘦、发育不良等风险，影响了代谢综合征、免疫力、贫血与众多疾病的风险状态。

二、营养综合状态风险评价的基础模型

由于营养综合状态风险评价涉及影响因素众多，且具有逻辑特征。因此，需要建立基础模型以方便进行要素数据统计、加权平衡、归集分析。常用的基础模型如下。

1.饮食营养供给模型 个体间饮食习惯、健康状态、地域文化、经济基础、教育水平等存在非常大的差别，其评价工作需要建立基于个体的饮食营养模型，才能针对性的对饮食摄入的系统性营养素供给状态进行评估。

2.营养素获得模型 个体间消化器官功能、历史疾病及用药、遗传、烹调习惯、食物选择等存在非常大的差别，其评价工作需要建立基于个体的饮食营养消化吸收模型，才能针对性的对饮食消化吸收系统性营养素获得状态进行评估。

3.营养素代谢模型 个体生命活动过程中基础代谢、日常生活、工作、锻炼等存在非常大的差别，其评价工作需要建立基于个体的营养代谢模型，才能针对性的对系统性营养代谢状态进行评估。

4.营养干预修正模型 基于以上1.、2.、3.项的评测结果，设计并实施健康改善干预方案。干预阶段性实施后再次进行评价和修正，以此循环。即第1阶段干预是以第1阶段的评测结果为依据；第2个阶段干预是以第2阶段的评测结果为依据；第3个阶段干预是以第3阶段的评测结果为依据，以此类推。每个阶段的评测结果均会因干预效果的需要进行修正。修正包括对前期评测误差的修正和健康改善后结果的跟进修正两部分。此工作流程即是干预修正模型。

三、营养综合状态评价要素的意义及方法

营养综合状态风险评价要素包括：饮食合理性、消化吸收率、营养代谢状态、基础代谢状态、日常活动与表现、疾病药物影响、年龄影响等。这些基本要素，无论在什么模式的营养综合状态风险评价中都应该被全面考虑。

表5-1　营养综合状态风险评价的基本要素

序号	评价要素	要素意义	评价方式
1	饮食合理性	参照中国居民膳食营养摄入推荐，通常按5天为统计平均评价周期，针对所获得的6大类食物种类、种类间比例及总量的合理性进行评估，或更精确到对食物营养素含量的种类、比例及获得量进行评价。目的是对摄入的食物营养是否满足生命对营养素多样性、系统性需求的合理性给出初步评估结论	食物按大种类进行归类： 1.食物称重记录法 2.简易评估法
2	消化吸收率	消化吸收是人体从摄入的食物中获取营养素的过程。消化吸收率是人体从食物中获得的全营养素（或部分营养素）占食物携带营养素的比例。消化吸收率反映人体对食物营养的获取能力	消化吸收率可用多种方法评价： 1.对摄入食物（可以是标志物）及排泄物（可以是标志物）的检测或血生化检测评价 2.对身体发育、体能状态、面貌情况等进行评价 3.对体重波动情况进行评价 4.全面的综合评价
3	营养代谢状态	以生理状态为基础，参照个体身高、体重、基础代谢、生活、工作、锻炼等生理消耗，评估相匹配的食物营养状态。通常是按5天、30天、90天等为评价周期，对6大类营养素种类、种类间比例及总量的系统合理性进行评估 也可通过受试者机体的历史能量积累状态，以体质指数（BMI）为标志性指标对比正常人群的偏差状态，评价受试者生理与习惯造成的营养过剩或不足，分析受试者营养量比合理性	1.营养素量比平衡评估 2.能量积累风险评估

续表

序号	评价要素	要素意义	评价方式
4	基础代谢状态	静息状态时，维持生命最低的代谢状态为基础代谢。影响基础代谢的因素包括本人自身代谢或体温，也包括环境温度差	1.呼吸商法 2.基础体温法
5	日常活动及表现	日常活动包括日常生活料理、工作、锻炼等。日常活动消耗的营养比例过高或过低都会增加人体营养代谢的风险。身体发育和精力状态都是营养状态的重要表现	1.活动能耗比评估 2.身体发育、精力表现评价
6	疾病、药物影响	过往或现在所患疾病或使用的药物，许多都对营养代谢有较大影响	1.疾病对营养代谢的影响 2.药物对营养代谢的影响
7	年龄影响	不同年龄段，营养需求及风险不同。按照发育及生活状态可以分为4段	1. 3～6岁幼儿人群 2. 7～19岁青少年人群 3. 20～59岁成年人群 4. 60～69岁老年人群

　　本章重点着眼于营养素系统性供给、机体发育、相关代谢等的健康风险。对于进行营养综合状态风险评价与实施饮食、营养干预后，依然存在的营养亚临床与疾病风险问题，可在本书"第三篇营养素及代谢亚临床评价"相关章节查找对应的评价方法，并对专项营养缺乏进行针对性营养素强化干预。

　　对营养素单一某类、某种代谢状况的评价，则更多的是关注于营养与疾病风险。本书第三篇中所涉及的糖代谢、脂代谢、蛋白质代谢、维生素代谢、矿物质代谢、水代谢等营养素及代谢亚临床评价，应该属于本章营养综合状态风险纠偏后的延伸评价。

四、营养综合状态评价引导图

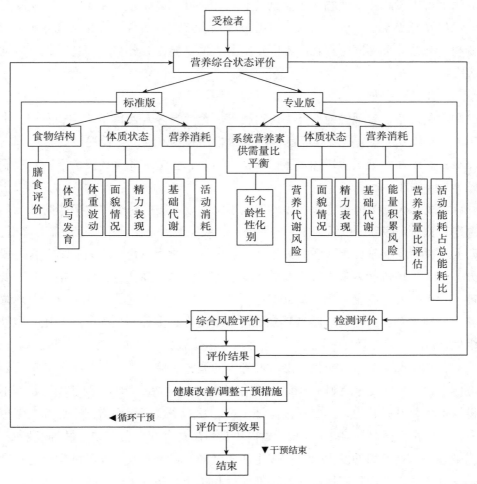

图5-1　营养综合状态评价引导图

第一节　营养综合状态风险的主要表现和影响因素

一、营养综合状态风险的主要表现

营养综合状态风险是因营养系统性缺乏影响健康发育、健康体质等的一大类风险。此类营养不良主要表现为影响人体的发育、免疫、精力、衰老等情况。中长期的营养不良可导致机体出现持续或多发性慢性炎症、贫血、发育不良、康复缓慢、免疫力下降等众多表现。营养风险中营养失衡的影响广泛，长期营养失衡可引发临床、亚临床等系列症状，如肥胖、高血脂、高血糖、高尿酸等问题以及呼吸系统、肝胆器官、骨关节等众多疾病。通常，营养风险可能是营养缺乏与营养失衡同时存在，不同年龄段人群可能还有各自生理特点的倾向性表现：

1.儿童青少年 ①消瘦、生长发育迟缓。长期营养不良，将抑制儿童的生长和大脑发育，表现为消瘦、生长迟缓等。董彦会等人2014年的调查发现，中国7~18岁汉族学生，营养不良轻度消瘦检出率为10%，生长迟缓的检出率占8.0%；②疾病感染风险增加。蛋白质摄入不足，会造成儿童免疫力下降，疾病感染风险增加。

2.成年人 ①体重变化。体重逐渐下降、皮下脂肪减少。皮下脂肪减少的顺序：首先是腹部，以后为躯干、臀部、四肢，最后是面部；②运动能力降低。营养不良者，能量、蛋白质摄入不足，影响人体肌肉总量、肌肉能力、骨骼成分等；③生理机能表现下降。皮肤干燥、苍白，体温降低、头发干枯、心音低钝、心率减慢、血压下降、食欲减退、腹泻、低血糖等症状。严重时，出现营养不良性水肿，水、电解质紊乱；④营养不良常有多种并发症，如贫血、多种维生素缺乏以及微量元素缺乏，严重者可发生低血糖、心肌损害，甚至死亡。

3.老年人 ①体重变化。王卓群等人的调查表明，2010年，我国老年人群低体重营养不良发生率为5.4%。随着年龄的逐渐增高，老年人群低体重营养不良发生率呈升高趋势，且农村高于城市；②发病率、病死率增加。住院老年患者，营养不良率高达40%~60%。营养不良可增加贫血、营养缺乏性神经病变、感染等一系列疾病的发生风险；③生活质量降低。老年人营养不良常与老年痴呆、脑卒中、慢性阻塞性肺疾病、抑郁症和帕金森病等慢性病并存。通常，疾病与营养状态两者相互影响。

4.住院病人 住院患者发生营养不良会导致诸多不良后果。如手术后并发症和死亡率增高、住院期延长、医疗费用增加、生活质量降低等。一般认为，营养不良可影响外科患者手术切口愈合，出现术后并发症，增加感染发生率。

二、营养综合状态风险的主要影响因素

1.饥饿 因战乱、贫穷、自然灾害等原因导致的食物不足，是导致世界范围内营养不良的主要原因。联合国发布的《2018年可持续发展目标报告》显示，全球营

养不良人口从2015年的7.77亿升至2016年的8.15亿，占全球人口的比例从10.6%升至11%。造成这一变化的主要原因包括各种冲突、气候变化等多种自然或人为灾害。

2.不适当的食物种类、比例、数量选择 包括食物种类与比例搭配不合理、节食、偏食、素食、食物营养质量低劣等食源性营养素供给不足或不均衡。

3.不适当的饮食习惯、烹调习惯 因个人特殊饮食嗜好，如挑食、生食、过度或不当烹调、萃取、腌制等习惯，造成食物营养素搭配不合理、营养素破坏或丢失严重等，都可能导致营养不良。

4.进食、吞咽困难 某些疾病，如脑卒中、帕金森病可引起吞咽困难，不能自主进食，导致食物摄入减少。大多数患者在诊断明确后2～4年出现体重下降，随病情进展出现营养不良。国外文献报道，帕金森患者的营养不良发生率为20%～24%，营养风险的发生率为30%～60%。

5.消化吸收障碍 食物消化吸收功能低下，食物营养利用率低也会增加营养风险。临床上，食管癌、肠切除、肠道重建等胃肠道疾病、消化道吸收障碍可增加营养不良的发生风险。

6.疾病 病人的营养状况与治疗效果密切相关。营养不良在过敏、食物不耐受、恶性肿瘤、精神疾病患者中发生率较高。对于某些特定疾病，营养不良是病情加重的重要原因。比如终末期肝病患者，普遍存在营养不良，这是与肝病腹水、肝性脑病同样重要的并发症。研究证实，抑郁症和营养有很强的相关性。抑郁症是老年人常见的精神障碍，临床上出现食欲下降、摄入不足、体质下降等表现，可见抑郁症是老年营养不良的原因之一。病人临床营养不良发生率见表5-2。

表5-2 各类疾病患者营养不良发生率

疾病类型	发生率（%）
传染病和寄生虫病	23
肿瘤	65.1
血液及造血器官疾病和涉及免疫机制的某些疾病	20
内分泌、营养和代谢疾病	20
精神和行为障碍	42.2
神经系统疾病	19.4
眼耳和附器疾病	18
循环系统疾病	15
呼吸系统疾病	25.1

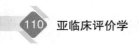

续表

疾病类型	发生率（%）
消化系统疾病	33.3
皮肤和皮下组织疾病	16
肌肉骨骼系统和结缔组织疾病	7.3
泌尿生殖系统疾病	30
先天性畸形、变形和染色体异常	18
损伤、中毒和外因的某些其他后果	18.2
注：我国老年营养不良的疾病经济负担研究，柴培培等，2016	

7.感染、外伤　应激状态可使人体代谢加快，能量、营养消耗随之增加，长期或经常处于应激状态容易导致营养不良的发生。同时，营养不良降低了人体免疫力，增加了感染机会。陶山伟等人的研究发现，颅脑损伤程度易造成继发性营养不良；而继发性营养不良反过来又影响患者的愈后。

8.温度　偏离正常状态的环境温度与自身体温等将影响人体营养代谢、营养消耗。

9.日常活动　生活劳累、工作、锻炼等将造成营养消耗增加。

第二节　疾病对营养综合状况的影响

疾病可引起人体对营养素需求量、需求比例、利用程度的改变。不同疾病对营养综合状态风险的影响度差异很大。如消化道疾病可影响食物营养的消化率、吸收率以及营养素比例等；肝脏、胰腺、胆、肾脏疾病等可影响营养素的消化吸收，也影响营养素进入人体后的代谢；创伤、烧伤、手术、放化疗及某些药物等对营养素的消化、吸收、代谢速率、合成与分解以及需求量比等产生影响且差别极大。疾病是造成营养状态风险的重大因素，尤其是当发生高烧、腹泻、失血、手术等各种问题时，营养需求将发生大幅度变化，如不能及时调整营养供给，短期即可发生严重营养不良、代谢紊乱等一系列严重问题。

由于疾病的不同阶段、不同疾病与营养的关系不同，造成了营养综合状态的极大差异；又由于营养综合状态对健康状态的影响极大，因此，疾病与营养成为了既关系复杂，又必须认真对待的重大问题。

评估疾病对营养综合状况影响时应注意以下事项：

1. **准确性**　营养综合状态风险干预指导前期工作重点是准确寻找主要风险项、风险点，分析评估可以将分析法与系数法同时使用相互校正。周期干预后，可对前阶段评估的准确性进行评估。较为准确时，改用系数法修正计算；如果误差较大，则说明没有找到主要风险项、风险点，此时可用分析法评估或两种方法并用，相互矫正。

2. **动态性**　疾病状况与患者体质状况发展都是动态变化的，应尽可能维持每月 BMI 变动不超出 $0.2 \sim 0.4 kg/m^2$ 的范围。

3. **差异性**　不同疾病、患有多种疾病、不同患者等均存在营养代谢的差异性，不可千篇一律套用某个统一的营养调整方案或选定方案后一成不变。

4. **基础性**　疾病与营养的关系复杂多样。有时疾病明显造成营养综合状态风险，有时营养缺乏造成疾病，有些疾病与营养两者互相影响、互为因果。绝大多数情况下，尤其是慢性病、代谢性疾病等的营养策略：首先保证系统营养供给不低于基础代谢的需求；在此基础上，营养方案设计要以病情引导调整，并注意个性化的试验修正。

5. **依从性**　医患配合是否准确直接关系到评价的准确性与实施效果。因此，患者正确理解生活状态调查、生理参数收集、准确实施、定期评价等，指导人员也应该熟悉理论，掌握实情，清晰讲解，监督协助，密切跟踪。

疾病与营养的关系复杂，营养综合状态评估必须借助试验矫正，甚至需要多次校正。但每次的评估偏差率最好控制在体重波动的 ±3% 范围内。

亚临床评价学重点研究营养不良和慢性消耗性、代谢性、退行性、衰老性等疾病可能造成的营养综合状态风险问题。

根据对营养素代谢影响的环节不同，可将疾病分为影响营养素消化吸收、影响营养素代谢、影响营养素利用等几个方面。

一、影响营养素消化、吸收的常见疾病

营养素消化吸收的过程是经过胃、十二指肠、小肠、结肠等器官的消化吸收与残渣排出的过程。不同部位的消化道疾病可引起不同的消化吸收障碍。

1. **慢性胃炎**　主要症状为上腹饱胀、隐痛不适、胆汁反流等。慢性胃炎病程较长，可出现消化不良，造成营养（能量）摄入不足、胃黏膜损伤，影响胃液分泌，进而影响食物营养的消化吸收。

2. **消化性溃疡**　在各种致病因子的作用下，黏膜发生的炎症与坏死病变，

病变可深达黏膜肌层，常发生于胃酸分泌有关的消化道黏膜部位。典型症状为上腹痛、反酸等，部分患者因减少摄食可导致摄入食物营养不足。

3.炎症性肠病 包括溃疡性结肠炎和克罗恩病。溃疡性结肠炎，病变主要累及结肠黏膜和黏膜下层，临床表现为腹泻、腹痛和黏液脓血便。克罗恩病是一种慢性肉芽肿性炎症，病变累及胃肠道各个部位，以末端回肠及其邻近结肠为主，呈穿壁性炎症，临床表现为腹痛、腹泻、瘘管、肛门病变等。患者营养摄入不足，同时合并有小肠营养吸收不良，1/3的炎症波及小肠；炎症和溃疡的黏膜面发生渗出性蛋白质丢失。

4.腹泻 指患者排便次数增多，大便不成形甚至含有黏液脓血。腹泻影响营养素的吸收，还可引起脱水、酸中毒、严重营养缺乏、水电解质失衡等。

5.便秘 指排便次数减少、粪便量减少、粪便干结、排便费力。便秘对人体营养代谢没有明显的改变，可影响患者摄食心理障碍。

6.短肠综合征 指由于不同原因造成小肠吸收面积减少而引起的临床症候群。广泛的小肠炎症和肠切除会减少小肠的吸收面积；回肠切除可引起胆盐和维生素B_{12}吸收不良，导致胆盐缺乏，进而影响脂肪和脂溶性维生素的吸收。有研究表明，短肠综合征的碳水化合物、脂肪、蛋白质吸收系数分别为79%、52%、61%，营养素总吸收系数仅为67%。

二、影响营养素代谢的疾病

肝脏、胰腺、肾脏是人体重要的营养代谢器官。肝脏是糖代谢、脂代谢、蛋白质代谢的重要器官。肝病（慢性病毒性肝炎、非酒精性脂肪性肝炎、肝硬化等）可能影响代谢通路相关激素和酶活性，进而影响葡萄糖、氨基酸、脂类的代谢。胰腺是营养素代谢激素、消化酶分泌的重要器官。胰腺外分泌腺分泌液在蛋白质、脂肪和糖类的消化过程中起关键作用；内分泌腺分泌胰岛素、胰高血糖素、生长抑素等参与糖代谢调节。肾脏是调节电解质平衡、蛋白质的主要器官。人体各器官疾病都可不同程度地增加营养状态异常风险。

1.肝脏相关疾病 肝脏可因肝炎病毒、自身免疫、药物、毒物、饮酒等原因受到损伤。轻度肝炎即可影响蛋白质合成、碳水化合物代谢、脂肪消化吸收以及脂溶性维生素吸收等。

肝硬化是各种慢性肝病的晚期表现。肝脏与代谢、胆汁生成、凝血因子合成以及免疫功能的维持密切相关。肝硬化时，可出现一系列的代谢紊乱，如蛋白质代谢异常，白蛋白合成减少，氨基酸异常代谢，尿素的合成变化等；脂代谢异常，肝脏对脂肪的利用降低，脂肪分解加强；糖代谢异常，肝脏的糖原储备能力下降，肝细胞对胰岛素敏感性降低，表现为糖耐量异常，严重者出现2型糖尿病的表现。以上代谢紊乱中，氨基酸代谢异常较为突出，其中肝脏清除芳香族氨基酸AAA（苯丙氨酸、酪氨酸、色氨酸）的能力下降；外周组织消耗支链氨基酸BCAA（亮氨酸、异亮氨酸、缬氨酸）增加。

2.胰腺相关疾病　急性胰腺炎引起的胰腺组织自身消化、水肿、出血甚至坏死的炎症反应，是临床常见的急腹症之一。急性胰腺炎患者代谢亢进，蛋白质破坏、分解增加，肌肉组织明显消耗；脂肪的动员与分解增加；糖代谢紊乱。

慢性胰腺炎是胰腺分泌的多种消化酶对胰腺以及周围组织"自身消化"的过程，导致脂肪的消化不良、吸收障碍。慢性胰腺炎导致胰蛋白酶缺乏，蛋白消化吸收不良。

3.肾脏相关疾病　急性肾小球肾炎导致肾小球基底膜物理和化学性结构异常，产生蛋白尿、血尿等症状。

慢性肾小球肾炎可导致低蛋白血症、低钠血症或高钾血症。由于代谢能力降低，患者肾脏的损害程度决定了蛋白质的摄入量；水肿程度及高血压决定了钠的摄入量。

肾病综合征是各种原因（多由急、慢性肾小球肾炎）引起的一组临床综合征，主要表现为大量蛋白尿、低蛋白血症、水肿和高脂血症。肾病综合征患者，肾小球通透性增加，蛋白质滤出增加，血清白蛋白浓度明显降低；脂代谢异常，低蛋白血症促进肝脏合成蛋白质，同时刺激肝脏的胆固醇、脂蛋白合成，常出现高脂血症。

急性肾功能衰竭患者机体处于应激状态，血浆儿茶酚胺、胰高血糖素水平升高，蛋白酶活性增加，体内产能营养素蛋白质、脂肪、碳水化合物等分解代谢增加、合成代谢减弱，处于热能和氮的负平衡。

慢性肾功能衰竭是以代谢产物潴留，水、电解质酸碱平衡失调，以及全身性各系统受累症状为主要特征的临床综合征。慢性肾功能衰竭患者肾小球滤过率降低，体内含氮代谢产物排出减少，蛋白质分解增加、合成减少，长期处于负氮平衡状态，肌肉组织减少，血浆蛋白水平下降。患者血中氨基酸比例失调，必需氨基酸水平下降，可低于正常人25%～30%；非必需氨基酸升高，可高于正常人15%，支链氨基酸/芳香族氨基酸比值下降。对于正常人非必需氨基酸中的组氨酸、酪氨酸，对慢性肾功能衰竭者将成为必需氨基酸，必须由外界提供。70%～75%尿毒症患者有糖耐量降低的表现，脂代谢中合成代谢亢进、分解代谢受抑制，表现为甘油三酯水平升高，低密度脂蛋白、极低密度脂蛋白明显增多。

4.其他影响营养素利用的常见疾病　在营养素利用过程中，某些疾病如创伤、烧伤、放射性疾病以及某些代谢性疾病等可能出现高代谢反应，症状为发热、尿氮、尿钾、消瘦等。高代谢反应的实质是代谢的加速引起营养素过量消耗。

①创伤：机体遭受创伤后可出现应激性反应，为了维持机体内环境稳定，修复损伤组织，可引起一系列的反应，导致水、电解质平衡失调，糖、脂、蛋白代谢失调，导致分解代谢大于合成代谢。严重创伤时，肝糖原分解表现为增加，糖异生加速；脂肪分解氧化速度增快，可达正常时的200%；骨骼肌、内脏蛋白进行性消耗，出现负氮平衡。

②烧伤：是指热力导致的皮肤和其他组织损伤，可引起神经、内分泌、呼吸及排泄系统的一系列生理改变。小面积烧伤引起的全身性反应较轻，大面积烧伤会出现与创伤相同的反应包括基础代谢率升高、分解代谢增强、耗氧量及产热增多、蛋白质过度分解等。基础代谢率随烧伤程度上升，大面积深度烧伤时，基础代谢增加幅度甚至超过正常人的100%。

③围术期：手术是一种创伤性治疗手段，可引起机体的一系列内分泌、代谢变化，导致体内营养物质消耗增加、营养状况水平下降与免疫功能受损。围术期是指从确定手术治疗时起，直到与这次手术有关的治疗基本结束为止，包含术前、术中、术后的一段时间。术中与术后的创伤初期，营养代谢变化最为剧烈，机体处于应激状态，表现为交感-肾上腺髓质系统兴奋，肾上腺素、去甲肾上腺素、糖皮质激素、生长激素和胰高血糖素分泌增加。最终引起糖代谢紊乱，糖原分解增加，组织利用葡萄糖受抑制出现高血糖；骨骼肌蛋白分解，糖异生作用增加；脂肪分解加强，血中脂肪酸、甘油浓度升高，脂肪酸氧化供能，甘油参与糖异生。

第三节　药物对营养素代谢的影响

有些药物影响人体对营养素的吸收、代谢、排泄等，还可影响食物摄取习惯和行为。

举例说明如下：

表5-3 常见影响食欲的药物

影响	药物举例
抑制食欲	苯丙胺类等
改变味觉	D-青霉胺、氯贝丁酯、5-氟尿嘧啶等
消化道反应	洋地黄、化疗药物等
抑制中枢神经功能	镇静剂
增加食欲	胰岛素、类固醇激素、磺酰脲、盐酸赛庚啶

表5-4 常见影响营养素吸收的药物

影响	药物举例
改变肠道转运时间	导泻剂等
影响肠黏膜功能	秋水仙碱等
	非甾体类抗炎药
	双胍类药物等
改变肠腔内环境	抗酸剂等
	多酶片、胰酶肠溶胶囊等
改变胆酸活性	氯贝丁酯、考来烯胺等
与营养素结合	新霉素、四环素等

表5-5 常见影响营养素代谢的药物

影响	药物举例
加速维生素K的破坏	苯巴比妥等抗惊厥药物
抑制内源性细菌	米诺环素、多西环素
促进蛋白质分解	泼尼松、地塞米松
降低血中胆固醇、低密度脂蛋白（LDL）	洛伐他汀
降血糖	双胍类降糖药
	磺酰脲类降糖药
	罗格列酮、吡格列酮
	α-葡萄糖苷酶抑制剂

表5-6 常见影响营养素排泄的药物

影响	药物举例
利尿作用	噻嗪类利尿剂等
损害肾脏，影响营养素的重吸收、代谢产物的排泄	磺胺类
	氨基糖苷类
	第一代头孢菌素类药物

第四节 人群体质状态评价的基础指标

体质是人体健康状况和对外界的适应能力。它是在遗传性和获得性基础上表现出来的人体形态结构、生理机能和身体素质的综合特征。不同年龄段的人群，可通过身体形态指标、身体机能指标、身体素质指标等三个方面，共同对人体的身体素质和营养代谢状态素质进行综合评估，以反映身体的发育和健康水平。不同年龄段的体质指标项目详见表5-7，具体项目标准可参第六章《生理机能之基础运动素质评价》对应年龄段的相关指标标准，并结合国家体育总局制定颁布的不同年龄段国民体质测定标准手册的相关内容。

表5-7 不同年龄段体质发育与状态常用评估项

体质	检测指标	幼儿（3~6岁）	青少年（7~19岁）	成年人（20~59岁）	老年人（60~69岁）
身体形态	身高	●	●	●	●
	坐高	●			
	体重	●	●	●	●
	胸围	●			
	腰围		●	●	●
身体机能	安静脉搏	●	●	●	●
	血压		●	●	●
	肺活量		●	●	●
	功率车二级负荷试验		●	●	

续表

体质	检测指标	幼儿 （3～6岁）	青少年 （7～19岁）	成年人 （20～59岁）	老年人 （60～69岁）
身体素质	握力		●	●	●
	掷沙包（实心球）		●		
	立定跳远	●			
	纵跳		●	●	
	50米跑（25米×2往返跑）		●		
	台阶试验			●	
	俯卧撑（男）/跪卧撑（女）		●	●	
	1分钟仰卧起坐		●	●	
	坐位体前屈	●	●	●	●
	双脚连续跳	●			
	10米折返跑	●			
	网球掷远	●			
	走平衡木	●			
	闭眼单脚站立		●	●	●
	选择反应时		●	●	●

一、体质指数（BMI）

体质指数是饮食、生活方式长期且综合因素形成的积累结果，是评估人体总体营养状态的重要标准之一。计算公式为：

BMI=实际体重（kg）/身高^2（m^2）   （公式一）

图5-2中，身高、体重值，两个指标交叉对应的格子就是对应的BMI值。不同颜色格子区域表示的BMI值不同。

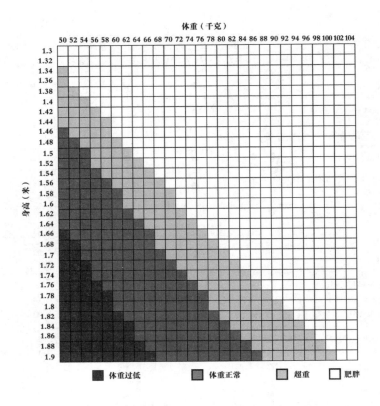

图 5-2　不同身高和体重的BMI值与超重和肥胖分类图

　　体质指数是对营养素系统平衡和营养代谢疾病风险评估的重要指标，也是国际上常用的健康风险评估指标。

表 5-8　中国成人体质指数和腰围界限值与相关疾病危险的关系

体质指数（BMI）（kg/m²）	腰围（cm）与疾病风险		
	男腰围：<85女腰围：<80	男腰围：85~95女腰围：80~90	男腰围：≥95女腰围：≥90
<18.5	—	—	—
18.5~23.9	—	增加	高
24.0~27.9	增加	高	极高
≥28	高	极高	极高

二、体重波动

本章"体重波动"针对BMI > 23kg/m^2、BMI < 21kg/m^{2}的人群，是营养调整计划与潜在健康风险的重要评估指标。体重波动是人体阶段（通常为30天）营养状况的重要观察指标。健康的体重波动应该是趋向于目标体重，且每月小于3%是体重波动的范围。用于评估"体重波动"的体重数据，应为连续5天测量的平均值。

表5-9 五日体重记录表

项 目	第一天	第二天	第三天	第四天	第五天	平均值
日期						
体重/kg						

注：①体重数据应为连续5天测量的平均值；②体重数据应精确到0.1kg。

三、面貌情况

面貌情况是评价体质的重要指标。能量缺乏（通常以脂肪及糖类缺乏为主，兼有蛋白质缺乏）可表现为进行性消瘦、皮下脂肪减少为特征的面貌变化。常见的有干瘦型营养不良、恶性营养不良、继发性蛋白质能量营养不足等三种类型。成年人由于消耗性疾病等原因，中长期营养缺乏，会出现面貌变化。头发、指甲、皮肤的改变是面貌改变的特征之一。患者头发干黄、指（趾）甲变薄变形、指（趾）甲表面粗糙失去光泽。皮下脂肪减少、消瘦及体重低于标准15%以上、肌张力下降、营养不良水肿等。

蛋白质能量营养不良，除了常见于消耗性疾病的成人，也常见于生长发育的儿童，将造成儿童生长发育迟缓、体重明显低于标准、皮下脂肪减少、面颊凹陷、皮肤松弛起皱、指甲薄而脆弱等。

表5-10 面貌亚临床表现

状态程度	体重低于标准	腹部皮下脂肪	肌肉
轻度	15% ~ 25%	0.8 ~ 0.4cm	正常
中度	25% ~ 40%	< 0.4cm	皮肤苍白干燥，四肢和面部脂肪减少
重度	> 40%	脂肪消失，皮肤松弛	肌肉萎缩，额部皱纹，呈老年状

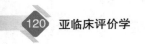

四、精力表现

精力表现是评价体质的重要指标，是管理情绪、参与运动、积极思维、创新思考等的能力。精力状态异常限制了按照计划完成目标的能力。

正常人每天应该达到多次自主、精力充沛、积极的持续活动时间≥40分钟，疲劳可短时间消除。精力状态异常的人群，活动积极性和活动时间减少，休息时间增多。

精力的亚临床表现：

1.运动能力减退　运动能力下降是精力不足的基本标志和本质特性。运动应激性代谢加强的负效应可能是运动能力下降发生的根本原因。如代谢基质的耗竭、代谢产物的堆积、代谢环境的酸化，它们通过多种渠道可能引起肌纤维结构完整性、能量供应、神经体液调节等的改变，导致运动肌肉收缩和舒张功能障碍。每天自主活动持续累积不足40分钟，经常刚开展自主活动即出现疲倦感，无法继续持续开展运动。

2.生理功能减退　与年龄不相适应的组织结构或生理功能减退所致的各种虚弱表现。常见新陈代谢显著减慢，消化功能减弱，总是叹气，心功紊乱，憔悴，肌肤的血液微循环减弱造成眼眶周围出现皱纹，面颊上显现出色素沉着，肌肤显得灰暗没有光泽。

3.免疫力下降　如身体免疫力有所下降，易感冒、腹泻、口腔溃疡等。

4.心理方面　可表现有情绪低落、心烦意乱、恐惧胆怯、注意力不能集中、精力不足、反应迟钝等。

总的来说，如果单纯是因为体力透支导致的精力不足，稍作休息就可缓解；但如果是长时间的精力不足，那么就需要得到重视。

五、营养积累风险评价

体质指数（BMI）反映了人体在评价前较长的一段历史时期内，其饮食营养供给与代谢能耗（基础代谢、日常生活、工作、锻炼）之间的盈余或不足情况。人体营养素的盈余或不足的积累情况，将会以体重积累（体重增加或减轻）的形式进行平衡。受试者参加评价时的实际体质指数与健康标准的体质指数偏差，反映了其历史过程中的营养积累程度及健康风险。

营养积累风险评估是人体既往宏量营养素实际供给与消耗平衡的评估。营养平衡偏离是发生BMI偏离的生理基础性原因，与多种生活习惯、饮食习惯、基础性疾病等重要原因相关。采用BMI为指标评价，对合理评价不同身高情况时，通过调整饮食营养供给矫正BMI偏离具有指导意义。

表5-11 营养（能量）积累风险评估标准

BMI偏离范围	BMI基准值（kg/m² ）22	营养积累风险评估	风险评分
±1范围	21～23	标准范围，低风险	1分
±2范围	20～21；23～24	偏离标准	2分
±3范围	19～20；24～25	风险	3分
±4范围	18～19；25～26	较高风险	4分
±5范围	＜18；＞26	高度风险	5分

六、少年儿童基础体质评价

青少年时期，机体身高、体重快速增加，人体约有1/4的身高是在青年时期冲刺性达到的。青年的身体变化程度除了受到基因的影响外，营养状态是最重要的影响因素。世界卫生组织（WHO）1995年对青少年时期发育不良的诊断标准是身高低于同年龄段参考人群的2个标准差。对于介于营养不良与正常之间的青少年营养状态，以及介于正常和营养过剩（营养积累风险高）之间的青少年体质评价，这个标准是直接、有效的途径。

（1）3～6岁幼儿基础体质（达标）评价指标见表5-12。

表5-12　3~6岁幼儿基础体质（达标）评价指标

性别	年龄组（岁）	身高（厘米）	坐高（厘米）	体重（千克）	胸围（厘米）	上臂部皮褶厚度（毫米）	肩胛部皮褶厚度（毫米）	腹部皮褶厚度（毫米）	安静心率（次/分）	10米折返跑（秒）	双脚连续跳（秒）	网球掷远（米）	立定跳远（厘米）	坐位体前屈（厘米）	走平衡木（秒）
男	3	100.2	57.7	16.0	51.8	8.6	5.7	5.9	98.8	9.4	10.5	3.8	59.5	10.4	19.2
	4	106.3	60.5	17.7	53.2	8.7	5.7	6.2	96.4	7.9	8.0	5.1	78.8	10.1	12.1
	5	112.4	63.3	19.7	55.1	8.7	6.0	6.6	95.3	7.1	6.8	6.8	95.2	9.4	7.9
	6	117.5	65.5	21.6	56.6	8.8	6.1	6.9	94.4	6.7	6.1	8.4	107.3	8.9	5.8
女	3	99.0	56.9	15.4	50.7	9.4	6.3	6.6	99.4	9.7	10.9	3.1	57.1	11.8	19.7
	4	105.1	59.7	16.9	51.8	9.4	6.2	6.8	97.5	8.3	8.2	4.0	73.4	12.0	12.7
	5	111.0	62.4	18.8	53.3	9.4	6.4	7.2	96.4	7.5	6.9	5.0	87.6	12.1	8.3
	6	116.1	64.5	20.5	54.7	9.3	6.4	7.4	95.0	7.0	6.2	6.0	97.8	11.7	6.2

（2）7~19岁儿童、青少年基础体质（达标）评价指标见表5-13。

表5-13 7~19岁儿童、青少年基础体质（达标）评价指标

性别	年龄组（岁）	身高（cm）	体重（kg）	胸围（cm）	安静脉搏（次/分）	收缩压（mmHg）	舒张压（mmHg）	肺活量（ml）	50米跑（s）	握力（kg）	立定跳远（cm）	斜身引体（次）	引体向上（次）	仰卧起坐（次/分）	50米×8往返跑（s）	1000米跑（s）	800米跑（s）	坐位体前屈（cm）
男	7	124.2	24.5	59.2	88.3	94.4	57.4	1043.7	11.2	10.2	124.0	27.0	–	–	135.9	–	–	7.0
	8	129.5	27.5	61.6	87.4	96.0	58.8	1226.7	10.5	11.9	135.7	29.0	–	–	129.5	–	–	6.6
	9	134.4	30.4	63.8	86.4	97.8	60.4	1393.6	10.0	13.8	146.1	29.5	–	–	125.9	–	–	6.0
	10	139.3	33.9	66.2	86.0	99.9	61.9	1579.6	9.7	16.0	154.3	32.5	–	–	120.8	–	–	5.7
	11	144.7	37.5	68.7	85.6	101.2	62.6	1781.0	9.4	18.0	162.6	33.5	–	–	118.2	–	–	5.4
	12	150.6	41.7	71.3	84.5	103.0	63.3	2007.4	9.1	21.6	171.9	33.6	–	–	114.2	–	–	5.5
	13	157.9	46.7	74.2	83.4	105.1	64.3	2377.0	8.7	27.4	187.4	–	2.3	–	–	298.2	–	6.5
	14	163.7	51.6	77.3	82.5	107.8	66.0	2696.1	8.3	32.7	200.5	–	2.9	–	–	284.0	–	7.7
	15	167.7	55.3	79.8	81.6	110.3	67.6	3026.1	7.9	37.0	211.6	–	3.6	–	–	271.6	–	9.5
	16	169.7	58.0	81.8	80.3	112.2	68.7	3327.1	7.8	40.0	220.8	–	4.4	–	–	263.4	–	11.3
	17	170.8	59.6	83.0	79.6	113.1	69.8	3439.4	7.6	41.8	225.7	–	4.8	–	–	260.6	–	11.8
	18	171.0	60.3	83.7	79.5	113.8	70.6	3521.1	7.6	42.7	227.9	–	5.4	–	–	256.5	–	12.3
	19	171.0	60.8	84.2	77.5	112.9	71.0	3696.9	7.6	42.5	228.0	–	6.1	–	–	254.0	–	12.6

续表

性别	年龄组(岁)	身高(cm)	体重(kg)	胸围(cm)	安静脉搏(次/分)	收缩压(mmHg)	舒张压(mmHg)	肺活量(ml)	50米跑(s)	握力(kg)	立定跳远(cm)	斜身引体(次)	引体向上(次)	仰卧起坐(次/分)	50米×8往返跑(s)	1000米跑(s)	800米跑(s)	坐位体前屈(cm)
女	7	122.6	23.0	57.0	88.8	92.8	56.8	935.2	11.8	8.8	113.9	–	–	17.6	140.7	–	–	10.2
	8	128.3	25.7	59.2	88.0	94.2	58.2	1089.9	11.0	10.4	126.0	–	–	20.4	133.9	–	–	9.9
	9	133.8	28.7	61.5	87.3	96.4	59.8	1240.9	10.5	12.0	135.2	–	–	22.7	130.5	–	–	9.2
	10	139.8	32.5	64.5	86.6	98.8	61.4	1402.5	10.2	14.1	142.9	–	–	24.4	125.4	–	–	8.9
	11	146.1	36.9	68.1	86.9	100.6	62.7	1596.1	10.0	16.5	150.4	–	–	26.5	122.9	–	–	9.0
	12	150.8	40.6	70.9	85.6	102.1	63.6	1728.9	9.8	19.0	154.8	–	–	26.8	122.9	–	–	9.0
	13	154.9	44.7	74.0	84.3	102.6	64.2	1909.4	9.7	21.6	159.5	–	–	27.2	–	–	268.7	9.9
	14	157.0	47.4	76.1	83.6	104.0	65.1	2007.8	9.7	23.2	160.7	–	–	28.1	–	–	265.8	10.7
	15	158.0	49.4	77.6	82.8	104.7	65.9	2109.8	9.7	24.5	163.0	–	–	29.1	–	–	261.5	11.5
	16	158.6	50.5	78.6	82.0	104.9	66.3	2229.3	9.6	25.2	166.4	–	–	30.2	–	–	258.5	12.4
	17	159.0	51.2	79.1	81.7	105.3	66.8	2254.7	9.6	25.9	167.1	–	–	30.7	–	–	259.3	12.5
	18	158.9	51.5	79.5	81.0	105.3	66.9	2283.7	9.6	26.4	167.6	–	–	31.0	–	–	256.9	12.9
	19	159.6	51.6	79.8	79.2	103.3	66.7	2412.0	9.6	26.1	168.3	–	–	30.6	–	–	251	13.7

注：营养状态筛查常见到的工具表有营养风险筛查（NRS2002）、营养不良通用筛查工具（MUST）、微营养评估（MNA-SF）、营养风险指数（NRI）、主观营养评估（SGA）、病人主观综合评估（PG-SGA）等。这类量表测评工具适宜于临床状态下或指定的特殊阶段营养评估，不适用于健康与亚临床状态的评测使用。

第五节 营养素供给与代谢风险分析

一、食物结构与营养素供给分析

（一）科学的食物结构

1.膳食指南 营养综合状态风险评价对食物比例结构的要求，按照《中国居民膳食指南》（膳食宝塔）进行设计与评价。《中国居民膳食指南》是中国人群平均营养需求的膳食标准，适合在日常生活中参考使用。

膳食宝塔共分五层，包含每天应吃的五大类主要食物种类。

膳食宝塔各层的位置和面积不同，在一定程度上反映出五大类食物在膳食中的地位和应占的比重，其中：

谷薯类居第一层，每天应吃200~300g，其中：全谷物和杂豆每天应吃50~150g，薯类每天应吃50~100g。

蔬菜类和水果类居第二层，蔬菜类每天至少应吃300g，水果类每天应吃200~350g。

畜禽肉、水产品、蛋类居第三层，畜禽肉每天应吃40~75g，水产品每天应吃40~75g，蛋类每天应吃40~50g。

奶及奶制品、大豆及坚果类合居第四层，奶及奶制品每天至少应吃300g，大豆及坚果每天应吃25~35g。

第五层塔顶是油和食盐，食盐每天不超过5g，油每天不超过25~30g。

膳食宝塔所建议的各类食物摄入量都是指食物可食部分的生重。各类食物的重量不是指某一种具体食物的重量，而是一类食物的总量。

不同年龄段对食物的人群平均需求总量和比例有所不同。应该根据个人的生活、身体情况进行调整，不可生搬硬套。

2.食物摄入量简易评估法 为了便于大家记住平衡膳食原则，营养专家提出了"平衡膳食十拳法""手部热量控制法""手掌判断食物卡路里量法"等多种简便易记的方法，用来粗略估计每人每天食物摄入量。这里仅介绍"平衡膳食十拳原则"。"平衡膳食十拳原则"是根据自己拳头的大小，来粗略估计每天各类食物的进食量。由于性别、年龄、身高、体重、生活状态不同，每个人的拳头大小也有不同。所以简易评估法仅供参考。

健康人员通常可参照以下比例：

肉类、谷类、豆制品和奶制品、蔬菜和水果的比例为1：2：2：5（以重量比计）。

（1）肉类 不超过1个拳头大小，包括鱼、禽、肉、蛋。

（2）谷类 相当于2个拳头大小，包括各种主食，如米、面、粗粮、杂豆和薯类。

（3）豆制品和奶制品 要保证2个拳头大小，包括豆腐、牛奶、酸奶等。

（4）蔬菜和水果 不少于5个拳头大小。

一个拳头大小的生食物重量范围在120～200g之间，平均为150g左右。根据各自拳头大小，确定各自食物的需要量（指生食量）。

（二）营养素的系统供需量比平衡评价

1.不同年龄段食物营养的系统性搭配 下列表格是基于《中国居民膳食指南》膳食宝塔的饮食原则，兼顾了不同年龄段的需求设计，供使用时速查或参考。

（1）3～6岁幼儿人群营养搭配 足量食物、平衡膳食、规律就餐是学龄前儿童获得全面营养和良好消化吸收的保障（表5-14）。

表5-14 3～6岁幼儿人群营养搭配

食物种类	摄入量（g/d）	
	3岁	4～6岁
谷类	85～100	100～200
薯类	适量	适量
蔬菜类	200～250	250～300
水果类	100～150	150～200
畜禽肉类		
蛋类	50～70	70～105
水产品类		
大豆类	5～15	15
坚果类	—	适量

续表

食物种类	摄入量（g/d）	
	3岁	4~6岁
乳制品类	500	350~500
食用油	<15~20	<20~25
食盐	<2	<3
水（饮水和膳食中汤水、牛奶等总和）	1300~1600ml	

（2）7~19岁儿童青少年人群营养搭配　学龄儿童、青少年正处于在迅速生长发育，对系统营养素的需要量要相对高于成年人。因此，要强调合理膳食、均衡营养，满足生长发育要求（表5-15）。

表5-15　7~19岁儿童青少年人群营养搭配

食物种类	摄入量（g/d）	
谷薯类	250~400	
其中：全谷物和杂豆	50~150	
薯类	50~100	
蔬菜类	>300	
水果类	200~350	
畜禽肉类	40~75	
水产品类	40~75	
蛋类	40~50	
大豆及坚果类	25~35	
奶及奶制品类	>300	
食用油	<25~30	
食盐	<3~5	
水（饮水和膳食中汤水、牛奶等总和）	6~10岁	11~19岁
	800~1000ml	1000~1500ml

（3）20～59岁成年人群营养搭配　青年和中年人群，智力及体格均已发育完善，饮食过程中应注意合理膳食、均衡营养。各种营养的需求设计重点关注生活活动，包括日常生活、工作、锻炼，疾病情况因人而异（表5-16）。

表5-16　20～59岁成年人群营养搭配

食物种类	摄入量（g/d）
谷薯类	200～300
其中：全谷物和杂豆	50～150
薯类	50～100
蔬菜类	＞300
水果类	200～350
畜禽肉类	40～75
水产品类	40～75
蛋类	40～50
大豆及坚果类	25～35
奶及奶制品	＞300
食用油	＜25～30
食盐	＜5
水（饮水和膳食中汤水、牛奶等总和）	1500～1700ml

（4）60～69岁老年人群营养搭配　与青年和中年时期相比，老年人身体功能会出现不同程度的衰退，如咀嚼和消化能力下降，酶活性和激素水平异常，心脑功能衰退，视觉、嗅觉、味觉等感官反应迟钝，肌肉萎缩、瘦体组织量减少等。这些变化明显影响老年人群的食物摄取、消化和吸收能力。因此，营养设计在考虑老年生理衰退时，还应考虑生活状态、常见慢性疾病因素等（表5-17）。

表5-17　60～69岁老年人群营养搭配

食物种类	摄入量（g/d）
谷薯类	200～300
其中：全谷物和杂豆	50～150

续表

食物种类	摄入量（g/d）
薯类	50～100
蔬菜类	＞300
水果类	200～350
畜禽肉类	40～75
水产品类	40～75
蛋类	40～50
大豆及坚果类	25～35
奶及奶制品	＞300
食用油	＜25～30
食盐	＜5
水（饮水和膳食中汤水、牛奶等总和）	1500～1700ml

（三）中国居民不同年龄段平均营养素需求参考摄入量

营养素摄入参考量是以人群平均营养素需求制定。其中，个体的营养素摄入量如果仅达到平均需要量EAR标准时，则有50%的概率发生营养素摄入不足；营养素摄入量达到推荐营养素摄入量RNI标准时，则仅有20%的概率发生营养素摄入不足。所以，RNI是健康营养的底线标准。个性化的营养摄入需要或应该在此基础上进行修正。

1.产能营养素参考摄入量（表5-18，表5-19）

表5-18　中国居民不同年龄阶段人体产能营养素参考摄入量（男性）

年龄*	能量EER	蛋白质RNI	碳水化合物AMDR	总脂肪AMDR
	kcal/d	g/d	供能占总能量百分比	供能占总能量百分比
1～3岁	900～1100	25	50%～65%	35%
3～6岁	1250～1400	30	50%～65%	20%～35%
6～18岁	1400～2500	35～75	50%～65%	20%～30%

续表

年龄*	能量EER	蛋白质RNI	碳水化合物AMDR	总脂肪AMDR
	kcal/d	g/d	供能占总能量百分比	供能占总能量百分比
18~65岁	2100 ~ 2250	65	50% ~ 65%	20% ~ 30%
65岁以上	1900 ~ 2050	65	50% ~ 65%	20% ~ 30%

注：年龄*范围不含上限，如"1~3岁"不含3岁，"3~6岁"不含6岁

表5-19　中国居民不同年龄阶段人体产能营养素参考摄入量（女性）

年龄*	能量EER	蛋白质RNI	碳水化合物AMDR	总脂肪AMDR
	kcal/d	g/d	供能占总能量百分比	供能占总能量百分比
1~3岁	800 ~ 1000	25	50 ~ 65	35
3~6岁	1200 ~ 1300	30	50 ~ 65	20 ~ 35
6~18岁	1250 ~ 2000	35 ~ 60	50 ~ 65	20 ~ 30
18~65岁	1750 ~ 1800	55	50 ~ 65	20 ~ 30
65岁以上	1500 ~ 1700	55	50 ~ 65	20 ~ 30
孕妇（早）	+0	+0	50 ~ 65	20 ~ 30
孕妇（中）	+300	+15	50 ~ 65	20 ~ 30
孕妇（晚）	+450	+30	50 ~ 65	20 ~ 30
乳母	+500	+25	50 ~ 65	20 ~ 30

注：年龄*范围不含上限，如"1~3岁"不含3岁，"3~6岁"不含6岁

2. 维生素参考摄入量（表5-20，表5-21）

表5-20 中国居民不同年龄阶段维生素参考摄入量（男性）

年龄	VA（RNI）μgRAE/d	VD（RNI）μg/d	VE（AI）mgα-TE/d	VK（AI）μg/d	VB₁（RNI）mg/d	VB₂（RNI）mg/d	VB₆（RNI）mg/d	VB₁₂（RNI）μg/d	泛酸（AI）mg/d	叶酸（RNI）μgDFE/d	烟酸（RNI）mgNE/d	胆碱（AI）mg/d	生物素（AI）μg/d	VC（RNI）mg/d
1到3周岁	310	10	6	30	0.6	0.6	0.6	1	2.1	160	6	200	17	40
3到6周岁	310~360	10	6~7	30~40	0.6~0.8	0.6~0.7	0.6~0.7	1~1.2	2.1~2.5	160~190	6~8	200~250	17~20	40~50
6到18周岁	500~820	10	9~14	50~75	1.0~1.6	1.0~1.5	1.0~1.4	1.6~2.4	3.5~5.0	250~400	11~16	300~500	25~40	65~100
18到65周岁	800	10	14	80	1.4	1.4	1.4~1.6	2.4	5	400	14~15	500	40	100
65周岁以上	800	15	14	80	1.4	1.4	1.6	2.4	5	400	13~14	500	40	100

表5-21 中国居民不同年龄阶段维生素参考摄入量（女性）

年龄	VA（RNI）μgRAE/d	VD（RNI）μg/d	VE（AI）mgα-TE/d	VK（AI）μg/d	VB₁（RNI）mg/d	VB₂（RNI）mg/d	VB₆（RNI）mg/d	VB₁₂（RNI）μg/d	泛酸（AI）mg/d	叶酸（RNI）μgDFE/d	烟酸（RNI）mgNE/d	胆碱（AI）mg/d	生物素（AI）μg/d	VC（RNI）mg/d
1到3周岁	310	10	6	30	0.6	0.6	0.6	1	2.1	160	6	200	17	40
3到6周岁	310~360	10	6~7	30~40	0.6~0.8	0.6~0.7	0.6~0.7	1~1.2	2.1~2.5	160~190	6~8	200~250	17~20	40~50
6到18周岁	500~630	10	9~14	50~75	1.0~1.3	1.0~1.2	1.0~1.4	1.6~2.4	3.5~5.0	250~400	10~13	300~400	25~40	65~100
18到65周岁	700	10	14	80	1.2	1.2	1.4~1.6	2.4	5	400	12	400	40	100
65周岁以上	700	15	14	80	1.2	1.2	1.6	2.4	5	400	10~11	400	40	100
孕妇（早）	+0	+0	+0	+0	+0	+0	+0.8	+0.5	+1.0	+200	+0	+20	+0	+0
孕妇（中）	+70	+0	+0	+0	+0.2	+0.2	+0.8	+0.5	+1.0	+200	+0	+20	+0	+15
孕妇（晚）	+70	+0	+0	+0	+0.3	+0.3	+0.8	+0.5	+1.0	+200	+0	+20	+0	+15
乳母	+600	+0	+3	+5	+0.3	+0.3	+0.3	+0.8	+2.0	+150	+3	+120	+10	+50

3. 矿物质参考摄入量（表5-22，表5-23）

表5-22 中国居民不同年龄阶段矿物质参考摄入量（男性）

年龄	钙（RNI）mg/d	磷（RNI）mg/d	钾（AI）mg/d	钠（AI）mg/d	镁（RNI）mg/d	氯（AI）mg/d	铁（RNI）mg/d	碘（RNI）μg/d	锌（RNI）mg/d	硒（RNI）μg/d	铜（RNI）mg/d	氟（AI）mg/d	铬（AI）μg/d	锰（AI）mg/d	钼（RNI）μg/d
1到3周岁	600	300	900	700	140	1100	9	90	4.0	25	0.3	0.6	15	1.5	40
3到6周岁	600~800	300~350	900~1200	700~900	140~160	1100~1400	9~10	90	4~5.5	25~30	0.3~0.4	0.6~07	15~20	1.5~2	40~50
6到18周岁	800~1200	470~710	1500~2200	1200~1600	220~320	1400~2300	13~16	90~120	7~11.5	40~60	0.5~0.8	1~1.5	25~35	3~4.5	65~100
18到65周岁	800~1000	720	2000	1400~1500	330	2200~2300	12	120	12.5	60	0.8	1.5	30	4.5	100
65周岁以上	1000	670~700	2000	1300~1400	310~320	2000~2200	12	120	12.5	60	0.8	1.5	30	4.5	100

表5-23 中国居民不同年龄阶段矿物质参考摄入量（女性）

年龄	钙（RNI）mg/d	磷（RNI）mg/d	钾（AI）mg/d	钠（AI）mg/d	镁（RNI）mg/d	氯（AI）mg/d	铁（RNI）mg/d	碘（RNI）μg/d	锌（RNI）mg/d	硒（RNI）μg/d	铜（RNI）mg/d	氟（AI）mg/d	铬（AI）μg/d	锰（AI）mg/d	钼（RNI）μg/d
1到3周岁	600	300	900	700	140	1100	9	90	4.0	25	0.3	0.6	15	1.5	40
3到6周岁	600~800	300~350	900~1200	700~900	140~160	1100~1400	9~10	90	4~5.5	25~30	0.3~0.4	0.6~07	15~20	1.5~2	40~50
6到18周岁	800~1200	470~710	1500~2200	1200~1600	220~320	1400~2300	13~18	90~120	7~8.5	40~60	0.5~0.8	1~1.5	25~35	3~4.5	65~100
18到65周岁	800~1000	720	2000	1400~1500	330	2200~2300	12~20	120	7.5	60	0.8	1.5	30	4.5	100
65周岁以上	1000	670~700	2000	1300~1400	310~320	2000~2200	12	120	7.5	60	0.8	1.5	30	4.5	100
孕妇（早）	+0	+0	+0	+0	+40	+0	+0	+110	+2.0	+5	+0.1	+0	+1.0	+0.4	+10
孕妇（中）	+200	+0	+0	+0	+40	+0	+4	+110	+2.0	+5	+0.1	+0	+4.0	+0.4	+10
孕妇（晚）	+200	+0	+0	+0	+40	+0	+9	+110	+2.0	+5	+0.1	+0	+6.0	+0.4	+10
乳母	+200	+0	+400	+0	+0	+0	+4	+120	+4.5	+18	+0.6	+0	+7.0	+0.3	+3

二、营养代谢分析

营养代谢状态是人体对各种食物中含有的6大类、42种必需营养素的利用水平。本节中的营养代谢评估，是从个体营养需求角度出发，对营养代谢进行评估，是基于个体生命活动（基础代谢、生活、工作、锻炼等）的系统性营养需求的评测（表5-24）。评估主要包括：基础代谢、活动能耗、营养素代谢相关因素等。基础代谢详见第八章"生理机能之基础代谢状态评价"，活动消耗相关评估详见本章。

表5-24　常用不同年龄段营养（能量）代谢消耗评估

评估项	检测指标	幼儿（3~6岁）	青少年（7-19岁）	成年人（20~59岁）	老年人（60~69岁）
基础代谢	呼吸商			●	●
	基础体温	●	●	●	●
	基础代谢能耗（基础体温评价）			●	●
活动代谢	生活能耗			●	●
	工作能耗			●	●
	运动能耗			●	●
	活动能耗占总能耗比			●	●
代谢积累	能量营养合理性	●	●	●	●
	蛋白营养合理性	●	●	●	●
	BMI波动	●	●	●	●

1.营养代谢评估—基础代谢

（1）人群基础代谢平均值　平均基础代谢（BM）是指每日单位体重，人体维持生命的平均最低营养（能量）需要。基础能量消耗（BEE）是指每日的人群平均维持生命的最低营养（能量）需要。BM、BEE都表达人群基础代谢平均值，但计算单位不同。国内外计算公式、系数对比见表5-25。

表 5-25　国际不同的计算公式、系数对比表

数据来源	基础代谢计算公式	BEE	BM	备注
欧盟	18~30岁男：16×体重+545	男：1601 kcal	男：24.3 kcal/kg	Henry 2005
	18~30岁女：13.1×体重+558	女：1291.6 kcal	女：23.1 kcal/kg	
日本	18~29岁男：24×体重	男：1584 kcal	男：24.0 kcal/kg	日本RNI
	18~29岁女：23.6×体重	女：1321.6 kcal	女：23.6 kcal/kg	
中国	成人男：22.3×体重	男：1471.8 kcal	男：22.3 kcal/kg	人群平均值
	成人女：21.2×体重	女：1187 kcal	女：21.2 kcal/kg	

　　基础代谢各国的基本参数与计算方式存在较大差异，是人种与采集基础条件设定差异造成的，不可简单采用或研究对比。

　　（2）个人基础代谢值　个人基础代谢值粗略计算时，可以采用BEE系数兼顾BMI系数评估修正值计算；如果进行较为准确的计算时，应根据个体的体重、性别、BM值，兼顾BMI系数和身高、体温评估修正进行计算。若需进行更准确的分析计算时，须采用分析法进行计算研究。不同BMI人群，可通过表5-26速查个人基础代谢值范围。

表 5-26　不同BMI时的基础代谢范围对应表

基础代谢能耗 kcal/d																		
身高（cm）	150±2.5		155±2.5		160±2.5		165±2.5		170±2.5		175±2.5		180±2.5		185±2.5		190±2.5	
性别	男	女	男	女	男	女	男	女	男	女	男	女	男	女	男	女	男	女
基准 BMI 21（kg/m²）	1054	1006	1125	1075	1199	1145	1275	1218	1353	1293	1434	1370	1517	1449	1603	1531	1691	1615
±1	±50	±48	±54	±51	±57	±55	±61	±58	±64	±62	±68	±65	±72	±69	±76	±73	±81	±77
±2	±100	±96	±107	±102	±114	±109	±121	±116	±129	±123	±137	±130	±145	±138	±153	±146	±161	±154
±3	±151	±144	±161	±154	±171	±164	±182	±174	±193	±185	±205	±196	±217	±207	±229	±219	±242	±231
±4	±201	±192	±214	±205	±228	±218	±243	±232	±258	±246	±273	±261	±289	±276	±305	±292	±322	±308
±5	±251	±240	±268	±256	±285	±273	±304	±290	±322	±308	±341	±326	±361	±345	±382	±364	±403	±384

　　（3）基础体温　基础代谢和其表征的基础体温是对个性的生理状态评价与干预设计的重要参考。基础体温偏离范围越大，干预设计与日常实践需补偿的比例就越大。该补偿修正在临床低体温与高体温状态亦是同理。

　　基础体温是除呼吸商法之外较为简便的基础代谢评价方法。科学的个性体温采录与能量计算是能量补偿修正的基础。方便、准确的基础代谢评估是亚临床评价、健康干预工作开展的重要条件。基础代谢评价的准确性对人体代谢健康的观察、评价、分析、干预至关重要（表5-27，表5-28）。

表5-27　不同体温状态的营养风险及评分

体温梯度	梯度体温范围值	营养消耗风险评估	基础体温风险评分
梯度1	< ±0.3℃	安全	0分
梯度2	±0.3~±0.5℃	较低风险	1分
梯度3	±0.5~±0.7℃	中风险	2分
梯度4	±0.7~±1℃	高风险	3分
梯度5	> ±1℃	疾病风险	—

注：
1. 人群腋温中位值为 $t=36.2℃$。
2. 由实测腋温值－基础体温基准值的差值，与体温范围值对照，由此即可对应得出正梯度或负梯度等级值。
3. 临床低体温及高体温区间35.2~37.2℃。
4. 此处研究的体温梯度风险主要用于营养状态风险的评价研究。

表5-28　体温梯度对应的能量消耗

体温梯度	能量消耗补偿
梯度1	标准基础代谢 ×1
梯度2	标准基础代谢 ×（1±0.01）
梯度3	标准基础代谢 ×（1±0.028）
梯度4	标准基础代谢 ×（1±0.049）
梯度5	标准基础代谢 ×（1±0.071）

注：
体温高出基准体温时，系数为+；体温低于基准体温时，系数为－。

2. 营养代谢评估—总营养（能量）消耗评估

　　（1）基础代谢系数法（PAL）计算总营养（能量）消耗　基础代谢系数是总营养（能量）消耗与基础代谢消耗的比值。它涵盖了工作、锻炼、生活等各个方面的能耗，包含了一个人的职业和生活的全部消耗。PAL可用于计算人体的总消耗。也可以在一定程度上观察人体的生活活动能耗水平状态（表5-29）。

　　PAL一般依据人群测定的平均值得到，通过基础代谢(BEE、EM、分析法等获得基础代谢值)可以粗略计算总营养（能量）消耗（Q）。例如：

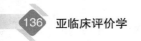

BEE计算公式如下：

$$Q（kcal）= BEE（kcal/d）\times PAL \qquad （公式二）$$

表5-29　国内外身体活动水平

来源	分 类
FAO/ WHO/ UNO	1.静态、轻体力活动水平：PAL=1.40 ~ 1.69 2.中体力活动水平：PAL=1.70 ~ 1.99 3.重体力活动水平：PAL=2.00 ~ 2.40
美国	1.静态水平：PAL= 1.0 ~ 1.4 2.轻体力活动水平：PAL= 1.4 ~ 1.6 3.中体力活动水平：PAL= 1.6 ~ 1.9 4.重体力活动水平：PAL= 1.9 ~ 2.5
中国	1.轻体力活动水平：PAL=1.50 2.中体力活动水平：PAL=1.75 3.重体力活动水平：PAL=2.00
澳大利亚	1.休息 不能自理的老年人或残疾人 PAL=1.2 2.坐位为主（很少走动）　办公室职员或精密仪器机械师 PAL=1.4 ~ 1.5 3.坐位为主（有时走动）　实验室助理，司机，学生，装配线工人 PAL=1.6 ~ 1.7 4.站或走为主 家庭主妇，销售人员，侍应生，机械师，交易员 PAL=1.8 ~ 1.9 5.重体力职业或休闲 建筑工人，农民，林业工人，矿工，运动员 PAL=2.0 ~ 2.4

（2）分析法计算总营养（能量）消耗　生活、工作（职业）、锻炼消耗参考值分别见表5-40、表5-41、表5-42。计算方法：查询一天中全部活动的类型与从事该活动的时间长度，并统计合并计算。

全天活动计算的总消耗与分析法等获得基础代谢值相加，即为分析法计算总营养（能量）消耗值。

3.营养代谢评估—活动中营养（能耗）在总营养（能耗）中的占比评估　活动能耗指日常生活、工作、锻炼等消耗（除基础代谢消耗之外）之和，在机体总（活动消耗与基础代谢消耗之和）营养（消耗）中所占的比例，过高或过低都会影响人体正常营养状态。一般合理的范围在30% ~ 60%左右。其计算公式如下：

活动消耗（生活/工作/锻炼）=分项能耗（kcal/h）× 持续时间（h）

活动能耗占总能耗比 =（$\Sigma E_{生活} + \Sigma E^{工作} + \Sigma E_{锻炼}$）/总能耗 × 100%（公式三）

4.营养代谢评估—营养素成分的量比评估　营养素量比评估是从人体代谢需求角度出发所进行的评估，特指对受试者人体必需性营养素大类（包括糖、脂肪、蛋白质、维生素、矿物质、水等）系统需求满足度的评估。此项评估是对6

大类营养素比例、供给量合理性的判断，是营养素获得状态系统合理性的重要评价项。营养素量比供给与机体的系统性需求平衡，对健康至关重要。其指标偏离常常与营养不良、营养不均衡、多种亚临床状态、临床疾病等有重要关联。

营养素量比评估以生理状态为基础。参照个体身高、体重、基础代谢、生活、工作、锻炼等生理状态，评估相匹配的食物营养供给状态。通常按5天、30天、90天等为评价周期，对6大类营养素种类、种类间比例及总量的系统合理性进行评估。

营养素量比评价的标准：食物3大营养素基本匹配比例，糖类供能比：55%～65%；脂肪能量比：20%～25%；蛋白质供给：1.0～1.1g/kg（体重）。

三、营养积累校正计算

影响营养状态的因素众多，且个体差异性极大。例如，个体的胃肠道、肝胆胰消化腺及中小腺体等的状态，普遍存在的个体食物消化、分解及营养素吸收能力差别；神经-内分泌状态的差异，日常活动及机体运动素质状态的差异等，都明显影响了营养素的消化代谢速率和代谢量的不同。此外，疾病、药物的作用可能影响整个代谢通路的变化；遗传、身高、体重、年龄、性别等因素都可造成营养素代谢能力的差异。因此，营养状态相关研究的平均性系数，适合作为应用的基础数据，不能直接用于个性化的健康干预指导。即使是同一个人，在不同的环境条件、生理状态下，代谢状态都可发生波动。综上所述，营养状态评价需要综合多种因素，科学评估人体营养素消耗需求量与食物营养素供给量，才能得到更加符合客观实际的结论。

由于营养综合状态评价涉及的影响因素较多，评价研究或干预指导工作通常需要经过调查记录、模型设计、计算分析、验证修改的多次循环，才能确认个性化的营养模型，更好的解决个体差异性的营养素需求，不断接近个体营养素供给、消耗的真实状态。好在这个复杂的过程在今天计算机技术、数据库技术、可穿戴设备技术等日趋完善时，得到了很好的解决。

（一）营养积累的三种状态

人体的营养（能量）需求（$Q_需$）与供给（$Q_供$）的平衡，可分为三种情况：

1. 营养（能量）负积累状态　当$Q_供 < Q_需$时，即食物营养供给小于人体需求。此时，可出现体重减轻、无力、免疫力下降等多种营养不良相关健康情况。主要原因与个体的食物摄入状态、营养获得能力、营养代谢情况、营养排出等

异常有关。代谢性疾病、高尿酸症、住院治疗、甲亢、发热、口腔疾病、消化系统疾病、服用影响营养消化吸收的药物、减肥、阶段性重体力劳动、膳食调整不当等人群中常见此类问题的发生。

2. 营养（能量）平衡状态　当 $Q_{供}=Q_{需}$ 时，即食物营养供给与消耗平衡，这是人体的理想营养状态。

3. 营养（能量）正积累状态　当 $Q_{供}>Q_{需}$ 时，即食物营养供给大于人体需求时，会出现体重增加、代谢综合征相关疾病风险增加、体重相关的运动能力改变等情况。

备注：①营养（能量）需求（$Q_{需}$）详见本节第二部分；②营养（能量）供给（Q供）详见本章第一节。

对于不同人群，应当依据营养（能量）情况调整饮食模式，以达到降低营养状态风险的目的。营养（能量）积累风险是个体在一段时期内的营养供需平衡情况的体现。BMI是其营养（能量）的重要观测参数。基于BMI进行的评价标准见表5-30。

结合个体当前的营养积累状态进行评分，可以给出目标BMI值（BMI目标）以及 ΔBMI变化值（ΔBMI = BMI目标 - BMI当前）。对BMI偏高的人群，干预方向为降低（减小）BMI值，应当应用负积累模式，即 ΔBMI < 0；对BMI偏低的人群，干预方向为升高（增加）BMI值，应当应用正积累模式，即 ΔBMI > 0。

通常建议 ΔBMI变动，每月不应超过 $\pm 0.2 \sim \pm 0.4$。

表5-30　营养（能量）积累风险评估标准

BMI偏离范围	BMI（基准值22）	能量积累风险评估	风险评分
± 1范围内	21 ~ 23	标准范围，无风险	1分
± 2范围内	20 ~ 21；23 ~ 24	偏离	2分
± 3范围内	19 ~ 20；24 ~ 25	风险	3分
± 4范围内	18 ~ 19；25 ~ 26	较高风险	4分
± 5范围内	< 18；> 26	高度风险	5分

（二）营养（能量）需求（$Q_{需}$）的计算

营养（能量）需求（$Q_{需}$）的计算常用：①系数概算法（系数法）；②分项计算法（分析法）。

为获得个体准确的营养消耗参数，营养综合状态风险评价前期，可用分析法与系数法同时使用相互校正；营养综合状态风险评价与干预实施后期，可根据前期评估的准确性和适用性，选择分析法与系数法一种使用即可。当评估与校正准确时，使用系数概算法；在评估与校正偏差较大时，适合使用分项计算法较为专业，便于研究。

1.系数概算法（系数法） 营养（能量）需求（$Q_需$），可依据基础代谢能耗、活动消耗水平等2个大项进行概算。基于中国10个人群的统计实验数据，获取的人群平均每公斤体重每天基础代谢基准数值，男性：22.3kcal/kg·d，女性：21.2kcal/kg·d。

个体基础代谢实际数值，需要根据个体的身高、BMI、性别等进行计算。

不同身高、BMI、性别情况的基础代谢基准值（kcal/d）参见表5-25、表5-26、表5-28。

不同体力活动水平（生活、职业、锻炼）的活动系数（PAL）：

（1）休息状态为主的人群，如不能自理的老年人或残疾人等，PAL=1.2。

（2）坐姿为主、很少走动的人群，如办公室职员或精密仪器机械师等，PAL=1.4～1.5。

（3）坐位为主、有时走动的人群，如实验室助理、司机、学生、装配线工人等，PAL=1.6～1.7。

（4）站、走为主的人群，如家庭主妇，如销售人员、服务员、机械师、交易员等，PAL=1.8～1.9。

（5）重体力职业或健身休闲的人群，如建筑工人、如农民、林业工人、矿工、运动员等，PAL=2.0～2.4。

$Q_需$系数概算法（系数法）：

　个体的$Q_需$基准数值＝基础代谢基准值 × 活动系数（PAL）　　　（公式四）

2.分项计算法（分析法） 分项计算法（分析法）将营养（能量）需求，细致拆解为基础代谢消耗、活动消耗（生活需要、工作需要、锻炼需要）、排泄丢失、疾病药物影响等若干项。其中，基础代谢、活动消耗可以依据研究数据进行较为精确的计算，而营养素排泄丢失、疾病药物影响的个体差异较大，不易进行精确计算，目前仅能通过实验测量获得相关数据。但是，以上各分项部分对精确分析与研究是必不可少的。

（1）$Q_需$为人体营养（能量）需求值（kcal/d）

$$Q_需 = Qa + Q_b + Qc + Q_d + Qe + Qf$$　　　　（公式五）

（2）Qa为被测试者基础代谢（能量）消耗量（kcal）

$$Qa = (q \times m) + (\Delta q_1 \times m)$$

q：单位体重基础代谢营养（能量）消耗值，参照表5-25、5-26修正

m：体重（kg）

Δq_1：体温差单位体重营养（能量）修正值

Δq_1=（实测体温℃ – 基准体温℃）× K_1

K_1体温差影响系数：体温每偏差0.1℃，单位体重大约将产生0.1kcal /·kg·d能量消耗的改变。也可参照表5-27、5-28修正。

（3）$Q_b = q_b \times m \times h$

Q_b：生活营养（能量）需要值（kcal）

q_b：单位体重/时间日常生活营养（能量）需要（kcal/kg·d）

m：体重值（kg）

h：日常生活活动时间

（4）$Qc = q_c \times m \times h$

Qc：工作营养（能量）需要值（kcal）

q_c：单位体重工作营养（能量）需要值（kcal/kg·d）

m：体重值（kg）

h：日常工作活动时间

（5）$Q_d = q_d \times m \times h$

Q_d：锻炼营养（能量）需要值（kcal）

q_d：单位体重运动锻炼营养（能量）需要值（kcal/kg·d）

m：体重值（kg）

h：日常运动锻炼时间

（6）$Q_e = w \times K_2$

Q_e：消化不良营养素排泄能量丢失值（kcal）

w：摄入总能量值（kcal/d）

K_2：个体测量营养素排泄丢失率（%）

（7）Q_f：$= f \times K_3$

Q_f：疾病或药物影响原因营养（能量）损失值（kcal/d）

f：疾病或药物影响常数（%）

K_3：个体疾病状态调整系数（%）

（三）营养积累状态的校正

1.营养综合状态调整计划的制定　营养综合状态评价与修正计划都是针对

全营养状态，即营养的系统状态而言。在食物种类搭配合理的情况下，各营养素量比关系是以三项宏量营养素（糖类、脂肪、蛋白质）需求值为基准制定营养计划。营养计划通常需要分为多个30天阶段实施，每个阶段BMI向基准BMI方向移动不应该超过0.2～0.4 BMI值。营养计划在多个阶段的不断修正和调整中逐步完善。

$Q_计 = Q_需 + \Delta Q$

$Q_计$：基于营养积累风险评估，为达到目标BMI的营养（能量）设计值（kcal/d）；

$Q_需$：当前BMI生理状态下的总能量评估值（kcal/d）；参照（公式四）或（公式五）

ΔQ：依据ΔBMI设计值，制定的日营养（能量）调整值

$$\Delta Q (kcal/gd) = (g \times q) / 30 \qquad （公式六）$$

g：体重（克）

q值：单位体重（g）变化对应的营养（能量）系数见表5-31。

表5-31　单位体重（g）变化对应的营养（能量）系数q值

1.增重人群：q = 7.25 ± 0.85 kcal/g
①对基础体温≥基准值的增重人群，如3岁以上儿童、青少年、健康成年人：q = 8.2 kcal/g
②对基础体温＜基准值的增重人群，如中老年人：q = 6.4 kcal/g
2.减重人群：q = 2.4～3 kcal/g
①对基础体温≥基准值的减重人群：q =2.4 kcal/g
②对基础体温＜基准值的减重人群：q = 3kcal/g
营养积累矫正实施时，具体q值可参考体温偏差等因素适当调整

能量计划，依据受试者接受干预前的能量状态制定。

当前$Q_需 > Q_供$时，调整$\Delta Q < 0$；

当前$Q_需 = Q_供$时，调整$\Delta Q = 0$；

当前$Q_需 < Q_供$时，调整$\Delta Q > 0$；

2.营养积累校正的多周期调整　在周期（30天）或多个周期（60天、90天）的干预试验后，可依据BMI目标的达成情况对营养（能量）需求量进行调整，设计得到下一周期的营养（能量）需求量Q_2。BMI目标一般采取30天周期评价，ΔBMI值根据情况选取在0.2～0.4之间；较为理想的BMI状态在BMI 19～23kg/m^{2}区间；为了接近理想的BMI，通常需要多次调整目标设计ΔQ_2。

ΔQ_2是基于当前状态的评估结果，调整下一阶段的营养（能量）设计值。

$Q_2 = Q_1 + \Delta Q_2$

Q_1：当前总营养（能量）评估需求量（kcal/d）

Q_2：基于BMI目标的下一阶段总能量需求量设计（kcal/d）。

ΔQ_2：营养（能量）调整 (kcal/d)。受试者接受阶段性实施干预（30天、60天、90天）后，基于评估$BMI_{当前}$与$BMI_{目标差距}$修正后的营养（能量）修正值。

$\Delta Q_2 =$（体重变化 g × 单位体重变化的能量系数 q × K_4）/30

单位体重变化的能量系数 q：参见表5-31

$K_4 = BMI_{当前} / BMI_{前阶段目标} × 100\%$

K_4：为修正系数，评估上一阶段 $\Delta BMI_{目标}$ 达成水平。

$K_4 = 1$，理想状态；

设计减重时：

$K_4 > 1$，未实现目标 $\Delta BMI_{目标}$。

$K_4 < 1$；超额完成 $\Delta BMI_{目标}$。

设计增重时：

$K_4 > 1$，超额实现 $\Delta BMI_{目标}$。

$K_4 < 1$；未实现目标 $\Delta BMI_{目标}$。

在能量消耗评估及调整过程中，以阶段性体重指标的变化为参照，评估饮食营养（能量）设计 Q_1 的准确率性，其目的是使每个阶段的 Q_1 与设计目标不断接近。

营养（能量）设计也可与 $\Delta BMI_{目标}$ 关联调整值设计。

$$\Delta 体重（kg）= \Delta BMI_{目标} × 身高（cm）^2 / 10000 \qquad （公式七）$$

第六节　营养综合状态量表评价和检测评价

营养综合状态风险评价包括量表评价、检测评价、综合风险系统分析评价三个层次和部分。

1.营养综合状态量表评价分为：标准版和专业版。

2.营养综合状态检测评价包括：生理指标、生化指标和生物信息指标。

3.营养综合状态风险系统分析评价是量表评价、检测评价的加权计算评价。

营养综合状态风险系统分析评价的程序应该参照本章综述部分引导图描述执行。

一、营养综合状态风险量表评价

（一）营养综合状态风险量表评价—标准版

按照平衡膳食原则划分的谷薯、蔬菜水果、禽肉水产蛋、奶及奶制品、大豆坚果、油盐、水等食物类别和比例以及个体所表现出来的体质、精力、面貌、疾病等多个方面的不同反应，通过标准版量表对营养风险程度进行筛选和分析。

1.不同年龄段　参照《中国居民膳食指南》《新营养健康教育指南》《系统营养论》及行业标准、规范、指南等要求，并按年龄段分为幼儿（3～6岁）、青少年（7～19岁）、成年人（20～59岁）和老年人（60～69岁）4个参考人群。70岁以上的老年人不在本评价范围之内，可参考（60～69岁）评价，并进行修正。

2.食物多样性　每人每天摄入食物应该涵盖六大类（特殊情况除外），至少应在12种及以上；通常每5天为一个营养观察周期，每个周期食物种类建议应在25种及以上。

3.食物3大营养素基本匹配比例　糖类供能比：55%～65%；脂肪能量比：20%～25%；蛋白质供给：1～1.1g/kg（体重）。

4.营养综合状态风险系统分析评价分级与评分计算

（1）营养综合风险系统分析评价分级　对营养综合状态风险程度分为五个等级进行评价。一级到五级的营养风险是由低到高。

一级：营养综合状态风险低，继续保持；

二级：营养综合状态风险较低，健康可能有风险，应当启动预警，适当调整；

三级：营养综合状态风较高，健康将会有风险，应当启动预警，积极调整；

四级：营养综合状态风险高，健康、康复等风险升高，应当启动预警，尽快调整；

五级：营养综合状态风险极高，健康、康复等风险很高，应当启动预警，立即调整。

（2）评分计算　表5-32至表5-35为不同年龄段营养综合状态风险评价表。其中，各表中单项评分之和即为营养综合状态风险量表评价评分。总分为40分，各单项评分为1～5分。总计评价之和在0～40分之间，分数越高，表明营养综合状态风险越大。根据综合评分结果，对受试者的营养综合状态风险评价进行分级如下：

①总分0～8分，营养综合状态风险为一级

②总分9～16分，营养综合状态风险为二级

③总分17～24分，营养综合状态风险为三级

④总分25～32分，营养综合状态风险为四级

⑤总分33～40分，营养综合状态风险为五级

5.不同年龄段营养综合状态风险量表评价表——标准版（表5-32~表5-35）

表5-32　3～6岁幼儿人群营养综合状态风险量表评价——标准版

序号	评价目的		评价项目	项目得分（单项评价采用5分制，分数越高，风险越大）				
				1分	2分	3分	4分	5分
1	发育情况		体重、体能、身高（适龄标准）参见表5-12	《状态量评价标准细则》详见本书使用说明				
2	体重波动		短期营养状况 1个月波动kg/体重kg比					
3	食物种类及匹配	6类主要食物	日常食物摄入满足多样性	以每天食物多样性情况打分标准				
		1.谷薯类：全谷物和杂豆、薯类						
		2.果蔬类：水果、蔬菜						
		3.肉、蛋、鱼类						
		4.坚果、奶、豆类						
		5.油、盐类						
		6.水						
4	精力表现		积极主动活动的持续时间	《状态量表评价标准细则》详见本书使用说明				
5	影响营养获得与营养代谢的疾病		腹泻、发烧、贫血、创伤、寄生虫、食物不耐受、龋齿、疼痛等					
6	影响营养获得与营养代谢的药物		消炎、感冒、抗菌素等					
7	排泄情况⑥		排便形态、色泽、排量					
8	面貌情况⑦		头发、皮肤、指甲					

营养综合状态风险量表评价(A)

表5-33 7~19岁青少年人群营养综合状态风险量表评价——标准版

序号	评价目的		评价项目	项目得分（单项评价采用5分制，分数越高，风险越大）				
				1分	2分	3分	4分	5分
1	发育情况		体重、体能、身高（适龄标准）参见表5-13	《状态量表评价标准细则》详见本书［使用说明］				
2	体重波动		短期营养状况1个月波动kg/体重kg比					
3	食物种类及匹配	6类主要食物	日常食物摄入满足多样性	以每天食物多样性情况打分标准				
		1. 谷薯类：全谷物和杂豆，薯类						
		2. 果蔬类：水果、蔬菜						
		3. 肉、蛋、鱼类						
		4. 坚果、奶、豆类						
		5. 油、盐类						
		6. 水						
4	精力表现		积极主动活动的持续时间	《状态量表评价标准细则》详见本书［使用说明］				
5	影响营养获得与营养代谢的疾病		腹泻、发热、贫血、创伤、抑郁、狂躁、食物不耐受、龋齿、疼痛等					
6	影响营养获得与营养代谢的药物		消炎、抑菌、抗酸、感冒、抗菌素等					
7	排泄情况		排便形态、色泽、排量					
8	面貌情况		头发、皮肤、指甲					
营养综合状态风险量表评价(A)								

表5-34　20～59岁成年人人群营养综合状态风险量表评价——标准版

序号	评价目的		评价项目	项目得分（单项评价采用5分制，分数越高，风险越大）				
				1分	2分	3分	4分	5分
1	体质形态		体质指数（BMI）（kg/m²）	《状态量评价标准细则》详见本书第3页				
2	体重波动		短期营养状况 1个月波动kg/体重kg比	以每天食物多样性情况打分标准				
3	食物种类及匹配	6类主要食物	日常食物摄入满足多样性					
		1.谷薯类：全谷物和杂豆，薯类						
		2.果蔬类：水果、蔬菜						
		3.肉、蛋、鱼类						
		4.坚果、奶、豆类						
		5.油、盐类						
		6.水						
4	精力表现		积极主动活动的持续时间					
5	影响营养获得与营养代谢的疾病		腹泻、发烧、贫血、创伤、食物不耐受、糖尿病、痛风、泌尿生殖、疼痛等					
6	影响营养获得与营养代谢的药物		消炎、抑酸、抑菌素、减肥等					
7	排泄情况		排便形态、色泽、排量					
8	面貌情况		头发、皮肤、指甲					
营养综合状态风险量表评价(A)				《状态量表评价标准细则》详见本书[使用说明]				

表5-35 60～69岁老年人人群营养综合状态风险量表评价——标准版

序号	评价目的		评价项目	项目得分（单项评价采用5分制，分数越高，风险越大）				
				1分	2分	3分	4分	5分
1	体质形态		体质指数（BMI）（kg/m²）	《状态量表评价标准细则》详见本书第3页				
2	体重波动		短期营养状况 1个月波动kg/体重kg比					
3	食物种类及匹配	6类主要食物	日常食物摄入满足多样性	以每天食物多样性情况打分标准				
		1.谷薯类：全谷物和杂豆、薯类						
		2.果蔬类：水果、蔬菜						
		3.肉、蛋、鱼类						
		4.坚果、奶、豆类						
		5.油、盐类						
		6.水						
4	精力表现		积极主动活动的持续时间	《状态量表评价标准细则》详见本书［使用说明］				
5	影响营养获得与营养代谢的疾病		腹泻、发烧、贫血、创伤、食物不耐受、糖尿病、痛风、泌尿生殖、疼痛、住院等					
6	影响营养获得与营养代谢的药物		消炎、抑菌、抗菌素、减肥等					
7	排泄情况		排便形态、色泽、排量					
8	面貌情况		头发、皮肤、指甲					
营养综合状态风险量表评价(A)								

6.评价表中常用名词注释

（1）达标　指符合正常标准范围

（2）超标　指高于正常标准上限

（3）不达标　指低于正常标准下限

（4）趋向标准　指测评值在正常范围内波动，但趋向接近正常标准中间值

（5）偏出标准　指测评值超出正常标准的范围

通常情况下，体重是按照年龄划分标准范围；如果身高超过同龄人，则可参照以身高作为标准的体重范围。

（6）排泄　排尿正常，指排尿每天应该有5次以上，尿色浅黄接近透明无色，排尿量正常，无异常不适感；排便正常，指排便每天不超过3次或不少于2天1次，便质软硬适中成形，色泽棕趋向黄，排泄顺畅。

（7）面貌　面貌健康指头发、面色、指甲等有健康光彩、适龄光泽及质感。

健康的头发：有自然光泽，有弹性，不干燥，色泽统一。

健康的面色/皮肤：温润、光滑、细腻，有弹性。

健康的指甲：颜色粉红，平滑，没有竖纹。

（二）营养综合状态风险量表评价—专业版

按照平衡膳食营养原则建议划分的谷薯、蔬菜水果、禽肉水产蛋、奶及奶制品、大豆坚果、油盐、水等大类食物的营养素摄入与活动消耗，以及个体所表现出来的体质、精力、面貌、疾病等多个方面的不同状态，通过专业版量表对营养风险程度进行筛选和分析。

1.不同年龄段　参照《中国居民膳食指南》《新营养健康教育指南》《系统营养论》及行业标准、规范、指南等要求，并按年龄段分为幼儿（3~6岁）、青少年（7~19岁）、成年人（20~59岁）和老年人（60~69岁）4个参考人群。70岁以上的老年人不在本评价范围之内，可参考（60~69岁）评价，并进行修正。

2.基础体温　此项指标是人体营养代谢状态的重要指标。基础体温的状态间接反映了基础代谢的状态，参见表5-23。

3.能量积累风险评估　此项指标是人体宏量营养消耗与实际供给平衡的评估。历史能量平衡较大偏离是发生BMI偏离的基础性原因，其较大偏离是很多基

础性疾病的重要原因。BMI评价对通过调整饮食能量供给矫正BMI偏离具有指导意义。

4.营养素量比平衡评估　食物3大营养素基本匹配比例：糖类供能比：55%~65%；脂肪能量比：20%~25%；蛋白质供给：1~1.1g/kg（体重）。

5.活动能耗占总能耗比　活动能耗指日常生活、工作、锻炼消耗（除基础代谢能耗之外）的营养"能量"之和与人体总营养"能耗"（活动能耗与基础代谢能耗之和）比。

6.营养综合状态风险量表评价分级与评分计算

（1）营养综合状态风险量表评价分级　对营养综合状态风险程度分为五个等级进行评价。一级到五级的营养是风险由低到高。

一级：营养综合状态风险低，继续保持

二级：营养综合状态风险较低，健康可能有风险，应当启动预警，适当调整

三级：营养综合状态风较高，健康将会有风险，应当启动预警，积极调整

四级：营养综合状态风险高，健康、康复等风险升高，应当启动预警，尽快调整

五级：营养综合状态风险极高，健康、康复等风险很高，应当启动预警，立即调整

（2）评分计算　表5-36至表5-39为不同年龄段营养综合状态风险评价表。其中，各表中单项评分之和即为营养综合状态风险量表评价评分。总分为40分，各单项评分为1~5分。总计评价之和在0~40分之间，分数越高，表明营养综合状态风险越大。根据综合评分结果，对受试者的营养综合状态风险评价进行分级如下：

①总分0~8分，营养综合状态风险为一级

②总分9~16分，营养综合状态风险为二级

③总分17~24分，营养综合状态风险为三级

④总分25~32分，营养综合状态风险为四级

⑤总分33~40分，营养综合状态风险为五级

7.不同年龄段营养综合状态风险量表评价表—专业版

表5-36 3~6岁幼儿人群营养综合状态风险量表评价——专业版

序号	评价目的		评价项目	项目得分（单项评价采用5分制，分数越高，风险越大）				
				1分	2分	3分	4分	5分
1	发育情况		体重、体能、身高（适龄标准）	《状态量表评价标准细则》详见本书［使用说明］				
				评价分值				
		分项评估						
2	营养素获得与营养代谢	基础体温①	基础体温差异的影响℃					
3		能量积累风险②	体质指数（BMI）（kg/m²）					
4		营养素量比平衡③	必需性营养素平衡	《状态量表评价标准细则》详见本书［使用说明］				
5		活动能耗占总能耗比④	生活、工作、锻炼所消耗的能量和占机体总能量的比例					
6	精力表现		积极主动活动的持续时间					
7	影响营养获得与营养代谢的疾病		腹泻、发烧、贫血、创伤、寄生虫、食物不耐受、酶缺、疼痛等					
	影响营养获得与营养代谢的药物		消炎、感冒、抗菌素等					
8	面貌情况⑦		头发、皮肤、指甲					

营养综合状态风险量表评价（A）

表5-37　7～19岁青少年人群营养综合状态风险量表评价——专业版

<table>
<tr><th rowspan="2">序号</th><th colspan="2" rowspan="2">评价目的</th><th rowspan="2">评价项目</th><th colspan="5">项目得分（单项评价采用5分制，分数越高，风险越大）</th></tr>
<tr><th>1分</th><th>2分</th><th>3分</th><th>4分</th><th>5分</th></tr>
<tr><td>1</td><td colspan="2">发育情况</td><td>体重、体能、身高
（适龄标准）</td><td colspan="5">《状态量表评价标准细则》详见本书［使用说明］</td></tr>
<tr><td></td><td rowspan="5">营养素获得与营养代谢</td><td colspan="2">分项评估</td><td colspan="5">评价分值</td></tr>
<tr><td>2</td><td>基础体温[①]</td><td>基础体温差的影响℃</td><td colspan="5" rowspan="8">《状态量表评价标准细则》详见本书［使用说明］</td></tr>
<tr><td>3</td><td>能量积累风险[②]</td><td>体质指数（BMI）（kg/m^2）</td></tr>
<tr><td>4</td><td>营养素量比平衡[③]</td><td>必需性营养素平衡</td></tr>
<tr><td>5</td><td>活动能耗占总能耗比[④]</td><td>生活、工作、锻炼所消耗的能量和占机体总能量的比例</td></tr>
<tr><td>6</td><td colspan="2">精力表现</td><td>积极主动活动的持续时间</td></tr>
<tr><td rowspan="2">7</td><td colspan="2">影响营养获得与营养代谢的疾病</td><td>腹泻、发烧、贫血、创伤、抑郁、狂躁、食物不耐受、龋齿、疼痛等</td></tr>
<tr><td colspan="2">影响营养获得与营养代谢的药物</td><td>消炎、抑酸、感冒、抗菌素等</td></tr>
<tr><td>8</td><td colspan="2">面貌情况</td><td>头发、皮肤、指甲</td></tr>
<tr><td colspan="3">营养综合状态风险量表评价(A)</td><td colspan="6"></td></tr>
</table>

表5-38 20～59岁成年人人群营养综合状态风险量表评价——专业版

序号	评价目的	评价项目	项目得分（单项评价采用5分制，分数越高，风险越大）				
			1分	2分	3分	4分	5分
1	基础体温①	基础体温差的影响℃					
2	能量积累风险②	体质指数（BMI）（kg/m²）					
3	营养素获得与营养代谢 营养素量比平衡③	必需性营养素平衡					
4	活动能耗占总能耗比④	生活、工作、锻炼所消耗的能量和占机体总能量的比例					
5	精力表现	积极主动活动的持续时间	《状态量表评价标准细则》详见本书［使用说明］				
6	影响营养获得与营养代谢的疾病	腹泻、发烧、贫血、创伤、食物不耐受、糖尿病、痛风、疼痛等					
7	影响营养获得与营养代谢的药物	消炎、抑酸、抗菌素、减肥等					
8	排泄情况	排便形态、色泽、排量					
	面貌情况	头发、皮肤、指甲					

营养综合状态风险量表评价（A）

表5-39 60～69岁老年人人群营养综合状态风险量表评价——专业版

序号	评价目的		评价项目	项目得分（单项评价采用5分制，分数越高，风险越大）				
				1分	2分	3分	4分	5分
1	营养素获得与营养代谢	基础体温[1]	基础体温差的影响℃	《状态量表评价标准细则》详见本书 [使用说明]				
2		能量积累风险[2]	体质指数（BMI）（kg/m²）					
3		营养素量比平衡[3]	必需性营养素平衡					
4		活动能耗占能耗比[4]	生活、工作、锻炼所消耗的能量和占机体能量的比例					
5	精力表现		积极主动的持续时间					
6	影响营养获得与营养代谢的疾病		腹泻、发烧、贫血、创伤、食物不耐受、糖尿病、痛风、泌尿生殖、疼痛、住院等					
7	影响营养获得与营养代谢的药物		消炎、抑酸、抗菌素、减肥等					
8	排泄情况		排便形态、色泽、排量					
	面貌情况		头发、皮肤、指甲					
营养综合状态风险量表评价（A）								

表5-40 生活能耗表

项 目	男性能耗 [kcal/（kg·h）]	女性能耗 [kcal/（kg·h）]
扫地，一般	2.1	2.0
扫地，缓慢	1.2	1.1
扫地，起劲	2.6	2.5
擦窗户	2.0	1.9
拖地	1.4	1.3
多项家务，工作量小	1.7	1.6
多项家务，工作量适中	2.3	2.2
多项家务，工作量大	3.1	2.9
洗碗、做饭、打扫，适度	2.1	2.0
洗碗、做饭、打扫，轻体力	1.4	1.3
切菜或做饭，轻体力	2.3	2.2
购物	1.2	1.1
熨衣服	0.7	0.7
换床单	2.1	2.0
擦洗，适度用力	2.3	2.2
擦洗，轻度用力	0.9	0.9
擦洗，用力	5.1	4.9
陪孩子玩，坐姿	1.1	1.1
陪孩子玩，站立	1.7	1.6
陪孩子玩，散步/走路	2.3	2.2
陪孩子玩，跑步/走路	4.5	4.2
室内 照顾儿童	0.9	0.9
室内 照顾儿童	1.9	1.8
躺着看电视或听音乐	0.0	0.0
坐着看电视或听音乐	0.5	0.4
睡觉	0.0	0.0
站着	0.3	0.3
躺着说话或打电话或看书	0.3	0.3
打牌	0.5	0.4
下象棋	0.5	0.4

项　目	男性能耗 [kcal/（kg·h）]	女性能耗 [kcal/（kg·h）]
绘画、写作	0.7	0.7
坐着看书、看报	0.3	0.3
坐着写字、打字	0.3	0.3
坐着玩电子游戏	0.0	0.0
大提琴演奏	1.2	1.1
指挥	1.2	1.1
架子鼓	2.6	2.5
钢琴演奏	1.2	1.1
长号演奏（站立）	2.3	2.2
小提琴演奏（坐姿）	1.4	1.3
民谣/古典吉他演奏（坐姿）	0.9	0.9
摇滚吉他演奏（站立）	1.9	1.8
行进的乐队演奏	2.8	2.7
准备睡觉	1.2	1.1
上厕所	0.7	0.7
洗澡（浴缸）	0.5	0.4
穿衣服、脱衣服	1.4	1.3
坐着吃饭	0.5	0.4
站着吃饭	0.9	0.9
梳洗，洗手，刮胡子，刷牙，化妆（坐或站）	0.9	0.9
整理头发	1.4	1.3
理发店、美容院（被服务）	0.3	0.3
洗澡（淋浴）	0.9	0.9
驾驶汽车	1.4	1.3
乘坐汽车	0.3	0.3
骑摩托车	2.3	2.2
骑自行车	4.9	4.7
驾驶卡车、公交车	1.4	1.3

表5-41 工作（职业）能耗表

项　目	男性能耗 （kcal/kg·h）	女性能耗 （kcal/kg·h）
航空公司乘务员	1.9	1.8
采煤工人	4.2	4.0
厨师	1.4	1.3
建筑工人	2.8	2.7
家政	1.2	1.1
清洁工	2.6	2.5
电工	2.1	2.0
机械或电子工程师	0.7	0.7
农民，体力劳动（捆干草、清理谷仓）	6.3	6.0
农民，中等劳力（饲喂动物、施肥、收割）	3.5	3.4
农民，轻劳力（清洁畜棚、准备饲料）	0.9	0.9
农民，驾驶农机（拖拉机、收割机）	1.7	1.6
畜牧，剪羊毛	3.3	3.1
消防员	5.4	5.1
捕鱼，轻体力	2.3	2.2
捕鱼，中等体力	3.7	3.5
捕鱼，用力	5.6	5.3
林业，体力劳动	6.5	6.2
收垃圾，把垃圾箱倒入卡车	2.8	2.7
理发师、美甲师、化妆师	0.7	0.7
喂马	5.9	5.6
庭院园丁	2.8	2.7
洗衣工	2.1	2.0
锁匠	1.9	1.8
机械加工，中等工作量	1.9	1.8
机械加工，适度用力	3.7	3.5
建筑工人，中等强度	3.1	2.9
建筑工人，低强度	1.4	1.3

续表

项 目	男性能耗 （kcal/kg·h）	女性能耗 （kcal/kg·h）
按摩师，站立工作	2.8	2.7
搬家工人	6.0	5.7
海豹突击队	10.2	9.7
重型设备操作工人	1.4	1.3
林业，摘果子	3.3	3.1
室内装修工人	2.1	2.0
造纸工人	0.9	0.9
交通警察，指挥交通	1.4	1.3
警察，在警车里等待	0.3	0.3
警察，正在逮捕	2.8	2.7
快递员、外卖员	1.2	1.1
鞋匠	0.9	0.9
铲土	7.2	6.9
坐着工作	0.5	0.4
商务会议、会谈	0.5	0.4
操作大型机器，起重机	1.4	1.3
瑜伽老师	1.7	1.6
站立式任务，轻体力（例如:调酒，店员，组装，归档，复印，图书管理员，摆圣诞树，工作时站着说话，教体育课时换衣服，站立式）	1.9	1.8
站立，轻/中度工作（例如组装/修理重型零件，焊接，库存零件，汽车修理，站立，包装盒，护理和病人护理）	1.9	1.8
裁缝	1.4	1.3
纺织工人	2.8	2.7
驾驶卡车	5.1	4.9
操作重型工具（如电钻等）	4.9	4.7
剧场演员	1.9	1.8

表5-42　锻炼能耗表

项　目	男性能耗 （kcal/kg·h）	女性能耗 （kcal/kg·h）
骑自行车，时速9公里	2.3	2.2
骑自行车，时速15公里	4.5	4.2
骑自行车，时速16–19公里	5.4	5.1
骑自行车，时速19–22公里	6.5	6.2
骑自行车，时速22–25公里	8.4	8.0
骑自行车，时速25–30公里	10.2	9.7
骑自行车，时速＞30公里	13.8	13.1
健身操，剧烈的	6.5	6.2
健身操，适度用力	2.6	2.5
健身操，轻体力	1.7	1.6
有氧运动，剧烈的	6.5	6.2
瑜伽，哈他	1.4	1.3
瑜伽，力量	2.8	2.7
芭蕾舞、现代舞、爵士舞	5.4	5.1
跑步，原地慢跑	6.5	6.2
跑步，6.4公里/小时	4.6	4.4
跑步，8.0公里/小时	6.8	6.4
跑步，8.4公里/小时	7.4	7.1
跑步，9.7公里/小时	8.2	7.8
跑步，10.8公里/小时	8.8	8.4
跑步，11.3公里/小时	9.3	8.8
跑步，12.1公里/小时	9.8	9.3
跑步，12.9公里/小时	10.0	9.5
跑步，13.8公里/小时	10.5	10.0
跑步，14.5公里/小时	11.0	10.4
跑步，16.1公里/小时	12.5	11.9
跑步，17.7公里/小时	13.9	13.3
跑步，19.3公里/小时	16.7	15.9
跑步，20.9公里/小时	17.5	16.6
跑步，22.5公里/小时	20.4	19.4

续表

项　目	男性能耗 （kcal/kg·h）	女性能耗 （kcal/kg·h）
跑步，越野	7.4	7.1
爬楼梯	13.0	12.4
射箭	3.1	2.9
羽毛球	5.6	5.3
篮球	6.5	6.2
篮球，轻松训练	4.6	4.4
篮球，定点投篮	3.3	3.1
篮球，训练	7.7	7.3
台球	1.4	1.3
保龄球	2.6	2.5
拳击	11.0	10.4
啦啦操	4.6	4.4
球类教练	2.8	2.7
足球，比赛	6.5	6.2
足球，轻松地踢球	1.4	1.3
高尔夫	3.5	3.4
体操	2.6	2.5
手球	10.2	9.7
骑马	4.2	4.0
曲棍球	6.5	6.2
攀岩，高难度	6.0	5.7
攀岩	4.5	4.2
跳绳，100～120个/分钟	10.0	9.5
跳绳，小于100个/分钟	7.2	6.9
滑板	3.7	3.5
轮滑	6.0	5.7
足球，比赛	8.4	8.0

项　目	男性能耗 （kcal/kg·h）	女性能耗 （kcal/kg·h）
足球，一般	5.6	5.3
体育比赛观众，情绪激动	2.1	2.0
乒乓球	2.8	2.7
网球	5.9	5.6
排球	2.8	2.7
田径项目	2.8	2.7
跨栏、障碍赛	8.4	8.0
徒步旅行（负重）	6.3	6.0
爬山，空载	4.9	4.7
爬山，负重0~9磅	5.1	4.9
空载行军	3.3	3.1
快速行军	6.5	6.2
遛狗	1.9	1.8
步行，时速4km	1.9	1.8
钓鱼	2.3	2.2
浮潜	3.7	3.5
冲浪	1.9	1.8
自由泳，比赛或训练	8.2	7.8
自由泳，娱乐	4.5	4.2
仰泳，比赛或训练	7.9	7.5
仰泳，娱乐	3.5	3.4
蛙泳，比赛或训练	8.6	8.2
蛙泳，娱乐	4.0	3.8
蝶泳	11.9	11.3
侧泳，普通	5.6	5.3
漂流	3.7	3.5
越野滑雪	13.5	12.8
单板滑雪	3.1	2.9

8.活动时间记录法　记录时间可以是5天、30天、60天、90天等多种选择。记录全天活动分类：生活时间、工作时间、锻炼时间。依据记录表，计算每日总能量消耗（表5-43）。

表5-43　日活动营养能量消耗调查表

单位				姓 名					性别		年龄		
体重				锻炼专项					日期				
时间	0	10	20	30	40	50	时间	0	10	20	30	40	50	备注
5:00							14:00							
6:00							15:00							
7:00							16:00							
8:00							17:00							
9:00							18:00							
10:00							19:00							
11:00							20:00							
12:00							21:00							
13:00							22:00							

注：1.睡眠时间在上述活动时间以外
　　2.每小格为10分钟
　　3.锻炼项目要详细写明，不便写时，在备注栏进行补充

营养状态管理是管理营养"能量"摄入与消耗的平衡。常用评价调整周期为30天，管理周期应保持4~8个调整循环，其管理水平最终将通过营养状态综合风险评分评价。30天营养状态管理评估是以30天为信息采录周期，要求管理结果控制BMI修正的速度。如果发生BMI修正超出范围，则需修正营养"能量"供给量。

二、营养综合状态检测评价

营养综合状态检测评价主要包括生化、生理、生物信息等指标。

（一）检测评价—生化指标

表5-44　营养综合状态风险检测评价表—生化指标

汇总	指标名称	正常范围	亚临床状态分级			关联度（高/低）
			一级	二级	三级	
	必需氨基酸浓度	—				高
	非必需氨基酸浓度	—				高
	血清总蛋白（g/L）	60～80				高
	血清前白蛋白（g/L）	0.25～0.50				高
	血清白蛋白（g/L）	35～55				高
营养综合状态风险	血清肌酐清除率（ml/min）	80～120	《生化指标分级评价标准细则》详见本书［使用说明］			高
	维生素A（μg/L）	成人≥200				高
	血红蛋白（g/L）	男：120～165（12.0～16.5g/dl）女：110～150（11.0～15.0g/dl）				高
	空腹血糖（mmol/L）	3.9～6.1				高

（二）检测评价—生理、生物信息指标

表5-45　营养综合状态风险检测评价表—生理、生物信息指标

汇总	指标名称		正常范围	亚临床状态分级			数据来源	关联度（高/低）
				一级	二级	三级		
营养综合状态风险	同质离子代谢		$-5 \leq N \leq 5$	《生理、生物信息指标分级评价标准细则》详见本书[使用说明]			生物电扫描技术	高
	脂肪量（体成分）		男性：15%～18% 女性：20%～25%					高
营养综合状态风险	肌肉量	男身高 160cm以下	42.5±4.0	《生理、生物信息指标分级评价标准细则》详见本书[使用说明]			人体成分分析系统	高
		160～170cm	48.2±4.2					高
		170cm以上	54.4±5.0					高
		女身高 150cm以下	31.9±2.8					高
		150～160cm	35.2±2.3					高
		160cm以上	39.5±3.0					高
	体内蛋白质含量（占人体体重的百分比）		16%～20%					高
	营养素		40～100				生物电微弱磁场检测	高

第七节 营养综合状态风险系统分析评价

一、营养综合状态风险系统分析评价

营养综合状态风险系统分析评价是量表评价、检测评价的加权计算评价（表5-46）。

表5-46 营养综合状态风险系统分析评价表

序号	种类	风险值	评价要素	亚临床风险项目得分		
				I级（#5）10分	II级（#10）20分	III级（#15）45分
1	量表评价(S)(Q_S=60分)(n=2)	Q_{S1}	营养综合状态	《综合风险系统分析评价标准细则》详见本书[使用说明]		
2#		Q_{S2}	基础代谢状态			
3	检测评价(T)(生理、生化、生物信息指标)(Q_T=40分)(n=2)	种类	评价要素	5分	10分	20分
		风险值 以最差项计入评价 Q_{T1}	血清前白蛋白（g/L）	5分	10分	20分
			血清白蛋白（g/L）			
4		二选一，或以最差项计入评价 Q_{T2}	体成分检测蛋白质、脂肪量、肌肉量	《综合风险系统分析评价标准细则》详见本书[使用说明]		
			营养素（短期或长期）			
说 明			1. 序号3、4评价项，为多评价项，或多项选一项检测，或多项同测选最差项计入评价 2. 加#号标记为相关项，风险值计15分、10分、5分；量表评价项风险值计45分、20分、10分；检测评价项风险值计20分、10分、5分			
综合风险系统分析评价结果（C）（风险值Q_C）						

二、营养综合状态风险系统分析评价判定标准

1.判定条件 检测评价中某一类指标的评价项或相关项检测时，可以多项选一项检测；也可以多项同检，选最差项计入评价项目。

2.计分原则

（1）Ⅰ级、Ⅱ级、Ⅲ级评价项风险值差约为等比，即1倍Ⅲ级风险值≈2倍Ⅱ级风险值≈3倍Ⅰ级风险值。

（2）Ⅰ级、Ⅱ级、Ⅲ级相关项（加#项，以下同）风险值差约为等差，即Ⅲ级风险值与Ⅱ级风险值之差≈Ⅱ级风险值与Ⅰ级风险值之差。

（3）量表评价风险值Q_S与检测评价风险值Q_T之和为综合风险系统分析评价（风险值Q_C）。

3.计分方法 综合风险系统分析评价（风险值Q_C）=量表评价风险值（Q_S）+检测评价风险值（Q_T）=Q_S+Q_T

量表评价风险值$Q_S=Q_{S1}+Q_{S2}$

其中：Q_{S1}、Q_{S2}为量表评价风险值

Q_{S1}是指营养综合状态评价项，必测项

Q_{S2}是指基础代谢状态评价项，必测项

检测评价风险值$Q_T=Q_{T1}+Q_{T2}$

其中：Q_{T1}、Q_{T2}为检测评价风险值

4.分级及判定标准 依据营养综合状态风险系统分析评价分级和计分方法，所得到的营养综合状态系统分析综合风险值Q_C，将营养综合状态风险系统分析评价分为营养综合状态轻度风险、营养综合状态中度风险、营养综合状态重度风险三个等级，营养综合状态风险依次由低至高，对应营养综合状态风险的三种不同状态。

（1）营养综合状态轻度风险 综合评价系统分析风险值$5 \leqslant Q_C < 15$。

（2）营养综合状态中度风险 综合评价系统分析风险值$15 \leqslant Q_C < 30$。

（3）营养综合状态重度风险 综合评价系统分析风险值$Q_C \geqslant 30$。

第六章　生理状态之基础运动素质评价

· · · · · · · · ·

概　述

　　基础运动素质就是我们日常所说的体质体能。它是人体一切基础运动能力的统称，是人体生命的本质属性。运动素质支撑着人们日常生活和工作。

　　基础运动素质的评价项主要包括：

　　1.速度指在单位时间里完成动作的次数或是身体快速位移的能力。

　　2.力量指整个身体或身体某个部分肌肉在收缩和舒张时所表现出来的能力。

　　3.耐力指人体长时间进行肌肉活动的能力，也称抗疲劳能力。

　　4.灵敏性它是一种复杂的素质，是人体活动中的综合表现，指人体在复杂多变的条件下，对刺激作出快速、准确的反应，灵活完成动作的能力。

　　5.柔韧性它是人体各个关节的活动幅度、关节周围组织（跨过关节的韧带、肌腱、肌肉、皮肤及其他组织）的弹性和伸展性的表现，是人体运动时加大动作幅度的能力。

　　概括来讲，运动素质（基本运动能力）主要是指人们在日常生活、劳动、工作与一般运动中所表现出来的走、跑、跳、投掷、攀登、爬越等基本能力。

　　运动素质是个人生理机能状态的重要表现之一。在评价人体生理机能亚临床状态时，必须结合对受试者进行基础运动素质的评价。通过基础运动素质衰减程度的评价，可以对受试者的体能体质所反映的基础生理机能降低状态有更全面的了解和掌握。同时，也为受试者制定后续个性化干预方案提供了基本依据。

　　在进行亚临床评价时，我们更关注受试者的运动能力衰减或存在于生活中的不良运动习惯，而并非对竞技或健康状态时运动技能提高的评价。

第一节　基础运动素质亚临床的主要表现及影响因素

一、基础运动素质亚临床的主要表现

基础运动素质是速度、力量、耐力、灵敏性、柔韧性等素质的综合体现，

是身体机能的外在表现形式。运动素质的表现必然是多元性的，任何一项运动中都需要多个基础运动素质的参与，可以说运动素质是一个整体。当基础运动素质处于亚临床状态时，常常可以表现为速度素质、肌肉力量、耐力素质、灵敏素质、平衡能力等能力的综合下降或某一项下降。

1.速度素质下降　速度是指人体快速位移的能力。同样，它存在着不同的表现形式。比如：移动速度、动作速度、反应速度。移动速度是指人体快速移动的能力；动作速度是指出拳、踢腿、挥拍等动作的快慢，移动速度是宏观的、全身协作的表现，而动作速度强调一个局部的运动快慢；反应速度是指人体判断外界信号快慢的能力。速度素质下降，往往可表现为移动速度、动作速度、反应速度等的单一能力或综合能力下降。

2.肌肉力量下降　力量是肌肉收缩对抗外界阻力的能力。而这个能力又有着不同的表现形式。比如：最大力量、快速力量和力量耐力。最大力量是指人体对外的最大产力能力，或者说肌肉收缩所能对抗的最大阻力；快速力量强调的是产力快慢，快速力量俗称爆发力；力量耐力是指人体产力能力的另一种表现，即持续产力的能力。肌肉力量下降是指随意运动功能的减低或丧失，指主动运动时，肌肉的力量、幅度和速度降低，触摸肌肉时感觉柔软，肌肉失去正常韧性而松弛，被动运动阻力降低，关节活动度变大。

3.耐力素质下降　耐力指人体持续运动的能力。按人体的生理系统分类，耐力素质可分为肌肉耐力和心血管耐力。肌肉耐力也称为力量耐力；心血管耐力又分为有氧耐力和无氧耐力。有氧耐力是指机体在氧气供应比较充足的情况下，能坚持长时间工作、活动的能力。有氧耐力训练的目的在于提高机体吸收、输送和利用氧气的能力。无氧耐力是指机体以无氧代谢为主要供能形式，坚持较长时间工作、活动的能力。耐力素质下降，往往表现为肌肉耐力和心血管耐力下降。

4.灵敏素质下降　灵敏是随意支配身体的能力。同样，它存在着不同的表现形式。比如：移动灵敏、动作灵敏、反应灵敏。移动灵敏是指人体快速改变运动状态的能力，它包括加速、减速、急停、变向、正着跑、退着跑、横着跑、竖着跑等；动作灵敏是指人体快速改变身体姿态以及动作连续性的能力；反应灵敏是指人体判断外界信号之后，能否做出正确动作的能力。灵敏素质下降，往往表现为移动灵敏、动作速度、反应灵敏的能力下降。

5.平衡素质下降　平衡素质是指身体对于来自本体感觉、前庭器官和视觉等各方面刺激的协调能力。同时，平衡能力也是人体重要的生理机能，特别是指在较小的支撑面内对身体重心稳定的维持能力。平衡能力在人们日常的生活中占有非常重要的地位。良好的平衡能力可以及时调整人体的身体姿势，可以使人们在生活中保持身体的稳定性。目前，通常将平衡分为动态平衡和静态平衡二种。静态性平衡能力是指处于相对静止状态下，控制身体重心的能力，感觉信息由视觉、本体感觉和前庭感觉输入传入中枢神经系统，经中枢神经系统综合分析后，通过锥体束下达神经冲动，调节运动系统，随时纠正身体的偏移以保持姿态稳定；动态性平衡是指运动过程中，控制身体重心和调整姿势的能力。平衡素质下降，往往表现为静态或动态平衡能力下降，跌倒和受伤发生的风险增加。

6.柔韧素质下降 柔韧指人体关节的活动幅度大小的能力。一种是被动关节活动度，另一种是主动关节活动度。被动关节活动度是指我们的肢体被动的运动所能到达的最大范围；主动关节活动度是指我们的肢体自己随意运动所能达到的最大范围，要求一定是肌肉主动收缩所产生的关节运动，并且从始至终都是一种可控制的状态，不依托惯性或者地心引力。柔韧素质下降，往往表现为被动关节活动度和主动关节活动度下降。

二、基础运动素质亚临床的主要影响因素

1.环境因素 环境因素可以帮助或阻碍人们经常参加体育活动。这些因素包括社会环境（家庭和伙伴等）、物理环境（天气，温度，设施等）以及身体活动的特点（强度和持续时间）。社会支持是社会环境的一个重要方面，来自家人和朋友的支持是坚持参与体育活动的重要因素，配偶的支持对锻炼坚持性的影响很大。一个方便的运动地点对于定期参加和完成锻炼计划也是很重要的。锻炼环境越接近个人的家庭或工作场所，个体就越有可能开始并留在某个运动项目中。

2.运动强度、频率和持续时间 不适合的运动肯定会影响运动项目的依从性。高强度运动比低强度运动对身体压力更大，特别是对久坐的人更是如此，每次运动的持续时间过长或过短均可能影响锻炼效果。

3.营养因素

（1）能量物质的损耗。运动时最直接和迅速的能源物质为三磷酸腺苷（ATP）。人体内其储存量极小，维持时间仅仅几秒钟。ATP消耗后，需要机体不断合成。人体内的脂肪和糖原都可以合成ATP。虽然脂肪储存量多，但脂肪不容易被动用，因此需要有足够的糖原储备。当体内糖原耗尽时，ATP合成的速度延缓，运动能力下降，并容易引起运动损伤。

（2）脱水。运动中大量出汗，如果不能及时补充水分和适量的无机盐，会引起体液量尤其是血浆容量减小，增加心脏和肾脏的负担。同时还会引起体温调节障碍，使体温升高。

（3）酸性代谢产物堆积。酸性代谢产物堆积会使体液偏酸，使基质网结合更多的钙离子，影响肌力。同时，降低神经传导速度，抑制肌肉收缩。

（4）电解质丢失。大量出汗会丢失电解质，引起抽筋、疲劳、运动能力下降等情况。

（5）维生素和微量元素。维生素和微量元素有调节代谢的功能，缺乏或者不足可使人体的内环境稳定性破坏。

4.心理因素　参加运动是受思想支配而表现出来的外在活动表现，必须以某种需求为目的。因此，动机、态度、兴趣等心理原因成为影响参加运动的动力系统。

5.个人兴趣爱好　参与运动的主观条件是对运动兴趣的产生和延续，认识运动本身具备的价值是参与者构成兴趣的重要因素。在长期的运动中形成稳定兴趣，最终成为稳定的个性倾向是运动行为持续的动力。

影响运动素质的因素多样化和复杂化，因素间相互影响、相互作用。个人对运动的认知、态度和其他主观因素是影响运动素质的内在因素，社会因素作为客观条件，对运动素质的发展和持续起到一种外在推动作用。

第二节　基础运动素质衰减评价

基础运动素质衰减评价分为量表评价和检测评价。量表评价是通过量表的方式，对受试者进行的基础运动能力的初步评价，用于初步判定基础运动素质状态和风险。检测评价则需要在专业机构，借助专用设备，并在专业人士的帮助指导下，进行更精准的测试与评价。

一、基础运动素质衰减量表评价

参照国家体育总局制定的《国民体质测定标准》，将3~69周岁国民依据个体的形态、机能和身体素质的测试与评定，按年龄分为幼儿（3~6岁）、青少年（7~19岁）、成年人（20~59岁）和老年人（60~69岁）4个参考人群采用量表评价，可以初步进行基础运动素质评估评价。本书暂不对70岁以上老年人群的基础运动素质衰减进行评价。

表6-1 3～6岁幼儿人群基础运动素质衰减评价

序号	测试目的	测评项目		测试指标得分（单项评价采用5分制，分数越高，成绩越差）				
				1分	2分	3分	4分	5分
1	日常运动（每天）（二项选其一）	2次内合计运动时间（分钟）						
		与伙伴兴奋的游戏时间（分钟）						
2	最大运动承受能力	安全承受的有氧运动最长时间或兴奋游戏时间（分钟）						
3	运动习惯	运动或兴奋游戏次数（次数/每周）						
4	协调性和下肢力量	双脚连续向前跳（次）	3～4岁	《基础运动素质评价标准细则》详见本书 [使用说明]				
			4～5岁					
			5～6岁					
5	弹跳能力	原地单手纵跳摸高（厘米）						
6	柔韧素质	站立体前屈（厘米）（即弯腰手指摸地）						
7	灵敏素质（两个项目选其一，或以成绩最好的计分）	2米距离抛接小物体（如毛绒玩具）10次（次）	3～4岁					
			4～5岁					
			5～6岁					
		十字象限跳10次（次）	3～4岁					
			4～5岁					
			5～6岁					

续表

序号	测试目的	测评项目		测试指标得分（单项评价采用5分制，分数越高，成绩越差）				
				1分	2分	3分	4分	5分
8	上肢腰腹力量素质（两个项目选成绩最好的记分）	网球掷远（或者重量接近网球的沙包）(米)	3~4岁					
			4~5岁					
			5~6岁					
		双手抓杠悬空吊起（秒）	3~4岁					
			4~5岁					
			5~6岁					
9	平衡素质	走30米直线稳定性（或走马路牙掉下来次数）	3~4岁					
			4~5岁					
			5~6岁					
10	耐力素质	连续行走（米）	3~4岁					
			4~5岁					
			5~6岁					

续表

序号	测试目的	测评项目	测试指标得分（单项评价采用5分制，分数越高，成绩越差）				
			1分	2分	3分	4分	5分
	基础运动素质衰减评价(A)	分级计算： 基础运动素质衰减评价分（A）为0~50分。根据综合评分结果，对受试者的基础运动素质衰减（基础运动能力）进行分级评价 ① 41~50分，基础运动素质衰减，评价等级为五级，表明受试者基础运动能力极显著降低，运动风险极高，应立即调整 ② 31~40分，基础运动素质衰减，评价等级为四级，表明受试者基础运动能力显著降低，运动风险高，应尽快调整 ③ 21~30分，基础运动素质衰减，评价等级为三级，表明受试者基础运动能力表现降低，运动风险较高，应积极调整 ④ 11~20分，基础运动素质衰减，评价等级为二级，表明受试者基础运动能力保持较好，运动风险较低，应适当调整 ⑤ 0~10分，基础运动素质正常，评价等级为一级，表明受试者基础运动能力保持良好，运动风险低，应继续保持					

表6-2　7～19岁青少年人群基础运动素质衰减评价

序号	测试目的	测评项目	测试指标得分（单项评价采用5分制，分数越高，成绩越差）				
			1分	2分	3分	4分	5分
1	日常运动（每天）	2次内合计运动时间（分钟）	《基础运动素质评价标准细则》详见本书 [使用说明]				
2	最大运动承受力	安全承受的有氧运动最长时间（分钟）					
3	运动习惯	运动次数（次/每周）					
4	反应素质（两项选其一）	手抓吸管（长10厘米左右）					
		双人拍手指五官游戏准确数（10次）					
5	平衡素质	闭眼单脚胸站立（秒）					
6	上肢力量素质（三项选其一）	手撑地（秒）					
		引体向上（个）					
		俯卧撑（个）　男性　女性					
7	腹部力量素质	仰卧起坐（个/分钟）					
8	柔韧素质	站立体前屈（厘米）（即弯腰手指摸地）					
9	弹跳素质（二项选其一）	立定跳远（厘米）					
		原地单手纵跳摸高（厘米）					

续表

序号	测试目的	测评项目		测试指标得分（单项评价采用5分制，分数越高，成绩越差）				
				1分	2分	3分	4分	5分
10	心肺素质（跳绳、连续爬楼梯、耐力跑三项选其一）	跳绳（个/分钟）		《基础运动素质评价标准细则》详见本书[使用说明]				
		连续爬楼梯（层）						
		7~10岁 400米跑（分钟）	男					
			女					
		11~19岁 1000米跑（分钟）	男					
		11~19岁 800米跑（分钟）	女					

基础运动素质衰减评价(A)

分级计算：

基础运动素质衰减评价（A）为0~50分。根据综合评分结果，对受试者的基础运动素质衰减（基础运动能力）进行分级评价：

①41~50分，基础运动素质衰减，评价等级为五级，表明受试者基础运动能力极显著衰减，运动风险极高，应立即调整

②31~40分，基础运动素质衰减，评价等级为四级，表明受试者基础运动能力显著衰减，运动风险高，应尽快调整

③21~30分，基础运动素质衰减，评价等级为三级，表明受试者基础运动能力表现降低，运动风险较高，应积极调整

④11~20分，基础运动素质衰减，评价等级为二级，表明受试者基础运动能力保持较好，运动风险较低，应适当调整

⑤0~10分，基础运动素质正常，评价等级为一级，表明受试者基础运动素质保持良好，运动风险低，应继续保持

表6-3　20～59岁成年人人群基础运动素质衰减评价

序号	测试目的	测评项目	测试指标得分（单项评价采用5分制，分数越高，成绩越差）				
			1分	2分	3分	4分	5分
1	日常运动（每天）	2次内合计运动时间（分钟）					
2	最大运动承受力	安全承受的有氧运动最长时间（分钟）					
3	运动习惯	运动次数（次/每月）					
4	内脏脂肪	腰围（厘米）男性	《基础运动素质评价标准细则》详见本书［使用说明］				
		女性					
5	平衡素质	闭眼单脚站立（秒）					
6	力量素质	连续俯卧撑（个）					
7	反应素质	双人拍手指五官游戏准确数（10次）					
8	心肺素质	能够承受的匀速不间断爬楼梯（层）					
9	柔韧素质	站立体前屈（厘米）（即弯腰手指摸地）					
10	弹跳素质	原地跳起单手摸高（厘米）					

基础运动素质衰减评价(A)

分级计算：

基础运动素质衰减评价分（A）为0～50分。根据综合评分结果，对受试者的基础运动素质衰减（基础运动能力）进行分级评价：

①41～50分，基础运动素质衰减，评价等级为五级，表明受试者基础运动能力极显著降低，运动风险极高，应立即调整

②31～40分，基础运动素质衰减，评价等级为四级，表明受试者基础运动能力显著降低，运动风险高，应尽快调整

续表

序号	测试目的	测评项目	测试指标得分（单项评价采用5分制，分数越高，成绩越差）				
			1分	2分	3分	4分	5分
	基础运动素质衰减评价(A)		③21～30分，基础运动素质衰减，运动风险较高，表现降低，应积极调整　④11～20分，基础运动素质衰减，运动风险较低，保持较好，应适当调整　⑤0～10分，基础运动素质正常，运动风险低，保持良好，应继续保持				表明受试者基础运动能力　表明受试者基础运动能力　表明受试者基础运动能力

表6-4　60～69岁老年人群基础运动素质衰减评价

序号	测试目的	测评项目	测试指标得分（单项评价采用5分制，分数越高，成绩越差）				
			1分	2分	3分	4分	5分
1	日常活动（每天）	2次内合计运动时间（分钟）	《基础运动素质评价标准细则》详见本书 [使用说明]				
2	最大运动承受力	安全承受的有氧运动最长时间（分钟）					
3	运动习惯	运动次数（次/每周）					
4	内脏脂肪	腰围（厘米）男性　女性					

续表

序号	测试目的	测评项目	测试指标得分（单项评价采用5分制，分数越高，成绩越差）				
			1分	2分	3分	4分	5分
5	平衡素质	闭眼单脚站立（秒）					
6	力量素质	70厘米高扶手，连续斜推（个）					
7	反应素质	双人拍手指五官游戏准确次数（10次）					
8	心肺素质	能够承受匀速不同歇爬楼梯（层）					
9	柔韧素质	站立体前屈（厘米）（即弯腰手指摸地）					
10	弹跳素质	原地跳起单手摸高（厘米）					

《基础运动素质评价标准细则》详见本书［使用说明］

基础运动素质衰减评价（A）

分级计算：

基础运动素质衰减评价分（A）为0～50分。根据综合评分结果，对受试者的基础运动素质衰减（基础运动能力）进行分级评价：

①41～50分，基础运动素质衰减，评价等级为五级，表明受试者基础运动能力极显著降低，评价风险极高，应立即调整

②31～40分，基础运动素质衰减，评价等级为四级，表明受试者基础运动能力显著降低，运动风险高，应尽快调整

③21～30分，基础运动素质衰减，评价等级为三级，表明受试者基础运动素质衰减，运动风险较高，应积极调整

④11～20分，基础运动素质衰减，评价等级为二级，表明受试者基础运动素质衰减，运动风险较高，应适当调整

⑤0～10分，基础运动素质正常，评价等级为一级，表明受试者基础运动能力保持良好，运动风险低，应继续保持

二、基础运动素质衰减量表评价方法

为方便大众通过自测方式，了解自身基础运动能力，对一些测试动作进行说明，作为大众自身能够进行基础运动能力评价的方法。

1.双脚连续向前跳（次）

测试方法：

（1）测试时，受试者从起始点双脚起跳，连续向前自然跳，中间可做短暂的休息，当受试者感觉不能坚持时，测试结束。

（2）记录受试者双脚向前跳跃的次数。

2.原地单手纵跳摸高（厘米）

测试方法：

（1）测试时，受试者靠墙站直，单手向上记录中指尖所在的位置，听到开始指令时，受试者原地屈膝开始跳，空中做直腿挺身动作，用单手摸高，记录跳起后中指的摸高位置。

（2）用直尺测量起跳前后中指的相差距离。记录以厘米为单位，保留整数，小数点后第1位数按"非零进一"的原则进位。如1.1厘米记录为2厘米。

3.站立体前屈（厘米）（弯腰手指触地）

测试方法：

（1）测试时，受试者起始动作为身体挺直站立，听到开始测试的指令后，慢慢向前弯腰，做弯腰手指触地的动作。当感觉手指尖最大限度的触地或接近地面为止。

（2）用直尺测量停止动作时受试者的中指和地面的垂直距离后，测试结束。

（3）记录以厘米为单位，保留整数，小数点后第1位数按"非零进一"的原则进位。如1.1厘米记录为2厘米。

4.2米距离抛接小物体（如毛绒玩具）（10次）

测试方法：

（1）测试时，测试者与受试者相距2米左右站立，测试者将适宜的毛绒玩具（或类似的安全代替物）以一定的高度轻轻抛向受试者，受试者双手尝试接住抛过来的毛绒玩具，总计抛接10次。

（2）记录以次为单位，记录受试者10次内接住了几次毛绒玩具（或类似的安全代替物），记为几次。

5.十字象限跳（10次）

测试方法：

（1）测试时，受试者站在"十"字中央，听口令两脚向前、后、左、右跳动，总计完成10次。

（2）记录以次为单位，记录10次中做正确的次数，记为几次。

6.网球掷远（或者重量接近网球的沙包）(米)

测试方法：

（1）在开阔的无人地上，画一条起始线为投掷线。使用网球（或重量接近网球的沙包等代替）和卷尺进行测试。

（2）测试时，受试者身体面向投掷方向，用力将网球（或替代物）经肩上向前方投出，网球投出手时，双脚不能踩在投掷栏线或越过投掷线，有效成绩为投掷线至网球着地点之间的直线距离。

（3）测试两次，取最大值。记录以米为单位，小数点后保留1位数。小数点后第2位数按"非零进一"的原则进位。如1.11米记录为1.2米。

7.双手抓杠悬空吊起（秒）

测试方法：

（1）受试者双手抓住具有适宜高度的固定物体，借助手臂力量使身体悬空吊起。测试者做好防护措施，测试过程中受试者如果感觉坚持不住，即在测试者的协助下结束测试。

（2）记录以秒为单位，结果保留整数。

8.走直线30米稳定性（或走马路牙记录掉下来次数）

测试方法：

（1）选一段长约30米的直线（或者一段长约30米的马路牙），让受试者双脚沿直线（或马路牙）上行走，要求受试者的双脚在行走时尽量不要离开直线（或者马路牙）。

（2）记录受试者单脚或双脚离开直线（或者掉下马路牙）的次数。

9.连续行走（米）

测试方法：

（1）在开阔地（或者操场）地上画一条起始线。测试时，受试者从起始线听到指令开始向前，直到受试者感觉不能坚持，则停下来，测试结束。

（2）大致评估受试者从起始线到停下来的距离。记录以米为单位，保留整数，小数点后第1位数按"非零进一"的原则进位。如1.1米记录为2米。

10.手抓吸管（长10厘米左右）

测试方法：

（1）选一根长约10厘米左右的吸管，用直尺将吸管平均分成4部分，然后用笔进行标记。

（2）受试者的手放在吸管的一端作为起点，测试者拿住吸管的另一端。

（3）测试时，测试者不做提示放下吸管，受试者在测试者放开吸管时立即尝试捏住吸管。

（4）记录受试者拿住吸管时的位置。测试两次，取最好成绩。

11. 双人拍手指五官游戏准确数（10次）

测试方法：

（1）主测人手握被测人一只手，主测人另一只手准备拍打被测人被握的手，并在拍打时同时说出某一个五官的名称。

（2）测试时，受试者被握的手被拍打的同时，另一只手指在自己的鼻子上；当主测人拍手并说出五官的名称时，被测人指鼻子的手指，应该迅速准确指向主测人口令的那个五官。

（3）总共测试10次，记录指向正确的次数。

12. 手撑地（秒）

测试方法：

（1）准备一个垫子，受试者身体俯卧在垫子上，双手放于胸部两侧地面；双脚打开与跨同宽，脚趾触地，保持姿势。

（2）当受试者感觉不能坚持时即停止，记录手撑地的时间。

13. 闭眼单脚站立（秒）

测试方法：

（1）使用秒表（或手机）进行测试。

（2）测试时，受试者自然站立，双手叉腰，当听到测试员"开始"口令时，抬起任意一只脚，同时闭眼，测试员立即按下秒表开始计时，当受试者支撑脚移动或者抬起脚着地时，测试员按下秒表，停止计时，测试结束。

（3）测试两次，取最好值。记录以秒为单位，结果保留整数。

14. 70厘米高扶手，连续斜推（个）

测试方法：

（1）选择一个高约70厘米的扶手或固定物，受试者双手抓住扶手，双脚不动，双臂弯曲，身体逐渐靠近扶手，直至胸部接近扶手，仍保持身体平直，再将双臂伸直，还原初始姿势，即为完成一个动作。

（2）当受试者感觉不能坚持时即停止测试，记录受试者连续斜推的个数。

三、基础运动素质衰减检测评价

1. 3～6岁幼儿人群基础运动素质衰减（基础运动能力）评价

表6-5　3～6岁幼儿人群基础运动素质衰减评价

序号	测试目的	测评项目	测试指标得分（单项评价采用5分制，分数越高，成绩越差）				
			1分	2分	3分	4分	5分
1	日常运动（每天）（二项选其一）	2次内合计运动时间（分钟） 与伙伴兴奋的游戏时间（分钟）	《基础运动素质评价标准细则》详见本书［使用说明］				
2	运动最大承受力	安全承受的有氧运动最长时间或兴奋备游戏时间（分钟）					
3	运动频率	运动次数（次数/每周）					
4	身体形态	体质指数（BMI）（千克/米^2）（具体标准参考表6-6）					
5	速度和灵敏素质（心肺耐力和灵敏素质）	10米折返跑（秒）（具体标准参考表6-6）					
6	柔韧素质	坐位体前屈（厘米）（具体标准参考表6-6）					
7	力量素质（上肢和腰腹肌肉力量）	网球掷远（米）（具体标准参考表6-6）					
8	耐力素质（协调性和下肢肌肉力量）	双脚连续跳（秒）（具体标准参考表6-6）					

续表

序号	测试目的	测评项目	测试指标得分（单项评价采用5分制，分数越高，成绩越差）				
			1分	2分	3分	4分	5分
	基础运动素质衰减评价(A)						

分级计算：

基础运动素质衰减评价分（A）为0~40分。根据综合评分结果，对受试者的基础运动能力（基础运动能力）进行分级评价：

① 33~40分，基础运动素质衰减，运动风险极高，评价等级为五级，表明受试者基础运动能力极差降低，应立即调整

② 25~32分，基础运动素质衰减，评价等级为四级，表明受试者基础运动能力显著降低，运动风险高，应尽快调整

③ 17~24分，基础运动素质衰减，评价等级为三级，表明受试者基础运动能力表现降低，运动风险较高，应积极调整

④ 9~16分，基础运动素质衰减，评价等级为二级，表明受试者基础运动能力保持较好，运动风险低，应适当调整

⑤ 0~8分，基础运动素质正常，评价等级为一级，表明受试者基础运动能力保持良好，运动风险低，应继续保持

表6-6　3~6岁幼儿人群基础运动素质部分指标评价标准

测评项目	年龄	1分		2分		3分		4分		5分	
		男	女	男	女	男	女	男	女	男	女
体质指数（BMI）（千克/米²）	3岁	15.2~16.2	14.9~15.9	16.3~16.7	16.0~16.8	12.9~15.1	12.6~14.8	16.8~18.0	16.9~18.2	≥18.1或≤12.8	≥18.3或≤12.5
	4岁	14.8~15.8	14.7~15.7	15.9~16.4	15.8~16.6	13.1~14.7	12.8~14.6	16.5~17.7	16.7~18.0	≥17.8或≤13.0	≥18.1或≤12.7
	5岁	14.7~15.5	14.5~15.5	15.6~16.4	15.6~16.5	13.3~14.6	13.0~14.4	16.5~17.8	16.6~18.1	≥17.9或≤13.2	≥18.2或≤12.9
	6岁	14.8~15.8	14.5~15.5	15.9~16.7	15.6~16.9	13.5~14.7	13.2~14.4	16.8~18.4	17.0~19.1	≥18.5或≤13.4	≥19.2或≤13.1

续表

测评项目	年龄	1分 男	1分 女	2分 男	2分 女	3分 男	3分 女	4分 男	4分 女	5分 男	5分 女
10米折返跑（秒）	3岁	<8.0	<8.2	9.0~8.0	9.3~8.2	10.2~9.1	10.5~9.4	12.8~10.3	13.4~10.6	15.8~12.9	16.8~13.5
	3.5岁	<7.5	<7.7	8.3~7.5	8.6~7.7	9.4~8.4	9.7~8.7	11.3~9.5	12.0~9.8	14.0~11.4	14.9~12.1
	4岁	<6.9	<7.2	7.6~6.9	8.0~7.2	8.5~7.7	9.0~8.1	10.1~8.6	10.8~9.1	12.4~10.2	13.2~10.9
	4.5岁	<6.7	<7.0	7.2~6.7	7.6~7.0	8.0~7.3	8.5~7.7	9.7~8.1	10.2~8.6	11.8~9.8	12.4~10.3
	5岁	<6.4	<6.7	6.9~6.4	7.2~6.7	7.6~7.0	8.0~7.3	8.9~7.7	9.6~8.1	10.3~9.0	11.2~9.7
	5.5岁	<6.2	<6.4	6.7~6.2	6.9~6.4	7.3~6.8	7.6~7.0	8.5~7.4	9.0~7.7	10.0~8.6	10.5~9.1
	6岁	<5.8	<6.1	6.2~5.8	6.5~6.1	6.8~6.3	7.2~6.6	7.9~6.9	8.5~7.3	9.4~8.0	10.2~8.6
坐位体前屈（厘米）	3岁	>14.9	>15.9	11.7~14.9	13.0~15.9	8.6~11.6	10.0~12.9	4.9~8.5	6.3~9.9	2.9~4.8	3.2~6.2
	3.5岁	>14.9	>15.9	11.6~14.9	13.0~15.9	8.5~11.5	10.0~12.9	4.7~8.4	6.3~9.9	2.7~4.6	3.5~6.2
	4岁	>14.9	>15.9	11.5~14.9	13.0~15.9	8.5~11.4	10.0~12.9	4.5~8.4	6.0~9.9	2.4~4.4	3.4~5.9
	4.5岁	>14.4	>16.0	11.0~14.4	13.0~16.0	8.0~10.9	10.0~12.9	4.2~7.9	6.0~9.9	1.8~4.1	3.0~5.9
	5岁	>14.4	>16.6	11.0~14.4	13.2~16.6	7.6~10.9	9.7~13.1	3.5~7.5	5.5~9.6	1.1~3.4	3.0~5.4
	5.5岁	>14.4	>16.7	11.0~14.4	13.0~16.7	7.6~10.9	9.7~12.9	3.3~7.5	5.5~9.6	1.0~3.2	3.0~5.4
	6岁	>14.4	>16.7	10.5~14.4	13.0~16.7	7.1~10.4	9.6~12.9	3.2~7.0	5.4~9.5	1.0~3.1	3.0~5.3

续表

测评项目	年龄	1分		2分		3分		4分		5分	
		男	女	男	女	男	女	男	女	男	女
网球掷远（米）	3岁	>5.5	>5.0	4.0~5.5	3.5~5.0	3.0~3.5	2.5~3.0	2.0~2.5	1.5~2.0	1.5	1.0
	3.5岁	>5.5	>5.0	4.5~5.5	4.0~5.0	3.0~4.0	3.0~3.5	2.0~2.5	2.0~2.5	1.5	1.5
	4岁	>6.0	>5.0	5.0~6.0	4.5~5.0	4.0~4.5	3.5~4.0	3.0~3.5	2.5~3.0	2.0~2.5	2.0
	4.5岁	>8.0	>5.5	6.5~8.0	4.5~5.5	4.5~6.0	3.5~4.0	3.0~4.0	2.5~3.0	2.5	2.0
	5岁	>9.0	>8.5	7.5~9.0	6.0~8.5	5.5~7.0	4.5~5.5	4.0~5.0	3.5~4.0	3.0~3.5	2.5~3.0
	5.5岁	>10.0	>8.5	8.0~10.0	6.5~8.5	6.0~7.5	5.0~6.0	4.0~5.5	3.5~4.5	3.0~3.5	3.0
	6岁	>12.0	>8.0	9.5~12.0	6.5~8.0	7.0~9.0	5.0~6.0	4.5~6.5	3.5~4.5	3.5~4.0	3.0
双脚连续跳（秒）	3岁	<6.6	<7.1	9.1~6.6	9.7~7.1	13.0~9.2	13.4~9.8	19.6~13.1	20.0~13.5	25.0~19.7	25.9~20.1
	3.5岁	<6.1	<6.2	8.2~6.1	8.4~6.2	11.1~8.3	11.2~8.5	16.9~11.2	17.0~11.3	21.8~17.0	21.9~17.1
	4岁	<5.6	<5.9	7.0~5.6	7.3~5.9	9.1~7.1	9.5~7.4	13.1~9.2	13.4~9.6	17.0~13.2	17.2~13.5
	4.5岁	<5.3	<5.5	6.4~5.3	6.7~5.5	8.1~6.5	8.5~6.8	11.2~8.2	11.9~8.6	14.5~11.3	14.9~12.0
	5岁	<5.1	<5.2	5.9~5.1	6.1~5.2	7.2~6.0	7.5~6.2	9.8~7.3	10.0~7.6	12.5~9.9	12.7~10.1
	5.5岁	<4.9	<4.9	5.6~4.9	5.7~4.9	6.8~5.7	6.9~5.8	9.3~6.9	9.2~7.0	11.9~9.4	11.5~9.3
	6岁	<4.4	<4.6	5.1~4.4	5.2~4.6	6.1~5.2	6.2~5.3	8.2~6.2	8.3~6.3	10.4~8.3	10.5~8.4

2. 7～19岁青少年基础运动素质衰减（基础运动能力）评价

表6-7 7～19岁青少年人群基础运动素质衰减评价

序号	测试目的	测评项目	测试指标得分（单项评价采用5分制，分数越高，成绩越差）				
			1分	2分	3分	4分	5分
1	运动时长	2次内合计运动时间（分钟）	《基础运动素质评价标准细则》详见本书[使用说明]				
2	运动最大承受力	安全承受的有氧运动最长时间（分钟）					
3	运动频率	运动次数（次数/每周）					
4	身体形态	体质指数（BMI）（千克/米²） （具体标准参考表6-8）					
5	力量素质 （肌肉力量）	7～8岁：掷沙包； 9～10岁：掷实心球； 11～19岁：握力体重指数（握力体重指数＝握力（kg）/体重（kg）×100） （具体标准参考表6-8）					
6	柔韧素质	坐位体前屈（厘米） （具体标准参考表6-8）					
7	速度和灵敏素质	50米跑 （25米×2往返跑）（秒） （具体标准参考表6-8）					
8	耐力素质（心肺功能）	肺活量（毫升） （具体标准参考表6-8）					

续表

序号	测试目的	测评项目	测试指标得分（单项评价采用5分制，分数越高，成绩越差）				
			1分	2分	3分	4分	5分
	基础运动素质衰减评价(A)		分级计算： 基础运动素质衰减评价（A）为0～40分。根据综合评分结果，对受试者的基础运动能力（基础运动能力）进行分级评价： ①33～40分，基础运动素质衰减，评价等级为五级，表明受试者基础运动能力极显著降低，运动风险极高，应立即调整 ②25～32分，基础运动素质衰减，评价等级为四级，表明受试者基础运动能力显著降低，运动风险低，应尽快调整 ③17～24分，基础运动素质衰减，评价等级为三级，表明受试者基础运动能力表现降低，运动风险较高，应积极调整 ④9～16分，基础运动素质衰减，评价等级为二级，表明受试者基础运动能力保持较好，运动风险较低，应适当调整 ⑤0～8分，基础运动素质正常，评价等级为一级，表明受试者基础运动能力保持良好，运动风险低，应继续保持				

表6-8　7-19岁青少年人群基础运动素质部分指标评价标准

测评项目	年龄	1分 男	1分 女	2分 男	2分 女	3分 男	3分 女	4分 男	4分 女	5分 男	5分 女
体质指数(BMI)(千克/米²)	7岁	14.7~16.2	14.1~16.0	16.3~17.3	16.1~17.1	14.0~14.6	13.5~14.0	17.4~19.1	17.2~18.8	≥19.2或≤13.9	≥18.9或≤13.4
	8岁	15.2~17.0	14.8~17.0	17.1~18.0	17.1~18.0	14.1~15.1	13.7~14.7	18.1~20.2	18.1~19.8	≥20.3或≤14.0	≥19.9或≤13.6
	9岁	15.3~17.8	15.0~17.7	17.9~18.8	17.8~18.8	14.2~15.2	13.9~14.9	18.9~21.3	19.0~20.9	≥21.4或≤14.1	≥21.0或≤13.8
	10岁	16.6~18.0	16.2~18.2	18.1~19.5	18.3~19.9	14.5~16.5	14.1~16.1	19.6~22.4	20.0~22.0	≥22.5或≤14.4	≥22.1或≤14.0
	11岁	17.1~18.5	16.5~18.5	18.6~20.2	18.6~21.0	15.0~17.0	14.4~16.4	20.3~23.5	21.1~23.3	≥23.6或≤14.9	≥23.3或≤14.3
	12岁	17.0~18.9	16.9~19.5	19.0~20.9	19.6~21.8	15.5~16.9	14.8~16.8	21.0~24.6	21.9~24.4	≥24.7或≤15.4	≥24.5或≤14.7
	13岁	18.1~20.1	17.5~20.5	20.2~21.8	20.6~22.5	16.0~18.0	15.4~17.4	21.9~25.6	22.6~25.5	≥25.7或≤15.9	≥25.6或≤15.3
	14岁	18.6~20.6	18.2~20.2	20.7~22.5	20.3~22.9	16.5~18.5	16.1~18.1	22.6~26.3	23.0~26.2	≥26.4或≤16.4	≥26.3或≤16.0
	15岁	19.1~21.1	18.8~20.8	21.2~23.0	20.9~23.3	17.0~19.0	16.7~18.7	23.1~26.8	23.4~26.8	≥26.9或≤16.9	≥26.9或≤16.6
	16岁	19.5~21.5	19.2~21.2	21.6~23.4	21.3~23.6	17.4~19.4	17.1~19.1	23.5~27.3	23.7~27.3	≥27.4或≤17.3	≥27.4或≤17.0
	17岁	19.9~21.9	19.4~21.4	22.0~23.7	21.5~23.7	17.8~19.8	17.3~19.3	23.8~27.7	23.8~27.6	≥27.8或≤17.7	≥27.7或≤17.2
	18岁	20.2~22.1	19.6~21.6	22.2~23.9	21.7~23.9	18.2~20.1	17.5~19.5	24.0~27.9	24.0~27.9	≥28.0或≤18.1	≥28.0或≤17.4
	19岁	20.2~22.1	19.6~21.6	22.2~23.9	21.7~23.9	18.2~20.1	17.5~19.5	24.0~27.9	24.0~27.9	≥28.0或≤18.1	≥28.0或≤17.4
掷沙包(米)	7岁	13.5~23.6	9.9~21.6	10.8~13.4	7.7~9.8	5.0~10.7	3.5~7.6	4.1~4.9	2.9~3.4	0~4.0	0~2.8
	8岁	13.5~23.6	9.9~21.6	10.8~13.4	7.7~9.8	5.0~10.7	3.5~7.6	4.1~4.9	2.9~3.4	0~4.0	0~2.8
掷实心球(米)	9岁	7.0~9.5	5.2~8.2	6.4~6.9	4.5~5.1	5.0~6.3	2.5~4.4	3.5~4.9	2.0~2.4	0~3.4	0~1.9
	10岁	7.0~9.5	5.2~8.2	6.4~6.9	4.5~5.1	5.0~6.3	2.5~4.4	3.5~4.9	2.0~2.4	0~3.4	0~1.9
握力体重指数	11岁	64~70	59~64	56~63	52~58	37~55	35~51	34~36	32~34	0~33	0~31
	12岁	64~70	59~64	56~63	52~58	37~55	35~51	34~36	32~34	0~33	0~31
	13岁	73~80	61~67	66~72	54~60	44~65	37~53	40~43	34~36	0~39	0~33
	14岁	79~86	62~70	71~78	56~61	48~70	38~55	44~47	35~37	0~43	0~34
	15岁	83~90	63~69	75~82	56~62	52~74	39~55	48~51	36~38	0~47	0~35
	16岁	85~92	63~70	77~84	57~62	55~76	40~56	50~54	36~39	0~49	0~35

续表

测评项目	年龄	1分 男	1分 女	2分 男	2分 女	3分 男	3分 女	4分 男	4分 女	5分 男	5分 女
握力体重指数	17岁	86~93	64~70	78~85	57~63	56~77	40~56	51~55	37~39	0~50	0~36
	18岁	87~94	65~72	79~86	58~64	55~78	39~57	50~54	35~38	0~49	0~34
	19岁	86~92	67~74	78~85	60~66	54~77	40~59	49~53	36~39	0~48	0~35
坐位体前屈（厘米）	7岁	13.0~16.1	16.0~18.6	11.0~12.9	13.4~15.9	0~10.9	2.4~13.3	-2.4~0	0~2.3	<~2.4	<0
	8岁	13.2~16.2	16.3~18.9	10.6~13.1	13.3~16.2	-0.4~10.5	2.3~13.2	-2.8~-0.5	-0.1~2.2	<~2.8	<~0.1
	9岁	13.4~16.3	16.6~19.2	10.2~13.3	13.2~16.5	-0.8~10.1	2.2~13.1	-3.2~-0.9	-0.2~2.1	<~3.2	<~0.2
	10岁	13.6~16.4	16.9~19.5	9.8~13.5	13.1~16.8	-2.2~9.7	2.1~13.0	-5.2~-0.4	-0.3~2.0	<~5.2	<~0.3
	11岁	13.8~16.5	17.2~19.8	9.4~13.7	13.0~17.1	-2.6~9.3	2.0~12.9	-5.6~-2.7	-0.4~1.9	<~5.6	<~0.4
	12岁	14.0~16.6	17.5~19.9	9.0~13.9	12.9~17.4	-4.0~8.9	1.9~12.8	-7.0~-4.1	-0.5~1.8	<~7.0	<~0.5
	13岁	14.2~17.6	18.4~21.8	10.4~14.1	15.0~18.3	-2.6~10.3	2.0~14.9	-6.2~-2.7	-0.4~1.9	<~6.2	<~0.4
	14岁	15.8~19.6	19.3~22.7	11.6~15.7	15.9~19.2	-1.4~11.5	2.9~15.8	-5.0~-1.5	0.5~2.8	<~5.0	<0.5
	15岁	17.8~21.6	20.1~23.5	13.8~17.7	16.7~20.0	-0.2~13.7	3.7~16.6	-3.8~-0.3	1.3~3.6	<~3.8	<1.3
	16岁	19.4~23.6	20.8~24.2	15.0~19.3	17.4~20.7	1.0~14.9	4.4~17.3	-2.0~0.9	2.0~4.3	<~2.0	<~2.0
	17岁	20.5~24.3	21.4~24.8	16.1~20.4	18.0~21.3	2.1~16.0	5.0~17.9	-0.9~2.0	2.6~4.9	<~0.9	<~2.6
	18岁	21.0~24.6	21.9~25.3	17.2~20.9	18.5~21.8	3.2~17.1	5.5~18.4	0.2~3.1	3.1~5.4	<0.2	<3.1
	19岁	21.3~24.9	22.2~25.8	17.7~21.2	19.0~22.1	3.7~17.6	6.0~18.9	0.7~3.6	3.6~5.9	<0.7	<3.6
50米跑（25米×2往返跑）	7岁	10.4~10.2	11.2~11.0	10.6~10.5	11.8~11.3	12.6~10.7	13.8~11.9	13.2~12.7	14.4~13.9	>13.2	>14.4
	8岁	9.8~9.6	10.2~10.0	10.0~9.9	10.8~10.3	12.0~10.1	12.8~10.9	12.6~12.1	13.4~12.9	>12.6	>13.4
	9岁	9.3~9.1	9.4~9.2	9.5~9.4	10.0~9.5	11.5~9.6	12.0~10.1	12.1~11.6	12.6~12.1	>12.1	>12.6
	10岁	8.9~8.7	8.9~8.7	9.1~9.0	9.5~9.0	11.1~9.2	11.5~9.6	11.7~11.2	12.1~11.6	>11.7	>12.1
	11岁	8.6~8.4	8.5~8.3	8.8~8.7	9.1~8.6	10.8~8.9	11.1~9.2	11.4~10.9	11.7~11.2	>11.4	>11.7
	12岁	8.4~8.2	8.4~8.2	8.6~8.5	9.0~8.5	10.6~8.7	11.0~9.1	11.2~10.7	11.6~11.1	>11.2	>11.6

续表

测评项目	年龄	1分		2分		3分		4分		5分	
		男	女	男	女	男	女	男	女	男	女
50米跑（25米×2往返跑）	13岁	8.0~7.8	8.3~8.1	8.2~8.1	8.9~8.4	10.2~8.3	10.9~9.0	10.8~10.3	11.5~11.0	>10.8	>11.5
	14岁	7.7~7.5	8.2~8.0	7.9~7.8	8.8~8.3	9.9~8.0	10.8~8.9	10.5~10.0	11.4~10.9	>10.5	>11.4
	15岁	7.5~7.3	8.1~7.9	7.7~7.6	8.7~8.2	9.7~7.8	10.7~8.8	10.3~9.8	11.3~10.8	>10.3	>11.3
	16岁	7.3~7.1	8.0~7.8	7.5~7.4	8.6~8.1	9.5~7.6	10.6~8.7	10.1~9.6	11.2~10.7	>10.1	>11.2
	17岁	7.2~7.0	7.9~7.7	7.4~7.3	8.5~8.0	9.4~7.5	10.5~8.6	10.0~9.5	11.1~10.6	>10.0	>11.1
	18岁	7.0~6.8	7.8~7.6	7.2~7.1	8.4~7.9	9.2~7.3	10.4~8.5	9.8~9.3	11.0~10.5	>9.8	>11.0
	19岁	6.9~6.7	7.7~7.5	7.1~7.0	8.3~7.8	9.1~7.2	10.3~8.4	9.7~9.2	10.9~10.4	>9.7	>10.9
肺活量（毫升）	7岁	1500~1700	1200~1400	1300~1499	1000~1199	700~1299	600~999	581~699	541~599	0~580	0~540
	8岁	1800~2000	1400~1600	1500~1799	1200~1399	800~1499	700~1199	651~799	641~699	0~650	0~640
	9岁	2100~2300	1600~1800	1700~2099	1400~1599	900~1699	800~1399	721~899	741~799	0~720	0~740
	10岁	2400~2600	1800~2000	1900~2399	1600~1799	1100~1899	900~1599	891~1099	841~899	0~890	0~840
	11岁	2700~2900	2050~2250	2200~2699	1850~2049	1300~2199	1050~1849	1061~1299	961~1049	0~1060	0~960
	12岁	3000~3200	2300~2500	2500~2999	2100~2299	1500~2499	1200~2099	1231~1499	1111~1199	0~1230	0~1110
	13岁	3400~3640	2550~2750	2900~3399	2350~2549	1700~2899	1350~2349	1401~1699	1231~1349	0~1400	0~1230
	14岁	3700~3940	2800~2900	3200~3699	2500~2799	2000~3199	1500~2499	1671~1999	1381~1499	0~1670	0~1380
	15岁	4000~4240	2950~3050	3500~3999	2650~2949	2300~3499	1650~2649	1941~2299	1531~1649	0~1940	0~1530
	16岁	4300~4540	3050~3150	3800~4299	2750~3049	2600~3799	1750~2749	2211~2599	1631~1749	0~2210	0~1630
	17岁	4500~4740	3150~3250	4000~4499	2850~3149	2800~3999	1850~2849	2381~2799	1731~1849	0~2380	0~1730
	18岁	4700~4940	3250~3350	4200~4699	2950~3249	3000~4199	1950~2949	2551~2999	1831~1949	0~2550	0~1830
	19岁	4800~5040	3300~3400	4300~4799	3000~3299	3100~4299	2000~2999	2661~3099	1881~1999	0~2660	0~1880

表6-9 20~59岁成年人人群基础运动素质衰减评价

序号	测试目的	测评项目	测试指标得分（单项评价采用5分制，分数越高，成绩越差）				
			1分	2分	3分	4分	5分
1	运动时长	2次内合计运动时间（分钟）	《基础运动素质评价标准细则》详见本书［使用说明］				
2	运动最大承受力	安全承受的有氧运动最长时间（分钟）					
3	运动频率	运动次数（次/每周）					
4	身体形态	体质指数（BMI）（千克/米²）					
5	肌肉的质量	体成分中的肌肉量（千克）					
6	耐力素质（心肺耐力）	台阶试验（具体标准参考表6-10）					
7	耐力素质（心肺功能）	肺活量（毫升）（具体标准参考表6-10）					
8	力量素质（肌肉力量）	握力（千克）（具体标准参考表6-10）					
9	柔韧素质	坐位体前屈（厘米）（具体标准参考表6-10）					
10	速度素质（反应能力）	选择反应时（秒）（具体标准参考表6-10）					
11	灵敏素质（平衡能力）	闭眼单脚站立（秒）（具体标准参考表6-10）					

续表

序号	测试目的	测评项目	测试指标得分（单项评价采用5分制，分数越高，成绩越差）				
			1分	2分	3分	4分	5分
	基础运动素质衰减评价(A)						

分级计算：

基础运动素质衰减评价分（A）为0～55分。根据综合评分结果，对受试者的基础运动素质衰减（基础运动能力）进行分级评价：

①45～55分，基础运动素质衰减，评价等级为五级，表明受试者基础运动能力极显著降低，运动风险极高，应立即调整。

②34～44分，基础运动素质衰减，评价等级为四级，表明受试者基础运动能力显著降低，运动风险高，应尽快调整。

③23～33分，基础运动素质衰减，评价等级为三级，表明受试者基础运动能力表现明降低，运动风险较高，应积极调整。

④12～22分，基础运动素质衰减，评价等级为二级，表明受试者基础运动能力保持较好，运动风险较低，应适当调整。

⑤0～11分，基础运动素质正常，评价等级为一级，表明受试者基础运动能力保持良好，运动风险低，应继续保持

表6-10　20～59岁成年人群基础运动素质部分指标评分标准

测评项目	年龄	1分		2分		3分		4分		5分	
		男	女	男	女	男	女	男	女	男	女
成年人台阶指数	20～24岁	>67.6	>67.1	58.1~67.6	58.1~67.1	52.1~58.0	52.3~58.0	46.2~52.0	46.2~52.2	42.1~46.1	40.9~46.1
	25～29岁	>68.1	>68.6	58.4~68.1	59.2~68.6	52.0~58.3	53.3~59.1	46.2~51.9	46.9~53.2	42.1~46.1	40.7~46.8
	30～34岁	>68.1	>69.1	58.4~68.1	60.0~69.1	52.3~58.3	53.8~59.9	46.2~52.2	47.1~53.7	41.4~46.1	39.5~47.0
	35～39岁	>68.1	>69.7	58.8~68.1	60.4~69.7	52.3~58.7	53.9~60.3	46.2~52.2	46.9~53.8	41.3~46.1	37.0~46.8
	40～44岁	>70.2	>71.3	60.0~70.2	61.6~71.3	53.6~59.9	54.9~61.5	46.6~53.5	46.9~54.8	37.8~46.5	31.5~46.8
	45～49岁	>70.2	>71.3	60.4~70.2	61.6~71.3	53.6~60.3	54.5~61.5	46.4~53.5	45.7~54.4	35.5~46.3	30.0~45.6
	50～54岁	>69.7	>71.3	60.0~69.7	61.6~71.3	53.6~59.9	54.2~61.5	45.9~53.5	43.9~54.1	31.5~45.8	27.9~43.8
	55～59岁	>69.7	>70.2	60.0~69.7	60.4~70.2	53.3~59.9	52.9~60.3	44.8~53.2	39.9~52.8	29.9~44.7	27.3~39.8

续表

测评项目	年龄	1分 男	1分 女	2分 男	2分 女	3分 男	3分 女	4分 男	4分 女	5分 男	5分 女
成年人肺活量（毫升）	20~24岁	>4634	>3259	3985~4634	2780~3259	3465~3984	2355~2779	2848~3464	1874~2354	2369~2847	1423~1873
	25~29岁	>4624	>3244	3970~4624	2770~3244	3460~3969	2365~2769	2850~3459	1835~2364	2326~2849	1396~1834
	30~34岁	>4544	>3242	3875~4544	2760~3242	3345~3874	2340~2759	2750~3344	1782~2339	2240~2749	1320~1781
	35~39岁	>4349	>3159	3740~4349	2675~3159	3210~3739	2250~2674	2620~3209	1735~2249	2135~2619	1295~1734
	40~44岁	>4223	>3074	3600~4223	2574~3074	3085~3599	2150~2573	2450~3084	1630~2149	2007~2449	1228~1629
	45~49岁	>4099	>2979	3465~4099	2460~2979	2965~3464	2050~2459	2308~2964	1520~2049	1900~2307	1160~1519
	50~54岁	>3914	>2899	3255~3914	2375~2899	2780~3254	1978~2374	2165~2779	1470~1977	1770~2164	1115~1469
	55~59岁	>3769	>2769	3125~3769	2250~2769	2645~3124	1855~2249	2060~2644	1375~1854	1669~2059	1095~1374
成年人握力（千克）	20~24岁	>56.3	>35.0	49.3~56.3	29.9~35.0	43.6~49.2	25.8~29.8	37.0~43.5	21.2~25.7	29.6~36.9	18.6~21.1
	25~29岁	>57.6	>35.3	50.5~57.6	30.2~35.3	44.9~50.4	26.2~30.1	38.4~44.8	21.8~26.1	32.6~38.3	19.2~21.7
	30~34岁	>57.6	>36.1	50.7~57.6	31.0~36.1	45.0~50.6	27.0~30.9	38.1~44.9	22.4~26.9	32.2~38.0	19.8~22.3
	35~39岁	>57.7	>36.4	50.3~57.7	31.3~36.4	44.5~50.2	27.1~31.2	37.3~44.4	22.4~27.0	31.3~37.2	19.6~22.3
	40~44岁	>56.7	>36.5	49.6~56.7	31.1~36.5	43.5~49.5	27.0~31.0	36.5~43.4	22.1~26.9	30.0~36.4	19.1~22.0
	45~49岁	>55.4	>35.7	48.6~55.4	30.4~35.7	42.5~48.5	26.1~30.3	35.5~42.4	21.3~26.0	29.2~35.4	18.1~21.2
	50~54岁	>53.2	>34.2	46.4~53.2	29.0~34.2	40.4~46.3	24.9~28.9	32.8~40.3	20.2~24.8	27.2~32.7	17.1~20.1
	55~59岁	>50.7	>32.7	44.0~50.7	27.7~32.7	38.6~43.9	23.6~27.6	31.5~38.5	19.3~23.5	25.9~31.4	16.3~19.2
成年人坐位体前屈（厘米）	20~24岁	>20.1	>20.2	14.2~20.1	14.4~20.2	9.0~14.1	9.5~14.3	1.8~8.9	2.9~9.4	-3.5~1.7	-2.1~2.8
	25~29岁	>19.7	>19.7	13.5~19.7	14.0~19.7	7.9~13.4	8.3~13.9	1.0~7.8	2.0~8.2	-5.5~0.9	-3.5~1.9
	30~34岁	>18.3	>19.2	12.0~18.3	13.4~19.2	6.5~11.9	8.0~13.3	0.0~6.4	1.7~7.9	-7.0~0.1	-4.0~1.6
	35~39岁	>17.1	>17.1	10.8~17.1	10.8~17.1	5.0~10.7	5.0~10.7	-2.3~4.9	-2.3~4.9	-8.7~-2.4	-8.7~-2.4
	40~44岁	>16.2	>17.9	10.0~16.2	12.0~17.9	4.0~9.9	6.6~11.9	-3.7~3.9	0.2~6.5	-9.4~-3.8	-5.9~0.1
	45~49岁	>15.9	>17.9	9.2~15.9	11.9~17.9	3.3~9.1	6.2~11.8	-4.3~3.2	0.0~6.1	-10.0~-4.4	-6.3~-0.1
	50~54岁	>14.8	>17.9	8.0~14.8	11.5~17.9	2.2~7.9	6.0~11.4	-5.5~2.1	0.6~5.9	-10.7~-5.6	-6.5~-0.5
	55~59岁	>13.8	>17.7	7.3~13.8	11.2~17.7	1.8~7.2	5.8~11.1	-6.2~1.7	0.8~5.7	-11.2~-6.3	-6.6~-0.7

续表

测评项目	年龄	1分 男	1分 女	2分 男	2分 女	3分 男	3分 女	4分 男	4分 女	5分 男	5分 女
成年人选择反应时间（秒）	20~24岁	<0.39	<0.40	0.43~0.39	0.45~0.40	0.49~0.44	0.52~0.46	0.60~0.50	0.65~0.53	0.69~0.61	0.79~0.66
	25~29岁	<0.39	<0.42	0.44~0.39	0.47~0.42	0.51~0.45	0.55~0.48	0.62~0.52	0.69~0.56	0.73~0.63	0.82~0.70
	30~34岁	<0.41	<0.43	0.46~0.41	0.49~0.43	0.52~0.47	0.57~0.50	0.65~0.53	0.70~0.58	0.76~0.66	0.86~0.71
	35~39岁	<0.41	<0.44	0.47~0.41	0.50~0.44	0.54~0.48	0.58~0.51	0.66~0.55	0.73~0.59	0.78~0.67	0.86~0.74
	40~44岁	<0.43	<0.44	0.48~0.43	0.51~0.44	0.59~0.49	0.61~0.52	0.70~0.60	0.75~0.62	0.81~0.71	0.90~0.76
	45~49岁	<0.43	<0.45	0.50~0.43	0.53~0.45	0.60~0.51	0.64~0.54	0.72~0.61	0.80~0.65	0.86~0.73	0.94~0.81
	50~54岁	<0.44	<0.46	0.52~0.44	0.55~0.46	0.61~0.53	0.66~0.56	0.76~0.62	0.84~0.67	0.90~0.77	0.96~0.85
	55~59岁	<0.45	<0.48	0.54~0.45	0.57~0.48	0.64~0.55	0.68~0.58	0.79~0.65	0.87~0.69	0.93~0.80	0.97~0.88
成年人闭眼单脚站立（秒）	20~24岁	>98	>90	42~98	34~90	18~41	16~33	6~17	6~15	3~5	3~5
	25~29岁	>85	>84	36~85	33~84	15~35	15~32	6~14	6~14	3~5	3~5
	30~34岁	>74	>72	30~74	29~72	13~29	13~28	5~12	5~12	3~4	3~4
	35~39岁	>69	>62	28~69	24~62	12~27	10~23	4~11	4~9	3	3
	40~44岁	>54	>45	22~54	19~45	10~21	8~18	4~9	4~7	3	3
	45~49岁	>48	>39	20~48	16~39	9~19	7~15	4~8	3~6	3	2
	50~54岁	>39	>33	17~39	14~33	8~16	6~13	5~7	3~5	3~4	2
	55~59岁	>33	>26	14~33	11~26	7~13	6~10	3~6	3~5	2	2

表6-11 60~69岁老年人群基础运动素质衰减评价

序号	测试目的	测评项目	测试指标得分（单项评价采用5分制，分数越高，成绩越差）				
			1分	2分	3分	4分	5分
1	运动时长	2次内合计运动时间（分钟）	《基础运动素质评价标准细则》详见本书[使用说明]				
2	运动最大承受力	安全承受的有氧运动最长时间（分钟）					
3	运动频率	运动次数（次/每周）					
4	身体形态	体质指数（BMI）（千克/米²）					
5	肌肉的质量	体成分中的肌肉量（千克）					
6	耐力素质（心肺功能）	肺活量（毫升）（具体标准参考表6-12）					
7	力量素质（肌肉力量）	握力（千克）（具体标准参考表6-12）					
8	柔韧素质	坐位体前屈（厘米）（具体标准参考表6-12）					
9	速度素质（反应能力）	选择反应时（秒）（具体标准参考表6-12）					
10	灵敏素质（平衡能力）	闭眼单脚站立（秒）（具体标准参考表6-12）					

基础运动素质衰减评价(A)

分级计算：

基础运动素质衰减评价分（A）为0~50分。根据综合评分结果，对受试者的基础运动素质衰减（基础运动能力）进行分级评价：

①41~50分，基础运动素质衰减，评价等级为五级，表明受试者基础运动能力极显著降低，运动风险极高，应立即调整

②31~40分，基础运动素质衰减，评价等级为四级，表明受试者基础运动素质衰减，运动风险显著降低，运动风险高，应尽快调整

续表

序号	测评项目	测试目的	测试指标得分（单项评价采用5分制，分数越高，成绩越差）				
			1分	2分	3分	4分	5分
	基础运动素质衰减评价(A)		③21～30分，基础运动素质衰减，运动能力表现降低，运动风险较高，应积极调整　④11～20分，基础运动素质衰减，运动能力保持较好，运动风险较低，应适当调整　⑤0～10分，基础运动素质正常，运动能力保持良好，运动风险低，应继续保持		评价等级为三级，应积极调整　评价等级为二级，应适当调整　评价等级为一级，应继续保持	表明受试者基础	表明受试者基础　表明受试者基础

表6-12　60～69岁老年人群基础运动素质部分指标评价标准

测评项目	年龄	1分		2分		3分		4分		5分	
		男	女	男	女	男	女	男	女	男	女
肺活量（毫升）	60～64岁	>3499	>2552	2940～3499	2070～2552	2426～2939	1685～2069	1828～2425	1220～1684	1400～1827	955～1219
	65～69岁	>3334	>2454	2750～3334	1965～2454	2230～2749	1560～1964	1661～2229	1105～1559	1255～1660	895～1104
握力（千克）	60～64岁	>47.5	>30.4	40.5～47.5	25.6～30.4	34.5～40.4	21.5～25.5	27.0～34.4	17.2～21.4	21.5～26.9	14.9～17.1
	65～69岁	>44.8	>29.7	38.2～44.8	24.4～29.7	32.1～38.1	20.4～24.3	25.0～32.0	16.3～20.3	21.0～24.9	13.8～16.2
坐位体前屈（厘米）	60～64岁	>13.1	>17.7	6.8～13.1	11.4～17.7	1.0～6.7	5.3～11.3	-7.7～0.9	-1.9～5.2	-12.6～-7.8	-7.5～-2.0
	65～69岁	>11.7	>16.4	4.7～11.7	10.1～16.4	-1.5～4.6	4.1～10.0	-9.3～-1.6	-3.0～4.0	-13.6～-9.4	-8.2～-3.1
选择反应时间（秒）	60～64岁	<0.51	<0.55	0.62～0.51	0.66～0.55	0.76～0.63	0.83～0.67	1.00～0.77	1.13～0.84	1.40～1.01	1.46～1.14
	65～69岁	<0.54	<0.57	0.65～0.54	0.68～0.57	0.80～0.66	0.88～0.69	1.10～0.81	1.21～0.89	1.45～1.11	1.63～1.22
闭眼单脚站立（秒）	60～64岁	>48	>40	15～48	13～40	7～14	6～12	4～6	3～5	1～3	1～2
	65～69岁	>40	>35	13～40	11～35	6～12	5～10	3～5	3～4	1～2	1～2

四、基础运动素质衰减检测评价的方法

依据《国民体质测定标准》（2020年版）中要求的方法，特别编制了针对基础评价中基础运动能力所涉及的速度、灵敏、柔韧、力量、耐力等项目的测试方法，由专业人士或由专业人士指导，选用适宜的场地、工具，或采用专用测试手段，对受试者进行基础运动能力的专业性评价。

1.10米折返跑（秒）（适合3~6岁，评价速度和灵敏素质）

测试方法：

（1）使用秒表测试。在平坦的地面上画长10米、宽1.22米的直线跑道若干条，在每条跑道折返线处设一手触物体（如木箱），在跑道起终点线外3米处画一条目标线。

（2）测试时，受试者至少两人一组，以站立式起跑姿势站在起跑线前，当听到"开始"的口令后，全力跑向折返线，测试员视受试者起动开表计时。受试者跑到折返处，用手触摸物体后，转身跑向目标线，当胸部到达起终点线的垂直面时，测试员停表（图6-1示）。

（3）记录以秒为单位，保留小数点后1位。小数点后第2位数按"非零进一"的原则进位，如10.11秒记录为10.2秒。

（4）注意事项：受试者应全速跑，途中不得串道，接近终点时不要减速；在起终点处和目标线处不得站人，以免妨碍测试。

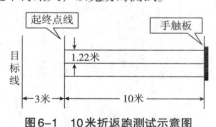

图6-1　10米折返跑测试示意图

2.坐位体前屈（厘米）（适合3~6岁，7~19岁，20~59岁，60~69岁，评价柔韧素质）

测试方法：

（1）使用坐位体前屈测试仪测试。

（2）测试时，受试者坐在垫上，双腿伸直，脚跟并拢，脚尖自然分开，全脚蹬在测试仪平板上；然后掌心向下，双臂并拢平伸，上体前屈，用双手中指

指尖推动游标平滑前移，直至不能移动为止（图6-2）。

（3）测试两次，取最大值。记录以厘米为单位，保留小数点后1位。

（4）注意事项：测试前，受试者应做准备活动，以防肌肉拉伤；测试时，膝关节不得弯曲，不得有突然前振的动作；记录时，正确填写正负号。

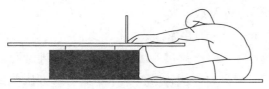

图6-2 坐位体前屈测试示意图

3. 网球掷远（米）（适合3~6岁，评价力量素质）

测试方法：

（1）使用网球和卷尺测试。在平坦地面上画一个长20米、宽6米的长方形，在长方形内，每隔0.5米画一条横线，以一侧端线为投掷线。

（2）测试时，受试者身体面向投掷方向，两脚前后分开，站在投掷线后约一步距离，单手持球举过头顶，尽力向前掷出。球出手时，后脚可以向前迈出一步，但不能踩在投掷线或越过投掷线，有效成绩为投掷线至球着地点之间的直线距离。如果球的着地点在横线上，则记录该线所标示的数值；如果球的着地点在两条横线之间，则记录靠近投掷线的横线所标示的数值；如果球的着地点超过20米长的测试场地，可用卷尺丈量；如果球的着地点超出场地的宽度，则重新投掷（图6-3）。

（3）测试两次，取最大值。记录以米为单位，保留小数点后1位。

（4）注意事项：测试时，严禁其他无关人员进入投掷区，避免出现伤害事故。

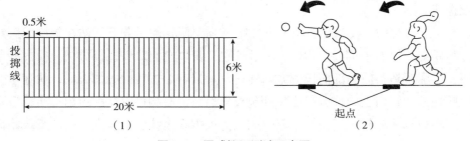

图6-3 网球掷远测试示意图

4.双脚连续跳（秒）（适合3～6岁，评价耐力素质）

测试方法：

（1）使用卷尺和秒表测试。在平坦地面上每隔0.5米画一条横线，共画10条，每条横线上横置一块软方包(长10厘米，宽5厘米，高5厘米)，在距离第一块软方包20厘米处设立起跳线。

（2）测试时，受试者两脚并拢，站在起跳线后；当听到"开始"口令后，双脚同时起跳，双脚一次或两次跳过一块软方包，连续跳过10块软方包。测试员视受试者起动开表计时，当受试者跳过第十个软方包双脚落地时，测试员停表（图6-4）。

（3）测试两次，取最好成绩。记录以秒为单位，保留小数点后1位，小数点后第2位数按"非零进一"的原则进位，如10.11秒记录为10.2秒。

（4）注意事项：测试时，如果受试者两次单脚起跳跨越软方包或踩在软方包上，或将软方包踢乱，则重新测试。

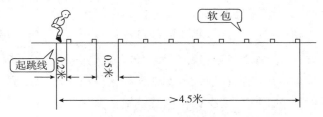

图6-4　双脚连续跳测试示意图

5.掷沙包（适合7～8岁，评价力量素质）

测试方法：

（1）使用沙包（重量为0.25千克左右）和卷尺进行测试。

（2）在开阔的无人地上画一个长20米、宽6米的长方形，以一侧端线为投掷线。

（3）测试时，受试者身体面向投掷方向，两脚前后分开，站在投掷线后约一步距离。以右手掷沙包为例，右手持包，身体左侧对着投掷方向，投掷沙包时，右腿蹬地，使髋部向投掷方向转送，紧接着上体转向投掷方向，快速甩臂甩腕把沙包经肩上向前方投出，沙包投出后时，右脚可以向前迈出一步，但不能踩在投掷线或越过投掷线，有效成绩为投掷线至沙包着地点之间的直线距离（图6-5）。

（4）测试两次，取最大值。记录以米为单位，保留小数点后1位。

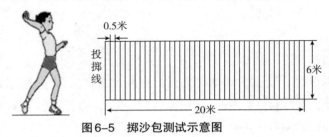

图6-5　掷沙包测试示意图

6.掷实心球（适合9～10岁，评价力量素质）

测试方法：

（1）使用小实心球（重量为2千克）和卷尺进行测试。

（2）在开阔的无人地上画一个长20米、宽6米的长方形，以一侧端线为投掷线。

（3）测试时，受试者身体面向投掷方向，站在投掷线后约一步距离。

（4）握球和持球：双手五指自然分开，紧扣在球的后上方，以保持球的稳定性。持球动作就是双肩后展，双肘微曲，将球举到头后上方。

（5）准备姿势：面对投掷方向，两脚前后开立，（以左脚为例）左脚在前，右脚在后，两膝微曲身体重心落在右脚，双手举球至头后上方。

（6）预摆和最后用力：预摆时，后腿进一步弯曲，双手持球后伸，延长用力距离。最后用力时，后脚蹬地，向前送髋，收腹送肩挥大臂，双手用力拨球，将球向前上方抛出（图6-6）。

（7）维持平衡：球出手后，两脚随蹬地的连贯动作迅速完成前后脚的交换跳动作，右脚落地后降低重心，左脚后伸保持平衡。

（8）测试两次，取最大值。记录以米为单位，保留小数点后1位。

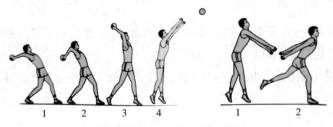

图6-6　掷实心球测试示意图

7. 握力体重指数［握力体重指数=握力(千克)/体重(千克)×100）（适合11～19岁，评价力量素质）

测试方法：

测握力：

（1）测试时，受试者转动握力计的握距调节钮，调至适宜握距，然后用力手持握力计，身体直立，两脚自然分开(同肩宽)，两臂自然下垂。

（2）开始测试时，用最大力紧握上下两个握柄。

（3）测试两次，取最大值。记录以千克为单位，保留小数点后1位。

（4）注意事项：用力时，禁止摆臂、下蹲或将握力计接触身体；如果受试者分不出有力手，双手各测试两次。

测体重：

（1）使用体重秤进行测试。

（2）测试时，受试者自然站在体重秤中央，站稳后，读取数据；记录以千克为单位，保留小数点后1位。

（3）注意事项：测试时，受试者应尽量减少着装。

计算握力体重指数：握力体重指数=握力(千克)/体重(千克)×100。

8. 50米跑（25米×2往返跑）（秒）（适合7～19岁，评价速度和灵敏素质）

测试方法：

（1）使用卷尺、秒表（或手机）进行测试。

（2）在平坦地面上用卷尺标记一段长25米的距离，标记起点和终点。

（3）测试时，当听到测试员"开始"口令后，测试员同时按下秒表开始计时，受试者立即从起跑线以最快速度跑向终点线，到达终点线反身以最快速度跑向起点线，当受试者双脚再次迈过起点线时，测试员停止计时。此时所记录的时间即为50米跑所用的时间。

（4）记录以秒为单位，保留小数点后1位，小数点后第2位数按"非零进一"的原则进位，如10.11秒记录为10.2秒。

9. 肺活量（毫升）[适合7～19岁，20～59岁，60～69岁，评价耐力素质（心肺功能）]

测试方法：

（1）使用肺活量计测试。电子式肺活量计精度为1毫升，翻转式肺活量计精度为20毫升，桶式肺活量计精度为50毫升。

（2）测试时，受试者深吸气至不能再吸气，然后将嘴对准肺活量计口嘴做深呼气，直至呼尽为止。

（3）测试两次，取最大值。记录以毫升为单位，保留整数。

（4）注意事项：呼气不可过猛，防止漏气；不得二次吸气；肺活量计口嘴应严格消毒。

10. 台阶试验 [适合 20 ～ 59 岁，评价耐力素质（心肺耐力）]

测试方法：

（1）使用台阶（男子台高 30 厘米，女子台高 25 厘米）、秒表和节拍器（频率为 120 次/分）或台阶试验仪测试。

（2）测试时，受试者直立站在台阶前方，按照节拍器发出的提示声做上下台阶运动。当节拍器发出第一声时，一只脚踏上台阶；第二声时，另一只脚踏上台阶，双腿伸直；第三声时，先踏上台阶的脚下台阶；第四声时，另一只脚下台阶。

（3）连续重复 3 分钟后，受试者立刻静坐在椅子上。记录运动停止后 1 分到 1 分半钟、2 分到 2 分半钟、3 分到 3 分半钟的三次脉搏数。

（4）如果受试者 3 次不能按照节拍器发出的节奏完成上下台阶或不能坚持运动，应立即停止运动，记录运动持续时间，并以同样方法记录三次脉搏数。然后，以下面公式计算台阶指数。

$$台阶指数 = \frac{运动持续时间（秒）}{（3 次测量脉搏数之和）} \times 100$$

（5）注意事项：心血管疾病患者，不得进行此项测试。

11. 握力（千克）（适合 20 ～ 59 岁，60 ～ 69 岁，评价力量素质）

测试方法：

（1）使用握力计测试。

（2）测试时，受试者转动握力计的握距调节钮，调至适宜握距，然后用力手持握力计，身体直立，两脚自然分开(同肩宽)，两臂自然下垂，开始测试时，用最大力紧握上下两个握柄。

（3）测试两次，取最大值。记录以千克为单位，保留小数点后 1 位。

（4）注意事项：用力时，禁止摆臂、下蹲或将握力计接触身体；如果受试者分不出有力手，双手各测试两次。

12. 选择反应时（测试反应时，秒）（适合 20 ～ 59 岁，60 ～ 69 岁，评价速度素质）

测试方法：

（1）使用反应时测试仪测试。

（2）测试时，受试者中指按住"启动键"，等待信号发出，当任意信号键发出信号时(声、光同时发出)，以最快速度去按该键；信号消失后，中指再次按住"启动键"，等待下一个信号发出，共有5次信号。受试者完成第5次信号应答后，所有信号键都会同时发出光和声，表示测试结束。

（3）测试两次，取最好成绩。记录以秒为单位，保留小数点后2位。

（4）注意事项：测试时，受试者不得用力拍击信号键。

13. 闭眼单脚站立（秒）（适合20～59岁，60～69岁，评价灵敏素质）
测试方法：

（1）测试时，受试者自然站立，当听到"开始"口令后，抬起任意一只脚，闭眼，同时测试员开表计时；当受试者支撑脚移动或抬起脚着地时，测试员停表。

（2）测试两次，取最好成绩。记录以秒为单位，保留小数点后1位，小数点后第2位数按"非零进一"的原则进位。如10.11秒记录为10.2秒。

（3）注意事项：测试时，注意安全保护。

第三节　基础运动素质衰减评价分级

按照人群对运动的速度、力量、耐力、灵敏性、柔韧性等多方面的不同反应，对基础运动素质衰减（运动能力）程度进行评价，将运动素质（基础运动能力）分为五个等级。

一级：保持良好，运动风险低，应继续保持。

二级：保持较好，运动风险较低，应适当调整。

三级：表现降低，运动风险较高，应积极调整。

四级：显著降低，运动风险高，应尽快调整。

五级：极显著降低，运动风险极高，应立即调整。

评价分级方法详见本章第二节表6-1至表6-5，表6-7，表6-9，表6-11。

第七章 生理状态之神经内分泌影响的代谢状态评价

概　述

　　神经-内分泌调节是指在神经-内分泌系统的直接参与下实现的生理功能调节，它是人体最重要的调节方式。神经对其所支配的组织能发挥两方面的作用：一方面，借助于兴奋冲动传导抵达末梢时，突触前膜释放特殊的递质，而后作用于突触后膜，从而改变所支配组织的功能活动，这一作用称为功能性作用；另一方面，神经还能通过末梢经常释放某些物质，持续地调整被支配组织的内在代谢活动，影响其持久性的结构、生化和生理的变化，这一作用与神经冲动无关，称为营养性作用。

　　反射是神经调节的基本方式，结构基础为反射弧，包括五个基本环节：感受器、传入神经、神经中枢、传出神经和效应器。感受器是连接神经调节受刺激的器官，效应器是产生反应的器官，中枢是在脑和脊髓中的信号处理器，传入和传出神经是将中枢与感受器和效应器联系起来的通路。反射调节是机体重要的调节机制，神经系统功能不健全时，调节将发生混乱。

　　神经-内分泌对体温的调节，直接影响了基础代谢状况；神经—内分泌对消化系统的调节，直接影响人体消化功能与营养素获得能力。

　　神经-内分泌对循环系统的调节，直接影响人体、精力等活动表现；神经-内分泌对整体营养代谢的调节，直接影响人体基础营养状态相关的生长发育与衰老。

　　神经对内分泌的调节，影响人体大量生化反应，其异常将造成血压、血脂、血糖及大量生化指标处于亚临床或临床状态。

　　因此，神经内分泌对代谢调节影响广泛。单一因素分析通常偏差极大，多因素、多角度研究，对分清风险等级与风险点，对健康评价和健康干预至关重要。

第一节　神经内分泌影响的代谢状态亚临床主要表现

神经系统一般通过两条途径来影响生理代谢，一条是通过神经释放递质来发挥作用，另一条是通过改变内分泌的活动间接影响生理代谢。当神经递质分泌异常时，使中枢神经细胞之间的兴奋传递发生障碍，造成中枢神经系统的机能紊乱，可表现为兴奋不安、头痛头晕、体温升高、意识功能下降或改变、感觉功能下降或改变、运动功能下降或改变、情绪改变、肌肉张力异常、自主神经功能改变、进行性肌营养不良、周围神经功能下降等，机体对各种形式刺激（如痛、温度、触、压、位置、振动等）无感知、感知减退或异常的单一或者多种表现。

同时，神经系统可以通过改变内分泌的功能间接对激素分泌产生影响。如影响腺体类的甲状腺相关激素、肾上腺相关激素、胰腺相关激素及内分泌细胞等，在影响人体的体温、循环、发育、消化、营养代谢等多方面发挥巨大作用的器官组织及细胞的功能，从而对人体生理产生多种多样的影响。

第二节　神经内分泌影响的调节对代谢功能的影响

一、神经内分泌对体温的影响

体温的相对恒定是维持机体内环境稳定，保证新陈代谢等生命活动正常进行的必要条件。体温异常变化可通过影响酶的活性，进而影响新陈代谢和细胞、组织和器官的功能。体温调节是指温度感受器接受机体内、外环境温度的刺激，通过体温调节中枢的活动，相应地引起内分泌腺、骨骼肌、皮肤血管和汗腺等组织器官活动的改变，从而调整机体的产热和散热过程，使体温保持在相对恒定的水平。调节体温的主要中枢在下丘脑较靠前侧的区域主要是促进散热，较靠后侧的区域主要是促进产热，这两个区域之间保持着交互抑制的关系，使体温维持相对恒定。

环境温度或机体活动的改变，将引起体表温度或深部血温的变动，从而刺激外周或中枢的温度感受器。温度感受器的传入冲动经下丘脑整合后，中枢便发出冲动（或引起垂体释放激素），使内分泌腺、内脏、骨骼肌、皮肤血管和汗腺等效应器的活动发生改变，调整机体的产热过程和散热过程，从而可以保持体温的相对稳定。

1.产热过程

（1）主要的产热器官 剧烈运动时—骨骼肌（占90%），安静时—内脏（占56%，尤其是肝脏）。

（2）产热方式 寒战产热（骨骼肌）—下丘脑控制。代谢产热（所有组织器官）—神经体液调节。肾上腺素和去甲肾上腺素分泌量的增加，可导致血糖升高，同时使心血管活动增强，以增加代谢产热。甲状腺素分泌量增加，加速糖和脂肪的氧化分解，增加产热。

2.散热过程

（1）散热器官 主要是皮肤，少数由呼吸、排尿、排便散热。

（2）皮肤的散热方式 血管舒缩，改变血流量，进而影响散热量；分泌汗液，通过蒸发散热；立毛肌舒缩，影响产热量。

二、神经内分泌对消化的影响

在消化过程中，消化系统各部分的活动是紧密联系、相互协调的。如消化管运动增强时，消化液的分泌也增加，使消化和吸收得以正常进行。又如食物在口腔内咀嚼时，就反射性地引起胃、小肠运动和分泌的加强，为接纳和消化食物做准备。消化系统各部分的协调，是在中枢神经系统控制下，通过神经和体液两种机制的调节实现的。

（一）消化系统的神经调节

消化系统全部结构中，除口腔、食管上段和肛门外括约肌受躯体神经支配外，其他部分都受自主神经系统中的交感和副交感神经的双重支配，其中副交感神经的作用是主要的。支配消化系统的交感神经起源于脊髓的第3胸节至第3腰节，在腹腔神经节更换神经元后，节后纤维随血管分布到消化腺和消化管。节后纤维的末梢释放去甲肾上腺素，这一神经递质作用于靶细胞上的肾上腺素能 α 或 β 受体而发挥其效应。支配消化系统的副交感神经主要发自延髓的迷走神经，只有远端结肠的副交感神经是来自脊髓骶段的盆神经。副交感神经的节前纤维进入消化管壁后，首先与位于管壁内的神经细胞发生突触联系，然后发生节后纤维支配消化管的肌肉和黏膜内的腺体。节后纤维末梢释放乙酰胆碱，这一神经递质作用于靶细胞上的毒蕈碱受体（M受体）而发挥其效应。交感神经和副交感神经对消化系统的作用是对立统一的。副交感神经兴奋时，使胃肠运动增强，腺体分泌增加；而交感神经的作用则相反，它兴奋时，使胃肠运动减弱，腺体分泌减少。此外，从食管中段起到肛门为止的绝大部分的消化管壁内，还含有内在的神经结构，叫作壁内神经丛，食物对消化管腔的机械或化学刺激，可通过壁内神经丛引起局部的消化管运动和消化腺分泌。壁内神经丛包括黏膜下层的黏膜下神经丛、位于纵行肌层和环行肌层之间的肌间神经丛。

（二）消化的体液调节

消化系统的活动还受到由其本身所产生的内分泌物质—胃肠激素的调节。从胃贲门到直肠的消化黏膜中，分散地存在着多种内分泌细胞。消化管内的食物成分、消化液的化学成分、神经末梢所释放的化学递质以及内分泌细胞周围组织液中的其他激素，都可以刺激或抑制这些内分泌细胞的活动。不同的内分泌细胞释放不同的肽。这些肽类进入血液，通过血液循环再作用于消化系统的特定部位的靶细胞，调节它们的活动。例如，在食物中蛋白质分解产物的作用下，存在于胃幽门部黏膜中的内分泌细胞（G细胞），可释放出一种由17个氨基酸残基组成的肽，叫作胃泌素。胃泌素通过血液循环，作用于胃底和胃体部的胃腺和胃壁肌肉，引起胃液分泌增加和胃运动增强。对胃肠分泌活动来说，激素调节较神经调节具有更重要的意义。但两者的相互作用也不容忽视。例如，神经和激素同时作用于同一个靶细胞时有相互加强作用。又如，刺激迷走神经，特别是刺激迷走神经的背干，引起胃泌素分泌明显增加；切断内脏神经，可使此反应加强，说明内脏神经具有抑制胃泌素分泌的作用。

三、神经内分泌对发育的影响

人的发育调节方式主要有两种：神经调节和激素调节。神经调节和激素调节相互配合，共同完成人体的各项生理活动。已知神经组织的发育成熟与一定时期内出现的酶类、脂类合成有关。在所有动物中，发育、生长和繁殖均受到高度调节。这些过程的关键组成部分之一是类固醇激素的精确作用。

同时，甲状腺激素是发育过程中一些重要酶类合成和维持其活性的必需激素。在胚胎期或新生儿期缺乏甲状腺激素，可发生神经细胞发育不良，大脑皮质细胞的数量和大小均低于正常，髓鞘不能形成等，出现精神、神经及骨骼发育障碍，智力发育迟缓、智力低下等。儿童期甲状腺功能低下，常见患儿生长缓慢、身材矮小、智力低下，这些损害均呈永久性的。此时，如果甲状腺激素补充得越早、越及时，对神经系统的损害就越小。在成年期，神经系统及个体已发育完善，甲状腺激素的作用主要表现为提高中枢神经系统的兴奋性。

四、神经内分泌对营养素代谢的影响

神经胶质细胞具有营养神经元的作用，可吞噬脑神经突触前端上存在的蛋白质，并进行降解代谢，还可以调节某些活性物质的代谢过程，是神经系统的物质代谢和营养中心。神经营养性作用的研究，主要是在运动神经上进行的。研究可见，运动神经断开后，肌肉内糖原合成减慢，蛋白质分解加速，肌肉逐渐萎缩；将神经缝合再生，则肌肉内糖原合成加速，蛋白质分解减慢合成加快，肌肉逐渐恢复。脊髓质炎受试者受害的前角运动神经元丧失功能，则所支配的肌肉将发生明显萎缩，就是这个道理。在内分泌系统中主要涉及的是内分泌腺体。内分泌腺体分泌身体需要的激素，并将激素释放到血液中，从而起到调控身体各项反应的作用。人体重要的腺体有垂体、甲状腺、胸腺、肾上腺、胰岛以及男女的生殖腺等等。而这一切受人体的神经系统的调控。神经系统是通过信息传递来发布指令，让身体迅速作出反应，通过大脑神经信号的传导，最终实现指令。在大脑发出总的信号之后，相应的内分泌腺释放激素，从而作用到身体各个组织细胞，发挥它应有的作用。内分泌系统的作用贯穿全身。主要包括调节生长发育，调节新陈代谢以及调节各种功能活动。脑垂体是所有腺体的总领，将大脑信号传给腺体，督促腺体分泌激素，垂体本身也会分泌激素，而这个激素可调控人体的生长发育，垂体在人体的生长发育过程中起着很重要作用，同时垂体可促进蛋白质的合成。甲状腺分泌的甲状腺素可调控人体的生长发育，并可参与全身新陈代谢。胸腺是人体重要的免疫器官，是人体的中枢免疫器官。肾上腺分泌的肾上腺素调节身体新陈代谢，调节影响血糖、血压的平衡。胰岛分泌的胰岛素是人体平衡血糖的重要激素。内分泌系统中各个腺体工作分明，分工又合作。

五、神经内分泌对循环的影响

心血管系统是由心脏、动脉、毛细血管及静脉组成的一个封闭的运输系统。由心脏不停的脉动提供动力，推动血液在其中循环流动，为机体的各种细胞提供了赖以生存的物质，包括营养物质和氧气，也带走了细胞代谢的产物包括二氧化碳。同时，许多激素与其他信息物质也通过血液的运输得以到达其靶器官，以此协调整个机体的功能。因此，维持血液循环系统良好的工作状态是机体得以生存的条件，而其中的核心是将血压维持在正常水平。神经内分泌系统通过各组织器官释放激素、促激素、组胺等和其他调节物质，以不同方式对心血管进行调节。动、静脉血管都有神经分布，其中以小动脉、微动脉和动、静脉吻合支的神经分布最密，全部血管都有缩血管神经纤维，部分血管兼有收缩和舒张两种神经纤维。血管运动中枢（调节血管运动的神经细胞群）的高级中枢在大脑皮层，低级中枢在皮层下从下丘脑直到脊髓。如人体在应激状态下，交感神经节释放儿茶酚胺类神经介质增多，同时，肾上腺髓质分泌释放出肾上腺素和去甲肾上腺素，其中尤其是去甲肾上腺素的释放，致使外周血管收缩，人的面色发白、发青，并由于血管阻力增加使血压升高等。神经内分泌系统是通过一系列反馈与负反馈机制来调节平衡的，在血管紧张素 Ⅱ 产生过多时，它可反馈性地抑制肾素分泌并刺激肾脏分泌前列腺素。前列腺素有扩血管、利尿与抑制交感活性等作用。

六、神经内分泌对衰老的影响

衰老的发生，以进行性的生理功能和组织内环境的稳定能力下降为特征。衰老可导致退化性疾病和死亡的发生率增加，是多种因素共同作用的结果。神经内分泌与免疫系统之间通过激素、神经肽、神经递质等，与细胞因子相互联系、互相作用，构成了一个完整的调控网络，维持着机体的正常生理功能。神经内分泌调节网络的失衡对加速衰老的进程有很大作用。哈佛的 Bruce Yankner 教授等发现，神经元的兴奋程度是决定寿命长短的主要因素。兴奋程度高的人寿命较短，而长寿的人神经兴奋程度较低。据了解，这是科学家第一次发现，神经系统活动影响人类寿命的证据。不仅如此，Bruce Yankner 教授团队还解释了背后的分子机制：REST基因表达上调，降低神经系统兴奋性，调节胰岛素和胰岛素样生长因子（IGF）信号通路，促进长寿。在后续的研究中，研究人员发现，REST蛋白的大量存在，会降低神经元的兴奋性，而这种降低又会抑制FOXO1蛋白及胰岛素/IGF信号通路核心分子的表达，最终起到了延长寿命的作用。研究认为，激活REST或者降低神经元的兴奋性，可能是减缓人类衰老的一种方法。

随着年龄的增长，激素及其活性生物成分的合成、分泌与调节功能都可能发生不可逆的衰退，进而导致机体内分泌系统功能发生减退或紊乱，致使衰老加速。同时，神经内分泌也可通过作用于免疫系统对衰老的进程产生影响。免疫系统是衰老过程的主要调节系统之一。免疫细胞是指参与免疫应答或与免疫应答相关的细胞，包括淋巴细胞、树突状细胞、单核/巨噬细胞、粒细胞、肥大细胞等。研究发现，免疫细胞的衰老与寿命有重要关系。德国马丁路德大学的Donjete Simnicaa教授等发现，随着年龄的增加，免疫T细胞的多样性会逐渐减少。40岁后，更是呈明显下降趋势。T细胞的多样性下降，则意味着T细胞的种类越来越少。

第三节　量表评价与检测评价

一、量表评价

表7-1　神经内分泌影响的代谢状态亚临床评价量表

序号	项目	亚临床状态与得分		
		2分	5分	10分
1	睡眠时长（小时/天）			
2	生活无规律，果蔬少，优质蛋白补充不足，饮食不规律等			
3	身体不明原因的乏力，说话迟缓，动作缓慢，指甲增厚或变脆、生长缓慢等			
4	意识、感觉、运动功能下降或改变。注意力不集中、思维不连贯、记忆减退、情感改变（激动、淡漠）、嗜睡，听力、视力、嗅觉减退等			
5	闭眼单脚站立时间（秒）	《状态量表评价标准细则》详见本书［使用说明］		
6	持续或间断的有上腹部不适或疼痛、饱胀、烧心、嗳气、食欲减退、消化不良、便秘、腹泻等			
7	心悸、心慌等			
8	辨距准确性下降，精细动作协调性下降，轮替动作异常，步履蹒跚，动作笨拙			
9	畏寒、易出汗、手脚发凉、夜间盗汗等			
10	曾经病史。慢性胃炎、胃溃疡、肠炎、甲状腺疾病、垂体疾病、脑萎缩、脑震荡、各类脑炎、肿瘤、心脑血管疾病等			
神经内分泌影响的代谢状态亚临床量表评价结果				

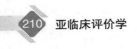

续表

序号	项 目	亚临床状态与得分		
		2分	5分	10分

判定说明：

1.注释

　　偶尔：指4周内，大概每周发生1次（周期性，虽然偶然但是间隔多次出现）

　　经常：指4周内，每周发生2次及以上（症状表现频繁）

　　总是：指4周内越来越频繁，最近一周发生4次及以上（趋向严重）

2.评价结果　　状态得分越高，表明亚临床风险越高

　　状态得分25分以上，评价结果为量表三级

　　状态得分15分以上，评价结果为量表二级

　　状态得分10分以上，评价结果为量表一级

填表说明：根据近1个月内自身的健康状况和生活习惯，按症状选择对应分数

二、检测评价

（一）生化指标

1.常见神经系统指标

（1）神经递质　　神经递质是神经元之间或神经元与靶细胞之间发挥信号传递作用的特定化学物质。神经递质对中枢神经系统功能和人的精神活动起着重要作用。由于神经元是以生物电的形式来编码刺激信息的，所以，神经递质实际上是一种信号转化分子，它把突触前的电信号转化为突触间隙的化学信号，再转化为突触后神经元的电信号。根据神经递质的化学组成特点，主要包括胆碱类（乙酰胆碱）、单胺类（去甲肾上腺素、多巴胺和5-羟色胺）、氨基酸类（兴奋性递质，如谷氨酸和天冬氨酸；抑制性递质，如 γ 氨基丁酸、甘氨酸和牛磺酸）和神经肽类等。

表7-2　主要中枢神经递质及其功能

类别	代表物质	主要功能
胆碱类	乙酰胆碱（Ach）	能够与靶细胞膜上的N型、M型胆碱能受体结合，与感觉、运动、学习、记忆等多种功能有关
儿茶酚胺类	多巴胺（DA）、去甲肾上腺素（NE）肾上腺素(E)	是交感神经节细胞与效应器之间重要的神经递质，参与记忆、觉醒、疼痛、内分泌等神经、精神活动

续表

类别	代表物质	主要功能
吲哚类	5-羟色胺（5-HT）	集中在脑桥的中缝核群中，一般是抑制性的，但也有兴奋性的，与睡眠、痛觉、情绪和精神活动有关
氨基酸类	谷氨酸（Glu）、天冬氨酸、氨基丁酸（GABA）和甘氨酸（Gly）	前两者为兴奋性递质，与神经兴奋、精神分裂和退行性病有关；后两者为抑制性递质，与焦虑、镇痛、神经兴奋有关
多肽类	下丘脑释放激素、神经垂体激素、脑肠肽、垂体肽	参与应激、情绪、镇痛、催眠、免疫等多种神经精神调节
气体类	CO、NO、H_2S 等	作为神经递质在学习、认知、记忆和神经内分泌过程中发挥作用

表7-3　常用神经递质检测方法和正常范围

神经递质	检测方法	正常范围
多巴胺（DA）（μmol/24h）（尿液）	HPLC	＜3.24
5-羟色胺（5-HT）（mol/L）	HPLC	0.88 ± 0.07
5-羟吲哚乙酸（5-HIAA）（mol/L）	HPLC	0.44 ± 0.13
肾上腺素（E）（μmol/24h）（尿液）	RIA 法	＜0.57
去甲肾上腺素（NE）（μmol/24h）（尿液）	RIA 法	＜0.15

（2）脑脊液中主要酶类的检测

表7-4　常见酶类的检测方法和正常范围

检测酶类	检测方法原理	正常范围
天门冬氨酸氨基转移酶（AST）（U/L）	速率法	10～40
肌酸激酶（CK）（U/L）	连续检测法	男：37～174 女：26～140
神经元特异性烯醇化酶（NSE）（ng/ml）	ELISA 法	酶含量＜10

2.常见内分泌指标

（1）促甲状腺素（TSH）　促甲状腺素是测试甲状腺功能非常敏感的特异性

指标，游离甲状腺浓度的微小变化就会带来TSH浓度的显著调整，特别适合于早期检测或排除下丘脑–垂体–甲状腺中枢调节环路的功能紊乱。

TSH正常范围：0.270～4.20mIU/L（ECLIA法）。

（2）三碘甲状腺原氨酸（T_3）　三碘甲状腺原氨酸是甲状腺激素对各种靶器官作用的主要激素。

T_3正常范围：1.3～3.1nmol/L（ECLIA法）。

（3）四碘甲状腺原氨酸（T_4）　四碘甲状腺原氨酸是甲状腺分泌最多的激素，T_4的代谢调节与T_3一样，也受下丘脑–垂体前叶–甲状腺轴的控制。

T_4正常范围：66～181nmol/L（电化学发光法）。

（4）游离甲状腺素（FT_4）　游离甲状腺激素是甲状腺代谢状态的真实反映，是反映甲状腺功能最为灵敏和最有价值的指标。

FT4正常范围：12～22pmol/L（电化学发光法）。

（5）生长激素（GH）　生长激素是机体的一种重要的激素，具有促进骨骼以及肌肉的生长发育、第二性征的出现、性器官的成熟以及发育和机体免疫力的作用。

血液中生长激素的正常值为：婴幼儿15～40μg/L；2岁儿童约4μg/L；4岁及成人0.5～5μg/L。女性略高于男性。

（6）血清泌乳素（PRL）　泌乳素是一种多肽激素，是脑垂体所分泌的激素中的一种。泌乳素的分泌主要受神经内分泌调节。泌乳素有300多种不同的生物功能，其作用形式有两种:循环激素和细胞因子。在泌乳、性腺发育、调节免疫等功能方面具有重要作用。

泌乳素的正常参考范围如下（化学发光免疫法）：男：2.64～13.13μg/L；女：绝经前3.34～26.72μg/L，绝经后2.74～19.64μg/L。

（7）睾酮　由男性的睾丸或女性的卵巢分泌，肾上腺亦分泌少量睾酮。睾酮具有维持肌肉强度及质量、骨质密度及强度、体内钙平衡和骨矿化作用，并影响脂代谢、糖代谢及提升体能等功能。

睾酮的正常参考范围如下：成人：男1.75～7.81μg/L，女<0.1～0.75μg/L。

（二）生理、生物信息指标

1.颅脑MRI检查　颅脑核磁共振成像（MRI）检查用于观察脑部有无病变，

能明确是否由脑结构改变所致。MRI对脑内低度星形胶质细胞瘤、神经节、垂体结构、神经胶质瘤、动静脉畸形等有重要的判定。

2.生物电扫描技术　通过对大脑区域的生物活性及中枢系统神经递质（如乙酰胆碱、儿茶酚胺、多巴胺、五−羟色胺）、间质的激素（促甲状腺素、性激素、甲状腺素）的监测，可在一定程度反映出神经内分泌系统的功能状况。

表7-5　生物电扫描技术

项目	正常范围	I级	II级	III级
大脑、下丘脑、垂体、甲状腺、胰腺区域活性值	$-20 \leq N \leq 20$	$N < -20$ 或 $N > 20$		
细胞间质神经递质：5-羟色胺、多巴胺、儿茶酚胺、乙酰胆碱	$-10 \leq N \leq 10$	$N < -10$ 或 $N > 10$		
细胞间质激素：促甲状腺素、性激素、甲状腺素	$-20 \leq N \leq 20$	$N < -20$ 或 $N > 20$		

3.人体热代谢检测　利用垂体、下丘脑、甲状腺、胰腺区域异常热源及热源形态、走向、深度、热值等表现，对功能器官的工作状态进行评估。人体热代谢可观察亚临床状态的代谢异常状态。

第四节　综合风险系统分析评价

一、综合风险系统分析评价

神经内分泌影响的代谢状态亚临床不适合单一指标或单一设备报告进行评价。通过长期研究，我们结合常见的亚临床主观表现，吸收医学观察检测技术及生化检测指标，探索生物信息检测手段，尝试建立神经内分泌影响的代谢状态亚临床综合风险系统分析评价方法。

表7-6 神经内分泌影响的代谢状态亚临床综合风险系统分析评价表

序号	种类	风险值	评价要素	亚临床状态分级		
				I级 5分（加#2分）	II级 10分（加#6分）	III级 15分（加#10分）
1	量表评价(S) （Q_S=45分） （n=3）	Q_{S1}	神经内分泌影响的代谢状态	一级	二级	三级
2		Q_{S2}	营养综合状态	二级	三级	四级、五级
3		Q_{S3}	基础运动素质	二级	三级	四级、五级
4	检测评价(T)（生理、生化、生物信息指标） （Q_T=55分） （n=5）	神经递质相关指标。多选一，或以最差项计入评价 Q_{T1}	多巴胺（DA）（μmol/24h）（尿液） 5-羟色胺（5-HT）（mol/L） 5-羟吲哚乙酸（5-HIAA）（mol/L） 肾上腺素（E）（μmol/24h）（尿液） 去甲肾上腺素（NE）（μmol/24h）（尿液）			
5#		脑脊液相关指标。多选一，或以最差项计入评价 Q_{T2}	天门冬氨酸氨基转移酶（AST）（U/L） 血清肌酸激酶（CK）（U/L）	《综合风险系统分析评价标准细则》详见本书 [使用说明]		
6#		常见内分泌指标。多选一，或以最差项计入评价 Q_{T3}	促甲状腺激素（TSH）（mIU/L） 三碘甲状腺原氨酸（T_3）（nmol/L） 四碘甲状腺原氨酸（T_4）（nmol/L） 游离甲状腺素（FT_4）（pmol/L） 生长激素（GH）（μg/L） 血清泌乳素（PRL）（μg/L） 睾酮（μg/L）			

续表

序号	种类	风险值	评价要素	亚临床状态分级		
				I 级（加#2分） 5分（加#2分）	II 级（加#6分） 10分（加#6分）	III 级（加#10分） 15分（加#10分）
7#	检测评价(T)（生理、生化、生物信息指标）(Q_T=55分)(n=5)	生物电扫描相关指标。多选一，或以评价计入评价。最差项计入评价 Q_{T4}	器官活性值：大脑、下丘脑、垂体区域活性	《生化指标分级评价标准细则》《生理、生物信息指标分级评价标准细则》详见本书 [使用说明]		
			细胞间质神经递质：5-羟色胺、多巴胺、儿茶酚胺、乙酰胆碱			
			细胞间质激素：促甲状腺素、性激素、甲状腺素			
8#		人体热代谢检测指标。多选一，或以评价计入评价。最差项计入评价 Q_{T5}	垂体、下丘脑、甲状腺、胰腺区域温度变化（正常区域与异常区域的代谢热差）	《生化指标分级评价标准细则》《生理、生物信息指标分级评价标准细则》详见本书 [使用说明]		
说明			1.序号4为评价项，序号5、6、7、8为相关项，多项检测，每项风险值计10分，其余评价项计入评价 2.加#号标记为相关项，每项风险值计10分，其余评价项每项15分			
综合风险系统分析评价结果(C)（风险值Q_c）						

二、综合风险系统分析评价判定标准

1.判定条件　检测评价中某一类指标的评价项或相关项检测时，可以多项选一项检测；也可以多项同检，选最差项计入评价项目。详见综合风险系统分析评价表中说明。

2.计分原则

（1）Ⅰ级、Ⅱ级、Ⅲ级评价项风险值差约为等比，即1倍Ⅲ级风险值≈2倍Ⅱ级风险值≈3倍Ⅰ级风险值。

（2）Ⅰ级、Ⅱ级、Ⅲ级相关项（加#项，以下同）风险值差约为等差，即Ⅲ级风险值与Ⅱ级风险值之差≈Ⅱ级风险值与Ⅰ级风险值之差。

（3）量表评价风险值Q_S与检测评价风险值Q_T之和为综合风险系统分析评价结果（风险值Q_C）。

3.计分方法

综合风险评价（风险值Q_C）=量表评价风险值（Q_S）+检测评价风险值（Q_T）=Q_S+Q_T

量表评价风险值$Q_S=Q_{S1}+Q_{S2}+Q_{S3}$

其中：Q_{S1}、Q_{S2}、Q_{S3}为量表评价风险值

其中：

Q_{S1}是指神经内分泌影响的代谢状态量表评价项，必测项

Q_{S2}是指营养综合状态评价项，必测项

Q_{S3}是指基础运动素质评价项，必测项

检测评价风险值$Q_T=Q_{T1}+Q_{T2}+Q_{T3}+Q_{T4}+Q_{T5}$

其中：Q_{T1}、Q_{T2}、Q_{T3}、Q_{T4}、Q_{T5}为检测评价风险值

4.分级及判定标准　依据综合风险评价分级和计分方法，所得到的综合风险系统分析值Q_C，将综合风险系统分析评价分为轻度风险、中度风险、重度风险三个等级，风险依次由低至高，对应风险的三种不同状态。

（1）轻度风险　系统分析评价风险值$5 \leqslant Q_C < 15$。

（2）中度风险　系统分析评价风险值$15 \leqslant Q_C < 30$。

（3）重度风险　系统分析评价风险值$Q_C \geqslant 30$。

第八章　生理状态之基础代谢状态评价

概　述

基础代谢是机体静息时维持基本生命体征最低的代谢，此时的体温是基础体温。安静时，机体依靠基础代谢产热维持。此时，机体产热中内脏器官和脑组织的产热量约占基础代谢率的70%，器官中，肝脏的代谢最旺盛，其产生的热量也最多。体温作为基本生命体征之一，是判断机体健康状况的重要指标。体温调节过程中，神经系统、内分泌系统、免疫系统参与其中，在一些生理或病理因素的影响下，基础代谢在一定范围内发生波动，体温随之发生小范围波动。体温在体温调节机制调控下，产热和散热保持动态平衡。

在人体产热过程中，有多种激素参与，主要包括甲状腺激素、睾酮、肾上腺素和去甲肾上腺素，其中睾酮影响较小；其他产热影响因素还包括交感神经的促代谢作用、细胞内的化学活动、食物的特殊动力效应等。

第一节　基础代谢亚临床的主要表现与影响因素

一、基础代谢亚临床的主要表现

1.基础代谢降低

（1）神经系统　表现为记忆力减退，智力下降，嗜睡，反应迟钝，多虑，头晕，头痛，耳鸣，腱反射迟钝，跟腱反射松弛期时间延长等。

（2）心血管系统　表现为脉搏缓慢，心动过缓，心排出量减少，心音减弱，有时可伴有心包积液和胸腔积液等。

（3）消化系统　表现为厌食、腹胀、肠胃蠕动功能减退、便秘、肠鸣，少数人存在胃酸缺乏导致缺铁性贫血，胆囊收缩减弱而胀大，肝功中乳酸脱氢酶

（LDH）、磷酸肌酸激酶（CPK）有可能增高等。

（4）运动系统　肌肉软弱无力、疼痛、强直，主要累及肩、背部肌肉。腹背肌与腓肠肌有痉挛性疼痛，关节也常疼痛。

（5）呼吸系统　呼吸急促，胸闷气短，肺泡中二氧化碳弥散能力降低，从而产生咽痒、咳嗽、咳痰等呼吸道表现。

（6）内分泌系统　肾上腺皮质功能比正常低，虽无明显肾上腺皮质功能减退的临床表现，但可表现促肾上腺皮质激素（ACTH）分泌正常或降低，ACTH兴奋试验延迟，血和尿皮质醇降低。女性月经过多，不孕；男性阳痿，性欲减退。

2.基础代谢增高　基础代谢增高，会伴随新陈代谢加快。此时，机体氧化还原反应加快，在消化系统、循环系统、神经系统、内分泌系统、神经系统等可出现不同的表现：

（1）神经系统　甲状腺激素增多刺激交感神经兴奋，易激动，情绪不稳定，焦虑不安，注意力不集中，失眠。

（2）心血管系统　心悸，心动过速，心律不齐等。

（3）消化系统　食欲亢进，体重下降，即使是在饭量并未较前减少，甚至较前增加的情况下出现消瘦；胃肠活动增强、肠蠕动加快，大便次数增多，或腹泻次数增多，肝功异常。

（4）运动系统　肌肉软弱无力。由于甲状腺激素直接作用于骨髓，使成骨细胞和破骨细胞活性增强，骨胶原组织破坏增多，骨钙的转换率增加，血钙过高，尿钙排泄量增高，久则出现骨质疏松。早期表现不多，典型常见骨痛，肋骨、骨盆、脊椎骨较常受累。

（5）泌尿生殖系统　女性可有月经周期改变，一般表现为月经周期延长，月经量稀少；男性多阳痿。

（6）内分泌系统　甲亢同时影响性腺、肾上腺、糖代谢等。

（7）皮肤表现　常见皮肤变薄、光滑细腻、温暖湿润、多汗、不耐热。

二、影响基础代谢生理机能的主要因素

1.情绪、精神状态因素　神经活动对能量调节的作用体现在两个方面。

（1）神经活动消耗能量 脑组织在安静状态下的耗氧量是肌肉组织耗氧量的20倍。

（2）神经紧张提高人体代谢速度 精神紧张尤其是情绪激动可引起肾上腺素、肾上腺皮质激素、甲状腺激素等分泌增加，进而加速机体代谢、促进产热。成年人在较高的应激状态下，基础代谢率（BMR）可提高25%；而进入睡眠状态后，耗氧量逐渐下降；睡眠5~6个小时后，BMR为静息状态的90%。

2.环境温度因素 在舒适环境（20~25℃）中基础代谢较低。一般热带居民基础代谢率约比温带同类居民低10%；严寒地区居民基础代谢率约比温带地区同类居民高出10%。

3.外伤、感染、免疫反应因素 病原微生物、某些药物、体内特殊生化过程产物都可能影响基础代谢。

（1）病原微生物 细菌（革兰氏阳性菌、革兰氏阴性菌、分枝杆菌）、病毒（柯萨奇病毒、SARS病毒、麻疹病毒、流感病毒等）、真菌（球孢子菌、副球孢子菌、白色念珠菌、组织胞浆菌等）、螺旋体（钩端螺旋体、回归热螺旋体等）、疟原虫的代谢产物等多种。

（2）常见药物、化学成分 松节油、佐剂胞壁酰二肽、多核苷酸、植物凝血素、博来霉素、两性霉素等。

（3）体内特殊生化过程产物 抗原抗体复合物、类固醇为代表的机体内部产物等。

4.体表面积、体重因素 动物的基础代谢率与体表面积成正比。体表面积大者向外环境中散热较快，基础代谢也会较强。以每平方米体表面积计算，不同动物的产热量均在1000kcal/m²左右。如果以每kg体重计，则小动物的产热量比大动物高得多。这种代谢率与体表面积成正比的关系，也叫体表面积定律。仅针对人体考虑基础代谢时，对相同年龄、相同性别的人，一般认为基础代谢与体重呈正比。基础代谢随体重增加而增加。同体重瘦高的人较矮胖的人体表面积相对较大，其基础代谢也会较高。

5.性别因素 实际测定表明，相同年龄、相同体表面积的情况下，女性的BMR比男性约低5%~10%。女性皮下脂肪较多、散热较少，是成年男女间体温存在差异的原因之一。女性每月体温随生理周期变化具有女性的特点：排卵日体温最低，排卵后基础体温升高0.3～0.6℃，这种体温升高一直持续至下次月经开始。女性的生理期对基础代谢的影响很可能同性激素的分泌有关。所以，可以通过观察体温的变化判断女性的排卵期。

6.年龄因素　婴幼儿阶段是人体代谢最活跃的阶段，青春期阶段人体的基础代谢达到又一高峰。成人的基础代谢随年龄的增加缓慢降低。在年龄增加的过程中，人体的内分泌改变，能量消耗有下降的趋势。成年以后，基础代谢率每隔10年约降低2%左右。一般成人比儿童基础代谢率低，老年人又低于成人。

表8-1　中国人正常基础出代谢率平均值（kcal/h）

年龄	11～15	16～17	18～19	20～30	31～40	41～50	51以上
男	46.7	46.2	39.7	37.9	37.7	36.8	35.6
女	41.2	43.4	36.8	35.1	35	34	33.1

（数据来源：中国营养百科全书，第一版，P18。）

7.运动因素　运动后的生热效应及其他由于肌肉紧张和应激状态等都将导致能量消耗增加。运动后体内乳酸与脂肪酸继续氧化、体内糖原贮备的恢复需消耗能量，以及运动引起的内分泌变化、体温增高等均可使运动后的代谢较安静代谢率升高，并至少持续10小时左右。测定人在剧烈运动后48～72小时的安静代谢率，其数据比不运动情况下增加8%～10%。研究证实，适度的有氧运动可直接增加能量支出或间接提高基础代谢率。但值得注意的是，过量的有氧运动反而会消耗肌肉，降低基础代谢率。

8.其他因素　一些疾病如糖尿病、甲状腺疾病、垂体疾病等对基础代谢有较大影响。研究发现，甲状腺功能亢进者，基础代谢率可比正常平均值增加40%～80%；甲状腺机能低下者，可比正常值低40%～50%。

第二节　基础代谢亚临床量表评价和检测评价

一、量表评价

表8-2　基础代谢亚临床评价量表

序号	项目	亚临床状态与得分		
		2分	5分	10分
1	神经系统：记忆力减退，情绪不稳定，焦虑不安，注意力不集中，失眠或嗜睡，反应迟钝，头晕，头痛，耳鸣等			
2	消化系统：厌食，腹胀，便秘，肠鸣，食欲亢进，体重下降，消瘦等			
3	心血管系统：心悸，心律不齐，心音减弱等			
4	运动系统：肌肉软弱无力、骨质流失或骨质疏松、关节疼痛、肌肉强直，骨痛等			
5	泌尿生殖系统：女性可有月经周期改变，月经量稀少，甚至闭经；男性胡须生长慢，多阳痿等	《状态量表评价标准细则》详见本书［使用说明］		
6	呼吸系统：呼吸急促，胸闷气短，咽干等呼吸道表现			
7	皮肤等表现：常见皮肤变薄、温暖湿润、多汗，毛发干枯脱落面色苍白等			
8	曾经病史。细菌、真菌、病毒感染，酒精、药物中毒及噪声、射线、甲状腺疾病、肾上腺及性腺失调、胰腺功能失衡、脑萎缩、脑震荡、消化系统、心脑血管、神经系统等疾病			
9	年龄（岁）			
10	睡眠时长（小时/天）			
基础代谢亚临床量表评价结果				

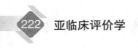

续表

序号	项 目	亚临床状态与得分		
		2分	5分	10分

判定说明:

1.注释

    偶尔:指4周内,大概每周发生1次(周期性,虽然偶然但是间隔多次出现)

    经常:指4周内,每周发生2次及以上(症状表现频繁)

    总是:指4周内越来越频繁,最近一周发生4次及以上(趋向严重)

2.评价结果 状态得分越高,表明亚临床风险越高

    状态得分25分以上,评价结果为量表三级

    状态得分15分以上,评价结果为量表二级

    状态得分10分以上,评价结果为量表一级

填表说明:根据近1个月内自身的健康状况和生活习惯,按症状选择对应分数

二、检测评价

(一)基础体温

1.指标概况 基础体温(BBT)是机体处于最基本代谢状态情况下的体温,间接反映机体在静息状态下的能量代谢水平。基础体温指清晨、空腹、安静条件下的体温,需要受试者在睡眠6~8小时后,早晨醒来不起床、不饮水、不进食、不活动,并注意保温,立刻测量体温。基础体温是反映人体基础代谢状态的一个重要指标。不同年龄段,基础体温的基准值不同,详见表8-3。

表8-3 不同年龄段的体温基准值与评价适用范围

年龄段	基础体温基准值(℃)	评价范围
3~6岁	36.7	梯度1~梯度3
7~19岁	36.4	梯度1~梯度4
20~59岁	36.3	梯度1~梯度5
60岁以上	36.2	梯度1~梯度5

2.参考指标/临床范围 正常体温是介于临床发热(低热37.3℃)与临床低体温(低温35℃)之间的范围。即人体正常体温是35~37.3℃之间。由于,正常体温区间范围较大,造成相同身高、相同BMI人群的基础营养代谢差异达1/4以上。这种巨大差异严重影响了营养风险评价和健康干预的准确性。研究发

现，正常体温区间里体温中数值为36.2℃，大约50%正常体温人群处于此中数值±0.3℃范围之内；若将正常体温划分为5个梯度，即每±0.2℃为1个温差梯度，各个温差梯度的营养消耗是可以被明确且具有生理计算意义的。当温差范围扩大到2个温差梯度时，大约涵盖了约70%左右的正常体温人群。体温梯度及范围详见表8-4。

表8-4　体温梯度及范围

体温梯度	梯度体温范围值（℃）
梯度1	±0.3
梯度2	±0.3～±0.5
梯度3	±0.5～±0.7
梯度4	±0.7～±0.9
梯度5	±0.9～±1.1

注释：实际体温梯度为：由实测腋温值-基础体温基准值的差值，与梯度体温范围值对照，由此即可对应得出正梯度或负梯度等级值

3.基础代谢亚临床评价意义　由于基础代谢是机体主要的能量消耗方式。因此，对基础代谢和其表征的基础体温正确检测是个性的生理状态风险评价与干预设计的重要基础。

基础体温偏离范围越大，干预设计与日常实践需补偿的比例就越大。该补偿修正在临床低体温与高体温状态亦是如此。

科学的个性体温采录与能量计算是能量补偿修正的重要基础，对人体代谢健康的观察、评价、分析、干预至关重要。

表8-5　体温梯度对应的能量消耗

体温梯度	能量消耗补偿
梯度1	标准基础代谢×1
梯度2	标准基础代谢×（±1.325）
梯度3	标准基础代谢×（±1.65）
梯度4	标准基础代谢×（±1.975）
梯度5	标准基础代谢×（±1.13）

表8-6 不同体温梯度状态的营养风险及评分

体温梯度	营养消耗风险评估	基础体温风险评分
梯度1	无风险	1分
梯度2	较低风险	2分
梯度3	风险	3分
梯度4	中度风险	4分
梯度5	高风险	5分

基础体温评价是人体营养代谢状态简单、相对准确的重要评价方法。基础体温的状态间接反映基础代谢的状态，它是影响营养不良、营养过剩与原发性体重超标或过轻的重要影响因素。

（二）实际基础能耗和正常基础能耗偏差率

1.实际基础能耗的测定 基础能耗（BEE）是维持人体最基本生命活动所必需的能量消耗，是人体能量消耗的主要部分，占人体总能量消耗的60%~70%。单位时间的基础能耗，称为基础代谢率（BMR）。

呼吸商法，也称气体代谢法。由于能量代谢始终伴随着氧的消耗和二氧化碳的产生。通过间接测热系统测量呼吸中气体交换率，即氧消耗量（VO_2）和二氧化碳产生量（VCO_2），获得受试者的基础能量消耗。经典方法是多氏袋法（Douglas bag）。其测量相对繁复，但结果准确、可靠。

2.平均基础能耗计算法

表8-7 中国正常人基础代谢率平均值[kJ/（$m^2 \cdot h$）]

年龄（岁）	11~15	16~17	18~19	20~30	31~40	41~50	51以上
男性	195.5	193.4	166.2	157.8	158.7	154.0	149.0
女性	172.5	181.7	154.0	146.5	146.9	142.4	138.6

3.体表面积（m^2） 赵松山等人于1983年对中国人体体表面积与身高、体重的关系进行了研究，得出我国成年人的体表面积可以按下式计算：

A = 0.00659H + 0.0126W − 0.1603

A：体表面积（m^2），H：身高（cm），W：体重（kg）

年龄段基础能耗平均值 = 系数 × A

4.实测基础能耗和平均基础能耗的偏差率

实测基础能耗和平均能耗的偏差率=[（实测基础能耗−平均基础能耗）/平均基础能耗]×100%

偏差率正常波动范围：正常人的实测基础能耗和平均能耗的偏差率应在−10%～+10%之间。

（三）生化指标

甲状腺功能是判断基础代谢率状态的重要指标。

1.促甲状腺素（TSH） 促甲状腺素是测试甲状腺功能的非常敏感的特异性指标，游离甲状腺浓度的微小变化就会带来TSH浓度的显著调整，特别适合于早期检测或排除下丘脑−垂体−甲状腺中枢调节环路的功能紊乱。

TSH正常范围：0.27～4.20mIU/L（ECLIA法）。

2.三碘甲状腺原氨酸（T_3） 三碘甲状腺原氨酸是甲状腺激素对各种靶器官作用的主要激素。

T_3正常范围：1.3～3.1nmol/L（ECLIA法）。

3.四碘甲状腺原氨酸（T_4） 四碘甲状腺原氨酸是甲状腺分泌最多的激素，T_4的代谢调节同T_3一样，也受下丘脑−垂体前叶−甲状腺轴的控制。

T_4正常范围：66～181nmol/L（ECLIA法）。

4.游离甲状腺素（FT_4） 游离甲状腺激素是甲状腺代谢状态的真实反映，是反映甲状腺功能最为灵敏和最有价值的指标。

FT_4正常范围：12～22pmol/L（ECLIA法）。

（四）生理、生物信息指标

1.生物电扫描技术 通过对大脑、下丘脑、垂体、甲状腺区域的生物活性、身体基础代谢的偏离状态与基础代谢相关的内分泌激素（如间质的促甲状腺激素、间质的甲状腺激素、间质的促肾上腺皮质激素）的监测，可用于评价基础能耗功能状况的参考。

表8-8 生物电扫描技术

项目	正常范围	Ⅰ级	Ⅱ级	Ⅲ级
大脑、垂体、下丘脑、甲状腺活性值	$-20 \leqslant N \leqslant 20$	$N < -20$或$N > 20$		

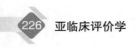

续表

项目	正常范围	Ⅰ级	Ⅱ级	Ⅲ级
身体基础代谢偏离	−10% ≤ N ≤ 10%	N < −10%或N > 10%		
间质的促甲状腺激素、间质的甲状腺激素、间质的促肾上腺皮质激素	−20 ≤ N ≤ 20	N < −20或N > 20		

2.人体热代谢检测　踝骨区域、足背拇趾区域、额部、鼻部、手指关节、肝脏、肾脏区及消化道等区特征性热代谢改变，对基础能耗的状况进行评价具有参考意义。

第三节　基础代谢亚临床综合风险系统分析评价

一、综合风险系统分析评价

基础代谢亚临床不适合单一指标或单一设备报告进行评价。通过长期研究，我们结合常见的亚临床主观表现，吸收医学观察检测技术及生化检测指标，探索生物信息检测手段，尝试建立基础代谢亚临床综合风险系统分析评价方法。

表8-9　基础代谢亚临床综合风险系统分析评价表

序号	种类	风险值	评价要素	亚临床状态分级		
				Ⅰ级 5分（加#2分）	Ⅱ级 10分（加#5分）	Ⅲ级 20分（加#10分）
1	量表评价(S) (Q_S=40分) （n=3）	Q_{S1}	基础代谢亚临床评价量表	一级	二级	三级
2#		Q_{S2}	营养综合状态	二级	三级	四级、五级
3#		Q_{S3}	基础运动素质	二级	三级	四级、五级

续表

序号	种类	风险值	评价要素	亚临床状态分级		
				I 级	II 级	III 级
				5分（加#2分）	10分（加#5分）	20分（加#10分）
4#	检测评价(T)（生理、生化、生物信息指标）(Q_T=60分)（n=5）	Q_{T1}	基础体温（不同体温梯度状态风险）	《综合风险系统分析评价标准细则》详见本书［使用说明］		
5		Q_{T2}	实测基础能耗和正常基础能耗的偏差率			
6#		甲状腺功能测定。多选一，或以最差项计入评价 Q_{T3}	促甲状腺激素（TSH）（mIU/L）			
			三碘甲状腺原氨酸（T_3)(nmol/L)			
			四碘甲状腺原氨酸（T_4）（nmol/L）			
			游离甲状腺素（FT_4）（pmol/L）			
7#		生物电扫描相关指标。多选一，或以最差项计入评价 Q_{T4}	大脑、垂体、下丘脑、甲状腺活性值			
			身体基础代谢偏离			
			间质的促甲状腺激素、间质的甲状腺激素、间质的促肾上腺皮质激素			
8#		人体热代谢检测。多选一，或以最差项计入评价 Q_{T5}	踝骨区域、足背拇趾区域、额部、鼻部、手指关节、肝脏、肾脏区及消化道等区域温度变化（正常区域与异常区域的代谢热差）			
说明			1.序号5为评价项，序号4、6、7、8为相关项，多项检测，以最差项计入评价 2.加#号标记为相关项，每项风险值计10分，其余评价项每项20分			
综合风险系统分析评价结果(C)（风险值Q_C）						

二、综合风险系统分析评价判定标准

1.判定条件　检测评价中某一类指标的评价项或相关项检测时，可以多项选一项检测；也可以多项同检，选最差项计入评价项目。详见综合风险系统分析评价表中说明。

2.计分原则

（1）Ⅰ级、Ⅱ级、Ⅲ级评价项风险值差约为等比，即1倍Ⅲ级风险值≈2倍Ⅱ级风险值≈3倍Ⅰ级风险值。

（2）Ⅰ级、Ⅱ级、Ⅲ级相关项（加#项，以下同）风险值差约为等差，即Ⅲ级风险值与Ⅱ级风险值之差≈Ⅱ级风险值与Ⅰ级风险值之差。

（3）量表评价风险值Q_S与检测评价风险值Q_T之和为综合风险系统分析评价结果（风险值Q_C）。

3.计分方法

综合风险评价（风险值Q_C）=量表评价风险值（Q_S）+检测评价风险值（Q_T）=Q_S+Q_T

量表评价风险值$Q_S=Q_{S1}+Q_{S2}+Q_{S3}$

其中：Q_{S1}、Q_{S2}、Q_{S3}为量表评价风险值

Q_{S1}是指神经内分泌影响的代谢状态量表评价项，必测项

Q_{S2}是指营养综合状态评价项，必测项

Q_{S3}是指基础运动素质评价项，必测项

检测评价风险值$Q_T=Q_{T1}+Q_{T2}+Q_{T3}+Q_{T4}+Q_{T5}$

其中：Q_{T1}、Q_{T2}、Q_{T3}、Q_{T4}、Q_{T5}为检测评价风险值

4.分级及判定标准　依据综合风险评价分级和计分方法，所得到的综合风险系统分析值Q_C，将综合风险系统分析评价分为轻度风险、中度风险、重度风险三个等级，风险依次由低至高，对应风险的三种不同状态。

（1）轻度风险　系统分析评价风险值$5 \leqslant Q_C < 15$。

（2）中度风险　系统分析评价风险值$15 \leqslant Q_C < 30$。

（3）重度风险　系统分析评价风险值$Q_C \geqslant 30$。

第三篇

营养素及代谢亚临床评价

综　述

　　人体不断消耗并需要补充六大类营养素。各种营养素在机体代谢中发挥着不同的作用，这些营养素的代谢可能在排弃物如CO_2、汗液、尿液等，同时产生二级营养物质，如糖类、脂类、糖脂类、蛋白多糖、氨基酸、激素等生化物质及热量，修复组织完成生长发育，共同维护着人体的正常生理活动和内环境的稳定。人体的新陈代谢过程需要多种营养素协同作用才能够正常进行，在这个过程中，各种营养素之间存在着复杂的相互作用关系。

　　人体内某种营养素的缺乏或过多，不仅与该营养素本身的水平有关，有时还取决于与它发生相互作用的其他营养素的浓度。系统营养理论指出：营养素供给应该保证种类齐全、比例适当、数量充足、供求平衡。

　　当人体受到干扰因素的影响，通常营养代谢都会受到干扰。初期营养素的代谢功能会应激性的产生适应性变化。但随着干扰因素不断的持续和加强，逐步超过人体代谢功能的耐受性，营养代谢的生理机能可能出现偏离进入亚临床阶段。此时，生理系统可能没有出现器官、组织、功能上的病症和缺陷，主要表现为一定时间内的活力降低、功能或适应能力减退的症状。这时，各种症状尚不符合临床医学有关疾病的诊断标准。但是，如果生理、生化等指标进一步偏离，最终可导致生理系统逐步进入疾病状态，这个阶段我们称之为亚临床阶段。若能在人体处于营养代谢亚临床阶段时，提前发现风险，及时实施干预，有效控制亚临床阶段向疾病转化，可以在很大程度上改善人体的生存状态。

本篇重点研究了六大类营养素代谢与嘌呤代谢的亚临床状态，系统选择了对人体营养素代谢与嘌呤代谢影响关联度较高的多因素和指标，通过亚临床症状评价量表、人体亚临床敏感性指标（包括生理、生化、生物信息）等进行多角度检测分析，结合各类信息意义的权重，依据不同权重采用系统分析方法的评价手段，对糖代谢、脂代谢、蛋白质代谢、维生素代谢、矿物质代谢、水代谢和嘌呤代谢的亚临床状态进行综合风险计分评价，并依据结果评价亚临床状态等级。

人体营养素代谢的亚临床综合风险系统分析评价体系的建立，对科学健康管理有积极的帮助。

本篇（营养素及代谢亚临床评价）研究的内容与生理状态评价（第二篇）关系十分密切，并且有时也与生理系统亚临床评价（第四篇）问题有密切关系。但是基础代谢相关因素，如饮食、活动（日常生活、工作、锻炼）、神经内分泌影响的代谢状态、基础代谢状态等，对营养素及代谢亚临床阶段的影响更普遍，更容易成为问题的背景。因此，营养代谢评价必须关注基础生理状态的评价，其干预也必须将基础生理状态置于优先考虑。生理系统中明确对营养代谢有严重影响的系统亚临床状态也应该在评价与干预中适当关注。

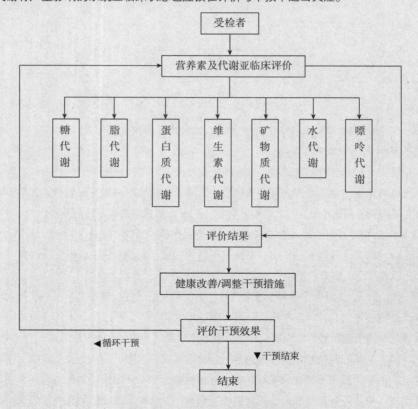

营养素及代谢亚临床评价引导图

第九章 糖代谢亚临床评价

概　述

机体内糖的代谢途径主要有葡萄糖的无氧酵解、有氧氧化、磷酸戊糖途径、糖醛酸途径、多元醇途径、糖原合成与糖原分解、糖异生以及其他己糖代谢等。正常人体血糖浓度维持在一个相对稳定和有规律变化的状态，这对维持人体各组织器官的功能稳定非常重要，特别是脑组织，几乎完全依靠葡萄糖供能进行神经活动，血糖供应不足会使神经功能受损。因此，血糖浓度维持在相对稳定的正常水平是极为重要的。

机体调节血糖的机制失控，如调节葡萄糖、果糖、半乳糖等代谢的激素或酶的结构、功能、浓度异常，或组织、器官的病理生理发生变化，会引起血糖浓度过高或过低，导致糖代谢紊乱。通常，糖代谢紊乱或异常在进入临床疾病前会处在一个比较长的亚临床状态。糖代谢亚临床状态是人体多种疾病的前奏，其中以糖尿病最为常见。糖代谢亚临床及其可能引发的糖尿病已经成为严重影响人们身心健康的重要公共卫生问题之一。

糖代谢亚临床症状表现复杂多样，对人体健康影响广泛且深远。进行糖代谢亚临床状态科学、系统、客观的评价，对糖代谢亚临床实施早期预警、积极干预有着非常重要的作用。

本章分析了糖代谢亚临床的主要表现以及影响糖代谢生理机能的主要因素，针对糖代谢亚临床状态的典型症状表现，通过风险量表评价，结合对糖代谢亚临床状态关联度比较高的生理、生化、生物信息指标的检测评价，最后完成综合风险系统分析评价，依据评价结果判定糖代谢亚临床状态等级。

本章重点关注的是糖代谢异常的亚临床评价。

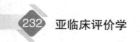

第一节 糖代谢亚临床的主要表现和影响因素

一、糖代谢亚临床的主要表现

糖代谢亚临床时期，大部分人群没有明显感觉，但生理、生化、生物信息指标变动通常先于体感表现。

1.糖代谢亚临床时期，多数人可能无任何感觉，部分人可能有感，如：

①口腔：易口渴、牙龈肿、口腔溃疡、口臭等。

②体重：体重缓慢增重或减轻。

③体感：疲乏、多汗、饥饿时心悸、睡眠习惯改变。

2.糖代谢亚临床时期，生理、生化、生物信息等指标可能变动，部分人群可能血糖值（餐前、餐后）、血红蛋白值等趋向临床疾病阈值，常伴有脂肪肝、胰岛素抵抗、胰岛素分泌功能异常等发生。

二、影响糖代谢的主要因素

1.多种因素影响糖代谢 研究证实，饮食、饮酒、肥胖、运动、精神压力、家族史、高血脂等是糖代谢异常的独立风险因素并可多因素相互影响。

2.运动因素 不同运动方式对机体血糖和糖原的代谢影响不同。

低强度（40%～50%储备心率）运动，代谢供能基本来自血糖。但低强度运动时，肝糖原同时动员分解并释放补充血糖。由于这类运动的运动量小，肌肉糖耗量较少，吸收利用血糖的速度较慢。因此，血糖浓度常见前期略有上升，低强度运动需持续较长时间，才可影响血糖下降。此时，机体糖代谢以血糖、肝糖原代谢为主，肌糖原动用不多。

中强度（50%～70%储备心率）运动，代谢供能主要来自血糖。但运动量加强，肌肉吸收利用血糖速度较快，肝糖原动员释放补充血糖加快。运动持续一段时间，即会呈血糖前期略上升后期下降现象。此时，机体糖代谢以血糖、肝糖原代谢为主，持续一段时间运动，肌糖原缓慢参与代谢。

高强度（70%～80%储备心率）运动，代谢供能主要来自血糖。但供能的糖中肌糖原的比例较高，甚至会超过肝糖原的分解，持续较长时间运动，血糖会出现偏低现象。

短时间极大强度的运动，代谢供能依赖肌糖原的无氧酵解释放能量，使二磷酸腺苷（ADP）生成ATP，供肌红细胞活动的需要。

3.药物因素 药物可能引起糖代谢异常。不同药物的作用机制不同，如抑制胰腺胰岛素的合成与分泌，影响外周组织增加胰岛素抵抗及影响肝脏胰岛素调节等。即使同一种药物也存在既可能导致高血糖，也可能导致低血糖的情况。引起这种矛盾作用的因素可能有：①患者个体因素：年龄、营养状态、胰岛细胞功能储备、疾病严重程度等；②药物使用因素：药物的剂量和剂型(缓释剂型与常规剂型)、合并用药的情况等。

常用影响胰岛素分泌的药物有：某些免疫抑制剂、抗精神病类药物、噻嗪类利尿药物、二氮嗪、α-干扰素、苯妥英等。

常用影响胰岛素作用的药物有：烟酸、糖皮质激素、β-受体激动剂、甲状腺激素、雌激素等。

有些药物可能具有多种作用机制：如β-受体阻断剂、加替沙星等。这类药物作用于糖代谢的多个环节引起糖代谢紊乱。

非典型抗精神病药物：如氯氮平、利培酮、奥氮平、喹硫平、齐哌西酮及阿立哌唑等。

长期服用噻嗪类利尿剂，可使糖耐量恶化甚至促发糖尿病，这与其增加胰岛素抵抗和引起高胰岛素血症有关。噻嗪类治疗6年后，如果有阳性家族史、肥胖或治疗前有糖耐量异常情况，三分之一的患者可能发生糖耐量异常。给予β-受体阻滞剂的高血压患者，有继发糖尿病的危险性达到28%。非典型抗精神病药物可增加精神分裂症病人患糖尿病的概率。

4.遗传因素 糖尿病家族史是糖代谢亚临床的危险因素。邢惠莉等调查上海宝山地区40岁以上人群，分析其危险因素提示，家族史为糖代谢亚临床的独立危险因素。

高血压家族史是糖尿病的危险因素。娄培安、陈培培等调查15岁以上常驻居民24369名，采用单因素和多因素非条件Logistic回归分析方法处理。分析认为，高血压家族史是糖尿病的危险因素。50%以上的高血压患者同时伴有胰岛素抵抗的糖代谢异常。

有些碳水化合物代谢不平衡是由先天遗传因素或其他疾病的影响造成的。如糖代谢酶的先天性、遗传性缺损，可致糖代谢异常；调节碳水化合物（葡萄糖、果糖、半乳糖等）代谢的激素或酶的结构、功能等异常，可致糖代谢异常；肝、胰、肾、内分泌腺体等相关器官生理变化，可致糖代谢异常。

5.脂代谢因素 现代人生活环境、生活习惯、饮食习惯（包括长期摄入高升糖食物和反式脂肪酸油脂）的改变，造成能量的摄入与人体的消耗不平衡，多余的能量转化为脂肪，将影响正常脂代谢。据统计，大约40%的糖代谢异常人群有脂代谢紊乱。其特点是，甘油三酯增高和高密度脂蛋白降低。糖代谢异常引起脂代谢紊乱的原因，与胰岛素分泌不足时体内脂酶活泼性减低有关。研究表明，部分糖尿病患者在诊断糖尿病前，已经存在血脂增高，推测血脂升高可产生脂毒性，损伤胰岛分泌胰岛素功能或使胰岛素的作用减弱，从而增加糖代谢紊乱的风险。研究还发现，肥胖伴脂代谢紊乱者，胰岛素受体数相对减少，从而产生胰岛素抵抗，易诱发糖代谢紊乱。

脂代谢紊乱时，可在血管内膜下逐渐沉积呈黄色粥样斑块，久之导致管腔变狭、血流阻力增加，从而使血压升高；此外，脂代谢紊乱时，血脂在动脉内膜沉积可造成血管硬化，使血管壁弹性减弱，也可造成血压升高。血压升高与糖代谢紊乱密切相关，有研究认为，血压异常和血糖异常可能存在共同的遗传基因。

对130例2型糖尿病患者，测其相关危险因素，脂肪肝、甘油三酯和体质指数等出现异常，可能是糖尿病前的一个阶段和主要危险因素。

6.年龄因素 年龄是糖代谢亚临床的主要风险因素。董明华等在赣州市对居住5年以上20～74岁人群随机抽取2908名进行研究，糖尿病患病率随年龄增长而上升。马靖，冯洁等随机抽样北京地区年龄20岁以上8280人作为研究对象，糖耐量减低和糖尿病患病率都随年龄增加而增加。年龄越大，患病人数越多，表现出高龄群体高患病风险的年龄特点。

7.肥胖因素 超重、肥胖和中心性肥胖是糖代谢异常的重要风险。当体质指数BMI＞23 kg/m^{2}时，患糖尿病、胰岛素抵抗(IGR)、代谢综合征的绝对危险性均明显升高。同时，脂肪组织的分布也是糖尿病发病的危险因素。即使BMI控制在正常范围之内，如果腹部肥胖，腰围＞102cm，糖尿病的发病危险也会提高3.5倍。研究发现，糖代谢异常随体质指数、腰围、体重指标间的相关性的增加而增加，且与稳态型胰岛素抵抗有显著相关性，与体型和体重指标相关性更强。

周英等对体检713例进行统计分析显示，高龄、腹型肥胖、高血压、高甘油三酯为糖代谢异常的独立危险因素。上海地区海军离退休老年人的研究显示，体质指数和腰臀比（WHR）等均随年龄增加而升高。超重和肥胖是糖代谢异常、糖耐量减低的重要风险因素之一。对糖代谢状况调查数据进行协方差分析比、多重线性回归、相对危险度等方法分析体质指数、腰围与空腹血糖、餐后血糖的关系，以及不同体质指数和腰围情况下，空腹血糖、餐后血糖以及糖尿病和糖耐量低减的患病率，都随体质指数和腰围的增加而升高。特别是当体质指数在24kg/m²以上时，各指标都有显著性的改变。

目前，中国推荐的成人肥胖标准：BMI≥24 kg/m²，男性腰围≥85cm，女性腰围≥80cm。腰臀比是预测一个人是否肥胖及是否面临心脏风险的重要方法之一，相比通过体重、腰围或体质指数来判断肥胖，腰臀比更为准确。腰臀比=腰围/臀围，是判定中心性肥胖的重要指标。女性的正常范围是0.67~0.80，男性的正常范围是0.85~0.95。腰臀比大，表明脂肪存在于腹部。腰臀比越大，表示危险较大。

8. 性别因素　一般来说，糖尿病患者女性多于男性，女性与男性之比为4:1。其原因可能是，女性体力活动较男性少，女性平均寿命比男性略长，女性到40岁以后比男性容易肥胖等因素。2004年，一项在12个国家对6000余名糖尿病女性患者进行的调查，结果发现，2型糖尿病更常见于60~74岁的妇女，发病率为13.3%，而同样年龄段的男性只有11.8%。同时，糖尿病对女性的危害也大于男性。女性发生糖尿病相关心脏疾病的问题可能性是男性的2倍，女性较男性更容易发生糖尿病并发症，如糖尿病昏迷。

9. 妊娠因素　妊娠期的糖代谢异常有胰岛素敏感性显著下降及胰岛素分泌量成倍增加为特点的糖耐量减低。而妊娠期胰岛素水平的增加，正是弥补胰岛素敏感性下降的一种适应性代偿反应。产后通常情况，胰岛素抵抗和分泌可恢复正常。

妊娠早期开始，胎儿生长发育需要通过胎盘从母体摄取一定量的葡萄糖，加上孕妇早孕反应造成进食少，孕妇空腹血糖一般略低于非孕期。另外，妊娠期妇女代谢产物增多，肾血流量和肾小球滤过率增加。肾小球滤过液中，葡萄糖含量也相应增加，甚至出现尿糖现象，导致葡萄糖排泄增加，也会降低孕妇空腹血糖水平。然而，为了满足胎儿和母体对营养的需求，糖异生能力增强，致使餐后血糖明显增加。

随着孕周的增长、胎儿的增大，胎盘产生的多种胰岛素拮抗激素（包括胎盘泌乳素、孕激素、胎盘生长激素、胰岛素酶等）逐渐增多，导致孕妇周围组织对胰岛素的敏感性降低，孕妇会出现"生理性胰岛素抵抗"现象。另外，妊娠期胎盘组织还可以合成一些脂肪因子如脂联素、瘦素等，也会影响胰岛素的敏感性。除此以外，孕期过量的糖皮质激素，还可以通过降低胰岛素受体的磷酸化水平等受体后途径，诱导胰岛素抵抗。胰岛素敏感性降低反馈性地刺激胰岛B细胞，妊娠期母体胰岛在结构和功能上都会发生相应的改变，包括葡萄糖刺激下胰岛素分泌能力的增强，以及伴随的葡萄糖刺激阈值的下降。此外，还出现母体胰岛素合成增多，胰岛细胞增殖以及胰岛容积的增加，使其分泌功能增强，使血清胰岛素通常处于较高的水平。

10.饮酒因素　横断面调查结果显示，长期适度饮酒可提高胰岛素的敏感性，使普通人糖尿病发病率降低，并能降低糖尿病患者冠心病的发病率。Nakanishi等对2953名无糖尿病、空腹血糖正常的男性进行长达7年的前瞻性研究，经校正体质指数(BMI)、体力活动、糖尿病家族史等影响因素后发现，空腹血糖异常及2型糖尿病发病率与饮酒量呈U型关系，即每天乙醇摄入为23.0～45.9g的男性，其空腹血糖较不饮酒者及重度饮酒者糖尿病发病率降低。Wannamethee等对109690例年龄介于25～42岁健康女性进行的一项为期10年的前瞻性研究，也得出了类似的结果，与从不饮酒者相比，每天平均摄入乙醇5.0～14.9g的女性，其糖尿病发病危险系数(OR=0.42，95%可信区间0.20～0.90)最低。随着饮酒量的增加，糖尿病发病率增加。

长期大量饮酒会影响胰岛素介导的葡萄糖利用，使葡萄糖耐量减低。并且，大量乙醇及其代谢产物，可能直接作用于胰岛细胞、抑制胰岛素分泌，从而增强胰岛素抵抗。

第二节　糖代谢亚临床量表评价和检测评价

一、糖代谢亚临床量表评价

表9-1　糖代谢亚临床评价量表

序号	项　目	亚临床状态与得分		
		2分	5分	10分
1	饥饿时心慌	偶尔	经常	总是

续表

序号	项目	亚临床状态与得分		
		2分	5分	10分
2	腰臀比			
3	脂肪及主食超过推荐量的比例（%）			
4	果菜不足推荐量的比例（%）			
5	年龄（岁）			
6	饮酒（每日酒精摄入g）			
7	特殊岗位人员（精神紧张、活动受限、专职司机、厨师等）	《状态量表评价标准细则》详见本书［使用说明］		
8	多梦多醒			
9	患有糖耐量受损(IGT)或空腹血糖受损(IGF)等影响营养获得与营养代谢的疾病或使用抗精神病、抗抑郁、他汀类药物治疗等影响营养获得与营养代谢药物			
10	家族及本人糖、脂代谢异常史			
糖代谢亚临床量表评价结果				

判定说明：

1.注释

　　偶尔：指4周内，大概每周发生1次（周期性，虽然偶然但是间隔多次出现）

　　经常：指4周内，每周发生2次及以上（症状表现频繁）

　　总是：指4周内越来越频繁，最近一周发生4次及以上（趋向严重）

2.评价结果　状态得分越高，表明亚临床风险越高

　　状态得分25分以上，评价结果为量表三级

　　状态得分15分以上，评价结果为量表二级

　　状态得分10分以上，评价结果为量表一级

填表说明：根据近1个月内自身的健康状况和生活习惯，按症状选择对应分数

二、糖代谢亚临床检测评价

（一）生化指标

1.空腹血糖　人体血糖在一天中是波动的，任意时刻的血糖值即成为随机血浆葡萄糖浓度。血糖水平是反映胰岛素分泌和生物学效应最简捷和可靠的指标。

空腹血糖间接反映了基础胰岛素的分泌状态和功能。正常人在饱食、高糖

饮食、短时间大强度运动或情绪紧张时，血糖会增高；在饥饿时或持续一段时间一定强度的运动后，血糖会降低。

美国糖尿病评价和分类专家委员会根据有关研究结果，提出将空腹血糖（FPG）的正常上限由6.1mmol/L下调为5.6mmol/L(当FPG＞5.6mmol/L时糖尿病危险性明显增加)，即目前的定义是为 5.6～6.9mmol/L。此改动已作为"实用临床建议"正式公布。

2. 葡萄糖耐量试验（OGTT）　健康人体空腹一次食入大量葡萄糖后，血糖浓度仅暂时轻度升高，一般2小时后，可恢复到正常水平，这是正常的耐糖现象。

葡萄糖耐量试验对糖代谢评价具有很高的诊断价值。对空腹血糖正常或可疑升高，及餐后2小时血糖可疑升高等疑有糖尿病者，均须依赖葡萄糖耐量试验才能做出最后诊断。但葡萄糖耐量试验不能用于评估糖尿病控制情况。

按一般常规，在空腹血糖FBG＞6.1mmol/L或2小时血糖PBG＞7.8mmol/L又不够判定临床糖尿病时，必须进行葡萄糖耐量试验，检查以明确是糖代谢异常、糖耐量低减，还是空腹血糖受损。但若将葡萄糖耐量试验的空腹血糖标准或2小时血糖标准分别下调至5.8mmol/L和6.7mmol/L，在下调的范围内，仍可发现有较多的糖耐量低减患者。徐向进等的研究发现，老年人群理想的空腹血糖切点为5.5mmol/L，此切点的灵敏度及特异度分别为59.2%和85.1%。这表明要早期发现糖代谢异常，应将葡萄糖耐量试验的血糖标准及2小时标准适度下调。

3. 糖化血红蛋白(HbA_1c)　糖化血红蛋白是人体血液中红细胞内的血红蛋白与血糖结合的产物。人体内红细胞的寿命平均为120天。所以，糖化血红蛋白反映患者较长时间（2～3个月）的血糖平均控制水平。血液中糖化血红蛋白的含量相对稳定，与检测抽血时间、是否空腹、是否使用药物等因素均无关。糖化血红蛋白被国际公认为血糖监控的"金指标"。

糖尿病并发症后果严重，足、肾、眼、心脏等都可受连累。英国糖尿病前瞻性研究表明，糖化血红蛋白每下降1%，任何糖尿病相关终点事件的风险会下降21%，糖尿病相关的死亡减少21%，心肌梗死减少14%，微血管并发症减少37%。强化治疗，可以使视网膜病变与白蛋白尿的发生率显著下降，使其危险性分别下降21%和33%。

4. 胰岛素抵抗及 β−细胞功能评价

胰岛素抵抗测算：

空腹胰岛素(mU/L)×空腹血糖(mmol/L)/ 22.5＞2.8的患者被认为有胰岛素抵抗。

空腹胰岛素正常参考值5～20mU/L。

β-细胞功能HOMA平衡模式测算：

HOMA β-cell=20×空腹胰岛素(mU/L)/[空腹血糖(mmol/L)-3.5]。

β-细胞功能HOMA正常值为257%。

5. 血清AGEs（晚期糖基化终末产物）　糖尿病视网膜病变组较未病变组血清AGEs水平升高。晚期糖基化终末产物水平是糖代谢的风险观测指标。此外，糖尿病患者在发生视网膜病变之前，就存在体内晚期糖基化终末产物水平的升高。因此，视网膜病变的发生发展不仅与晚期糖基化终末产物的升高水平有关，还与其升高的时间长度相关。

表9-2　糖代谢亚临床检测评价表—生化指标

汇总	指标名称	正常范围	亚临床状态分级			关联度（高/低）
			一级	二级	三级	
糖代谢	空腹血糖（mmol/L）	3.9～6.1	《生化指标分级评价标准细则》详见本书［使用说明］			高
	葡萄糖耐量试验(OGTT)（餐后2小时）(mmol/L)	＜7.8				高
	糖化血红蛋白	4.8%～6.0%				高
	胰岛素抵抗（用HOMA平衡模式测算）（μ）	0.3～1.3				高
	β-细胞功能（HOMA平衡模式测算）	257%				高

（二）生理、生物信息指标

1. 生物电扫描技术　通过生物电扫描技术可以观察胰腺活性值、间质胰岛素及间质葡萄糖水平等指标，对糖代谢亚临床状态进行评估。胰腺活性值、间质胰岛素正常值区间范围为-20≤N≤20，间质的葡萄糖水平正常值区间范围为-5≤N≤5，以上指标超出正常区间的数量越多，提示可能胰岛素分泌不足或胰岛素抵抗的风险增加。最终的评估风险等级结果，可与生化检查结果相互印证，帮助进行糖代谢亚临床状态的评估。

2. 人体热代谢检测　利用人体热代谢检测技术观察胰腺区域热源形态、走向、深度、热值等表现，可以帮助发现糖代谢异常，是糖代谢亚临床状态评估的重要佐证之一。

3. AGEs荧光光谱检测　自动荧光无创检测方法可通过自动吸收人体组织中的AGEs发射的荧光，来测算AGEs（AF值）在体内的含量。当AF值≤1.8，则属于正常；当AF值＞1.8，则提示糖代谢异常状态，进而可对身体的衰老程度、糖代谢状态进行预测，是帮助糖代谢亚临床进行状态评估的要素之一。

4.糖尿病及并发症早期风险评估　评价内容包括葡萄糖耐量受损风险（p[IGT]）、胰岛素抵抗风险（p[IR]）。葡萄糖耐量受损风险值及胰岛素抵抗风险值在0%～40%区间为糖代谢正常；超过40%，则提示糖代谢异常。糖耐量受损风险和胰岛素抵抗风险是帮助进行糖代谢亚临床状态评估的要素之一。

表9-3　糖代谢亚临床检测评价表一生理、生物信息指标

汇总	指标名称	正常范围	亚临床状态分级			数据来源	关联度（高/低）
			一级	二级	三级		
糖代谢	体质指数（BMI）（kg/m²）	18.5～23	《生理、生物信息指标分级评价标准细则》详见本书［使用说明］			体成分	高
	胰腺活性值	−20≤N≥20				生物电扫描技术	高
	间质胰岛素水平	−20≤N≥20					高
	间质葡萄糖水平	−5＜N≥5					高
糖代谢	AGEs（AF值）	≤1.8	《生理、生物信息指标分级评价标准细则》详见本书［使用说明］			AGEs荧光光谱检测	高
	糖尿病及并发症早期风险评估 p[IR]	0%～40%				糖尿病及并发症早期风险评估	高
	糖尿病及并发症早期风险评估 p[IGT]	0%～40%					高

第三节　糖代谢亚临床综合风险系统分析评价

一、综合风险系统分析评价

糖代谢亚临床状态不适合单一指标或单一设备报告进行评价。通过长期研究，我们结合大量国际公认的经典量表，积极探索现代生物信息测评手段，借鉴临床医学、生理生化检测等手段，尝试建立糖代谢亚临床综合风险系统分析评价方法。

表9-4 糖代谢亚临床综合风险系统分析评价表

序号	种类	风险值	评价要素	亚临床风险项目得分		
				I级 5分（加#为1分）	II级 10分（加#为3分）	III级 15分（加#为5分）
1	量表评价（S）(Q_S=45分）（n=4）	Q_{S1}	糖代谢亚临床评价量表	量表一级	量表二级	量表三级
2		Q_{S2}	营养综合状态	二级	三级	四级、五级
3		Q_{S3}	神经内分泌影响的代谢状态	I级	II级	III级
4		二选一，或以最差项计入评价 Q_{S4}	基础运动素质	二级	三级	四级、五级
			基础代谢状态	I级	II级	III级
5	检测评价（T）（生理、生化、生物信息指标）（Q_T=55分）（n=5）	二选一，或以最差项计入评价 Q_{T1}	空腹血糖（mmol/L） 葡萄糖耐量试验（OGTT）（mmol/L）	《综合风险系统分析评价评价标准细则》详见本书［使用说明］		
6		二选一，或以最差项计入评价 Q_{T2}	糖化血红蛋白（HbA$_{1C}$） 胰岛素抵抗（用HOMA平衡模式测算） β-细胞功能（HOMA平衡模式测算）			
7		Q_{T3}	体质指数（BMI）（kg/m²）			

续表

序号	种类	风险值	评价要素	亚临床风险项目得分		
				I级 5分（加#为1分）	II级 10分（加#为3分）	III级 15分（加#为5分）
8#	检测评价（T）（生理、生化、生物信息指标）（Q_T=55分）（n=5）	以最差项计入评价 Q_{T4}	胰腺活性值 同质胰岛素水平 同质葡萄糖水平	《综合风险系统分析评价标准细则》详见本书［使用说明］		
9#		三选一，或以最差项计入评价 Q_{T5}	AGEs荧光光谱检测（AF值） 糖尿病及并发症早期风险评估 p[IR]% 糖尿病及并发症早期风险评估 p[ICT]%			
说明			1. 序号1、2、3、5、6、7、8、9是评价必测项 2. 序号4是评价参考项，选择单项检测的，按单项计风险值；二项都测的，按最差项计风险值；如不测，则按II级得分计入评价 3. 序号5、6评价序号8、9相关项；6评价序号8、9相关项为多项选一项检测，或多项同测选最差项计入评价 4. 加#号标记为相关项，每项风险值计5分；其余评价项每项风险值计15分			
综合风险系统分析评价结果（C）（风险值 Q_C）						

二、综合风险系统分析评价判定标准

1.判定条件 检测评价中某一类指标的评价项或相关项检测时，可以多项选一项检测；也可以多项同检，选最差项计入评价项目。详见综合风险系统分析评价表中说明。

2.计分原则

（1）Ⅰ级、Ⅱ级、Ⅲ级评价项风险值差约为等比，即1倍Ⅲ级风险值≈2倍Ⅱ级风险值≈3倍Ⅰ级风险值。

（2）Ⅰ级、Ⅱ级、Ⅲ级相关项（加#项，以下同）风险值差约为等差，即Ⅲ级风险值与Ⅱ级风险值之差≈Ⅱ级风险值与Ⅰ级风险值之差。

（3）量表评价风险值Q_S与检测评价风险值Q_T之和为综合风险系统分析评价结果（风险值Q_C）。

3.计分方法

综合风险系统分析评价结果：$Q_C = Q_S + Q_T$

量表评价中，Q_S风险值计算：

$$Q_S = （Q_{S1} + Q_{S2} + Q_{S3} + Q_{S4}） \times 3/N$$

其中：

Q_{S1}是指糖代谢亚临床量表评价项，必测项

Q_{S2}是指营养综合状态评价项，必测项

Q_{S3}是指神经内分泌影响的代谢状态评价项，必测项

Q_{S4}是指基础运动素质评价项、基础代谢状态评价项，参考项

N是指选择量表评价项的数量，N=4

检测评价中，Q_T风险值计算：

$$Q_T = Q_{T1} + Q_{T2} + Q_{T3} + Q_{T4} + Q_{T5}$$

4.分级及判定标准 依据综合风险评价分级和计分方法，所得到的综合风险系统分析值Q_C，将综合风险系统分析评价分为轻度风险、中度风险、重度风险三个等级，风险依次由低至高，对应风险的三种不同状态。

（1）轻度风险 系统分析评价风险值$5 \leqslant Q_C < 15$。

（2）中度风险 系统分析评价风险值$15 \leqslant Q_C < 30$。

（3）重度风险 系统分析评价风险值$Q_C \geqslant 30$。

第十章　脂代谢亚临床评价

概　述

脂代谢是人体内最重要的生化反应之一，参与人体几乎所有的生理功能活动。脂类的生理功能主要包括：①生物膜骨架的重要组成成分（磷脂、糖脂）；②参与能量储存（甘油三酯）；③参与信号识别和免疫（糖脂）；④是很多激素、维生素的前体物质（固醇类激素、维生素D、维生素A、维生素K、维生素E）；⑤内脏及体表的保温与防护。

脂代谢异常主要表现为血脂偏低和血脂偏高二种情况。当血脂处于超过临床阈值状态时，即为临床疾病状态。脂代谢发展为临床疾病前，常常存在一个亚临床状态。

脂代谢异常时，一方面可表现为脂动员能力下降，脂能量转化不足，致使体力、精力、免疫力等系列人体生理功能下降；另一方面脂代谢异常出现能量转化为脂类使存储增加，积存于器官（如肝）、组织（如分布于四肢骨骼肌周围）或部位（腹部）或血液中。由此可能引起代谢综合征、能量代谢异常等多种问题，并且，脂代谢异常与代谢综合征其他问题常相互影响，互为因果。

血脂偏低时：成年人容易表现出消瘦、乏力、免疫力低下、皮肤干燥、脱发、眼睛干涩等；未成年人容易表现出营养不良、免疫力低下、生长发育迟缓、皮肤干燥、毛发稀少、眼睛干涩、智力发育不达标等；中青年女性常表现为月经失调、不孕不育等。

血脂升高时：人体常与肥胖、代谢综合征等疾病相伴。容易出现精力不足、记忆减退、血压升高、嗜睡或失眠等症状。脂代谢偏高异常已经成为引发心脑血管类疾病的严重影响因素。

脂代谢亚临床症状表现复杂多样且隐匿，对人体健康影响广泛且深远。进行脂代谢亚临床状态科学、系统、客观的评价，对脂代谢异常实施早期预警、积极干预有着非常重要的作用。

本章分析了脂代谢亚临床的主要表现以及影响脂代谢生理机能的主要因素。针对脂代谢亚临床状态的典型症状表现，通过风险量表评价，结合对脂代谢亚临床状态关联度比较高的生理、生化、生物信息指标的检测评价，最后完成综合风险系统分析评价，依据评价结果判定脂代谢亚临床状态等级。

因脂代谢偏低异常比较少见，因此，本章关注的重点是脂代谢偏高异常的亚临床评价。

第一节 脂代谢亚临床的主要表现和影响因素

一、脂代谢亚临床的主要表现

脂代谢亚临床期，大部分人群没有明显感觉，但生理、生化、生物信息指标变化通常已经出现。

（1）肥胖 体重超重，BMI > 24kg/m²，脂肪蓄积以腹部较为多见；严重肥胖患者还会表现为气促、活动受限。

（2）皮肤黄色瘤 局限性皮肤隆起，颜色可为黄色、橘色或棕红色，多呈结节、斑块或丘疹等形状，质地柔软。

（3）头晕，神疲乏力，失眠健忘，肢体麻木不舒，胸闷，气短。

（4）腹部不适 饱餐后短暂性反复发作的胃寒、胃动力不足、隐痛等症状，可自行缓解。可能是由于脂代谢失调导致的肠系膜动脉硬化性胃肠缺血。

（5）其他症状 非酒精性脂肪肝、肝功能异常、乏力，转氨酶等指标升高。

二、影响脂代谢的主要因素

1.饮食结构因素 六大营养素中，糖类和脂肪的摄入，是外源性影响脂代谢的主要营养素原因。饮食中，当摄入的三大能量营养素尤其是糖类、脂类营养素总能量超标或不平衡时，可造成脂代谢异常。脂溶性及水溶性维生素等的摄入量不足，也将影响脂代谢正常。

饮食中总能量摄入大于人体总能量消耗，是产生肥胖、高脂血症等脂代谢异常的重要原因。崔军等人以40岁以上体检人群为研究对象，回顾性分析其血脂水平及其与营养膳食结构的关系发现，高脂血症人群与正常人群相比，含脂质较高的肉蛋鱼禽类及食用油的摄入量明显偏高（$P<0.05$），而谷薯类、蔬菜类、水果类及奶类的摄入量偏低（$P<0.05$）。研究提示，过多摄入油脂或动物性食物，可能引起血脂异常增高。

除能量摄入总量不合理外，碳水化合物与脂肪的比例影响脂肪的代谢速度。廖成红的研究表明，含碳脂肪餐可导致健康年青人餐后血糖、甘油三酯（TG）水平下降，无碳脂肪餐餐后血糖、TG水平升高且降低减慢。这提示，适当的碳水化合物摄入可加快脂肪的消化、转运和代谢，有助于促进脂代谢。

水果、蔬菜摄入不足是脂代谢异常的原因之一。周玲丽等人对432名中老年居民进行水果蔬菜摄入量调查，该研究将老年人分为低摄入组（<300g/标准人日）、正常摄入组（$300\sim500$g/标准人日）以及高摄入组（>500g/标准人日），三组中老年居民的血脂异常率分别为66.33%、42.70%和23.72%。该调查提示，较高的水果蔬菜摄入量有助于维持血脂正常状态。

维生素的摄入量也与脂代谢相关。张桂侠的研究表明：高脂血症发病与饮食中总热量、脂质比例、维生素A的摄入成正相关，与维生素C的摄入呈负相关。维生素C是体内重要的水溶性抗氧化维生素，可与维生素E一起发挥协同抗氧化作用。维生素C可降低血中低密度脂蛋白LDL水平，增加高密度脂蛋白HDL水平。维生素C参与胆固醇羟化为胆酸的代谢，增加胆固醇的排出。同时，维生素C还可增加细胞对胆固醇的利用，从而降低血中胆固醇水平。

2.年龄和性别因素　流行病学调查表明，人群血清脂质及脂蛋白水平有随年龄增长而升高的趋势。但女性由于雌激素的影响，低密度脂蛋白水平绝经期前上升幅度小于男性，绝经期后明显上升并超过男性。欧美国家研究报道，女性血糖和低密度脂蛋白水平在60岁达高峰，而男性于50岁左右即达高峰，70岁后开始下降。中国人群的研究显示，低密度脂蛋白达峰年龄较欧美国家推迟10年左右。女性直至$60\sim70$岁以后，高密度脂蛋白稍见下降，其平均水平高于男性，两性高密度脂蛋白水平差别与睾酮水平有关。血清甘油三酯在成年期均呈持续性上升趋势，但男性$50\sim60$岁时开始下降，而女性则70岁后才出现下降。

3.运动因素　由于运动过程中脂肪分解较慢，通常在运动开始后2小时左右，当体内糖原储备降低的情况下，脂肪分解才成为骨骼肌的主要供能物质。运动时机体脂肪供能的特点是，随运动强度的增大而降低，随运动时间的延长而增高。短时间剧烈运动，糖代谢利用增加脂肪的分解受抑制。长时间运动的后期，才主要依靠脂肪酸氧化供能。长期低、中强度的有氧节律运动，是提高机体利用脂肪供能最有效的措施。例如，经12周有氧节律运动锻炼的人，运动中脂肪酸供能比例（53%）明显高于对照者（40%），此时运动中血糖水平保持相对稳定。另外，长期有氧节律运动，可以促进胆固醇的代谢，提高了体内脂蛋白酶的活性，加速甘油三酯和低密度脂蛋白胆固醇分解，从而降低了血脂总量。而剧烈运动后，血乳酸水平增高，抑制脂肪组织的分解。

4.超重和肥胖因素 超重和肥胖与脂代谢异常相互影响，常常互为因果。体检中心对1284例体检人员的体质指数、血糖和血脂等进行检测分析发现，高血糖和高血脂的总检出率为21.8%，超重和肥胖的总检出率为41.1%。体质指数正常组748例，其中高血糖和高血脂检出96例，占12.8%；超重组400例，其中高血糖和高血脂检出128例，占32.0%。肥胖组136例，其中高血糖和高血脂检出56例，占41.2%。由此可见，体质指数与高血脂、高血糖的检出率显正相关。

腰围和腰臀比是预测体脂指标异常的重要指标。袁雪丽等人在深圳市8个行政区中入户调查抽取12个社区进行体格检查和血脂测定发现，随着腰围的增加，甘油三酯、血清胆固醇、低密度脂蛋白水平均呈递增趋势（$P < 0.05$）。

5.吸烟与饮酒因素 研究显示，普通人群血脂升高的原因中，饮酒因素位居第二。饮酒影响程度与饮酒量和饮酒时间长短有关。

研究显示，过量饮酒可增加空腹血清甘油三酯和极低密度脂蛋白水平。可能的解释为，乙醇刺激脂肪组织释放脂肪酸，促进肝脏合成血清甘油三酯和极低密度脂蛋白，并使极低密度脂蛋白及乳糜微粒从血中清除速度减慢。大约25%住院的嗜酒者，空腹血清甘油三酯水平高于2mmol/L，其中高于3mmol/L的有17%。长期饮酒不但可引起血脂代谢紊乱，增加心血管疾病风险，且可引起酒精性肝损伤；对人体多个器官系统造成严重损害。

吸烟是脂代谢的独立影响因素。戒烟对改善血脂异常有积极意义。已戒烟男性，随着戒烟时间的延长，代谢综合征的发生风险呈下降趋势。男性人群尽管戒烟可能增加中心型肥胖的风险，但吸烟仍是男性人群发生代谢综合征的重要危险因素。

6.疾病和药物因素 某些疾病是引发脂代谢紊乱的重要原因。肥胖症分为单纯性肥胖和继发性肥胖。继发性肥胖由代谢性疾病引起，如下丘脑疾病、垂体前叶功能减退、胰岛素异常分泌、甲状腺功能减退、肾上腺皮质功能亢进等。原发性和继发性高血脂、妊娠性高血脂、慢性肝病、慢性肾病等均可引起脂类代谢异常。

某些药物是引发脂代谢紊乱的重要原因。噻嗪类利尿药、避孕药、甲状腺素、类固醇激素、β-受体阻滞剂等药物对机体脂代谢均有不同的影响。可出现血清总胆固醇、甘油三酯、低密度脂蛋白等升高或高密度脂蛋白降低。利尿剂影响脂代谢可能与一些"反调节激素"如可的松、生长激素、儿茶酚胺等过度分泌有关。这些激素可促使糖异生增加，导致代偿性胰岛素分泌增多，从而使极低密度脂蛋白、低密度脂蛋白、胆固醇及甘油三酯等合成增多。非典型抗精神病药物中，利培酮、喹硫平、阿立哌唑和齐拉西酮等对脂代谢均有明显影响。

7.遗传因素　人体脂代谢受遗传、环境以及相互作用的影响。而且，这种遗传变异通常具有种族/民族特异性。脂代谢相关的重要激素及前体物质包括：脂肪细胞活性素(Adipocytokine)、脂联素（Adiponectin）、瘦素(Leptin)、前体分子（POMC）、黑色皮质素受体（MR-C）、过氧化物酶增殖因子活化受体（PPARγ）等。人种或遗传因素导致脂代谢相关激素的异常或偏离，可引起脂代谢紊乱。中国不同民族的代谢综合征流行状况不同。郭海健等人的调查结果显示：不同民族代谢综合征（MS）发生率存在明显差异，朝鲜族的代谢综合征患病率最高，其次是汉族，哈萨克族的代谢综合征患病率最低。

基因位点或单体型与环境因素的交互作用对血脂水平存在影响，这种影响可能导致血脂异常和心脑血管疾病发病风险的改变。如血管内皮生长因子A(VEGFA)基因多态性与血脂异常及缺血性心脑血管疾病存在关联。体外实验和动物模型研究以及大规模全基因组关联研究(GWAS)证实，血管内皮生长因子A(VEGFA)基因与血脂水平以及动脉粥样硬化性心血管疾病和缺血性脑卒中(IS)的发病风险有关联。杨朔的研究表明，VEGFA rs3025039、rs10434和rs3025053基因型以及等位基因频率的分布在汉族和广西毛南族间存在差异（$P < 0.05$）。

8.妊娠因素　妊娠各期女性血脂水平均高于非妊娠组，并随孕期进展逐渐增高。妊高征患者血清胆固醇、甘油三酯、低密度脂蛋白、血清载脂蛋白B等明显高于非妊娠组及正常妊娠组，高密度脂蛋白、血清载脂蛋白A1等较正常妊娠妇女明显减低。研究认为，在妊娠过程中，特别是妊娠晚期，血脂水平会发生明显改变。妊娠期妇女，肠道吸收脂肪的能力增加，加之孕期内分泌的变化，对体内多种激素和脂蛋白代谢有明显的影响，造成生理性高血脂状态。脂类的增加，反映了孕期母体代谢需求的增加，以满足胎儿生长发育的需要。但血脂升高并未导致正常孕妇心血管疾病发生率的升高，其原因可能与整个孕期时间相对较短有关。也与正常妊娠生理代谢中，体内可能存在对心血管病变的保护因子，如雌激素等密切相关。

9.情绪因素　动物实验与人群实验的研究显示，不同情绪的变化，对体内脂类代谢有不同的影响。抑郁、焦虑等均可导致脂代谢异常，且抑郁、焦虑可能从神经、内分泌不同方向对脂代谢产生影响。

第二节　脂代谢亚临床量表评价和检测评价

一、脂代谢亚临床量表评价

国际上尚无针对脂代谢亚临床状态的规范量表。我们根据脂代谢亚临床的症状表现，设计了专用的评价量表。

表10-1　脂代谢亚临床评价量表

序号	项目	亚临床状态与得分		
		2分	5分	10分
1	年龄（岁）			
2	脂肪及主食超过推荐量（%）			
3	果蔬不足推荐量（%）			
4	饮酒（每日酒精摄入g）			
5	压力、烦恼			
6	胸闷，肩背酸痛	《状态量表评价标准细则》详见本书［使用说明］		
7	多梦多醒			
8	注意力难以集中、健忘			
9	患有胰、肝、肾或内分泌等疾病或使用噻类利尿、避孕、甲状腺素、类固醇、β-受体阻滞等影响营养获得与营养代谢的药物			
10	家族及本人糖、脂代谢病史			
脂代谢亚临床量表评价结果				

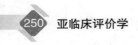

序号	项 目	亚临床状态与得分		
		2分	5分	10分

判定说明：

1.注释

偶尔：指4周内，大概每周发生1次（周期性，虽然偶然但是间隔多次出现）

经常：指4周内，每周发生2次及以上（症状表现频繁）

总是：指4周内越来越频繁，最近一周发生4次及以上（趋向严重）

2.评价结果　状态得分越高，表明亚临床风险越高

状态得分25分以上，评价结果为量表三级

状态得分15分以上，评价结果为量表二级

状态得分10分以上，评价结果为量表一级

填表说明：根据近1个月内自身的健康状况和生活习惯，按症状选择对应分数

二、脂代谢亚临床检测评价

（一）生化指标

1.血清脂蛋白

（1）总胆固醇（TC）　高胆固醇被认为是动脉粥样硬化的一个重要危险因素。胆固醇升高可导致动脉粥样硬化性心脏病和脑血管疾病。正常范围为<5.20mmol/L；5.20～6.20mmol/L为边缘性增高；≥6.22mmol/L为升高。

（2）甘油三酯（TG）　甘油三酯（TG）是脂质的组成成分，是甘油和3个脂肪酸所形成的脂。正常情况下，血浆中甘油三酯保持着动态平衡。血浆中甘油三酯的来源主要有两种：①外源性：由食物中摄取的脂肪在胆汁酸、脂酶的作用下被肠黏膜吸收，并在肠黏膜上皮细胞内合成甘油三酯；②内源性：体内自身合成的甘油三酯主要在肝脏，其次为脂肪组织。甘油三酯的主要功能是供给与储存能源。血清甘油三酯增高可见于家族性。甘油三酯升高是心血管疾病和某些继发疾病如糖尿病、甲状腺功能减退、肾病综合征和胰腺炎、动脉粥样硬化、糖原贮积病等的危险因素。正常范围为<1.70mmol/L；1.70～2.30 mmol/L为边缘性增高；≥2.30mmol/L为升高。

（3）高密度脂蛋白胆固醇（HDL-C）　HDL能将血管壁内胆固醇转运至肝脏进行分解代谢（即胆固醇逆转运），减少胆固醇在血管壁的沉积，防止脉粥样硬化。因此被称为"好"胆固醇。一般认为，HDL与心血管疾病的发病率和病变程度呈负相关。正常范围为＞1.0mmol/L。

（4）低密度脂蛋白胆固醇（LDL-C） LDL增高是动脉粥样硬化发生、发展的主要危险因素。LDL通过血管内皮进入血管壁内，在内皮下层滞留的LDL被修饰成氧化型LDL（ox-LDL），巨噬细胞吞噬ox-LDL后形成泡沫细胞，后者不断增多、融合构成动脉粥样硬化斑块的脂质核心。大量研究表明，动脉粥样硬化是一种慢性炎症反应疾病，LDL很可能是这种慢性炎症反应始动和维持的基本要素。正常范围为＜3.40mmol/L；3.40～4.10mmol/L为边缘性增高；≥4.10mmol/L为升高。

（5）脂蛋白（a）[Lp（a）] 为动脉硬化的独立危险因子。血液中脂蛋白（a）过高，可见于急性心肌梗死、缺血性心脑疾病患者、动脉硬化症、高脂血症、糖尿病、慢性肾功能不全、冠状动脉搭桥后再狭窄、大动脉瘤及某些癌症等。健康成人血清中脂蛋白（a）浓度为＜300mg/L。

（6）载脂蛋白B 主要在肝脏合成，是除了高密度脂蛋白以外的其他脂蛋白的主要结构蛋白，可转运脂类到肝外组织。升高可见于高脂蛋白血症、糖尿病、动脉粥样硬化、心肌梗死等。

表10-2 临床血脂水平分层标准

分层	TC（mmol/L）	LDL-C（mmol/L）	HDL-C（mmol/L）	TG（mmol/L）
合适范围	＜5.20	＜3.40	＞1.00	＜1.70
边缘升高	5.20～6.20	3.40～4.10	—	1.70～2.30
升高	≥6.22	≥4.10	—	≥2.30
降低	—	—	＜1.00	—

表10-3 血脂风险分层方案

危险分层	TC 5.20～6.20mmol/L 或 LDL-C 3.40～4.10mmol/L	TC ≥6.22mmol/L 或 LDL-C ≥4.10mmol/L
无高血压且其他危险因素数＜3	低危	低危
高血压或其他危险因素数≥3	低危	中危
高血压且其他危险因素数≥1	中危	高危
冠心病及其等危症	高危	高危

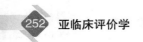

2.脂代谢相关激素　参与脂代谢的主要激素包括以下方面。

四碘甲状腺原氨酸（T_4）。正常范围：66～181nmol/L。

游离型甲状腺激素（FT_4）。正常范围：12～22pmol/L。

甲状腺激素能够调控全身各组织器官的生长、代谢。甲状腺功能减退（甲减）时，甲状腺激素水平下降，作为甲状腺激素重要的效应靶器官肝脏受到影响。鉴于肝脏与脂代谢密切相关，赵家军教授团队先后报道了其流行病学研究结果：即使只是轻度甲减也会导致患者血脂谱发生异常——甘油三酯（TG）和高密度脂蛋白胆固醇（HDL）的比值升高、总胆固醇（TC）和低密度脂蛋白胆固醇（LDL）升高；给予左甲状腺素（$L-T_4$）治疗后，血脂谱异常可以明显得到改善。韩国学者 Chung 等则发现，非酒精性脂肪肝（NAFLD）在甲减患者中患病率明显增加，且患病率和肝酶异常比率与甲减严重程度呈正相关。在近期发表于 Nature Review Endocrinology 的一篇综述中，杜克-新加坡国立大学医学院的学者 Sinha 和 Yen 等，全面介绍了甲状腺激素对肝脏脂代谢的作用及其机制，要点包括：

（1）肝脏表达的甲状腺激素受体（THR）以 THRβ 为主。THRβ 能够与靶基因上的甲状腺激素反应原（TREs）结合，成为甲状腺激素调控基因转录的重要环节。THRβ 基因敲除鼠表现出过氧化物酶体增殖激活受体 γ（PPARγ）信号通路增强，而 THR 介导的脂肪酸 β 氧化减弱，肝脏内脂肪沉积、脂肪肝形成。

（2）甲状腺激素通过与 THR 结合，能够调节肝细胞的游离脂肪酸转运体表达。甲减时，转运体表达减少，肝脏摄取游离脂肪酸减少，而白色脂肪组织对游离脂肪酸摄取增加。

（3）甲状腺激素通过与 THR 结合，能够直接调控与脂肪生成相关的多种基因表达。此外，甲状腺激素还能通过影响 SREBP1C、LXRs 和 ChREBP 等与肝脏脂肪生成密切相关的转录因子的表达及活性，发挥对肝脏脂肪生成的促进作用。甲减时，这一作用被削弱。

（4）甲状腺激素能够促进肝脏细胞线粒体功能和脂肪酸氧化，以自噬形式清除被活性氧自由基损伤的线粒体。甲减时，肝细胞线粒体功能质量下降。

表10-4　脂代谢亚临床检测评价表—生化指标

汇总	指标名称	正常范围	亚临床状态分级			关联度（高/低）
			一级	二级	三级	
脂代谢	总胆固醇（TC）（mmol/L）	成人：<5.20	《生化指标分级评价标准细则》详见本书［使用说明］			高
	血清甘油三酯（TG）（mmol/L）	成人：<1.70				高
	血清高密度脂蛋白（HDL）（mmol/L）	>1.00				高
	血清低密度脂蛋白（LDL-C）（mmol/L）	成人：<3.40				高

（二）生理、生物信息指标

1.标准体重和体质指数（BMI） 均以身高、体重两个指标为依据来判定人体肥胖程度。这两个指标是评价人体肥胖程度常用的方法。

标准体重法是最简单的衡量肥胖等级的指标。实际体重超过标准体重的20%以上，可判定为肥胖。计算公式为：标准体重（kg）=[身高（cm）-100]×0.9。标准体重的分类评价标准详见表10-5。

表10-5　标准体重的评价标准

类 型	标 准
正常	理想体重 ±10%
偏胖	超过理想体重10% ~ 20%
肥胖	超过理想体重20%以上
偏瘦	低于理想体重10% ~ 20%
消瘦	低于理想体重20%以上

体质指数(BMI)是目前最常用的衡量肥胖等级的指标。在判断肥胖程度时，使用体质指数指标可以消除不同身高对体重的影响，便于人群间或个体间比较。

标准体重、体质指数在具体应用时还应考虑其局限性。这两个指标不能很好地区分脂肪和肌肉，也不能反映脂肪在全身的分布情况。如对肌肉很发达的健身爱好者或有水肿的病人，标准体重、体质指数数值可能高估其肥胖程度。老年人的肌肉组织与其脂肪组织相比，肌肉组织的减少较多，计算数值可能低估其肥胖程度。相等体质指数值女性的体脂百分含量一般大于男性。如有体成分测定条件，同时测定体脂率（体脂%），会有助于判断真实肥胖程度。

中国与世界卫生组织（WHO）依据体质指数对成人体重进行分类，详见表 10-6。

表10-6　成人体重分类

体质指数（BMI）（kg/m²）	WHO标准
14 ~ 18	低体重
18 ~ 25	普通体重
25 ~ 30	体重过重
30 ~ 35	肥胖（Ⅰ度）
35 ~ 40	肥胖（Ⅱ度）
≥40	肥胖（Ⅲ度）

2.腰围（WC）　腰围是指经过脐部中心的腰部水平周径的长度。目前，公认腰围是衡量脂肪在腹部蓄积程度的（即中心性肥胖）最简单、实用的指标。脂肪在身体内的分布，尤其是腹部脂肪堆积的程度，与肥胖相关性疾病有更强的关联。对于体质指数并不太高、但腰围较大的人群，腹部脂肪增加（腰围大于临界值）可能是独立的危险性因素。同时，使用腰围和体质指数可以更好地估计与多种相关慢性疾病的关系。2007年，中国成人血脂异常防治指南设定的中国人群腰围切点：男性≥90cm，女性≥85cm，可判断为腹型肥胖。

腰围也具有一定的局限性。腰围可综合反映腹部皮下脂肪和内脏脂肪的总量，不能单独体现出内脏脂肪的分布，而内脏脂肪量与心血管疾病发病相关性更强。

3.腰臀比（WHR）　腰臀比是反应脂肪在腹部的累积程度，也是判定中心性肥胖的重要指标。计算公式：腰围（脐周径）和臀围（肠骨上棘周径）之比。女性理想的腰臀比大约在0.67 ~ 0.80之间，男性理想的腰臀比在0.85 ~ 0.95之间。腰臀比和腰围一样，可用于区分肥胖类型，但不能反映腹壁和腹内的脂肪分布。

4.体脂率　体脂率是衡量人体脂肪含量最直接的指标。一般采用肩胛部皮褶厚度、上臂皮褶厚度、腹部皮褶厚度等指标，通过公式计算进行体脂率的预测。世界卫生组织脂肪判定标准：男性≥25%，女性≥35%为肥胖症。

体脂率因测试方法、测试仪器、测试公式不同结果略有差异。目前，电阻抗分析方法因不需要测量人体各部位皮褶厚度，是目前常用的方法。电阻抗分析法包括全身阻抗法、分段电阻抗法、多频电阻抗法等。其中多频电阻抗法产生的误差较小。

5.内脏脂肪等级和内脏脂肪面积　根据脂肪堆积的位置，肥胖可分为躯干肥胖型和内脏脂肪肥胖型。中心脂肪肥胖型在腹部皮下组织、肠系膜、大网膜等组织蓄积大量脂肪。腹部脂肪量与高脂血症、糖尿病、高血压、动脉粥样硬化性等发病密切相关。内脏脂肪等级、内脏脂肪面积是判断内脏脂肪肥胖的重要指标。

（1）内脏脂肪等级 日本研究人员利用CT测量研究受试者的腹内脂肪面积，提出了内脏脂肪面积多重危险因素的等级标准，可用于对亚洲人群判断内脏脂肪型肥胖（VFO）的诊断。

（2）内脏脂肪面积 内脏脂肪面积可采用定量CT、磁共振成像（MRI）、超声检查、生物电阻抗（BIA）、双能X线（DEXA）、生物电阻抗法等测量方法。其中，定量CT与MRI是判断内脏脂肪分布的金标准，但因具有一定放射性，价格昂贵，并未广泛应用。生物电阻抗（BIA）具有价低、无损的特点，应用较广。

6.生物电扫描技术 生物电扫描技术通过观察间质的甘油三酯、间质的低密度脂蛋白水平等，可为脂代谢亚临床状态评估提供参考。间质的甘油三酯、间质的低密度脂蛋白水平正常值区间范围为$-5 \leqslant N \leqslant 5$，如以上指标超出正常区间的数值偏离程度越大，可能预示脂代谢亚临床异常风险的可能性越大。最终的评估风险等级结果可与生化检查结果相互印证。生物电扫描技术是帮助脂代谢亚临床进行状态评估的重要佐证手段之一。

表10-7 脂代谢亚临床检测评价表—生理、生物信息指标

汇总	指标名称	正常范围	亚临床状态分级			数据来源	关联度（高/低）
			一级	二级	三级		
脂代谢	体质指数（BMI）（kg/m²）	18.5～23.9	《生理、生物信息指标分级评价标准细则》详见本书［使用说明］			体成分	高
	腰围（cm）	男性：＜85 女性：＜80				—	高
	腰臀比（WHR）	男性：＜0.95 女性：＜0.80				—	高
	肝脏脂肪(CAP)(dB/m)	＜238				体成分	高
	内脏脂肪等级	0～10					高
	内脏脂肪面积（cm²）	0～100					高
	间质的甘油三酯	$-5 \leqslant N \leqslant 5$				生物电扫描技术	高
	间质的低密度脂蛋白	$-5 \leqslant N \leqslant 5$					高

第三节 脂代谢亚临床综合风险系统分析评价

脂代谢亚临床状态不适合单一指标或单一设备报告进行评价。通过长期研究，我们结合国际经典量表，积极探索现代生物信息测评手段，结合医学生理生化检测的分析、检测手段，尝试建立脂代谢亚临床综合风险系统分析评价方法。

表10-8 脂代谢亚临床综合风险系统分析评价表

序号	种类	评价要素	亚临床风险项目得分			
			I 级 5分（加#为1分）	II 级 10分（加#为3分）	III 级 15分（加#为5分）	
1	量表评价 (S)（Qₛ=45分）n=4	脂代谢亚临床评价量表	量表一级	量表二级	量表三级	
2		营养综合状态	二级	三级	四级、五级	
3		基础代谢状态	I 级	II 级	III 级	
4	二选一，或以最差项计入评价 Qₛ₄	基础运动素质	二级	三级	四级、五级	
		神经内分泌影响的代谢状态	I 级	II 级	III 级	

续表

序号	种类		评价要素	亚临床风险项目得分		
				I级 5分（加#为1分）	II级 10分（加#为3分）	III级 15分（加#为5分）
5	检测评价（T）（生理、生化、生物信息指标）（Q_T=55分）n=5	三选一，或以最差项计入评价 Q_{T1}	总胆固醇（TC）（mmol/L）			
			血清甘油三酯（TG）（mmol/L）			
			血清低密度脂蛋白（LDL-C）（mmol/L）			
6#		Q_{T2}	体质指数（BMI）（kg/m²）			
7#		Q_{T3}	腰臀比（WHR）			
8		二选一，或以最差项计入评价 Q_{T4}	肝脏脂肪（CAP)(dB/m)			
			内脏脂肪等级			
9		二选一，或以最差项计入评价 Q_{T5}	间质的甘油三酯	《综合风险系统分析评价标准细则》详见本书［使用说明］		
			间质的低密度脂蛋白			
说明			1. 序号5、8、9评价项为多项选一项检测，或多项同测选最差项计入评价；序号6、7为相关项 2. 序号4是评价参考项，选择单项计风险值，按单项计风险值；二项都检测的，按最差项计风险值；如不测，则按II级得分计入评价 3. 加#号标记为相关项，每项风险值计5分；其余评价项每项风险值计15分			
综合风险系统分析评价结果（C）（风险值 Q_C）						

二、综合风险系统分析评价判定标准

1.判定条件　检测评价中某一类指标的评价项或相关项检测时，可以多项选一项检测；也可以多项同检，选最差项计入评价项目。详见综合风险系统分析评价表中说明。

2.计分原则

（1）Ⅰ级、Ⅱ级、Ⅲ级评价项风险值差约为等比，即1倍Ⅲ级风险值≈2倍Ⅱ级风险值≈3倍Ⅰ级风险值。

（2）Ⅰ级、Ⅱ级、Ⅲ级相关项（加#项，以下同）风险值差约为等差，即Ⅲ级风险值与Ⅱ级风险值之差≈Ⅱ级风险值与Ⅰ级风险值之差。

（3）量表评价风险值Q_S与检测评价风险值Q_T之和为综合风险系统分析评价结果（风险值Q_C）。

3.计分方法

综合风险系统分析评价结果：$Q_C = Q_S + Q_T$

量表评价中，Q_S风险值计算：

$$Q_S = （Q_{S1} + Q_{S2} + Q_{S3} + Q_{S4}）× 3/N$$

其中：

Q_{S1}是指脂代谢亚临床量表评价项，必测项

Q_{S2}是指营养综合状态评价项，必测项

Q_{S3}是指基础代谢状态评价项，必测项

Q_{S4}是指基础运动素质评价项、神经内分泌影响的代谢状态评价项，参考项

N是指选择量表评价项的数量，N=4

检测评价中，Q_T风险值计算：

$$Q_T = Q_{T1} + Q_{T2} + Q_{T3} + Q_{T4} + Q_{T5}$$

4.分级及判定标准　依据综合风险评价分级和计分方法，所得到的综合风险系统分析值Q_C，将综合风险系统分析评价分为轻度风险、中度风险、重度风险三个等级，风险依次由低至高，对应风险的三种不同状态。

（1）轻度风险　系统分析评价风险值$5 \leqslant Q_C < 15$。

（2）中度风险　系统分析评价风险值$15 \leqslant Q_C < 30$。

（3）重度风险　系统分析评价风险值$Q_C \geqslant 30$。

第十一章 蛋白质代谢亚临床评价

概　述

蛋白质是生命的物质基础，是人体必需的六大类营养素之一。各种蛋白质以多种形式广泛存在于人体各个器官、组织和细胞、血液、组织液内，共同形成丰富多彩的生命。人体内蛋白质约为总体重的16%~20%。

蛋白质的主要生理功能：①细胞和组织的主要组成部分；②参与生物体的各种生物化学反应；③参与携带载运功能；④参与神经、内分泌、免疫生理功能的实施。

处于生长发育期的儿童、孕期妇女、术后以及大病初愈的病人等都需要充足的蛋白质，以促进机体生长、胎儿发育和机体康复。

引起蛋白质代谢亚临床原因是多种多样的。进行蛋白质代谢亚临床状态科学、系统、客观的评价，对实施早期预警、积极干预由蛋白质亚临床引发的各种问题有着非常重要的作用。

本章分析了蛋白质代谢亚临床的主要表现以及影响蛋白质代谢生理机能的主要因素，针对蛋白质代谢亚临床状态的典型症状表现，通过风险量表评价，结合对蛋白质代谢亚临床状态关联度比较高的生理、生化、生物信息指标的检测评价，最后完成综合风险系统分析评价，依据评价结果判定蛋白质代谢亚临床状态等级。

本章重点关注的是蛋白质代谢异常的亚临床评价。

第一节　蛋白质代谢亚临床的主要表现和影响因素

一、蛋白质代谢亚临床的主要表现

1.蛋白质代谢负氮平衡时的常见表现

（1）生理维持　生长发育迟缓，创口愈合困难，皮肤干燥皱褶，面色灰暗，毛发枯黄，指甲脆裂及营养缺乏引起的贫血、头昏、水肿等。

（2）免疫状态　免疫力下降，易感冒、伤口易感染、疱疹、白细胞减少等。

（3）消化表现　消化功能衰退、易腹泻、消化道排空能力下降。

（4）运动能力　倦怠乏力、肌力下降、肌肉松弛、形体消瘦、腰酸背痛等。

（5）心功能　心脏频繁不适的患者，警惕饮食中蛋白质的缺乏。

（6）精神状态　精力不济、智力减退、记忆减退、情绪波动等。

（7）内分泌表现　月经障碍、生殖功能受影响。

2.蛋白质代谢正氮平衡时的常见表现

（1）体质指数　长期过量摄入蛋白质类食物可转化为能量被利用，增加机体能量供给，成为体质指数BMI升高的原因之一。

（2）能量代谢负担增加　蛋白质类食物摄入常伴随过量的脂肪、胆固醇摄入。长期过量是诱发肥胖、高血脂及动脉硬化的潜在危险因素。

（3）嘌呤代谢　蛋白质类食物摄入过量，常携带过量嘌呤，导致血尿酸升高增加了痛风风险。

（4）钙流失增加　长期超量摄入蛋白质类食物，会使肾脏钙排出量增多，体内钙质的流失，提高了骨质疏松症的风险。

（5）生化指标　肾功能减退人群的过量摄入蛋白质类食物，可能引起血氨、尿素等代谢产物指标上升。

二、影响蛋白质代谢平衡的主要因素

1.饮食因素　饮食中蛋白质总量不足或质量较差时，营养素来源无法满足机体正常代谢的最低需要时，机体代谢将会出现负氮平衡。当摄入蛋白质超过代谢的正常需要量时，则会发生正氮平衡。膳食提供的各种蛋白质，除了要保证总量满足消耗需求外，蛋白质的氨基酸种类和比例也要与人体需要的比例接近，食物蛋白质才能充分有效的被利用。

2.运动因素　短时间高强度的激烈运动，蛋白质基本不参与供能。

力量性或轻度耐力性或运动时，如果糖、脂类能量营养素能够保证供给，则蛋白质仅少量参与分解代谢。

长时间运动时，尤其是机体糖脂代谢不能满足能量的需求，蛋白质将加快转化供能，表现为分解代谢增强，氨基酸糖异生作用突出。

3.手术、疾病、创伤等因素 手术、疾病、创伤等通常会造成组织蛋白分解代谢加强机体进入负氮平衡。修复损伤机体，需补充蛋白质、能量和营养物质。如若消化吸收功能衰退、蛋白质利用受限、厌食或恶心等，可能导致蛋白质摄入减少。治疗期内的出血、精神紧张、焦虑等，也会使氮的排出量增加丢失氮源。此外，慢性肾功能不全患者，常存在蛋白质/氨基酸代谢异常。原因包括：厌食、低蛋白饮食及对低蛋白饮食适应性的损伤、酸中毒、激素抵抗、能量代谢异常及支链氨基酸代谢异常等多种问题。蛋白质/氨基酸代谢异常，影响病患后期的治疗。

4.药物和激素因素

（1）药物对蛋白质代谢的影响

①小肠黏膜损伤：如缓泻剂可破坏小肠的绒毛结构，导致微绒毛阻塞抑制小肠的刷状缘酶系及小肠转运系统，影响了消化后的蛋白质营养素的吸收，导致多种营养素不同程度的消化吸收。

②肠黏膜组织学改变：如服用新霉素6小时后，即可出现肠黏膜组织学改变，导致蛋白质吸收减少，排泄增加。

③消化液及酶正常代谢改变：如新霉素还可通过促进胆盐沉淀及抑制胰酯酶两种机制，引起蛋白质及多种营养素消化吸收。

④肠黏膜细胞：如秋水仙碱、氨甲喋啶等抑制肠上皮细胞的生长。

⑤药物引起的腹泻：腹泻影响食物蛋白质的消化与吸收。

⑥肠内菌群：如广谱抗生素，可降低肠中有益菌群的比例和数量，影响营养素包括蛋白质的消化吸收。

⑦抑制蛋白质代谢：某些药物的作用机理则是通过抑制机体蛋白质的活性和代谢状态达到治疗目的，导致营养素吸收障碍。

⑧加速蛋白质代谢：某些药物的作用机理则是通过加速代谢改善机体蛋白质的活性和代谢状态，来达到治疗效果的，由此造成利用消耗加快。

（2）内分泌激素对蛋白质代谢的影响 不同内分泌激素对蛋白质代谢的影响不同。促进合成代谢的激素如生长激素、睾酮可使氮在体内潴留增加。而影响分解代谢的激素，如类固醇皮质激素、甲状腺素，则促进氮的排出。在激素治疗时，这种影响常被利用。如生长激素加TPF（肠内营养混悬液）治疗，可以明显地促进蛋白质合成，抑制蛋白质分解，改善脑出血患者的营养状态。

总之,药物与营养素代谢有着非常密切的关系。药物在人体内可影响营养素的吸收、转运、储存和排泄,最终影响机体的营养状态。

5.营养素的相互影响 机体对三大能量营养素的需求量,也可以明显影响氮平衡状态。按照营养学的基本原理,三类营养素供热比例应达到下列平衡状况:蛋白质供热应占总供热量的10%~15%,脂肪供热应占总供热量的20%~25%,碳水化合物供热应占总供热量的60%~70%。能量营养中以碳水化合物和脂肪为主,蛋白质通常仅以补充供能维持能量平衡。但是,碳水化合物和脂肪不能替代蛋白质功能,即不能参与氮平衡,而能量不足时,蛋白质可转化能量替代碳水化合物和脂肪供能。另有研究显示,牛磺酸可以通过刺激一些与蛋白质消化有关的酶或激素的分泌,提高蛋白质的消化率,促进含硫氨基酸参与蛋白质的合成,从而提高蛋白质的质量和利用率。

6.其他因素 低剂量电离辐射可导致组织蛋白质分解加强,从而产生负氮平衡,出现一系列放射损伤的症状。研究显示,一次性暴露于250mGy/min电离辐射,对小鼠氮代谢有不良效应。运动安排的时间,对蛋白质的代谢也有一定的影响。相关研究显示,同一负荷运动,安排在下午比安排在早晨或上午,更容易导致人体内蛋白质分解代谢加强。

第二节 蛋白质代谢亚临床量表评价和检测评价

一、蛋白质代谢亚临床量表评价

表11-1 蛋白质代谢亚临床评价量表

序号	项 目	亚临床状态与得分		
		2	5	10
1	每天肉蛋奶豆制品量合计少于本人1拳	偶尔	经常	总是
2	每天主食量合计少于本人3拳	《状态量表评价标准细则》详见本书[使用说明]		
3	四肢无力、精力倦怠、面色苍白			
4	多梦多醒、健忘、注意力难以集中			

续表

序号	项 目	亚临床状态与得分		
		2	5	10
5	消化不良、胸闷心悸			
6	低血压			
7	感冒、腹泻、疱疹			
8	大强度运动或劳动、焦虑恐惧	《状态量表评价标准细则》详见本书［使用说明］		
9	患有厌食、厌油腻、内分泌等疾病或使用类固醇皮质激素、甲状腺素等影响营养代谢的药物			
10	家族及本人长期消瘦			
蛋白质代谢亚临床量表评价结果				

判定说明：

1. 注释

偶尔：指4周内，大概每周发生1次（周期性，虽然偶然但是间隔多次出现）

经常：指4周内，每周发生2次及以上（症状表现频繁）

总是：指4周内越来越频繁，最近一周发生4次及以上（趋向严重）

2. 评价结果 状态得分越高，表明亚临床风险越高

状态得分25分以上，评价结果为量表三级

状态得分15分以上，评价结果为量表二级

状态得分10分以上，评价结果为量表一级

填表说明：根据近1个月内自身的健康状况和生活习惯，按症状选择对应分数

二、蛋白质代谢亚临床检测评价

（一）检测评价—生化指标

用于评估蛋白质代谢亚临床状态的生化指标主要有氮平衡、血清前蛋白、血清总蛋白、血清白蛋白、血清球蛋白、血清白蛋白与球蛋白的比值（即A/G比值）、肌酐及血清尿素等。

1.氮平衡 氮平衡是评价蛋白质的补充能否满足体内需要以及体内蛋白质合成与分解代谢情况的常用指标。

2.CHI尿肌酐（Ucr）含量/相同性别身高标准体重（Ucr） 肌酐是肌肉组织中肌酸的代谢产物。常用尿肌酐含量与其身高标准体重的比值，即CHI观察肌肉组织的蛋白质代谢状态。

3.血清前蛋白 血清前蛋白常作为反应评价蛋白–能量营养不良和膳食蛋白

质摄入平衡的指标，它由肝脏合成的一种糖蛋白与甲状腺素结合，参与维生素 A 运输。

4.血清总蛋白、血清白蛋白、血清球蛋白、血清白蛋白与球蛋白的比值（即 A/G 比值）　血清总蛋白、血清白蛋白、血清球蛋白、血清白蛋白与球蛋白的比值主要代表人体内脏的蛋白质状态（即 A/G 比值），反映肝功能代谢程度。

5.血清尿素　血清尿素为蛋白质代谢的终末产物。体内氨基酸脱氨基分解成 α-酮基和氨（NH_3），NH_3 在肝脏内和二氧化碳 CO_2 生成尿素。因此，尿素的生成量有效反映了饮食中蛋白质摄入量和分解代谢的情况。

表 11-2　蛋白质代谢亚临床检测评价表—生化指标

汇总	指标名称	正常范围	亚临床状态分级			关联度（高/低）
			一级	二级	三级	
蛋白质代谢	氮平衡	±1				高
	CHI［尿肌酐（Ucr）含量/相同性别身高标准体重（Ucr）］	>90%				高
	血清前白蛋白（PA）（g/L）	0.25~0.50	《生化指标分级评价标准细则》详见本书［使用说明］			高
	血清总蛋白（TP）（g/L）	60~80				高
	血清白蛋白（ALB）（g/L）	35~55				高
	血清球蛋白（GLP（g/L）	20~30				高
	A/G 比值	（1.5~2.5）：1				高

（二）检测评价—生理、生物信息指标

1.体质指数（BMI）　体质指数（BMI）是可以间接衡量蛋白质代谢的指标之一。

2.体内蛋白质含量　通过测定人体体内蛋白质含量，可用以评估人体内蛋白质储备状态。

3.肌肉量　通过测定身体肌肉量，能够判定蛋白质量与分布的状态。

表11-3 蛋白质代谢亚临床检测评价表—生理、生物信息指标

汇总	指标名称			正常范围	亚临床状态分级			数据来源	关联度（高/低）
					一级	二级	三级		
蛋白质代谢	体质指数（BMI）（kg/m²）			18.5~23.9	《生理、生物信息指标分级评价标准细则》详见本书[使用说明]			体成分	高
	体内蛋白质含量（占人体体重的百分比）			16%~20%					高
	肌肉量（kg）	男（身高）	160cm以下	42.5±4.0					高
			160~170cm	48.2±4.2					
			170cm以上	54.4±5.0					
		女（身高）	150cm以下	31.9±2.8					
			150~160cm	35.2±2.3					
			160cm以上	39.5±3.0					

第三节 蛋白质代谢亚临床综合风险系统分析评价

一、综合风险系统分析评价

蛋白质代谢亚临床状态不适合单一指标或单一设备报告进行评价。通过长期研究，我们结合大量国际公认的经典量表，积极探索现代生物信息测评手段，借鉴临床医学生理生化检测等手段，尝试建立蛋白质代谢亚临床综合风险系统分析评价方法。

表11-4 蛋白质代谢亚临床综合风险系统分析评价表

序号	种类	风险值	评价要素	亚临床风险项目得分		
				I级	II级	III级
				5分（加#为2分）	10分（加#为6分）	15分（加#为10分）
1	量表评价(S)(Q_s=60分)（n=4）	Q_{S1}	蛋白质代谢亚临床评价量表	量表一级	量表二级	量表三级
2		Q_{S2}	营养综合状态	二级	三级	四级、五级
3		Q_{S3}	基础代谢状态	I级	II级	III级

续表

序号	种类	风险值	评价要素		亚临床风险项目得分		
					Ⅰ级	Ⅱ级	Ⅲ级
					5分（加#为2分）	10分（加#为6分）	15分（加#为10分）
4	量表评价(S)(Q_S=60分)（n=4）	二选一，或以最差项计入评价 Q_{S4}	神经内分泌影响的代谢状态		Ⅰ级	Ⅱ级	Ⅲ级
			基础运动素质		二级	三级	四级、五级
5#	检测评价（T）（生理、生化、生物信息指标）(Q_T=40分)（n=3）	三选一，或以最差项计入评价 Q_{T1}	氮平衡		《综合风险系统分析评价标准细则》详见本书［使用说明］		
			CHI[尿肌酐(Ucr)含量/相同性别身高标准体重(Ucr)]				
			血清前白蛋白（PA）（g/L）				
6		三选一，或以最差项计入评价 Q_{T2}	血清总蛋白（TP）（g/L）				
			血清白蛋白（ALB）（g/L）				
			血清球蛋白(GLP（g/L）				
7		二选一，或以最差项计入评价 Q_{T3}	体内蛋白质含量（占人体体重的百分比）				
			肌肉量（kg）	男（身高）	160cm以下		
					160~170cm		
					170cm以上		
				女（身高）	150cm以下		
					150~160cm		
					160cm以上		
说明			1.序号6、7为评价项，序号5相关项，为多项选一项检测，或多项同测，选最差项计入评价 2.序号4是评价参考项，选择单项检测的，按单项计风险值；二项都测的，按最差项计风险值；如不测，则按Ⅱ级得分计入评价项 3.加#号标记为相关项，每项风险值计10分；其余评价项每项风险值计15分				
综合风险系统分析评价结果（C）（风险值Q_C）							

二、综合风险系统分析评价判定标准

1.判定条件　检测评价中某一类指标的评价项或相关项检测时，可以多项选一项检测；也可以多项同检，选最差项计入评价项目。详见综合风险系统分析评价表中说明。

2.计分原则

（1）Ⅰ级、Ⅱ级、Ⅲ级评价项风险值差约为等比，即1倍Ⅲ级风险值≈2倍Ⅱ级风险值≈3倍Ⅰ级风险值。

（2）Ⅰ级、Ⅱ级、Ⅲ级相关项（加#项，以下同）风险值差约为等差，即Ⅲ级风险值与Ⅱ级风险值之差≈Ⅱ级风险值与Ⅰ级风险值之差。

（3）量表评价风险值Q_S与检测评价风险值Q_T之和为综合风险系统分析评价结果（风险值Q_C）。

3.计分方法

综合风险系统分析评价结果：$Q_C = Q_S + Q_T$

量表评价中，Q_S风险值计算：

$$Q_S = （Q_{S1} + Q_{S2} + Q_{S3} + Q_{S4}）$$

其中：

Q_{S1}是指蛋白质代谢亚临床量表评价项，必测项

Q_{S2}是指营养综合状态评价项，必测项

Q_{S3}是指基础代谢状态评价项，必测项

Q_{S4}是指神经内分泌影响的代谢状态评价项、基础运动素质评价项，参考项

检测评价中，Q_T风险值计算：

$$Q_T = Q_{T1} + Q_{T2} + Q_{T3}$$

4.分级及判定标准　依据综合风险评价分级和计分方法，所得到的综合风险系统分析值Q_C，将综合风险系统分析评价分为轻度风险、中度风险、重度风险三个等级，风险依次由低至高，对应风险的三种不同状态。

（1）轻度风险　系统分析评价风险值$5 \leqslant Q_C < 15$。

（2）中度风险　系统分析评价风险值$15 \leqslant Q_C < 30$。

（3）重度风险　系统分析评价风险值$Q_C \geqslant 30$。

第十二章　维生素代谢亚临床评价

概　述

　　维生素（Vitamin）在生物体的新陈代谢过程中起着不可替代的作用，它是生物体所必需的一大类微量营养成分。

　　维生素代谢亚临床症状表现复杂多样，对人体健康影响广泛且深远。进行维生素代谢亚临床状态科学、系统、客观的评价，对维生素代谢亚临床及其可能引发的各种疾病实施早期预警、积极干预有着非常重要的作用。

　　本章分析了维生素代谢亚临床的主要表现以及影响维生素代谢生理机能的主要因素。针对维生素代谢亚临床状态的典型症状表现，通过风险量表评价，结合对维生素代谢亚临床状态关联度比较高的生理、生化、生物信息指标的检测评价，最后完成综合风险系统分析评价，依据评价结果判定维生素代谢亚临床状态等级。

　　本章重点关注的是维生素代谢异常的亚临床评价。

第一节　维生素代谢亚临床的主要表现和影响因素

一、维生素代谢亚临床的主要表现

　　维生素是一系列有机化合物的统称。它们是生物体所需要的微量营养成分，而必需性维生素是指无法由生物体自己生产，需要通过饮食等手段获得。虽然维生素不像糖类、蛋白质与脂肪类等营养素可以产生能量、组成细胞，但它们对生物体的新陈代谢确起着重要的调节作用。

　　维生素的缺乏或过量都可能导致健康问题。

1.维生素处于缺乏状态时的常见表现

（1）生理维持　生长发育迟缓，机体代谢功能减弱，组织器官活性下降。

如维生素A长期缺乏，可能导致眼干不适、暗适应时间延长等；维生素C长期缺乏，可能导致结缔组织形成不良，使毛细血管壁不健全，易出血，增加脆性；维生素B_1缺乏，容易出现疲劳、心悸、亢进等；维生素B_2缺乏时，表现为生长缓慢、脱毛等；维生素B_6缺乏时，体重减轻，消瘦和红细胞性低色素性贫血等；泛酸缺乏时，表现生长发育缓慢、呕吐、脱毛等。

（2）皮肤状态 维生素A缺乏，可出现皮肤干燥、脱屑等；维生素E缺乏，可出现皮肤粗糙、色斑等；维生素B_6缺乏时，可出现皮肤油脂增多；维生素B_{12}缺乏时，可出现四肢皮肤刺痛感，皮肤粗糙等。

（3）运动能力 维生素C缺乏时，影响胶原蛋白合成，可影响骨量生成，出现关节疼痛等；维生素D缺乏时，儿童可出现骨骼发育异常，容易蛀牙，影响钙的吸收，骨密度降低，腰酸背痛、腿抽筋等症状；维生素E缺乏时，易疲劳、肌肉萎缩等；维生素K缺乏时，可影响骨骼和牙齿对钙的吸收，出现骨密度降低，牙齿松动脱落等。

（4）消化系统症状 维生素B_1缺乏时，可出现食欲不振、排便困难等；胆碱缺乏时，可出现肝脏硬度增加等；生物素缺乏时，可出现食欲不振。

（5）神经系统症状 维生素B_1缺乏时，可出现目光呆滞，记忆力下降，易疲劳等；维生素B_2缺乏时，可出现精神状态差，睡眠障碍，健忘，走路协调性差等；泛酸缺乏时，可出现失眠、疲倦等；烟酸缺乏时，可出现头昏，头痛，失眠，记忆力减退，注意力不集中，焦虑或紧张、易怒等；维生素B_{12}缺乏时，可出现精神状态差、记忆力衰退、头痛等。

（6）生殖系统症状 维生素E缺乏时，性激素调节机能降低，衰老加快，女性受孕几率降低、易流产等；儿童缺乏时，发育不良、躁动不安等。

（7）眼睛症状 维生素A缺乏时，可出现眼睛干涩、流泪，夜视能力欠佳；维生素B_2缺乏时，可出现眼结膜充血、怕光流泪、视力模糊等。

（8）贫血状态 维生素A、维生素E、维生素C、维生素B_6、维生素B_{12}、叶酸缺乏时，可出现贫血症状，表现为皮肤黏膜、指甲苍白；轻者可出现头昏、注意力不集中、记忆力差等。

（9）口腔症状 维生素C缺乏时，可出现牙龈肿胀、出血等；维生素B_6缺乏时，可出现舌部、口角发炎、口臭等；维生素B_{12}缺乏时，可出现牙龈发白、出血等。

（10）免疫状态　维生素C缺乏时，可出现免疫力下降，易感冒等。

（11）心脏功能　维生素B_1缺乏时，可出现心跳异常等。

（12）头发症状　叶酸、生物素缺乏时，可出现少白头。

2.维生素处于过剩状态时的常见表现

（1）皮肤状态　维生素A过剩时，可出现皮肤干燥、发痒、变黄等。

（2）消化系统症状　维生素A过剩时，可出现恶心、呕吐，食欲降低、腹痛腹泻等；泛酸过剩时，可出现腹泻、肝脏负担增加等；叶酸过剩时，可出现食欲下降、恶心、腹胀等。

（3）神经系统症状　维生素A、维生素D、维生素E、烟酸过剩时，可出现疲乏、头疼、头晕等；维生素E过剩时，可出现头晕、恶心等。

（4）心脏功能　维生素D过剩时，可出现心律不齐；维生素B_{12}过剩时，可出现心前区不适、心悸等。

（5）皮肤状态　维生素D、烟酸过剩时，可出现皮肤瘙痒等。

（6）眼睛症状　维生素E过剩时，可出现视力模糊等。

二、影响维生素代谢的主要因素

1.饮食与生活习惯因素　膳食摄入不足、种类单一、比例不当会影响维生素获得。食物多样性如主副食、肉蛋奶豆、果蔬等匹配不合理或摄入不足，食物的储存、加工不当等，均可导致维生素的损失。

2.运动因素　运动使机体新陈代谢速度加快，各种酶变得活跃，维生素消耗也因此大大增加，尤其维生素B族、维生素E、维生素C的消耗加大。研究显示，机体在进行速度力量训练时，每消耗1000kcal热量，需要补充1.2mg的维生素B_1；在进行耐力性运动时，每消耗1000kcal的热量，需要补充维生素B_1 2mg；大强度运动时，维生素C消耗量可较正常时增加一倍。

由于机体对维生素的利用有一定限度，当摄取的量超过利用能力时，增大摄入量也不会发生积极作用，多余的水溶性维生素会从尿液中排出。此外，肌肉生长需要大量的蛋白质，而维生素则是蛋白质参与肌肉生长、保护和修复的催化剂。如果缺乏维生素，肌肉生长不仅会减缓或受阻，而且会增加运动损伤的几率。

速度性锻炼项目具有时间短、强度大、能量代谢高的特点。运动时，体内高度缺氧，能量主要来源于无氧代谢。代谢产生能量同时也产生大量酸性物质，使肌肉、血液的酸碱失去平衡，使大脑和肌肉工作能力下降，此时对维生素E、维生素C的需求量增加。

耐力性锻炼项目特点是时间长、强度小，各种营养物质消耗较为均衡稳定，需补充B_1、B_2等B族维生素。

力量性锻炼项目消耗的热量较多，运动后应增加蛋白质和维生素B_2的供给。

3.疾病、创伤、应激因素　消化系统的慢性疾病会导致维生素吸收减少。如胃肠功能紊乱、腹泻、感染性肠炎、消化道或胆道梗阻、胆汁分泌受限、胃酸分泌受限等，都可引起维生素的吸收减少。手术、妊娠、哺乳、重体力劳动、精神紧张等情况下，机体代谢加速对维生素的需要量也会大量增加。例如，对创伤感染患者的外周血维生素水平进行检测，并对可能的影响因素进行多元回归分析研究，收集生命体征检测血浆维生素浓度，并进行多元逐步回归分析，创伤感染患者血浆维生素A、维生素E、维生素C的浓度显著低于正常人，与Apache Ⅱ评分有明显相关性。创伤感染患者，存在维生素A、维生素E、维生素C的代谢障碍，且病情的严重程度与维生素的代谢密切相关。

4.药物因素　药物可引起维生素缺乏症。例如洋地黄、阿司匹林、四环素、促肾上腺皮质激素等可造成维生素B_1缺乏；甲状腺素、硼酸、氯丙嗪等可造成维生素B_2缺乏；异烟肼，盐酸苯肼哒嗪、左旋多巴、口服避孕药、吡嗪酰胺、青霉胺等可造成维生素B_6缺乏；有些药物，如四环素、阿司匹林及巴比妥类药物，可增加维生素C在尿中的排泄。长期口服避孕药，可使体内B族维生素、维生素C和叶酸的含量下降。又如，小儿常用抗癫痫药(苯巴比妥、卡马西平及丙戊酸钠)，对癫痫患儿维生素D代谢有影响等。

药物对维生素的吸收、储留、代谢的影响机制和途径多种多样，例如：

（1）影响维生素的吸收　丙米嗪、阿米替林、氯普马嗪、阿霉素、阿的平等均能影响维生素的吸收；酚酞、石蜡油等泻剂，可使肠蠕动增强，肠内食物排空加快，不利于营养物质的消化吸收，尤其是对脂溶性维生素A、维生素D、维生素K等的吸收影响显著。脂溶性维生素可溶于矿物油类缓泻剂随粪便排出，不能被正常吸收；消胆胺也会妨碍此类营养物质的吸收等。

（2）影响维生素代谢加快　有些药物干扰体内营养物质的生物合成和利用，

引起营养不良。如四环素、氯霉素等广谱抗生素、水合氯醛，水杨酸盐，利尿酸，奎尼丁导致的维生素K缺乏症；苯巴比妥、苯妥英钠、扑米酮、降胆敏、抗酸药、抗惊厥药、二磷酸盐、皮质类固醇等，可加速维生素D的分解；有些药物能诱导需要维生素作为辅助因子的酶系统，使机体对维生素的需要量增加。

（3）影响维生素效能　某些药物作用的部位产生竞争，致使一些内源性营养素的合成减少。

（4）影响维生素储留　某些药物可损害组织细胞，如阻碍肝脏代谢，口服避孕药可使维生素A和维生素D在机体内的贮存增加。

5.其他因素　咖啡因、铜、锌、铁离子等影响维生素的吸收；嗜酒者，因肠道吸收减少与生物利用率降低，可导致维生素不足干扰维生素B_6、维生素B_{12}、叶酸的代谢，导致蛋氨酸合酶的功能障碍，同时可导致小肠绒毛膜叶酸受体减少，影响肠道对叶酸的吸收。

第二节　维生素代谢亚临床量表评价和检测评价

一、维生素代谢亚临床量表评价

表12-1　维生素代谢亚临床评价量表

序号	项　目	亚临床状态与得分		
		2	5	10
1	每天肉蛋奶豆制品量合计少于本人1拳	偶尔	经常	总是
2	每天果蔬量合计少于本人5拳			
3	食物种类每天少于12种			
4	嗜酒、浓咖啡	《状态量表评价标准细则》详见本书［使用说明］		
5	生理发育不达标及糖、脂代谢异常			
6	感冒、腹泻、疱疹等免疫力低下			
7	每天运动或劳动后很疲劳			

续表

序号	项 目	亚临床状态与得分		
		2	5	10
8	患有发烧、偏食、节食、厌食、减肥、甲亢、胃肠功能紊乱、腹泻、胆汁分泌受限、胃酸分泌治疗、感染、手术、妊娠、哺乳、重体力劳动、精神紧张等	《状态量表评价标准细则》详见本书［使用说明］		
9	使用洋地黄、阿司匹林、四环素、促肾上腺皮质激素、甲状腺素、硼酸、氯丙嗪、异烟肼、盐酸苯肼哒嗪、左旋多巴、口服避孕药、吡嗪酰胺、青霉胺、丙米嗪、阿米替林、氯普马嗪、阿霉素、阿的平、广谱抗生素、水合氯醛、水杨酸盐、利尿酸、奎尼丁、苯巴比妥、苯妥英钠、扑米酮、降胆敏、抗酸药、抗惊厥药、二磷酸盐、皮质类固醇等影响维生素营养代谢的药物及影响肝功能、使肠蠕动增强的药物			
10	家族及本人长期性格怪僻、口唇干裂			
维生素代谢亚临床量表评价结果				

判定说明：

1.注释

偶尔：指4周内，大概每周发生1次（周期性，虽然偶然但是间隔多次出现）

经常：指4周内，每周发生2次及以上（症状表现频繁）

总是：指4周内越来越频繁，最近一周发生4次及以上（趋向严重）

2.评价结果　状态得分越高，表明亚临床风险越高

状态得分25分以上，评价结果为量表三级

状态得分15分以上，评价结果为量表二级

状态得分10分以上，评价结果为量表一级

填表说明：根据近1个月内自身的健康状况和生活习惯，按症状选择对应分数

备注：维生素种类较多，上表是对维生素综合状态的评价。常见对单一维生素营养素缺乏风险进行的粗筛的量表仅供参考

二、维生素代谢亚临床检测评价

（一）检测评价—生化指标

针对维生素代谢亚临床生化指标检测中维生素含量检测，目前主要采用高效液相色谱法和生物体微弱磁场测定。

表12-2　维生素代谢亚临床检测评价表—生化指标

汇总	指标名称	正常范围	亚临床状态分级			关联度（高/低）
			一级	二级	三级	
维生素代谢	血清维生素A（μg/L）	≥200	《生化指标分级评价标准细则》详见本书［使用说明］			高
	血清维生素E（μg/ml）	5～20				高
	血清维生素K（ng/L）	0.15～1.0				高
	血清维生素D（ng/ml）	≥20				高
	血清维生素B_1（μg）（尿中维生素B_1）	≥200				高
	血清维生素B_2（μg）（尿中维生素B_2）	800～1300				高
	泛酸（mg/d）（尿中泛酸排出量）	约为2～7				高
	血清维生素B_6（nmol/L）	＞30				高
	血清维生素B_{12}（pmol/L）	111～740				高
	红细胞叶酸（nmol/L）	≥340				高
	烟酸（mg）（N^1-甲基烟酰胺排出量）	3.0～3.9				高
	血浆总维生素C（mg/L）	＞4.0				高

（二）检测评价—生理、生物信息指标

采用生物体微弱磁场定性测定人体维生素A、维生素B族、维生素C、维生素D、维生素E、维生素F、维生素K、维生素U含量及代谢状态时具有参考意义，正常范围为40～100。

表12-3　维生素代谢亚临床检测评价表—生理、生物信息指标

汇总	指标名称	正常范围	亚临床状态分级			数据来源	关联度（高/低）
			一级	二级	三级		
维生素代谢	维生素A	40～100	《生理、生物信息指标分级评价标准细则》详见本书［使用说明］			生物体微弱磁场测定	高
	维生素B族	40～100					高
	维生素C	40～100					高
	维生素D	40～100					高
	维生素E	40～100					高
	维生素F	40～100					高
	维生素K	40～100					高
	维生素U	40～100					高

第三节 维生素代谢亚临床综合风险系统分析评价

一、综合风险系统分析评价

维生素代谢亚临床状态涉及指标众多，不适合单一指标或单一设备报告进行评价。通过长期研究，我们结合大量国际公认的经典量表，积极探索各类测评手段，借鉴临床医学生化检测等手段，充分利用现代生物信息检测手段，尝试建立维生素代谢亚临床综合风险系统分析评价方法。

表12-4 维生素代谢亚临床综合风险系统分析评价表

序号	种类	风险值	评价要素	亚临床风险项目得分		
				I级 10分（#5分）	II级 15分（#10分）	III级 30分（#20分）
1	量表评价（S）（Qs=80分）n=3	Qs1	维生素代谢亚临床评价量表	量表一级	量表二级	量表三级
2		Qs2	营养综合状态	二级	三级	四级、五级
3#		二选一，或以最差项计入评价 Qs3	神经内分泌影响的代谢状态	I级	II级	III级
			基础代谢状态	I级	II级	III级
4#	检测评价（T）（生理、生化、生物信息指标）（QT=20分）n=1	多选一，或以最差项计入评价 QT1	参照"维生素代谢亚临床检测评价表—生化指标"列示的指标，可以单一项或以多项计入评价	《综合风险系统分析评价标准细则》详见本书［使用说明］		
			参照"维生素代谢亚临床检测评价表—生理、生物信息指标"列示的指标，可以单一项或以多项评价的指标			
说明				1.序号3、4参项，多项检测选最差项计入评价；评价项每项风险值计20分。 2.加#号标记为相关项，每项风险值计30分。		
综合风险系统分析评价结果（C）（风险值QC）						

二、综合风险系统分析评价判定标准

1.判定条件　检测评价中某一类指标的评价项或相关项检测时，可以多项选一项检测；也可以多项同检，选最差项计入评价项目。详见综合风险系统分析评价表中说明。

2.计分原则

（1）Ⅰ级、Ⅱ级、Ⅲ级评价项风险值差约为等比，即1倍Ⅲ级风险值≈2倍Ⅱ级风险值≈3倍Ⅰ级风险值。

（2）Ⅰ级、Ⅱ级、Ⅲ级相关项（加#项，以下同）风险值差约为等差，即Ⅲ级风险值与Ⅱ级风险值之差≈Ⅱ级风险值与Ⅰ级风险值之差。

（3）量表评价风险值Q_S与检测评价风险值Q_T之和为综合风险系统分析评价结果（风险值Q_C）。

3.计分方法

综合风险系统分析评价结果：$Q_C = Q_S + Q_T$

量表评价中，Q_S风险值计算：

$Q_S = Q_{S1} + Q_{S2} + Q_{S3}$

其中：

Q_{S1}是指维生素代谢亚临床量表评价项，必测项

Q_{S2}是指营养综合状态评价项，必测项

Q_{S3}是指神经内分泌影响的代谢状态评价项、基础代谢状态评价项，参考项

检测评价中，Q_T风险值计算：

$Q_T = Q_{T1}$

4.分级及判定标准　依据综合风险评价分级和计分方法，所得到的综合风险系统分析值Q_C，将综合风险系统分析评价分为轻度风险、中度风险、重度风险三个等级，风险依次由低至高，对应风险的三种不同状态。

（1）轻度风险　系统分析评价风险值$5 \leqslant Q_C < 15$。

（2）中度风险　系统分析评价风险值$15 \leqslant Q_C < 30$。

（3）重度风险　系统分析评价风险值$Q_C \geqslant 30$。

第十三章 矿物质代谢亚临床评价

概 述

矿物质是构成人体组织和维持正常生理功能必需的多种矿物质元素的总称，是人体必需的六大类营养素之一。

人体维持正常生理功能，每天需求的矿物质数量是基本确定的。矿物质是人体无法自身产生的，必需从外界获得。随着年龄、性别、身体状况、环境、工作状况等因素的不同和变化，人体对矿物质的需求量会随着发生变化。人体缺乏矿物质，其生理代谢将发生紊乱，并影响身体健康。

矿物质代谢亚临床症状表现复杂多样，对人体健康影响广泛且深远。进行矿物质代谢亚临床状态科学、系统、客观的评价，对矿物质代谢亚临床及其可能引发的各种疾病实施早期预警、积极干预有着非常重要的作用。

本章分析了矿物质代谢亚临床的主要表现以及影响矿物质代谢生理机能的主要因素，针对矿物质代谢亚临床的典型症状表现，通过风险量表评价，结合对矿物质代谢亚临床状态关联度比较高的生理、生化、生物信息指标的检测评价，最后完成综合风险系统分析评价，依据评价结果判定矿物质代谢亚临床状态等级。

本章重点关注的是矿物质代谢异常的亚临床评价。

第一节 矿物质代谢亚临床的主要表现和影响因素

一、矿物质代谢亚临床的主要表现

矿物质是多种酶的活化剂、辅因子或组成成分。矿物质缺乏，人体生理代谢易发生紊乱。

1.常见矿物质缺乏表现举例

（1）精神状态　钙缺乏时，表现为乏力、烦躁、易怒、易疲劳，精力不集中。

（2）免疫功能　钙缺乏时，表现为易过敏、易感冒；铁缺乏时，易患贫血、口腔炎、感冒；硒缺乏时，易患感冒。

（3）运动系统　钙缺乏时，表现为腰酸背痛，易抽筋；镁缺乏时，易引发骨质疏松、影响神经肌肉的兴奋性（发生惊厥）；钾缺乏时，可减少肌肉的兴奋性，使肌肉的收缩和放松无法顺利进行，容易倦怠。

（4）牙齿状态　钙缺乏时，表现为易患龋齿。

（5）循环系统　镁缺乏时，易导致早搏、血管扩张、充血、心悸等；钾缺乏时，易引起心律失常和神经肌肉病变；硒缺乏时，易出现心律失常；碘缺乏时，易出现心悸等。

（6）内分泌系统　镁缺乏时，可致胰岛素抵抗；钾缺乏时，会使血糖偏高；硒缺乏时，胰岛素分泌减少，糖耐受量异常；碘缺乏时，发育迟缓，身材矮小，智力低下，运动神经功能障碍及甲状腺功能低下。

（7）消化系统　钾缺乏时，会妨碍肠的蠕动，引起便秘；铁缺乏时，会导致食欲下降；锌缺乏时，易导致食欲不振、厌食、偏食及异食癖。

（8）精神状态　铁缺乏时，会导致工作效率低，学习能力下降，冷漠呆板，常有心慌、气短、头昏、眼花、精力不集中等症状；硒缺乏时，导致严重失眠、精神萎靡不振。

（9）体温调节　铁缺乏时，会导致寒冷环境中体温调节能力受损，易手脚发凉。

（10）微循环　铁缺乏时，人体微循环产生障碍，出现面色苍白和指甲苍白、皮肤弹性下降、皱纹增多、失眠健忘、肢体疲乏。

（11）特殊人群　铁缺乏时，儿童发育迟缓、抵抗力差；锌缺乏时，儿童生长缓慢，免疫力下降。

（12）生理维持　锌缺乏时，皮肤失去光泽、弹性、面部痤疮、皮屑增多，瘙痒。

（13）生殖系统　锌缺乏时，会导致中老年男性性腺机能减退，精子数目、生育能力下降；硒缺乏时，易出现精子活力降低、不孕症。

（14）神经系统　碘缺乏时，影响大脑发育。

2.矿物质处于过量状态时的常见表现举例

（1）消化功能　钙轻度过量时，无症状；钙一般过量，表现为便秘、厌食；伴有腹痛、恶心、呕吐。

（2）神经系统　钙严重过量时，可出现情绪不稳定；镁过量时，会出现肌肉无力；钾过量时，会疲乏、四肢软弱、行动无力、动作迟钝。

（3）循环系统　镁过量时，血压会轻度下降；钾过量时，会导致心率缓慢、心律失常；锌过量时，会出现贫血，血红蛋白降低，血清铁及体内铁贮存量减少。

（4）运动系统　钾过量时，会出现肌肉酸痛、四肢苍白、湿冷。

（5）消化系统　铁过量时，易导致血黄素（含铁）异常增多；锌过量时，会出现食欲不振。

（6）生理维持　硒过量时，会导致脱发，头皮出现皮疹、发痒，头发干脆、近根处断裂，指甲受损、变脆。

（7）免疫系统　碘过量时，自身免疫增强。

（8）精神状态　碘过量时，可能影响智力发育。

二、影响矿物质代谢的主要因素

1.饮食与生活习惯因素　饮食搭配不合理时，会导致多种矿物质的摄入缺乏、过量或不均衡。各年龄阶段人群矿物质缺乏有各自的特点。少儿人群，微量元素受偏食挑食等影响较大；成年人受饮食文化、食物多样性、组合合理性等因素影响较大；中老年人群因人而异。影响因素包括经济条件、生活习惯、饮食不均衡等。矿物质代谢失衡现象普遍存在。

2.运动因素　长时间运动时，机体伴有钠、钾、氯、镁、钙、磷等矿物质消耗加大。易发生矿物质电解质失衡，使细胞外液的渗透压低，严重者甚至会导致体温异常、肌肉痉挛、昏迷等症状的发生。如大量出汗，可发生钠缺乏，较严重的钠缺乏，可拌有恶心、呕吐、头疼、腹痛、腿痛、肌肉抽搐等症状。运动时大量出汗将丢失钾，抑制能量物质利用，出现肌肉无力、心脏节律紊乱等表现，也减缓糖原合成和肌肉组织修复，影响运动恢复。

3.药物、手术、疾病因素　部分药物带来治疗的同时，也常造成各种新的生理问题。研究显示，一些药物可干扰机体内微量元素代谢平衡产生营养不良。如双氢克脲噻能促钾、镁、锌的排泄，而致缺乏症；抗酸药氢氧化铝、氢氧化镁可与食物中的磷酸生成不能吸收的磷酸盐，使一些长期服用这类抗酸药的病人。出现磷缺乏，引起骨骼疼痛甚至发生骨软化症；长期使用螯合剂，会导致体内铁的大量丢失，造成铁缺乏症；手术胃切除或抑制胃酸的药物，也会影响铁的吸收；某些药物影响肝脏铁的转运机制，影响合成运铁蛋白；肾病综合征尿内蛋白量增加，也会导致矿物质的流失；尿毒症血液透析患者，由于机体代谢紊乱，微量元素的代谢常发生障碍。有研究显示，慢性肝病患者，血清中矿物质元素水平，如钙、镁、锌、铜、铁含量均明显异常。

妊娠期高血压(简称妊高征)患者与正常妊娠期孕妇对比，血浆矿物质元素水平如镍、铬、硒元素明显低；铜、锰元素偏高；红细胞内元素水平明显高；硒元素水平明显低；而铜、镍、铬元素无明显差别。

表13-1 影响并引起矿物质缺乏的药物

矿物质	药物种类
钾	青霉素及其衍生物、氨基糖苷类、多黏菌素、两性霉素B、林可霉素、克林霉素、膦甲酸、特布他林、沙丁胺醇、茶碱、咖啡因、矿物油、多库酯钠、比沙可啶、乳果糖、番泻叶、祥利尿药、噻嗪利尿药、吲达帕胺、糖皮质激素、甘草、甘草酸苷、甘草酸锌、甘草酸二铵、氯丙嗪、氯氮平、利培酮、喹硫平、胰岛素、葡萄糖
钙	四环素、喹诺酮类、磷霉素、利福平、异烟肼、膦甲酸、苯妥钙英钠、卡马西平、丙戊酸钠、糖皮质激素、祥利尿药、考来烯胺、考来替泊
磷	四环素、氨基糖苷类、地丹诺辛、西多福韦、阿德福韦、氢氧化铝、硫糖铝、氢氧化镁、碳酸钙、异环磷酰胺、顺铂、卡铂、含马兜铃酸的制剂
铁	H_2受体阻断剂、质子泵抑制药、阿司匹林、吲哚美辛、布洛芬、萘普生、卡托普利
镁	阿米卡星、庆大霉素、妥布霉素、紫霉素、卷曲霉素、膦甲酸、两性霉素B、环孢素、他克莫司、祥利尿药、噻嗪利尿药、H_2受体阻断剂
锌	喹诺酮类、多西环素、乙胺丁醇、祥利尿剂、噻嗪利尿药、H_2受体阻断剂、卡托普利
铜	喹诺酮类、多西环素、H_2阻滞药、糖皮质激素
碘	硝普钠

4.特殊时期因素 妊娠、哺乳、儿童生长或是疾病恢复期等情况下，各种营养物质需要量大。如果饮食营养供应不足，不能满足机体需要时，矿物质代谢将受影响。通过原子吸收分光光度法，对妊娠妇女和非妊娠健康妇女头发中的微量元素铜、锌、铁、锰、镍和宏量元素钙的含量进行测定。结果发现，孕妇的铜、锌、铁、锰、镍和钙的含量，与非孕健康妇女的差异有显著性($P < 0.01$)。

第二节　矿物质代谢亚临床量表评价和检测评价

一、矿物质代谢亚临床量表评价

1.矿物质代谢亚临床量表评价

表13-2　矿物质代谢亚临床评价量表

序号	项　目	亚临床状态与得分		
		2	5	10
1	每天肉蛋奶豆制品量合计少于本人1拳	偶尔	经常	总是
2	每天谷薯类食品合计少于本人4拳			
3	食物种类每天少于12种			
4	食欲减退、偏食、厌食			
5	抽筋、心律不齐、口腔溃疡			
6	多汗、腹泻、免疫力低下			
7	大运动量或劳动或锻炼	《状态量表评价标准细则》详见本书［使用说明］		
8	患有发烧、偏食、节食、厌食、减肥、甲亢、胃肠功能紊乱、腹泻、胆汁分泌受限、胃酸分泌治疗、感染、手术、妊娠、哺乳、重体力劳动、精神紧张等			
9	使用双氢克脲噻、氢氧化铝、氢氧化镁，长期使用螯合剂、广谱抗生素、皮质类固醇等影响矿物质营养代谢的药物及影响肝、肾功能、及使肠蠕动增强的药物			
10	家族及本人长期性格怪僻、口唇干裂			
	矿物质代谢亚临床量表评价结果			

判定说明：

1.注释

　　偶尔：指4周内，大概每周发生1次（周期性，虽然偶然但是间隔多次出现）

　　经常：指4周内，每周发生2次及以上（症状表现频繁）

　　总是：指4周内越来越频繁，最近一周发生4次及以上（趋向严重）

2.评价结果　状态得分越高，表明亚临床风险越高

　　状态得分25分以上，评价结果为量表三级

　　状态得分15分以上，评价结果为量表二级

　　状态得分10分以上，评价结果为量表一级

填表说明：根据近1个月内自身的健康状况和生活习惯，按症状选择对应分数

备注：矿物质种类较多，上表是对矿物质综合状态的评价。常见对单一矿物质营养素缺乏风险进行的粗筛的量表仅供参考

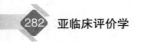

二、矿物质代谢亚临床检测评价

（一）生化指标

人体微量元素检测的采样主要包括：体液和分泌液类（血、尿、汗液、乳汁、胃液等）；生物组织类（毛发、指甲、骨骼、牙齿等）以及脏器类（肝、肾、脾、骨骼、肌肉、皮肤等）。目前，矿物质成分广泛应用的检测技术主要有等离子体发射光谱法、原子吸收光谱法、原子荧光光谱法、紫外–可见分光光度法、电化学分析法、分子荧光光谱法、X射线荧光光谱法、电子探针以及中子活化、质子激发X荧光等。由于生物样品中矿物质元素含量极低，取样量受限制。因此，需要根据不同检验特点和所测元素种类，选择不同的分析方法。除此以外，也可以依靠微量元素分析仪，对人体中的大部分矿物质或微量元素的含量进行检测。

正常状态下，人体细胞内液和外液存在大量的阴、阳离子，这些阴、阳离子在细胞内液和外液间是基本稳定的，并和水共同保持渗透压的稳定，保证人体的新陈代谢正常进行。

表13-3　矿物质代谢亚临床检测评价表—生化指标

汇总	指标名称	正常范围	亚临床状态分级			关联度（高/低）
			一级	二级	三级	
矿物质代谢	血清钾(K)（mmol/L）	3.5～5.5	《生化指标分级评价标准细则》详见本书［使用说明］			高
	血清总钙（Ga）（mmol/L）	2.25～2.75				高
	血清镁（Mg）（mmol/L）	0.75～0.95				高
	全血硒（Se）（mg/L）	成人：0.07～0.56				高
	尿碘（μg/L）	儿童：>100 孕妇：>150				高
	血清锌（Zn）（μmol/L）	11.6-23.0				高
	血清铁（Fe）（mg/L）	500～1800				高

（二）生理指标、生物信息指标

采用生物体微弱磁场定性测定人体的碘、铁、锌、硒、钙、钾、镁等矿物质元素的含量状态，具有参考意义，正常范围区间为50～100。

表13-4 矿物质代谢亚临床检测评价表—生理、生物信息指标

汇总	指标名称	正常范围	亚临床状态分级			数据来源	关联度（高/低）
			一级	二级	三级		
矿物质代谢	碘	50～100	《生理、生物信息指标分级评价标准细则》详见本书［使用说明］			生物体微弱磁场测定	高
	铁	50～100					高
	锌	50～100					高
	硒	50～100					高
	钙	50～100					高
	钾	50～100					高
	镁	50～100					高

第三节 矿物质代谢亚临床综合风险系统分析评价

一、综合风险系统分析评价

矿物质亚临床状态涉及指标众多，不适合单一指标或单一设备报告进行评价。通过长期研究，并结合大量国际公认的经典量表，我们积极探索生物信息测评手段，借鉴临床医学生理生化检测等手段，尝试建立矿物质亚临床综合风险系统分析评价方法。

表13-5 矿物质代谢亚临床综合风险系统分析评价表

序号	种类	风险值	评价要素	亚临床风险项目得分		
				Ⅰ级	Ⅱ级	Ⅲ级
				10分（#5分）	15分（#10分）	30分（#20）
1	量表评价（S）（Q=80分）n=3	Q_{S1}	矿物质代谢亚临床评价量表	量表一级	量表二级	量表三级
2		Q_{S2}	营养综合状态	二级	三级	四级、五级
3#		二选一，或以最差项计入评价 Q_{S3}	基础代谢状态	Ⅰ级	Ⅱ级	Ⅲ级
			基础运动素质	Ⅰ级	Ⅱ级	Ⅲ级

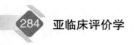

续表

序号	种类	风险值	评价要素	亚临床风险项目得分		
				Ⅰ级	Ⅱ级	Ⅲ级
				10分	15分	30分
				（#5分）	（#10分）	（#20）
4#	检测评价（T）（生理、生化、生物信息指标）（Q=20）n=1	多项检测，以其中最差项计入评价 Q_{T1}	参照"矿物质代谢亚临床检测评价表—生化指标"列出的指标，可以单一项或以多项评价指标	《综合风险系统分析评价标准细则》详见本书［使用说明］		
			参照"矿物质代谢亚临床检测评价表—生理、生物信息指标"列出的指标，可以单一项或以多项评价指标			
说明			1.序号3为参考项，多项检测，以最差项计入评价 2.加#号标记为相关项，每项风险值计20分；评价项每项风险值计30分			
综合风险系统分析评价结果（C）（风险值Q_C）						

二、综合风险系统分析评价判定标准

1.判定条件　检测评价中某一类指标的评价项或相关项检测时，可以多项选一项检测；也可以多项同检，选最差项计入评价项目。详见综合风险系统分析评价表中说明。

2.计分原则

（1）Ⅰ级、Ⅱ级、Ⅲ级评价项风险值差约为等比，即1倍Ⅲ级风险值≈2倍Ⅱ级风险值≈3倍Ⅰ级风险值。

（2）Ⅰ级、Ⅱ级、Ⅲ级相关项（加#项，以下同）风险值差约为等差，即Ⅲ级风险值与Ⅱ级风险值之差≈Ⅱ级风险值与Ⅰ级风险值之差。

（3）量表评价风险值Q_S与检测评价风险值Q_T之和为综合风险系统分析评价结果（风险值Q_C）。

3.计分方法

综合风险系统分析评价结果：$Q_C=Q_S+Q_T$

量表评价中，Q_S 风险值计算：

$Q_S = Q_{S1} + Q_{S2} + Q_{S3}$

其中：

Q_{S1} 是指矿物质代谢亚临床量表评价项，必测项

Q_{S2} 指营养综合状态评价项，必测项

Q_{S3} 是指基础代谢状态评价项、基础运动素质评价项，参考项

检测评价中，Q_T 风险值计算：

$Q_T = Q_{T1}$

4.分级及判定标准　依据综合风险评价分级和计分方法，所得到的综合风险系统分析值 Q_C，将综合风险系统分析评价分为轻度风险、中度风险、重度风险三个等级，风险依次由低至高，对应风险的三种不同状态。

（1）轻度风险　系统分析评价风险值 $5 \leqslant Q_C < 15$。

（2）中度风险　系统分析评价风险值 $15 \leqslant Q_C < 30$。

（3）重度风险　系统分析评价风险值 $Q_C \geqslant 30$。

第十四章　水代谢亚临床评价

概　述

　　水是生命不可缺少的六大类基本物质之一。水参与人体的生化反应，是人体内各种生理生化反应的溶剂，参与消化、循环、排泄等生理生化过程。水的比热容相对于其他物质较大，可在身体代谢产热的情况下，维持人体的温度相对稳定。因肌肉组织含有一定水分，具有弹性或关节滑液具备润滑性及缓冲、润滑、保护的功能。

　　水代谢的调控有两条路径：在人体缺水时（血液渗透压上升）发出信号，位于下视丘的口渴中枢，产生"口渴"的感觉，促发饮水需求，提示增加机体水分含量；当机体水分含量过多（血液渗透压下降）时，下丘脑的视上核和室旁核调节抗利尿激素，改变肾脏远端小管和集合管的通透性，调节水分的排出速度，使身体内水分减少。

　　水代谢的重要标志物是钠、钾离子的含量。钠、钾离子的含量影响细胞内、外水的分布，维持体液渗透压和酸碱平衡，影响人体"口渴"感觉的产生，影响排尿反应的产生。水离开人体伴随钠的排出，通过影响细胞外的钠含量，影响了细胞内外的水平衡。抗利尿激素的分泌与下丘脑感知到的钠离子渗透压有关。

　　水代谢失调与饮水及电解质钠、钾摄入的关系最大。水、钠、钾的摄入和排出，会引起水平衡调整。水通路的改变，会引起水代谢的改变。同时，水代谢平衡也受到疾病、药物、饮食、运动、环境的影响。通过水代谢亚临床评价，对水代谢不平衡人群实施预警和科学的干预措施，能够预防因水代谢异常导致的相关疾病。

　　本章分析了水代谢亚临床的主要表现以及影响水代谢生理机能的主要因素，针对水代谢亚临床状态的典型症状表现，通过风险量表评价，结合对水代谢亚临床状态关联度比较高的生理、生化、生物信息指标的检测评价，最后完成综合风险系统分析评价，依据评价结果判定水代谢亚临床状态等级。

　　本章重点关注的是水代谢异常的亚临床评价。

第一节　水代谢亚临床的主要表现和影响因素

一、水代谢亚临床的主要表现

1.水代谢失衡

（1）根据水、电解质丢失比例不同，脱水可分为三种类型：

①高渗性脱水：以水分丢失为主，表现为口渴、尿少、尿比重增高、工作效率降低。失去体重2%～4%的水分时，表现为皮肤干燥、口舌干裂、声音嘶哑、全身疲软；失去体重4%～8%的水分时，表现为皮肤黏膜干燥、高热、烦躁、精神恍惚；失去体重8%以上的水分，可能危及生命。

②低渗性脱水：以电解质丢失为主，表现为循环血量下降，血浆蛋白质浓度增高，细胞外液低渗，引起脑水肿、肌肉内水分过多肌肉痉挛。早期多尿，尿比重低，Na^+、Cl^-降低或缺乏；晚期尿少甚至闭尿，尿比重低，Na^+、Cl^-降低或缺乏。

③等渗性脱水：水、电解质按比例丢失，表现为细胞外液减少，细胞内液一般不减少，血浆Na^+浓度正常，口渴、尿少。

（2）水中毒（稀释性低钠血症）　轻度即可表现出乏力、嗜睡、恶心、呕吐、皮肤水肿，检测可见尿比重降低，红细胞压积降低，尿钠、尿氯升高，血钠、血氯、血渗透压降低。

2.循环血量变化/血压变化

影响动脉血压的因素主要有5个方面：脉搏输出量、外周阻力、心率、主动脉和大动脉管壁的弹性、循环血量与血管容量。人体电解质的失衡，可造成细胞内外水分的分布失衡，如血液中钠含量增加，机体为维持渗透压，将引导血浆量增加，从而导致血压升高。正常人通过容积感受器、压力感受器引起减压，通过调节饮水和排尿量，可调节血压至正常范围内。

3.身体浮肿/水肿

浮肿(edema)是人体细胞外液水分积聚，导致局部性或全身性的肿胀。发生在人体体腔内的水肿，如胸腔、腹腔、脑室、心包等又被称为积水。正常情况下，毛细血管小动脉端滤出至组织间隙成为组织液，组织液不断从毛细血管小静脉端回收，二者处于动态平衡。由于醛固酮异常增多、人体毛细血管通透性增加、静脉阻塞、淋巴回流受阻等原因，毛细血管内液体滤出至组织间隙成为组织液，组织间隙出现过多液体积聚即为浮肿。当蛋白质摄入严重不足时，可产生营养不良并出现浮肿症状。

4.排尿量异常 人每次排尿量300～400ml，24小时排尿在1000～2000ml。正常排尿可保证代谢废物如尿素、肌酐等及时排出人体，同时选择性排出多余的钠、钾来维持人体的渗透压平衡。水摄入量不足或过多至渗透压不平衡时，可导致排尿量异常增加或减少。抗利尿激素的异常是排尿量异常的重要因素。

5.皮肤粗糙、黏膜干燥 皮肤由外到内，分为表皮、真皮和皮下组织。表皮又可分为角质层、透明层、颗粒层、棘层及基底层。皮脂膜由皮脂腺分泌的皮脂、汗液以及细胞分泌物乳化形成半透明状的薄膜。表皮最外层的角质层含水量应在10%左右，含水量不足时，可出现皮肤干皮、粗糙等现象。当人体水分不足、黏膜表面滑液分泌不足时，在口腔表现为口干，在眼部表现为眼干等现象。

6.运动能力下降 电解质、水平衡影响血液中钠、钾离子浓度，进而影响肌肉的功能。人体长时间运动时，会伴随大量出汗，同时丢失电解质。人体丢失氯化钠0.5～0.75g/kg时，可出现恶心、呕吐、血压降低、痛性肌肉痉挛等症状。细胞表面的Na^+–K^+–ATP酶，可通过维持细胞内外的钠钾离子浓度差，产生膜电位。当膜去极化时，轴突产生动作电位，激活肌肉纤维收缩，并促使突触释放神经递质。当血钾降低时，膜电位上升，细胞膜极化过度可致应激性降低，肌肉发生松弛性瘫痪；当血钾过高时，膜电位降低，细胞不能膜极化丧失应激性，肌肉产生麻痹的现象。

7.神经系统异常 水及电解质平衡影响神经信号的传播速度。人体神经元突触表面存在离子通道，电信号在离子通过跨膜离子通道流动的基础上产生。Na^+通道对Na^+有高度选择性，电解质不平衡使离子梯度异常，电信号传播受阻。人体失去氯化钠0.5g/kg，则尿液中的氯化物含量减少，并表现出淡漠、倦怠、无神的状态。神经纤维受到有效刺激产生兴奋后，动作电位将以一定速度沿神经传导。细胞外钾离子的浓度改变，可以显著影响静息电位，动作电位去极化的速度改变。细胞外钾离子浓度升高，可减慢动作电位传输；钾离子浓度降低，则有利于动作电位传导。

二、影响水代谢的主要因素

1.年龄、性别、体重因素 水是人体中含量最多的成分。不同年龄、性别体内含水量不同，需要量也有区别。随着年龄增加，人体内含水量减低，一般

0～6个月的婴儿，体内含水量为80%左右；至成年时（18～50岁），人体内含水量降为60%～70%；至50岁以上时，体内含水量降至47%～56%。男性体内含水量多于女性，成年男性含水量约为体重的59%，女性为50%。

表14-2　中国居民水适宜摄入量（L/d）

人群	饮水量[a]		总摄入量[b]	
	男性	女性	男性	女性
0岁～	—		0.7[c]	
0.5岁～	—		0.9	
1岁～	—		1.3	
4岁～	0.8		1.6	
7岁～	1.0		1.8	
11岁～	1.3	1.1	2.3	2.0
14岁～	1.4	1.2	2.5	2.2
18岁～	1.7	1.5	3.0	2.7
孕妇（早）	—	+0.2	—	+0.3
孕妇（中）	—	+0.2	—	+0.3
孕妇（晚）	—	+0.2	—	+0.3
乳母	—	+0.6	—	+1.1

a.温和气候条件下，轻水平的身体活动。如果在高温或进行中等以上身体活动时，应适当增加饮水量
b.总摄入量包括食物中的水以及饮水中的水
c.来自母乳的水分量

　　人体对水的需要量还受体重的影响。美国1989年第10版RDAs，成人每消耗1kcal（4.184kJ）能量，水需要量为1ml。但在实际情况下，考虑到体力活动、出汗、溶质负荷变化，人体对水的需要量应增加至1.5ml/1kcal。

　　2.环境温度、体力活动因素　季节变化、气候差异决定环境的温度和湿度，进而影响人体水分需要量、排泄量。在高温潮湿的环境中，人体接受大量外来的热量，机体温度升高；潮湿的环境，使人体汗液蒸发速度减慢，散发热量困难，甚至引发中暑的现象。夏季高温天气，气温偏高地区如我国南方地区，容易出汗，导致流失的水分增加，水的需要量增加。冬季、高纬度或高海拔地区，温度、湿度较低，饮水中枢兴奋不足，此时水摄入量不足时，容易出现脱水、尿钠不足的情况。

环境高温、体力活动可导致机体大量出汗、失水，引起血液浓缩、循环血量减少、脉搏加快、体温增高、尿量减少，使人体产生疲劳感、工作效率降低、机体耐受力降低等脱水症状。体温在38℃以上时，每升高1℃，每日可比正常情况多排汗10%。体温调节会引起水电解质代谢、心血管系统、消化系统、神经内分泌系统的改变。运动时，人体产热量增加，为维持体温恒定将调节出汗量增加。人体每日出汗1000~1500ml，损失钠40mmol（2.3g），钾2mmol（0.15g）。体力活动，可使人体每小时最大排汗量可达2000ml甚至更多。运动后大量出汗，而未及时补充水分及电解质，会产生脱水。

3.饮水量与饮食结构、烹饪方式因素 人体摄入的水包括饮水和食物中摄入的水。中国普通成年居民饮水量为1500~1700ml/天，总摄入量为2700~3000ml/天，剩余1000ml以上的水分来自食物。饮食结构和烹饪方式等因素，会影响水分的摄入量。

（1）饮食结构 新鲜的水果、蔬菜、牛奶比谷物、蛋类的水分含量高。按照推荐的饮食模式，保证水果、蔬菜的摄入，有助于保证水分的摄入量。食物中营养素的代谢需要水；蛋白质的分解代谢过程产生尿素，经尿液排出，每排泄1g尿素氮，需要40~60ml的水；脂肪代谢过程可产生酮体，机体代谢酮体需要大量的水。因此。高蛋白、高脂饮食会提高人体对水分的需求。

（2）烹饪方式 炖、蒸、煲汤等烹饪方式在保持食物原有水分的基础上额外地增加了水分。炒、煎、炸等烹饪方式减少了食物中原有的水分。在我国有喝汤习惯的地区，饮水量较少。据调查，广东省成年居民直接饮水量1208ml/d，少于兰州市城区居民的1650ml/d。

4.慢性疾病因素 某些慢性疾病，如肾脏疾病、腹性肝病、充血性心力衰竭，可引起体液中水分过高，易产生水中毒的现象。

人体通过调控肾脏水和电解质的排出量，维持机体内环境稳定。当血压在一定范围内波动时，肾脏可通过自身调节，维持肾小球滤过率的稳定。肾脏疾病、肾上腺皮质功能亢进等，可引起经肾脏排出的钾增多。

5.急性疾病或损伤因素 呕吐、胃肠引流、腹泻、肠瘘及长期使用泻剂将引起经消化道水分、钠、钾排出增加。此外，心源性水肿、肝硬化腹水期、肾病综合征、肾上腺皮质功能亢进、蛛网膜下腔出血、脑肿瘤引起高钠血症。高钠血症还会出现水肿、体重增加、血容量增大、血压偏高、脉搏加快、心音增强等。

6.药物因素 用甘油做保水剂，可能造成体内水分过多、电解质含量较低，出现水中毒症状。此外，当大量注射葡萄糖或发生碱中毒、发生钡中毒等时，可使钾离子由细胞外转到细胞内，引起低钾血症。利尿剂如治疗高血压的噻嗪类药物，抑制肾小管对钠的重吸收，促进钠和水的排出。

7.特殊人群因素 婴幼儿、孕妇、哺乳期妇女等特殊人群，因生理状况与正常人不同，故调节能力也不同。婴幼儿体表面积大，身体中水分百分比和代谢率较高。同时，婴幼儿及青少年处在生长发育阶段，身体需要的蛋白质量较大，而肾脏对溶质负荷的能力有限，比成人更容易出现失水。妇女在怀孕时，细胞外液增加，代谢需要水分补充。哺乳期妇女，产后6个月内，平均乳汁的分泌量约为750ml/d，因乳汁中含有87%的水分，每日水分总需要大约额外增加1100ml/天。

第二节 水代谢亚临床量表评价和检测评价

一、水代谢亚临床量表评价

表14-2 水代谢亚临床评价量表

序号	项　目	亚临床状态与得分		
		2	5	10
1	不能达到饮水（流质）量标准（定量杯数）	偶尔	经常	总是
2	工作生活在高温或寒冷环境			
3	工作、生活、锻炼体力消耗量大			
4	出汗多、排尿量、排便次数等异常			
5	口渴、嘴唇干裂、倦怠、尿色深、便秘			
6	频繁感冒、口腔溃疡、疱疹等	《状态量表评价标准细则》详见本书［使用说明］		
7	嗜肉、好刺激口感、嗜咸、喜油炸烧烤			
8	节食、减肥、果蔬不足			
9	发烧、呕吐、浮肿、消化不良、钾钠代谢相关症状及疾病，使用利尿剂等影响营养代谢的药物等			
10	婴幼儿、少年儿童、哺乳期女性			
	水代谢亚临床量表评价结果			

序号	项 目	亚临床状态与得分		
		2	5	10

判定说明：

1.注释

　偶尔：指4周内，大概每周发生1次（周期性，虽然偶然但是间隔多次出现）

　经常：指4周内，每周发生2次及以上（症状表现频繁）

　总是：指4周内越来越频繁，最近一周发生4次及以上（趋向严重）

2.评价结果　状态得分越高，表明亚临床风险越高

　状态得分25分以上，评价结果为量表三级

　状态得分15分以上，评价结果为量表二级

　状态得分10分以上，评价结果为量表一级

填表说明：根据近1个月内自身的健康状况和生活习惯，按症状选择对应分数

二、水代谢亚临床检测评价

（一）生化指标

血液和尿液的渗透压可直接反应水分的平衡状况。血清电解质、血液总量是反映机体中水分含量、电解质平衡等主要指标。排尿量是反映水分排出量的重要指标。

1.血清钠、血清钾　钠是细胞外液中的主要阳离子，钾是细胞内主要的阳离子。钠的主要功能是维持体液的正常渗透压及体内酸碱平衡；血清钾则在一定程度上反映细胞内钾的变化。

正常范围：血清钠135 ~ 145mmol/L；血清钾3.5 ~ 5.5mmol/L。

异常范围：血清钠＞145mmol/L为高血钠症；血清钠＜135mmol/L为低血钠症。血清钾＞5.5mmol/L为高血钾症；血清钾＜2.5mmol/L为低血钾症。

2.血渗透压、尿渗透压　血渗透压直接影响口渴中枢和内分泌的变化，并调节体内水分含量。尿渗透压可反映肾脏对尿素等溶质和水的排泄速度，尿渗透压越高，表示尿液被浓缩的程度越大。

正常范围：血渗透压275 ~ 305mOsm/（kg·H_2O）；尿渗透压（禁饮后）600 ~ 1000mOsm/（kg·H_2O）。

3.尿量、尿比密　尿比密是4℃条件下，尿液与同体积的水的质量之比。尿量是指24小时内的排尿总量。

正常范围：成人24小时尿相对密度在1.015 ~ 1.025之间；尿量为1000 ~

2000ml/24h；

异常范围：尿量增多：＞2500ml/24h；尿量减少：＜400 ml/24h。

4.抗利尿激素、醛固酮 抗利尿激素、醛固酮是调节排尿量的主要激素。正常情况下，当水摄入不足时，抗利尿激素和醛固酮将改变肾远端小管、集合小管对水的通透性，增加水的重吸收，减少水的排出。当水摄入过多时，抗利尿激素和醛固酮的分泌被抑制，排尿量增加。

正常范围：抗利尿激素1.4～5.6pmol/L；血浆醛固酮（普通饮食），卧位：60～170ng/L；立位：65～300ng/L；血浆醛固酮（低钠饮食），卧位：122～370ng/L。

5.其他指标

（1）红细胞计数、血红蛋白量、红细胞比容 机体缺水时，细胞内、外液都有所减少，血液浓缩造成红细胞计数、血红蛋白计数、血细胞比容轻度升高。

正常范围：红细胞计数（RBC），男性$4.0～5.5×10^{12}$/L；女性$3.5～5.0×10^{12}$/L；新生儿$6.0～7.0×10^{12}$/L；血红蛋白（Hb），男性120～160g/L；女性110～150g/L；新生儿170～200g/L；红细胞比容（HCT，微量法），男性（0.467±0.039）L/L；女性（0.421±0.054）L/L。

（2）血清氯化物、尿氯化物 氯是细胞外液主要的阴离子，与钠离子配对，钠与氯的含量基本平衡。其功能与钠基本相同，维持电解质平衡和渗透压。

正常范围：血清氯化物95～105mmol/24h（5.6～6.2g/24h）；尿氯化物170～255mmol/24h（10～15g/24h）。

表14-3 水代谢亚临床检测评价表—生化指标

汇总	指标名称	正常范围	亚临床状态分级			关联度（高/低）
			一级	二级	三级	
水代谢	抗利尿激素(pmol/L)	1.4～5.6	《生化指标分级评价标准细则》详见本书［使用说明］			非常高
	血渗透压 mOsm/（kg·H_2O）	275～305				高
	尿量(ml/24h)	1000～2000				高
	尿比密	1.015～1.025				高
	血清钠(mmol/L)	135～145				高
	血浆醛固酮（ng/L）	（普通饮食）卧位：60～170 立位：65～300；（低钠饮食）卧位：122～370				高

（二）生理指标、生物信息指标

1.身体水分 身体水分是人体中水分的含量，是评价水代谢状况的重要指标。身体中的水包括细胞外液和细胞内液，细胞外液约占1/3（包括组织液、血浆、淋巴液和脑脊液），细胞内液约占2/3（存在于血细胞、肌肉细胞、淋巴细胞、脂肪细胞等各类细胞中）。通常采用总体水法（TBW）、生物电阻分析法测定。不同年龄、性别的人群总体水占体重的百分比，如表14-4所示。

表14-4　不同年龄、性别人群总体水占体重百分比

人群	平均值（%）		范围（%）	
	男性	女性	男性	女性
0岁~	74		64~84	
0.5岁~	60		57~64	
1岁~	60		49~75	
12岁~	59	56	52~66	49~63
19岁~	59	50	43~73	41~60
51岁~	56	47	47~67	39~57

2.浮肿指数 是细胞外液（ECW）与总体水（TBW）之比。浮肿是细胞间隙过量的体液潴留，常见于眼睑、胫骨前侧、踝部的皮下组织，指压后皮肤可见轻度凹陷。浮肿指数与水分电解质平衡关系密切。Foley等人的研究发现，肾功能衰竭的患者钠盐和水分排出障碍产生浮肿，经过血液透析后，水电解质平衡，其ECW/TBW接近正常水平。

正常范围：0.33~0.40；水分过多：＞0.40，水分偏少：＜0.33。

3.生物电扫描技术 通过生物电扫描技术观察间质的钾、间质的钠、间质的氯、间质的抗利尿激素、间质的醛固酮等指标，对水代谢亚临床状态进行评估。间质的钾、间质的钠指标的正常范围为$-5 \leqslant N \leqslant 5$，超过此范围即为水代谢异常；间质的抗利尿激素、间质的醛固酮指标的正常范围为$-20 \leqslant N \leqslant 20$，超过此范围即为水代谢异常。如以上指标超出正常区间的数量越多，从而出现水代谢亚临床异常风险的可能性越大。最终的评估风险等级结果可与生化检查结果相互印证，是帮助水代谢亚临床进行状态评估的重要佐证之一。

表14-5 水代谢亚临床检测评价表—生理、生物信息指标

汇总	指标名称	正常范围	亚临床状态分级			数据来源	关联度（高/低）
			一级	二级	三级		
水代谢	浮肿指数	0.33 ~ 0.40	《生理、生物信息指标分级评价标准细则》详见本书［使用说明］			体成分	高
	体水分率	参见表14-4					高
	间质的钠	$-5 \leq N \leq 5$				生物电扫描技术	高
	间质的抗利尿激素	$-20 \leq N \leq 20$					高

第三节　水代谢亚临床综合风险系统分析评价

一、综合风险系统分析评价

水代谢亚临床状态不适合单一指标或单一设备报告进行评价。通过长期研究，并结合经典量表，我们积极探索现代生物信息测评手段，采用多种统计、观测、分析、检测方法，尝试建立水代谢亚临床综合风险系统分析评价方法。

表14-6 水代谢亚临床综合风险系统分析评价表

序号	种类	风险值	评价要素	亚临床风险项目得分		
				Ⅰ级	Ⅱ级	Ⅲ级
				5分（加#为2分）	10分（加#为6分）	15分（加#为10分）
1	量表评价(S) (Q$_S$=60分) n=4	Q$_{S1}$	水代谢亚临床评价量表	量表一级	量表二级	量表三级
2		Q$_{S2}$	营养综合状态	二级	三级	四级、五级
3		Q$_{S3}$	基础运动素质	二级	三级	四级、五级
4		二选一，或以最差项计入评价 Q$_{S4}$	神经内分泌影响的代谢状态	Ⅰ级	Ⅱ级	Ⅲ级
			基础代谢状态	Ⅰ级	Ⅱ级	Ⅲ级

续表

序号	种类	风险值	评价要素	亚临床风险项目得分		
				Ⅰ级	Ⅱ级	Ⅲ级
				5分（加#为2分）	10分（加#为6分）	15分（加#为10分）
5#	检测评价（T）（生理、生化、生物信息指标）（Q_T=40）n=3	二选一，或以最差项计入评价 Q_{T1}	尿量（ml/24h）	《综合风险系统分析评价标准细则》详见本书［使用说明］		
			成人尿比密			
6		二选一，或以最差项计入评价 Q_{T2}	浮肿指数			
			体水分率			
7		Q_{T3}	间质的钠			
说明			1.序号5相关项和序号6、7评价项，可以二项选一项检测，也可都检测按其最差项计入评价 2.序号4是评价参考项，选择单项检测的，按单项计风险值；二项都测的，按最差项风险值；如不测，则按Ⅱ级得分计入评价项 3.加#号标记为相关项，每项风险值计10分；其余评价项每项风险值计15分			
综合风险系统分析评价结果(C)（风险值Q_C）						

二、综合风险系统分析评价判定标准

1.判定条件　检测评价中某一类指标的评价项或相关项检测时，可以多项选一项检测；也可以多项同检，选最差项计入评价项目。详见综合风险系统分析评价表中说明。

2.计分原则

（1）Ⅰ级、Ⅱ级、Ⅲ级评价项风险值差约为等比，即1倍Ⅲ级风险值≈2倍Ⅱ级风险值≈3倍Ⅰ级风险值。

（2）Ⅰ级、Ⅱ级、Ⅲ级相关项（加#项，以下同）风险值差约为等差，即Ⅲ级风险值与Ⅱ级风险值之差≈Ⅱ级风险值与Ⅰ级风险值之差。

（3）量表评价风险值Q_S与检测评价风险值Q_T之和为综合风险系统分析评价结果（风险值Q_C）。

3.计分方法

综合风险系统分析评价结果：$Q_C=Q_S+Q_T$

量表评价中，Q_S 风险值计算：

$Q_S = Q_{S1}+Q_{S2}+Q_{S3}+Q_{S4}$

其中：

Q_{S1} 是指水代谢亚临床量表评价项，必测项

Q_{S2} 是指营养综合状态评价项，必测项

Q_{S3} 是指基础运动素质评价项，必测项

Q_{S4} 是指神经内分泌影响的代谢状态评价项、基础代谢状态评价项，参考项

检测评价中，Q_T 风险值计算：

$Q_T = Q_{T1}+Q_{T2}+Q_{T3}$

4.分级及判定标准 依据综合风险评价分级和计分方法，所得到的综合风险系统分析值 Q_C，将综合风险系统分析评价分为轻度风险、中度风险、重度风险三个等级，风险依次由低至高，对应风险的三种不同状态。

（1）轻度风险 系统分析评价风险值 $5 \leqslant Q_C < 15$。

（2）中度风险 系统分析评价风险值 $15 \leqslant Q_C < 30$。

（3）重度风险 系统分析评价风险值 $Q_C \geqslant 30$。

第十五章　嘌呤代谢亚临床评价

概　述

　　嘌呤（Purine）主要以嘌呤核苷酸的形式存在于人体内，是新陈代谢过程中非常重要的代谢物，其在能量供应、代谢调节等方面具有十分重要的作用。正常生理状态时，核酸新陈代谢、三磷酸腺苷释放能量、辅酶完成代谢降解产生嘌呤。嘌呤逐步再氧化代谢为三氧嘌呤，也就是通常所说的尿酸，最后尿酸经肾脏和肠道排出体外。

　　人体内每天的尿酸生产和排泄量维持一定的平衡。如果生成过剩或排泄不良，就会使尿酸在体内蓄积，造成血中尿酸过高（即高尿酸血症）。如果尿酸水平长期得不到控制和改善，可能引发相关疾病，包括痛风。

　　嘌呤代谢异常伴随的并发症有很多种，常合并痛风、关节及周围组织结晶产生、高甘油三酯血症、动脉硬化、冠心病、高血压、2型糖尿病、肾结石、肾功能不全等。在老年痛风患者死亡原因中，多见心血管因素超过肾功能不全等。

　　对嘌呤代谢亚临床状态科学、系统、客观的评价，尽早对嘌呤代谢亚临床人群实施预警和科学干预，对预防因嘌呤代谢异常导致的相关疾病有重要意义。

　　本章分析了嘌呤代谢亚临床的主要表现以及影响嘌呤代谢生理机能的主要因素，针对嘌呤代谢亚临床状态的典型症状表现，通过风险量表评价，结合对嘌呤代谢亚临床状态关联度比较高的生理、生化、生物信息指标的检测评价，最后完成综合风险系统分析评价，依据评价结果判定嘌呤代谢亚临床状态等级。

　　本章重点关注的是嘌呤代谢升高异常的亚临床评价。

第一节　嘌呤代谢亚临床的主要表现和影响因素

一、嘌呤代谢亚临床的主要表现

嘌呤代谢异常大部分发病隐匿，最典型的表现是血尿酸水平逐步升高。嘌呤代谢异常时间越长，造成的损害可能越大。

二、影响嘌呤代谢的主要因素

1.遗传因素　嘌呤代谢和酶类的关系密切。某些酶异常影响尿酸的水平。如X染色体隐性遗传病，可致次黄嘌呤—鸟嘌呤磷酸核糖转移酶活力部分或完全缺乏，继而导致嘌呤更新代谢加速有关，尿酸明显增加。

2.饮食因素　嘌呤分为内源性嘌呤和外源性嘌呤。内源性嘌呤是由人体代谢产生的，而外源性嘌呤则来源于食物当中。经常摄入一些高嘌呤食物，如动物的内脏、海鲜、豆制品（尤其黄豆芽）、肉类、饮酒（尤其啤酒）等外源性高嘌呤食物，是导致尿酸增高的重要原因。

3.运动因素　经常开展适宜的运动，有利于增加机体的代谢促进尿酸的排出。尤其是中老年人群，身体处于退行性改变的阶段，如果有效运动不足，也容易出现尿素排出障碍等，从而引起血尿酸增高。但剧烈运动或大运动量、疲劳的运动也会加快嘌呤代谢，致尿酸量增加或排出不及时，出现高尿酸血症。

4.药物因素　某些药物可使嘌呤代谢加快，尿酸产生增多，致尿酸水平升高。某些药物影响肾脏的尿酸排泄，导致尿酸水平增高。常见导致嘌呤代谢加快的药物包括：引起甲状腺、肾上腺分泌增加、人体生理代谢加快及中医补益药物等。常见抑制尿酸排泄的药物包括：抑制利尿药物、噻嗪类利尿剂、环孢素、吡嗪酰胺、乙胺丁醇、烟酸、华法林、阿司匹林、钙离子拮抗剂和β受体阻滞剂等。

5.疾病因素　肝脏疾病、肾脏疾病、心血管疾病、代谢综合征、肥胖、糖尿病、甲状腺功能、胰岛素抵抗等疾病，均与高尿酸血症相关。家族史、生活习惯问题、疾病、用药等均有危险因素存在，若问题叠加时，更容易导致痛风发作。

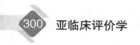

第二节　嘌呤代谢亚临床量表评价和检测评价

一、嘌呤代谢亚临床量表评价

表15-1　嘌呤代谢亚临床评价量表

序号	项　目	亚临床状态与得分		
		2	5	10
1	年龄（岁）			
2	果蔬不足推荐量的百分比（%）			
3	每日饮水量不足（水及流质食物）			
4	高嘌呤饮食(动物内脏、海鲜类、富含果糖饮料等)			
5	饮酒（每日酒精摄入）			
6	经常手脚凉，怕冷，尤其夜晚			
7	长期睡眠不足、紧张压力、焦虑恐惧、缺乏活动等专职司机、厨师、教师、医生、白领及类似职业	《状态量表评价标准细则》详见本书［使用说明］		
8	腰臀比			
9	患肝、肾、心血管、代谢综合征、肥胖、糖尿病、甲状腺、胰岛素抵抗等疾病或引起甲状腺、肾上腺分泌增加、中药中补益药物，抑制尿酸排泄的噻嗪类利尿剂、环孢素、吡嗪酰胺、乙胺丁醇、烟酸、华法林、阿司匹林、钙离子拮抗剂和β受体阻滞剂等药物			
10	家族血尿酸异常史			
嘌呤代谢亚临床量表评价结果				

判定说明：

1.注释

　　偶尔：指4周内，大概每周发生1次（周期性，虽然偶然但是间隔多次出现）

　　经常：指4周内，每周发生2次及以上（症状表现频繁）

　　总是：指4周内越来越频繁，最近一周发生4次及以上（趋向严重）

2.评价结果　状态得分越高，表明亚临床风险越高

　　状态得分25分以上，评价结果为量表三级

　　状态得分15分以上，评价结果为量表二级

　　状态得分10分以上，评价结果为量表一级

填表说明：根据近1个月内自身的健康状况和生活习惯，按症状选择对应分数

二、嘌呤代谢亚临床检测评价

（一）生化指标

1.尿酸（UA）检测 尿酸是来自体内和食物中嘌呤代谢的终末产物。尿酸的主要生成器官是肝脏，它可通过肾小球，并部分经肾小管排泄。原尿中尿酸的90%在肾小管被重吸收，因此，血尿酸浓度受肾小球滤过功能和肾小管重吸收的双重影响。采血前3天，应严格禁止摄入刺激性富含嘌呤的食物、促进代谢的药物、饮酒等，以排除干扰因素。

参考值：采用磷钨酸还原法进行检测。

男性：$150 \sim 416 \mu mol/L$；女性：$89 \sim 357 \mu mol/L$。

2. 24小时尿尿酸 尿尿酸测定是反映肾小管对尿酸的重吸收和分泌功能的一项检查，在临床上可用以判断高尿酸血症是由于尿酸生成过多还是尿酸排泄减少，或是两者兼有。另外，对于选择治疗药物与监测治疗效果都有一定的指导作用。24小时尿尿酸正常范围：一般饮食状况下，$< 800 \mu mol/L$；低嘌呤饮食$5 \sim 7$天之后，$< 600 \mu mol/L$。

3.肾小球滤过率（GFR） 肾小球滤过率(GFR)是指单位时间（通常为1分钟）内两肾生成滤液的量。由于内生肌酐清除率（Ccr）很接近GFR，故临床上常用Ccr来推测GFR，正常成人为$80 \sim 120ml/min$左右。当GFR低于90ml/min时，即可能意味着肾功能滤过性的下降，对嘌呤代谢功能的降低。

4.血清肌酐(Cre)水平 血清肌酐是检测肾功能的重要指标之一，血清肌酐数值的升高往往代表着肾功能的损伤。血清或血浆肌酐检查正常值：男性：$44 \sim 132 \mu mol/L$；女性：$70 \sim 106 \mu mol/L$。

5.关节液分析 有症状关节或滑囊进行行刺及偏振光显微镜镜检，观察尿酸钠晶体阳性时可明确。

表15-2　嘌呤代谢亚临床检测评价表—生化指标

汇总	指标名称	正常范围	亚临床状态分级			关联度（高/低）
			一级	二级	三级	
嘌呤代谢	血尿酸水平（μmol/L）	男性：150～416 女性：89～357	《生化指标分级评价标准细则》详见本书［使用说明］			高
	24小时尿尿酸（μmol/L）	一般饮食状况下＜800；低嘌呤饮食5～7天之后＜600				高
	肾小球滤过率（ml/min）	80～120				高
	血清肌酐（μmol/L）	男性：44～132 女性：70～106				高

（二）生理指标、生物信息指标

影像学检查　有症状的关节或滑囊处尿酸钠晶体的影像学证据：关节超声"双轨征"或双能CT的尿酸钠晶体沉积。

表15-3　嘌呤代谢亚临床检测评价表—生理、生物信息指标

汇总	指标名称	正常范围	亚临床状态分级			数据来源	关联度（高/低）
			一级	二级	三级		
嘌呤代谢	有症状的关节或滑囊处尿酸钠晶体的影像学证据	尿酸钠晶体阴性，未见尿酸钠结晶	《生理、生物信息指标分级评价标准细则》详见本书［使用说明］			临床CT	高

第三节　嘌呤代谢亚临床综合风险系统分析评价

一、综合风险系统分析评价

目前，嘌呤代谢亚临床状态评价已经有了明确的特异性指标。通过长期研究，我们结合国际公认的量表，积极探索现代生物信息检测手段，采用多种统计、观测、分析、检测方法，尝试建立嘌呤代谢亚临床综合风险系统分析评价方法。

表15-4　嘌呤代谢亚临床综合风险系统分析评价表

序号	种类	风险值	评价要素	亚临床风险项目得分		
				I级 5分	II级 10分	III级 15分
1	量表评价（S）（Qs=45分）	Qs1	嘌呤代谢风险评价量表	量表一级	量表二级	量表三级
2		Qs2	营养综合状态	二级	三级	四级、五级
3		Qs3	基础代谢状态	I级	II级	III级
4		二选一，或以最差项计入评价 Qs4 n=4	神经内分泌影响的代谢状态	I级	II级	III级
			基础运动素质	二级	三级	四级、五级
				5分（加#5分）	15分（加#10分）	20分（加#15分）
5	检测评价（T）（生理、生化、生物信息指标）（Q=55）	Qt1	血尿酸水平（μmol/L）	《综合风险系统分析评价标准细则》详见本书[使用说明]		
6		二选一，或以最差项计入评价 Qt2	24小时尿尿酸（μmol/L）			
			CT有症状的关节或滑囊处尿酸钠晶体的影像学证据			
7#		二选一，或以最差项计入评价 Qt3 n=3	肾小球滤过率（ml/min）			
			血清肌酐（μmol/L）			
说明			1.序号5、6评价项，序号7为相关项，多项检测，可选其一或两项都测按最差项计入评价 2.序号4是评价参考项，选择单项检测的，按单项计风险值；二项都测的，按最差项计风险值；如不测，则按II级得分计入评价 3.评价项每项风险值计15、20分；加#检测评价项为15分			
综合风险系统分析评价结果（C）（风险值Qc）						

二、综合风险系统分析评价判定标准

1.判定条件 检测评价中某一类指标的评价项或相关项检测时，可以多项选一项检测；也可以多项同检，选最差项计入评价项目。详见综合风险系统分析评价表中说明。

2.计分原则

（1）Ⅰ级、Ⅱ级、Ⅲ级评价项风险值差约为等比，即1倍Ⅲ级风险值≈2倍Ⅱ级风险值≈3倍Ⅰ级风险值。

（2）Ⅰ级、Ⅱ级、Ⅲ级相关项（加#项，以下同）风险值差约为等差，即Ⅲ级风险值与Ⅱ级风险值之差≈Ⅱ级风险值与Ⅰ级风险值之差。

（3）量表评价风险值Q_S与检测评价风险值Q_T之和为综合风险系统分析评价结果（风险值Q_C）。

3.计分方法

综合风险系统分析评价结果：$Q_C=Q_S+Q_T$

量表评价中，Q_S风险值计算：

$$Q_S = （Q_{S1}+Q_{S2}+Q_{S3}+Q_{S4}）\times 3/N$$

其中：

Q_{S1}是指嘌呤代谢亚临床量表评价项，必测项

Q_{S2}是指营养综合状态评价项，必测项

Q_{S3}是指基础代谢状态评价项，必测项

Q_{S4}是指神经内分泌影响的代谢状态评价项、基础运动素质评价项，参考项

N是指选择量表评价项的数量，N=4

检测评价中，Q_T风险值计算：

$$Q_T =Q_{T1}+Q_{T2}+Q_{T3}$$

4.分级及判定标准 依据综合风险评价分级和计分方法，所得到的综合风险系统分析值Q_C，将综合风险系统分析评价分为轻度风险、中度风险、重度风险三个等级，风险依次由低至高，对应风险的三种不同状态。

（1）轻度风险 系统分析评价风险值$5 \leqslant Q_C < 15$。

（2）中度风险 系统分析评价风险值$15 \leqslant Q_C < 30$。

（3）重度风险 系统分析评价风险值$Q_C \geqslant 30$。

第四篇

生理系统亚临床评价

综　述

　　人体生理系统是由运动系统、消化系统、呼吸系统、泌尿系统、生殖系统、内分泌系统、免疫系统、神经系统和循环系统等九大系统构成。这些生理系统协调配合，共同完成某一特定的或多项连续性的生理功能，使人体内各种复杂的生命活动能够正常进行。

　　当机体受到干扰因素影响时，初期各系统会应激性的产生适应性变化，但随着干扰因素不断的持续和加强，逐步超过人体生理系统的耐受性，生理机能可能出现偏离正常进入亚临床阶段。此时，生理系统可能没有出现器官、组织、功能上的符合临床疾病诊断标准的病症和缺陷，主要表现为一定时间内的活力降低、功能或适应能力减退等。生理系统的亚临床状态常常更多表现为营养代谢偏离（第三篇内容）或是基础生理状态偏离（第二篇内容）或是偏离的迁延。因此，生理系统亚临床的评价必须高度关注基础生理状态和营养代谢状态，并在生理系统亚临床的干预时，要将基础生理状态和营养状态干预置于优先考虑。

　　亚临床阶段，如果生理状态或系统功能没有及时得到恢复或改善，生理功能及感受可能进一步偏离，最终导致生理系统功能逐步进入疾病状态。若能在人体处于亚临床阶段时，提前发现风险，及时实施干预，有效控制亚临床阶段人群向疾病人群转化，可以在很大程度上增强国民体质，改善生存状态，提高社会整体健康水平。

　　本篇重点研究人体各生理独立系统的亚临床状态，选择了对人体各生理机能影响关联度较高的多因素量表以及对亚临床具有特异性的生理、生化、生物信息等检测指标，通过评价量表、人体生理机能指标（包括生理、生化、生物信息）等进行多角度检测分析，探索了各类信息意义的权重，依据不同权重采用系统分析方法的评价手段，对消化系统、呼吸系统、循环系统、运动系统、免疫系统、神经系统等部分生理系统、器官和组织的亚临床状态等进行综合风险系统分析评价，并依据结果评价亚临床状态等级。

人体生理系统的亚临床综合风险系统分析评价体系的建立，对科学进行健康管理提供技术支撑。

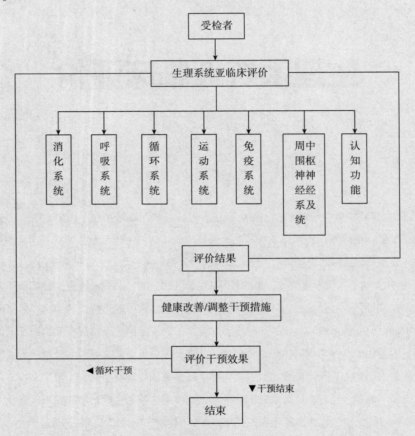

生理系统亚临床评价引导图

第十六章　消化系统亚临床评价

概　述

　　消化系统包括消化道和消化腺等器官。消化道包括口腔、咽、食管、胃、十二指肠、小肠、结肠、直肠、肛门等，消化腺包括分散在消化道各部管壁内的小消化腺和唾液腺、肝脏、胰腺等大消化腺。

　　消化系统的基本生理功能是摄取、消化和吸收食物中的营养素，并排泄残渣废物。食物中的营养素除维生素、水可以被直接吸收利用外，蛋白质、脂肪、碳水化合物、无机盐等物质均需在消化道内被分解为结构简单的小分子物质才能被吸收利用。对于未被消化吸收的部分，则以粪便形式排出体外。

　　消化系统处于亚临床状态时，多数情况会引起机体生理机能相关指标的变化。这些变化在发生疾病前的一段时间内，都可以提前有感或检测观测到其变化，并进行科学评价。这对于消化系统亚临床及早实施干预具有重要意义。

　　本章分析了消化系统亚临床的主要表现以及影响消化系统生理机能的主要因素，针对消化系统亚临床状态的典型症状表现，通过风险量表评价，结合对消化系统亚临床状态关联度比较高且敏感的生理、生化、生物信息指标的检测评价，最后完成综合风险系统分析评价，依据评价结果判定消化系统亚临床状态等级。

　　本章仅对消化系统中肝胆消化腺器官和胃肠道器官的生理机能常见亚临床状态进行分析和评价。

第一节　消化系统（肝胆器官）的亚临床评价

　　肝脏是人体内最大的腺体。肝脏参与调控的人体生化反应包括合成胆汁，储备肝糖原，调节循环血量，调控免疫、血脂、血糖等。肝脏的功能状态直接影响人体三大能量物质（糖、蛋白质、脂肪）的代谢，影响激素的生成与灭活以及微量营养素生化代谢等。肝脏受损可造成营养代谢、内分泌代谢、免疫功能等紊乱，引起全身性反应甚至危及生命。

胆囊是消化器官也是免疫器官之一，在人体中占有非常重要的位置。胆囊具有容纳、浓缩胆汁以及调节胆汁的排出速度和排出量等功能，还具有重要的化学和免疫物质分泌功能。

评价肝胆消化腺器官亚临床状态，有助于早期实施包括营养、运动、生活方式等的干预，促进健康恢复。

本节分析了肝胆消化腺器官亚临床的主要表现以及影响肝胆消化腺器官生理机能的主要因素，针对肝胆消化腺器官亚临床状态的典型症状表现，通过风险量表评价，结合对肝胆消化腺器官亚临床状态关联度、敏感度比较高的生理、生化、生物信息指标的检测评价，最后完成综合风险评价，依据评价结果判定肝胆消化腺器官亚临床状态等级。

一、消化系统（肝胆器官）亚临床的主要表现与影响因素

肝胆器官亚临床状态的常见症状表现与个人的年龄、遗传、生理、心理、职业、环境、生活状况和工作方式等多种因素相关。

（一）肝胆器官亚临床的主要表现

1.消化功能　食欲不振，消化不良，腹部胀气，右上腹不适，常有便秘与慢性腹泻交替发生。

2.神经内分泌功能紊乱　焦虑、烦躁、易怒、抑郁、睡眠质量变差等。

3.体能状况　易疲劳、小腿抽筋、常有运动或睡眠后不能缓解的倦怠等。

4.皮肤状况　皮肤瘙痒、皮肤粗糙、面色晦暗、蜘蛛痣和肝掌。

5.五官状况　牙龈出血、易流鼻血、口腔溃疡、眼白发黄。

6.其他　伤口难愈合。

上述肝胆器官亚临床的表现，出现的种类越多，提示肝胆器官亚临床的风险越高。

（二）影响肝胆器官生理机能的主要因素

1.年龄与性别因素 肝胆器官亚临床发生的频率和严重程度与年龄成正相关，原因可能是多因素的。其中，随着年龄的增长，肝脏血流量和微血管弥散功能降低，致使肝细胞营养获得以及代谢物排出功能降低，导致肝脏生理功能效力降低等。同时，中老年人接触药物的机会增加，药物种类增多，增加了药物性肝损伤的机会。研究发现，肝炎、肝纤维化的年龄大多从30岁左右开始，出现肝硬化的年龄多数从40岁左右开始，出现肝脏失代偿的年龄多数从50岁左右开始。此外，年龄因素导致的内源性和药物外源性激素在体内的影响，导致胆结石发生风险增加。性别影响，似乎在任何年龄段，女性比男性更易患胆结石。

2.饮酒因素 酒精摄入量（无论何种形式摄入）是发生酒精性肝病（ALD）最主要的独立危险因素。酒精的个体消耗量与肝硬化的发生率之间有显著正相关关系。在对肝损伤患者进行酒精摄入量的调查中可以看出：随着酒精摄入量的增加，肝脏损伤的危险性相应增高。长期嗜酒者近60%发生脂肪肝，其中20%~30%可发展成肝硬化。由"各类肝炎→肝纤维化→肝硬化"组成的"三部曲"是各种慢性肝病发展导致严重后果的共同途径。

欧美国家除病毒性肝炎外，尚有大量因长期饮酒而致酒精性肝炎、肝纤维化、肝硬化患者。黄种人群中有一半以上的人群由于体内较欧洲血统人群缺乏分解酒精所必需的乙醇脱氢酶，致使黄种人群的酒精耐受量比西方人少得多，但肝损伤发病率却升高了。

酒精量计算公式：

酒精量（g）=饮酒量（ml）× 含酒精率（%）×0.8（酒精比重）。

3.体质指数（BMI）因素 现代饮食流行趋势极易发生系统性营养失衡。即热量过高但微量营养素缺乏的不平衡，最终导致肥胖症增多（BMI超标）。BMI超标可能引起机体的代谢功能紊乱。

研究发现，肥胖者中肝脏的发病率高达60%~90%。BMI不达标或体重过快减轻，与胆结石病有相关性。在体重快速减轻过程中，胆囊收缩受损，胆汁内胆固醇饱和度上升，导致在那些遵循极低热量食谱或施行减肥或手术患者中，胆固醇结石发病率增高。

4.膳食与营养不良因素　不良膳食习惯和营养不良状态是健康重要的危险因素。对患慢性肝病与住院患者研究提示，营养不良是引起慢性肝病的重要因素，而在营养摄入较高的国家，肝硬化的发生率似乎较预期的低。这一流行病学的调查发现独立于其他危险因素外，并得到动物实验研究的支持。此外，长期进食霉变和含亚硝酸盐食物是促进肝癌发生的重要因素。

5.遗传因素　异常的ADH321(编码-1ADH酶可加快酒精的转化)与异常的ALDH2-2等位基因（缓慢乙醇的代谢）合并存在，将影响血液中乙醇浓度的状态与个体对酒精的敏感性差异。另外，服药者对药物性肝损伤的敏感性也与遗传因素有关。药物氧化的细胞色素P450与抗氧化酶类的表达和可诱导性，由遗传基因决定。遗传基因还编码参与由肝细胞经毛细胆管进入胆汁，或通过肝细胞基底外侧膜进入肝血窦的药物排泄途径的ATP依赖酶代谢。

6.化学因素　化学性肝损伤是指主要由化学性肝毒性物质包括酒精、药物及环境中的化学有毒物质造成的肝损伤，如酒精性肝炎、药物性肝炎、农药中毒等都会引起肝损伤、肝功能异常。但化学性肝损伤以药物性和酒精性肝损害最多见。目前，有近千种药物可能造成肝损伤。研究发现，用药剂量越大，疗程越长，肝损伤的概率也越大。50岁以上急性肝炎患者中，因药物致病的达到43%。轻中症肝炎发生肝纤维化的比例大约为64%，重型肝炎患者发生肝纤维化的比例可达100%。肝炎患者中，肝癌的几率比正常人高出近10倍。

7.情绪因素　愤怒、抑郁等负面情绪，通过神经-内分泌影响肝胆功能。并导致更多神经内分泌功能失调，且影响免疫功能。

8.睡眠因素　经常熬夜、失眠、睡眠不足，易造成肝功能紊乱，影响肝胆代谢调控。肝脏长期处于功能紊乱且超负荷工作，会导致包括免疫功能紊乱以及肝功能亚临床问题的发生。

9.过度疲劳因素　过劳常成为肝病的诱因。过度疲劳造成营养代谢、神经-内分泌-免疫力调控功能失衡、糖原制造和贮藏能力降低、糖脂代谢紊乱、受损修复延迟等各类亚临床状态出现或加重。

二、消化系统（肝胆器官）亚临床量表评价

表16-1 消化系统（肝胆器官）亚临床评价量表

序号	项目	亚临床状态与得分		
		2分	5分	10分
1	食欲不振、腹胀、腹鸣排气增多、便秘或腹泻			
2	饮酒（酒精量50g以上/日）			
3	体质指数（BMI）（kg/m²）			
4	年龄（岁）			
5	压力大、疲倦感			
6	失眠、多梦多醒、睡眠质量下降	《状态量表评价标准细则》详见本书［使用说明］		
7	皮肤瘙痒、皮肤粗糙、面色晦暗、牙龈出血、易流鼻血、口腔溃疡、眼白发黄			
8	患有肥胖、营养不良、过敏等病史或服用可能引起肝损伤的药物（如降血脂、降血尿酸、降血糖、降血压、激素等）			
9	家族及本人肝胆病史			
肝胆器官亚临床量表评价结果				

判定说明：

1.注释

偶尔：指4周内，大概每周发生1次（周期性，虽然偶然但是间隔多次出现）

经常：指4周内，每周发生2次及以上（症状表现频繁）

总是：指4周内越来越频繁，最近一周发生4次及以上（趋向严重）

2.评价结果 状态得分越高，表明亚临床风险越高

状态得分25分以上，评价结果为量表三级

状态得分15分以上，评价结果为量表二级

状态得分10分以上，评价结果为量表一级

填表说明：根据近1个月内自身的健康状况和生活习惯，按症状选择对应分数

三、消化系统（肝胆器官）亚临床检测评价

对肝胆器官亚临床状态的判定，需要借助多项生理、生化和生物信息指标来进行综合分析。

（一）生化指标

生化指标可以分为6大类指标：

肝脏血清酶学检测指标、肝脏胆红素代谢检测指标、肝脏蛋白质代谢检测指标、肝脏脂肪代谢检测指标、肝脏凝血功能检测指标、胆汁酸代谢检测指标等。

此外，脂蛋白X(LP-X)测定、甲胎蛋白检测对于肝脏代谢状态的判定也具有重要的参考意义。

1.肝脏血清酶学检测指标

（1）血清氨基转氨酶　血清氨基转氨酶主要包括丙氨酸氨基转移酶(ALT)和天门冬氨酸氨基转移酶(AST)。当肝细胞受损时，这两个酶可以从受损肝细胞里"漏出"，导致血清丙氨酸氨基转移酶和天门冬氨酸氨基转移酶升高。所以，这是目前最常用的肝功能判定指标。丙氨酸氨基转移酶可作为肝细胞损害的敏感参考指标。有研究估计，1%肝细胞坏死，血清中丙氨酸氨基转移酶活性升高1倍。天门冬氨酸氨基转移酶主要分布于心肌，其次为肝脏、骨骼肌和肾脏等组织中。

转氨酶升高可见于病毒性肝炎、酒精性肝病、脂肪性肝炎、自身免疫性肝病、胆道疾病以及遗传性肝病等。但是，转氨酶升高并不代表肝损伤的程度。因为，转氨酶除了肝细胞损伤能释放之外，还可能由残存的肝细胞生成。而且指标即使不高，也不能证明肝细胞没有损伤。

（2）血清碱性磷酸酶（ALP）和γ-谷氨酰转移酶（GGT）　血清碱性磷酸酶是反映肝外胆道梗阻、肝内占位性病变的重要指标，其升高程度与肝胆疾病来源有一定的相关性。大约75%的长期胆汁淤积患者血清碱性磷酸酶显著升高(≥4倍ULN)。若血清碱性磷酸酶轻度升高(≤3倍ULN)对于判断胆汁淤积缺乏特异性，可见于各种类型的肝病及充血性心力衰竭。动态观察血清碱性磷酸酶活性有助于黄疸病情判断。若血清中碱性磷酸酶持续低值，则阻塞性黄疸的可能性很小；若血清胆红素逐渐升高，而血清碱性磷酸酶不断下降提示病情恶化。

血清γ-谷氨酰转移酶升高主要见于肝胆胰疾病，在胆道梗阻和肝恶性变时增高最为明显。γ-谷氨酰转移酶的临床价值在有助于判断高碱性磷酸酶的组织来源。血清γ-谷氨酰转移酶水平升高也见于服用巴比妥类药物或苯妥英钠的患者，以及酗酒或酒精性肝病，亦见于慢性阻塞性肺病、肾功能不全、急性心肌梗死后等疾病状态。

2.肝脏胆红素代谢检测指标　

胆红素代谢功能的常规检测主要包括血清总胆红素（STB）、直接胆红素（DBIL）和间接胆红素(IBIL)。血清总胆红素是判定黄疸的重要依据。血清直接胆红素的升高，说明经肝细胞处理后胆红素从胆道的排泄发生障碍。直接胆红素的测定有助于黄疸类型的诊断和鉴别。间接胆红素主要是由红细胞破坏而来，且未在肝脏内经过葡萄糖醛酸化。间接胆红素经过肝脏代谢又可变为直接胆红素，随胆汁排入胆道，最后经大便排出。

由于肝脏具有较强的清除胆红素储备能力，血清总胆红素不是评价肝功能异常的敏感指标。即使在中度至重度的肝实质性损害，部分或短暂的胆总管梗阻，其浓度亦可正常。血清直接胆红素升高提示肝胆损伤或肝胆疾病，但难以准确分辨实质性（肝细胞性）和胆汁淤积性（梗阻性）黄疸。需要结合血清氨基转移酶、碱性磷酸酶等其他肝脏生化试验指标综合分析。

3.肝脏蛋白质代谢检测指标 90%以上的血清总蛋白（TP）和全部的血清白蛋白（A）是由肝脏合成。因此，血清总蛋白和白蛋白含量是反映肝脏合成功能的重要指标。白蛋白是正常人体血清中的主要蛋白质成分，在维持血液胶体渗透压、体内代谢物质运转及营养等方面起着重要作用。如果此项指标降低到30g/L以下，则证明肝脏合成、运输、释放蛋白功能出现问题，趋势性肝硬化。低白蛋白血症通常反映了肝损害严重和白蛋白合成减少，常见于慢性肝病。肝硬化腹水时，血清白蛋白浓度降低尚与此时分布容积增大有关。低白蛋白血症并非对肝病特异，尚见于蛋白质丢失（肾病综合征、烧伤、蛋白质丢失性肠病）、白蛋白转化增加（分解代谢状态、糖皮质激素）和蛋白质摄入减少（营养不良、极低蛋白饮食）以及慢性感染和恶性肿瘤等。

血清白蛋白浓度是反映肝病患者肝脏合成功能的主要指标，但对肝病并无特异性，需要结合临床状况和其他生化指标，综合判断它们的临床意义。

4.肝脏脂肪代谢检测指标

（1）血清总胆固醇测定 血清总胆固醇（TC）是指血液中所有脂蛋白所含胆固醇之总和。总胆固醇包括游离胆固醇（FC）和胆固醇酯（CE）。当肝脏发生损伤时，胆固醇浓度往往容易出现波动。而在黄疸性梗阻和肾病综合征患者体内，胆固醇浓度往往会升高。

（2）低密度脂蛋白胆固醇（LDL-C） 低密度脂蛋白胆固醇升高时，常见于肝病；而严重肝病时，低密度脂蛋白胆固醇可减少。

（3）高密度脂蛋白胆固醇（HDL-C） 高密度脂蛋白胆固醇的合成位置主要在肝脏，其成分由载脂蛋白、磷脂、胆固醇和少量脂肪酸组成。肝功能损害如急慢性肝炎、肝硬化、肝癌时，可见高密度脂蛋白胆固醇降低。

5.肝脏凝血功能检测指标 肝脏合成除因子Ⅲ及因子 α 链以外的全部凝血因子，在维持正常凝血机能中起重要作用。其中凝血酶原时间（PT）、凝血酶原活动度（PTA）、肝促凝血活酶试验（HPT）是反映肝脏凝血功能的重要指标。

（1）凝血酶原时间（PT） 凝血酶原时间用于反映凝血酶原转变为凝血酶，导致血浆凝固的时间。凝血酶原时间是反映肝脏合成凝血因子能力的重要指标，可作为反映肝细胞损害程度及判断预后较敏感的指标。凝血酶原时间检查结果以秒表示，通常将凝血酶原时间超过正常对照4秒作为肝损害诊断和预后的截断值，用于评价急性肝损害的严重程度和预后。严重肝细胞坏死及肝硬化病人凝血酶原时间可明显延长。根据血清胆红素、白蛋白和凝血酶原时间等制定的肝功能 Child–Pugh 分级，基本上正确地反映了慢性肝病的预后，并有助于手术危险性的估测。

凝血酶原时间延长并非肝病特异，尚见于先天性凝血因子缺乏、纤溶亢进、弥散性血管内凝血、服用抗凝药和异常抗凝血物质。胆汁淤积性肝病的凝血酶原时间延长，可能是由于维生素 K 缺乏。如果皮下注射10mg维生素 K，在24小时内PT纠正或至少改善30%，意味着肝脏合成功能完好。

（2）凝血酶原活动度（PTA） 凝血酶原活动度也可以作为凝血酶原时间测定的实验室报告方式，表示患者的凝血酶原活力大概是正常的百分之几。这种检测计算方法简便易懂，目前作为我国肝衰竭判断指标之一，其临床意义同凝血酶原时间。

（3）肝促凝血活酶（HPT） 肝促凝血活酶试验是测定肝脏储备功能的方法之一，能敏感而可靠地反映肝损害所造成的凝血因子Ⅱ、Ⅶ、Ⅹ合成障碍。临床检测表明，急性肝炎、慢性活动性肝炎、肝硬化和亚急性重型肝炎病人在病程的各个阶段，其肝促凝血活酶降低；病情越重，肝促凝血活酶越低；当肝病发展到肝细胞功能衰竭时，其肝促凝血活酶均显著下降，一般多低于0.5；若肝促凝血活酶逐渐依次恢复，则预后良好。

6.血清总胆汁酸（TBA） 血清总胆汁酸是肝实质性损伤及消化系统疾病的一个较为灵敏的诊断指标。总胆汁酸能较为特异地反映肝排泄功能，一旦肝细胞有病变或肠–肝循环障碍，均可引起总胆汁酸升高。

血清总胆汁酸增高可见于各种急慢性肝炎、乙肝携带者或酒精性肝炎（血清总胆汁酸对检出轻度肝病的灵敏度优于其他所有肝功能试验），还可见于绝大部分肝外胆管阻塞和肝内胆汁淤积性疾病、肝硬化、阻塞性黄疸等。

7.其他

（1）脂蛋白X（LP-X）测定　正常人的血清中一般不出现脂蛋白X(LP-X)，它是一种异常的低密度脂蛋白。目前认为，脂蛋白是具有重要临床意义的鉴别胆汁淤积的标志物，有较高的敏感性和特异性。肝外胆汁淤积病人对其敏感性为100%，肝内胆汁淤积病人对其敏感性为97.7%，而无胆汁淤积的各种肝病病人脂蛋白阳性者仅有2.3%。脂蛋白可分为三种亚型：LP-X1、LP-X2、LP-X3，各亚型含量不同。脂蛋白测定对确定各种肝胆疾病引起的胆汁淤积有意义。

（2）肝脏肿瘤标记物检测指标　甲胎蛋白（AFP）、α-L-岩藻糖苷酶（AFU）（U/L）、癌抗原19-9（CA19-9）（U/L）也是对肝肿瘤诊断有意义的血清标志物。

表16-2　肝胆器官检测评价—生化指标

汇总	指标名称	正常范围	亚临床等级划分			关联度（高/低）
			Ⅰ级	Ⅱ级	Ⅲ级	
肝胆器官	丙氨酸氨基转移酶（ALT）（U/L）	10~40	《生化指标分级评价标准细则》详见本书［使用说明］			高
	天门冬氨酸氨基转移酶（AST）（U/L）	10~40				高
	碱性磷酸酶（ALP）（U/L）	成人：40~110；儿童：<250				高
	γ-谷氨酰转肽酶(GGT)（U/L）	<50				高
	血清总胆红素（STB）（μmol/L）	成人：3.4~17.1				高
	结合胆红素（CB）（μmol/L）	0.6~8.0				高
	血清总蛋白（STP）（g/L）	60~80				高
	血清白蛋白（g/L）	35~55				高
	血清球蛋白（g/L）	20~30	《生化指标分级评价标准细则》详见本书［使用说明］			高
	血清总胆固醇(TC)（mmol/L）	<5.20				低
	血清甘油三酯（TG）（mmol/L）	<1.70				低
	总胆汁酸（TBA）（μmol/L）	0~10				高
	血清甲胎蛋白（AFP）（μg/L）	血清<25				高
	α-L-岩藻糖苷酶(AFU)（U/L）	14.3~39.9				高
	癌抗原19-9（CA19-9）（U/L）	血清<37000				高

（二）生理、生物信息指标

1.生物电扫描技术 肝、胆、胰区域生物活性值对于器官代谢状态进行评价有意义。间质的谷草转氨酶/谷丙转氨酶、间质的碱性磷酸酶和 γ-谷氨酰转移酶正常值区间范围为 $-5 \leqslant N \leqslant 5$，小于 -5 或大于 5 都是处于亚临床状态；肝胆生物活性值、肝糖原正常值区间范围为 $-20 \leqslant N \leqslant 20$，小于 -20 或大于 20 都是处于亚临床状态。

2.人体热代谢检测 利用肝胆胰区域异常热源及热源形态、走向、深度、热值差等，可对肝胆器官功能的工作状态进行评估。人体热代谢检测可以发现肝胆器官亚临床状态的代谢异常。

3.肝脏硬度和脂肪衰减度检测 利用振动控制的瞬时弹性成像技术（VCTE）来评估肝脏的硬度值，单位以千帕(kPa)来表示，弹性数值越大，表示肝组织硬度值越大。利用受控衰减参数理论(CAP)来评估肝组织脂肪变数值，CAP值越大，表示脂肪变数值越大。通过肝脏硬度值和脂肪衰减度值综合评价肝脏健康发展的程度，有助于对肝脏纤维化、肝硬化程度定量检测分级。

4.超声检测 超声检测是影像诊断最常用的方法。利用无创影像技术，对肝胆器官状态进行初筛具有重要意义。通常情况下，超声检测对脂肪肝、血管瘤、囊肿、肝纤维化、肝硬化、胆结石、肿瘤等可以基本确诊，在临床中得到广泛运用。

表16-3 肝胆器官亚临床检测评价—生理、生物信息指标

汇总	指标名称	正常范围	亚临床等级划分			数据来源	关联度（高/低）
			Ⅰ级	Ⅱ级	Ⅲ级		
肝胆器官	间质的甘油三酯	$-5 \leqslant N \leqslant 5$				《生理、生物信息指标分级评价标准细则》详见本书[使用说明]	低
	间质的谷草转氨酶/谷丙转氨酶	$-5 \leqslant N \leqslant 5$					高
	间质的低密度脂蛋白	$-5 \leqslant N \leqslant 5$					低
	间质的碱性磷酸酶和GGT	$-5 \leqslant N \leqslant 5$				生物电扫描技术	高
	间质的葡萄糖	$-5 \leqslant N \leqslant 5$					低

续表

汇总	指标名称	正常范围	亚临床等级划分			数据来源	关联度（高/低）
			Ⅰ级	Ⅱ级	Ⅲ级		
肝胆器官	肝脏活性值	$-20 \leqslant N \leqslant 20$	《生理、生物信息指标分级评价标准细则》详见本书［使用说明］			生物电扫描技术	高
	胆囊活性值	$-20 \leqslant N \leqslant 20$					高
	肝糖原活性值	$-20 \leqslant N \leqslant 20$					高
	维生素K	$40 \sim 100$				生物体微弱磁场测定	低
	肝脏硬度（kPa）	$\leqslant 7.2$					高
	肝脏脂肪衰减度（CAP）（dB/m）	$\leqslant 238$					高
	热代谢肝脏区域温度变化（正常区域与异常区域的代谢温差△t）	$-0.5℃ \leqslant 代谢热差值 \leqslant 0.5℃$				肝脏弹性及脂肪含量检测 人体热代谢检测	高

四、肝胆器官亚临床综合风险系统分析评价

（一）综合风险系统分析评价

肝胆器官亚临床状态不适合单一指标或单一设备报告进行评价。通过长期研究，我们依据世界卫生组织MDI健康评估法、量表评估、临床医学检测技术等公认的检验方法，积极探索生物信息检测研究手段。经过统计、观测、分析，尝试建立肝胆器官亚临床综合风险系统分析评价方法。

表16-4　肝胆器官亚临床综合风险系统分析评价表

序号	种类	风险值	评价要素	亚临床状态分级		
				Ⅰ级	Ⅱ级	Ⅲ级
				2分	6分	10分
1	量表评价（S）（$Q_S=40$分）n=4	Q_{S1}	消化系统（肝胆器官）亚临床评价量表	一级	二级	三级
2		Q_{S2}	营养综合状态	二级	三级	四级、五级
3		Q_{S3}	基础运动素质	二级	三级	四级、五级
4		二选一，或以最差项计入评价 Q_{S4}	神经内分泌影响的代谢状态	Ⅰ级	Ⅱ级	Ⅲ级
			基础代谢状态	Ⅰ级	Ⅱ级	Ⅲ级

续表

序号	种类	风险值	评价要素	亚临床状态分级 I级 5分	II级 10分	III级 15分
5	检测评价（T）（生理、生化、生物信息指标）（Q_T=60）n=4	以最差项计入评价 Q_{T1}	丙氨酸氨基转移酶（ALT）（U/L）	《综合风险系统分析评价标准细则》详见本书［使用说明］		
			γ-谷氨酰转肽酶（GGT）（U/L）			
			总胆汁酸（TBA）（μmol/L）			
			血清白蛋白（ALB）（g/L）			
			结合胆红素（CB）（μmol/L）			
			血清甲胎蛋白（AFP）（μg/L）			
6		以最差项计入评价 Q_{T2}	肝脏活性值、胆囊活性值、肝糖原活性值（生物电扫描）			
			间质的谷草转氨酶/谷丙转氨酶			
7		以最差项计入评价 Q_{T3}	肝脏脂肪衰减度评估（CAP）（dB/m）			
			肝脏硬度（E）（kPa）			
8		Q_{T4}	热代谢肝脏区域温度变化（正常区域与异常区域的代谢热差）			
说　明			1.序号5、6、7、8为评价项，多项检测，以最差项计入评价 2.序号4是评价参考项，选择单项检测的，按单项计风险值；二项都测的，按最差项风险值；如不测，则按II级得分计入评价项 3.评价项每项10分、15分			
综合风险系统分析评价结果(C)（风险值Q_C）						

（二）综合风险系统分析评价判定标准

1.判定条件　检测评价中某一类指标的评价项或相关项检测时，可以多项选一项检测；也可以多项同检，选最差项计入评价项目。详见综合风险系统分析评价表中说明。

2.计分原则

（1）Ⅰ级、Ⅱ级、Ⅲ级评价项风险值差约为等比，即1倍Ⅲ级风险值≈2倍Ⅱ级风险值≈3倍Ⅰ级风险值。

（2）Ⅰ级、Ⅱ级、Ⅲ级相关项（加#项，以下同）风险值差约为等差，即Ⅲ级风险值与Ⅱ级风险值之差≈Ⅱ级风险值与Ⅰ级风险值之差。

（3）量表评价风险值Q_S与检测评价风险值Q_T之和为综合风险系统分析评价结果（风险值Q_C）。

3.计分方法

综合风险系统分析评价结果：$Q_C=Q_S+Q_T$

量表评价中，Q_S风险值计算：

$Q_S =Q_{S1}+Q_{S2}+Q_{S3}+Q_{S4}$

其中：

Q_{S1}是指消化系统（肝胆器官）亚临床量表评价项，必测项

Q_{S2}是指营养综合状态评价项，必测项

Q_{S3}是指基础运动素质评价项，必测项

Q_{S4}是指神经内分泌影响的代谢状态评价项、基础代谢状态评价项，参考项

检测评价中，Q_T风险值计算：

$Q_T =Q_{T1}+Q_{T2}+Q_{T3}+Q_{T4}$

4.分级及判定标准　依据综合风险评价分级和计分方法，所得到的综合风险系统分析值Q_C，将综合风险系统分析评价分为轻度风险、中度风险、重度风险三个等级，风险依次由低至高，对应风险的三种不同状态。

（1）轻度风险　系统分析评价风险值$5 \leqslant Q_C < 15$。

（2）中度风险　系统分析评价风险值$15 \leqslant Q_C < 30$。

（3）重度风险　系统分析评价风险值$Q_C \geqslant 30$。

第二节　消化系统（胃肠道器官）的亚临床评价

胃肠道是人体食物的消化吸收器官。胃肠道生理机能异常将影响整个机体的营养状态和免疫状态。但胃肠道生理机能异常与疾病的演化进程大多是渐近的。因此，关注胃肠道亚临床状态，科学、及时地进行胃肠道器官亚临床风险预警是针对性制定营养、运动、生活方式等干预措施的前提。

本节分析了胃肠道器官亚临床的主要表现以及影响胃肠道器官生理机能的主要因素，针对胃肠道器官亚临床状态的典型症状表现，通过风险量表评价，结合对胃肠道器官亚临床状态关联度比较高的生理、生化、生物信息指标的检测评价，最后完成综合风险系统分析评价，依据评价结果判定胃肠道器官亚临床状态等级。

一、消化系统（胃肠道器官）亚临床的主要表现和影响因素

（一）胃肠道器官亚临床的主要表现

1.上腹部不适　饱胀、嗳气、食欲不振、反胃、吐酸水、胃部烧灼等。

2.下腹部不适　不规律隐痛、肠鸣、排气、腹部下坠感、寒冷感等。

3.排泄异常　大便形状、颜色、软硬、次数等异常。

4.腰背不适感　腰背酸软或向腰背上部放射，可伴有胁肋部的不适。

5.疲倦乏力感　常伴有无明显诱因的身体乏力、精神不振。

（二）影响胃肠道器官生理机能的主要因素

1.生理因素　生理因素包括受牙齿、口腔疾病影响食物的咀嚼，唾液、消化液分泌功能减弱、肠胃排空能力下降、长期营养不良与年龄等多种因素影响，不同程度反映和影响大多数胃肠道疾病的发生和发展。

2.饮食因素　饮食因素包括食物的选择、加工和进食的方法。

食物种类不全面、不洁、不易消化、刺激性、熏烤、腌制、油炸、霉变、化学致癌危险因素等是消化道功能退化、炎症、肿瘤发生发展的重要影响因素。例如，腌制食物中发现的 N_2 亚硝基化合物；霉变粮食、花生中黄曲霉毒素；烤牛肉中多环芳烃类化合物；烤鱼中杂环胺化合物等。这些化学物质是严重的胃肠道健康危险因素。

进食习惯中喜好烫食、狼吞虎咽、饥饱不均等都直接影响消化系统功能的状态。

饮食不当是导致消化系统功能异常的主要因素之一。

3.心理因素　情绪愤怒、悲观、担忧、精神压力大等，影响机体的调节机制平衡。研究显示，压力越大，胃灌注血流量越少。由此，导致消化系统壁细胞及黏膜的更新修复延迟及感染、消化不良等胃肠道健康问题发生。胃肠道亚临床状态及营养失衡等问题的相互影响，进一步发展可出现消化液分泌失常、消化道

免疫异常等相关疾病。这是现代神经-内分泌-免疫学揭示心理健康的重要原理。

　　功能性消化不良(FD)是一种常见的消化系统疾病，通常存在胃排空延迟和胃运动节律紊乱，其与精神和心理因素密切相关。胃电图检查可见，功能性消化不良患者正常胃电节律百分比较低，胃动过缓率较高。中枢神经活动、胃肠道运动、感知三者之间的相互影响称之为脑-肠互动。研究认为，应激精神紧张因素可使功能性消化不良患者迷走神经紧张调节被抑制，从而影响胃肠生理活动，并引起消化不良症状。

二、消化系统（胃肠道器官）亚临床量表评价

表16-5　消化系统（胃肠道）亚临床评价量表

序号	项　目	亚临床状态与得分		
		2分	5分	10分
1	餐后饱胀不消			
2	腹部寒冷或隐痛			
3	便秘或腹泻			
4	厌食、偏食、反胃			
5	果蔬不足推荐量（％）（1个月）			
6	倦怠乏力、免疫功能低下	《状态量表评价标准细则》详见本书［使用说明］		
7	饮酒（每日酒精摄入）			
8	食用不洁、不易消化、刺激性、熏烤、腌制、油炸、霉变等食物			
9	患有营养不良、过敏、贫血、发烧、疼痛等营养相关病史或服用可能引起肠胃功能损伤的药物，如降血脂、降血糖、抗菌素、抑酸剂等			
10	家族及本人胃肠病史			
胃肠道器官亚临床量表评价结果				

判定说明：

1.注释

　　偶尔：指4周内，大概每周发生1次（周期性，虽然偶然但是间隔多次出现）

　　经常：指4周内，每周发生2次及以上（症状表现频繁）

　　总是：指4周内越来越频繁，最近一周发生4次及以上（趋向严重）

2.评价结果　状态得分越高，表明亚临床风险越高

　　状态得分25分以上，评价结果为量表三级

　　状态得分15分以上，评价结果为量表二级

　　状态得分10分以上，评价结果为量表一级

填表说明：根据近1个月内自身的健康状况和生活习惯，按症状选择对应分数

三、消化系统（胃肠道器官）亚临床检测评价

（一）生化指标

1.胆囊排空指数 研究显示，空腹及脂类餐后30分钟、40分钟、50分钟和60分钟，胆囊排空指数在19.2%～31.8%；餐后60分钟后，胆囊排空指数在36.1%～60.8%之间。胆囊排空指数偏离正常范围，意味着胃肠道器官异常风险的存在。

2.胃酸 正常人空腹时，胃酸排出量约0～5mmol/h，称为基础酸排出量。在食物或某些药物（如胃泌素或组胺）的刺激下，胃酸排出量明显增加，其最大排出量可达20～25mmol/h。正常情况下，当H^+从黏膜表面向深层扩散时，与胃黏膜上皮细胞分泌的HCO_3^-相遇形成H_2CO_3。此时，在胃黏膜层中出现一个PH梯度，靠近胃腔面一侧的黏液层呈酸性，PH约为2.0；靠近上皮细胞一侧的黏液层呈中性或偏碱性，PH约为7.0。黏液–碳酸氢盐屏障保护胃黏膜使其免受损伤。乙酰胆碱、胃泌素、组胺等促进胃酸分泌，生长抑素抑制胃酸的分泌。胃酸状态是检测消化系统功能状态的指标之一。

3.胃泌素 胃泌素是由胃窦部和上段小肠黏膜G细胞分泌的一种肽类激素。可刺激胃酸和胃蛋白酶原的分泌，刺激ECL细胞释放组胺；促进消化道黏膜的生长和刺激胃、肠、胰的蛋白质合成（即营养作用）；加强胃肠运动及胆囊收缩，促进胰液、胆汁分泌等的广泛作用。研究表明，内源性胃泌素释放，可引起餐后胃电频率升高，因而增加胃收缩性，促进胃排空。功能性消化不良患者，血清胃泌素水平比正常人低，影响胃排空，从而引起消化系统疾病。健康情况下，血浆中胃泌素基础值为63.12～64.83pg/ml，兴奋值为156.56±47.52pg/ml。胃泌素偏离正常范围，意味着胃肠道器官亚临床风险的存在。胃泌素是检测胃肠道亚临床状态的重要指标之一。

4.胃动素（MTL） 胃动素是由肠嗜铬细胞的一个亚群（称为M细胞）分泌的。除胃肠粘膜外，胃动素还存在于中枢神经组织和外周神经细胞。胃动素的特点是大约每间隔100分钟释放一次，与进餐类型及腔内PH值有关。进食脂类餐后，血中胃动素水平升高；糖类进餐后，无明显变化。胃动素的生理作用是促进胃肠运动，提高胃肠道、胆道、Oddis括约肌的收缩力和张力。胃动素健康参考值范围：空腹，血浆含量109.6～233.0pg/ml；餐后60分钟，血浆含量为125.8～242.6pg/ml。胃动素降低的人群，可能出现消化系统亚临床风险。

5. 缩胆囊素（CCK） 缩胆囊素又称促胰酶素是餐后胆囊收缩、Oddis括约肌舒张和胆汁大量排出的主要生理调节因子。同时，促胰酶素可促进胰腺组织蛋白和核糖核酸的合成，促进胰腺腺泡分泌多种消化酶。研究表明，正常人的缩胆囊素平均为161.8pg/ml，而功能性消化不良者，平均为146.3pg/ml。缩胆囊素对胆囊的排空起着至关重要的作用，并影响着胃肠运动。空腹，血浆缩胆囊素含量为146.3～161.8pg/ml；餐后60分钟后，血浆缩胆囊素含量在189.7～373.7pg/ml之间。缩胆囊素超过一定范围，将对消化系统产生异常影响。

6. 生长抑素（SS） 生长抑素是由胃体、胃窦和小肠黏膜内D细胞分泌的一种14肽激素。生长抑素对胃肠功能有广泛的抑制作用，可以抑制胃窦G细胞释放胃泌素，抑制胃泌酸区黏膜内肠嗜铬样细胞（ECL）释放组胺，抑制胃肠道运动和胆囊收缩，导致胃排空延迟。研究表明，正常健康人群的血清生长抑素水平低于功能性消化不良的人群，且与胃排空率相关，并对消化系统产生影响。血清生长抑素水平偏高，会使人的消化系统处于亚临床状态，并向疾病转化。健康成年人，空腹血清生长抑素的平均水平为72.62±28.13pg/ml。生长抑素可作为检测胃肠道器官亚临床风险的一个指标。

7. 幽门螺杆菌 幽门螺杆菌可引起慢性胃炎及萎缩性胃炎。研究显示，幽门螺杆菌与胃癌密切相关。一项在十三个国家拣选十七个人群群体的跨国研究结果发现，感染幽门螺杆菌者患胃癌的机会，比没有感染该菌者高6倍。幽门螺杆菌CagA抗体阳性的患者，其患胃癌的几率较感染阴性的患者高。研究还表明，幽门螺杆菌感染与肠易激综合征之间存在着一定的联系，幽门螺杆菌感染提示消化系统亚临床风险的存在。

表16-7 消化系统（胃肠道）检测评价—生化指标

汇总	指标名称	正常范围	亚临床等级划分			关联度（高/低）
			I级	II级	III级	
胃肠道	胃排空率	餐后60分钟，胃排空率应在10%～20%之间 餐后120分钟，胃排空率应在36%～58%之间	《生化指标分级评价标准细则》详见本书［使用说明］			高
	胃酸(mmol/h)	0～5				高
	血浆中胃泌素(pg/ml)	63.12～64.83				高
	胃电节律(cpm)	2.4～3.7				高
	（胃动素）MTL血浆含量(pg/ml)	空腹：109.6～233.0，餐后60分钟：125.8～242.6				低

（二）生理指标、生物信息指标

1.生物电扫描技术　采用生物电扫描技术，对健康风险筛查的642人研究分析。结果显示：消化系统亚临床检出率为69.94%，其中与健康筛查表（自填有消化系统不适症状）的符合率为86.42%（280/324）。国内外生物电扫描综合研究分析均提示，生物电扫描技术观察到的消化道生理机能状况对亚临床判定有意义。

2.人体热代谢检测　采用人体热代谢检测对健康风险筛查的113人观察研究分析，结果显示，消化系统亚临床检出率为78.27%，其中与健康筛查表（自填有消化系统不适症状）的符合率为73.91%（51/69）。结果提示，人体热代谢检测观察到的人体生理机能状况对消化系统（胃肠道器官）亚临床判定有意义。

3.胃排空率　研究显示，42.9%功能性消化不良的患者胃排空延迟，且胃排空曲线并非随时间均匀下降，显现出曲折起伏甚多。胃排空率的大小在一定程度上可以反映出消化系统功能的好坏，可以作为评价消化系统亚临床状态的参考指标。

正常参考范围：餐后60分钟，胃排空率应在10%～20%之间；餐后120分钟，胃排空率应在36%～58%之间；如胃排空率不在上述范围，提示胃肠道可能存在异常状态。

4.胃电节律　胃平滑肌可记录到三种电活动，即静息电位、慢波电位和动作电位。研究表明，人类慢波频率是在出生后，由进食刺激逐渐发育完善的电位，正常人胃电节律的范围为2.4～3.7cpm。异常胃电慢波分为胃动过缓（<2.4cpm）、胃动过速（<3.7cpm）和无胃电节律。也有研究取2～4cpm为正常慢波的范围。研究显示：消化不良的人群胃电节律紊乱，且慢波频率平均在1.90cpm。因此，胃电节律可以作为评估胃肠道器官亚临床风险的参考指标。胃电节律<2.4cmp或>3.7cmp时，提示消化系统（胃肠道器官）异常风险的存在。

5.彩色多普勒超声技术　采用彩色多普勒超声检测胃排空率、十二指肠胃反流、胃动力、胃底静脉曲张等方便有效，是消化道检测方法中比较准确的方法之一。

6.胃电分析技术　胃电分析技术是目前国际公认并推荐使用的检测金标准。它具有性能稳定、抗干扰能力强和多导监测等优点，是无创检测胃功能的方法之一。胃电图结果表明，溃疡患者正常胃电节律与餐后餐前功率低于正常人，胃动过缓、过速现象高于对照组。

7.智能胃肠胶囊镜技术 胶囊镜可直接观察胃肠功能状态、肠壁黏膜状况等病变（炎症、充血、水肿、溃疡、息肉、憩室、肿瘤），是消化系统（胃肠道器官）生理观察的直接手段。

8.消化道压力监测技术 临床用于盆底痉挛、巨结肠、慢性直肠炎等诊断，并可用于肛门失禁、功能性便秘的生物反馈训练，也可对直肠及肛管的压力波形进行实时记录操作，直观反映直肠及肛管动态压力状况。阈值压力1mmHg=0.133kPa。

9.X线或核素标记法 X线或核素标记法均可观察胃排空功能和小肠通过时间，并且观察清晰准确。

表16-8 消化系统（胃肠道）检测评价—生理指标、生物信息指标

汇总	指标名称	正常范围	亚临床等级划分			数据来源	关联度（高/低）
			I级	II级	III级		
胃肠道	胃部活性值	−20 ≤ N ≤ 20	《生理、生物信息指标分级评价标准细则》详见本书［使用说明］			生物电扫描技术	高
	肠道活性值	−20 ≤ N ≤ 20					高
	胃自主神经活性值	−20 ≤ N ≤ 20					高
	肠道自主神经活性值	−20 ≤ N ≤ 20					高
	胃部区域温度变化（正常区域与异常区域的代谢热差）	−0.5℃≤代谢热差值≤0.5℃				人体热代谢检测	高
	肠道区域温度变化（正常区域与异常区域的代谢热差）	−0.5℃≤代谢热差值≤0.5℃					高

四、胃肠道器官亚临床综合风险系统分析评价

（一）综合风险系统分析评价

胃肠道亚临床状态评价不适合单一指标或单一设备报告进行评价。通过长期研究，对比筛选了国际公认的经典量表，我们积极探索生物信息检测手段，吸收临床医学观察检测技术和生理生化等多种观测、分析手段，尝试建立胃肠道器官亚临床综合风险系统分析评价方法。

表 16-9 消化系统（胃肠道）亚临床综合风险系统分析评价

序号	种类	风险值	评价要素	亚临床状态分级 I级 2分	II级 6分	III级 10分
1	量表评价(S)(Q_S=40 分)n=4	Q_{S1}	消化系统（胃肠道）亚临床评价量表	一级	二级	三级
2		Q_{S2}	营养综合状态	二级	三级	四级、五级
3		Q_{S3}	基础运动素质	二级	三级	四级、五级
4		二选一，或以最差项计入评价 Q_{S4}	神经内分泌影响的代谢状态	I级	II级	III级
			基础代谢状态	I级	II级	III级

序号	种类	风险值	评价要素	5分	10分	15分
5	检测评价（T）（生理、生化、生物信息指标）（Q_T=60）n=4	多选一，或以最差项计入评价 Q_{T1}	胃排空率 / 胃电节律(cpm) / （胃动素）MTL 血浆含量(pg/ml) / 血浆中胃泌素(pg/ml)	《综合风险系统分析评价标准细则》详见本书[使用说明]		
6		以最差项计入评价 Q_{T2}	胃部、肠道区域活性值改变			
7		以最差项计入评价 Q_{T3}	胃部、肠道区域植物神经活性值改变			
8		以最差项计入评价 Q_{T4}	胃部、肠道部区域温度变化（正常区域与异常区域的代谢热差）			

说明
1.序号5、6、7、8为评价项，序号5为多项检测，以多项检测，按单项计入风险值；二项都测的，按最差项计入评价。
2.序号4是评价参考项，选择单项检测的，按单项计入风险值；二项都测的，按最差项计入风险值。
3.评价项每项10分，15分

综合风险系统分析评价结果（C）
（风险值 Q_C）

（二）综合风险系统分析评价判定标准

1.判定条件 检测评价中某一类指标的评价项或相关项检测时，可以多项选一项检测；也可以多项同检，选最差项计入评价项目。详见综合风险系统分析评价表中说明。

2.计分原则

（1）Ⅰ级、Ⅱ级、Ⅲ级评价项风险值差约为等比，即1倍Ⅲ级风险值≈2倍Ⅱ级风险值≈3倍Ⅰ级风险值。

（2）Ⅰ级、Ⅱ级、Ⅲ级相关项（加#项，以下同）风险值差约为等差，即Ⅲ级风险值与Ⅱ级风险值之差≈Ⅱ级风险值与Ⅰ级风险值之差。

（3）量表评价风险值 Q_S 与检测评价风险值 Q_T 之和为综合风险系统分析评价结果（风险值 Q_C）。

3.计分方法

综合风险系统分析评价结果： $Q_C = Q_S + Q_T$

量表评价中， Q_S 风险值计算：

$Q_S = Q_{S1} + Q_{S2} + Q_{S3} + Q_{S4}$

其中：

Q_{S1} 是指消化系统（胃肠道）亚临床量表评价项，必测项

Q_{S2} 是指营养综合状态评价项，必测项

Q_{S3} 是指基础运动素质评价项，必测项

Q_{S4} 是指神经内分泌影响的代谢状态评价项、基础代谢状态评价项，参考项

检测评价中， Q_T 风险值计算：

$Q_T = Q_{T1} + Q_{T2} + Q_{T3} + Q_{T4}$

4.分级及判定标准 依据综合风险评价分级和计分方法，所得到的综合风险系统分析值 Q_C，将综合风险系统分析评价分为轻度风险、中度风险、重度风险三个等级，风险依次由低至高，对应风险的三种不同状态。

（1）轻度风险 系统分析评价风险值 $5 \leqslant Q_C < 15$。

（2）中度风险 系统分析评价风险值 $15 \leqslant Q_C < 30$。

（3）重度风险 系统分析评价风险值 $Q_C \geqslant 30$。

第十七章　呼吸系统亚临床评价

概　述

呼吸系统由肺外呼吸道与肺两大部分组成。肺主要包括主支气管在肺内的各级分支和肺泡两部分。鼻、咽、喉称为上呼吸道，气管、主支气管和肺内各级支气管称为下呼吸道，肺泡是气体交换的场所。呼吸系统的主要功能是与外界进行气体交换，吸进代谢所需氧气，呼出代谢所产生的二氧化碳。

大气污染、吸烟、人口老龄化等因素，都使得呼吸系统疾病居高不下。呼吸系统疾病如果迁延不愈，容易导致呼吸道的黏膜损伤，肺组织损害，逐渐导致肺功能下降，引发呼吸、循环系统功能衰弱。因此，对呼吸系统亚临床进行评价和干预是减少呼吸系统疾病发生的非常关键的预防性措施。

呼吸系统生理状态波动时，多数情况会引起机体生理机能相关指标的变化。这些变化在发生疾病前的一段时间内，我们可以提前有感或检测观测到其变化，并进行科学评价，这对于在患呼吸系统疾病前就及早实施干预具有重要意义。

本章分析了呼吸系统亚临床的主要表现以及影响呼吸系统生理机能的主要因素，针对呼吸系统亚临床状态的典型症状表现，通过风险量表评价，结合对呼吸系统亚临床状态关联度比较高的生理、生化、生物信息指标的检测评价，最后完成综合风险系统分析评价，依据评价结果判定呼吸系统亚临床状态等级。

本章重点关注和评价呼吸系统生理机能亚临床状态。

第一节　呼吸系统亚临床的主要表现与影响因素

一、呼吸系统亚临床的主要表现

呼吸系统亚临床的表现主要集中在呼吸道所引起的症状为主，常见症状包括以下方面。

1.咳嗽 咳嗽是呼吸系统亚临床最典型的表现，是呼吸系统一种常见的防御反射行为。

2.咯痰 痰是呼吸系统的异常分泌物，咯痰是呼吸系统亚临床的重要表现之一。

3.胸闷 气短，呼吸不畅，憋气，喘促，活动后出现轻度呼吸困难等。

4.上呼吸道不适 咽干、喉部疼痒、灼热感、鼻塞流涕、打喷嚏等。

二、影响呼吸系统生理机能的主要因素

（一）环境因素

1.微生物环境因素 呼吸系统与外环境相通，空气中的病原微生物细菌、病毒、真菌等都可随呼吸进入呼吸道。这些病原微生物一旦突破呼吸道粘膜屏障、生物生化屏障（溶菌酶、抗氧化谷胱甘肽、吞噬细胞、IgA、IgM等）等化学、细胞与体液免疫防线，即可对人体造成感染。这些病原菌与许多呼吸道感染和哮喘的触发关系密切。

2.空气物理化学环境因素 研究表明，吸烟是造成慢性支气管炎、支气管哮喘、阻塞性肺气肿、慢性肺心病、支气管癌肺癌的重要原因之一。吸烟者慢性支气管炎的发病率较非吸烟者高2～4倍以上，肺癌发病率高4～10倍，肺功能异常率普遍增高。另外，特别需要注意，被动吸烟可导致呼吸道症状以及慢性阻塞性肺炎COPD的发生，烟草烟雾会加重哮喘的病情，加速哮喘患者肺功能的损害。

工业生产中常见的有害气体和汽车尾气排放，会使空气中物理污染和化学污染（一氧化碳、二氧化硫、硫化氢、氯气）明显增加。这些气体可引起不同程度的急慢性呼吸道炎症，慢性阻塞性肺炎急性发作显著增多。接触某些特殊物质、刺激性物质、有机粉尘和过敏原等，可能使气道反应性增加。当粉尘和化学物质(烟雾、过敏原、工业废气及室内空气污染等)的浓度过大或接触时间过久，均可导致与吸烟无关的慢阻肺发生。采矿、铸造等与物理颗粒粉尘污染长期接触的职业，由于长期吸入一种或多种粉尘，以肺实质弥漫性纤维化为主的疾病发病率增高。另外，室内环境中甲醛对呼吸系统的刺激损伤最为突出，地暖而产生的浮尘、烹调产生的油烟和生物燃料产生的烟尘也与慢性阻塞性肺

炎发病有关。其他粉尘如二氧化硅、煤尘、棉尘等也会刺激支气管黏膜，使气道清除功能遭受损害，为微生物入侵创造条件。

3.温、湿度气候因素　呼吸系统疾病主要发生于气候变化剧烈的季节，尤其是冬春季节。冷干空气易使鼻黏膜干燥皲裂致使病毒易于入侵；冷干空气易使鼻腔局部血管受寒收缩，一些抵抗病毒的物质，如分泌性的IgA明显减少，肺泡巨噬细胞的吞噬功能降低，从而有利于病毒或细菌的繁殖生长，增加了致病力。研究显示，儿童呼吸道疾病的发病高峰主要有两种情况，第一种情况是入冬后第一次降温，第二种情况是冷空气过后冷高压控制期（气压高、天空晴朗、天气干燥、空气污染较重）。这两个阶段感冒、咳嗽、呼吸道感染人数通常明显增多。此外，西北地区3月、4月份天气由冷转热变化大，浮尘、扬沙天气多易引发呼吸道疾病，10月、11月份由热转凉，容易感冒，呼吸道疾病增多。因此，冬春季节冷空气活动频繁，老人免疫功能减弱，儿童免疫功能未成熟等，都难以适应剧烈的冷暖变化，易引起呼吸系统疾病。

（二）个体因素

1.年龄因素　婴幼儿因自身免疫功能的不健全，易患感染性呼吸系统疾病。老年人呼吸系统器官功能伴随着年龄增大开始退化，表现为咳嗽反射和喉反射敏感性下降或咳嗽无力、免疫功能减低等，使老年呼吸道感染疾病增加。联合国发表的一项报告表明，在2050年前，全世界60岁以上的人将比现在增加2倍，呼吸系统亚临床症状会明显增加。

2.性别因素　在14岁之前，哮喘在男童中的患病率接近女童的2倍。中国1990年及2000年分别对0~14岁儿童进行的调查统计，男女患病率比分别为1.67∶1.0和1.74∶1.0。调查显示，男性哮喘患病率高于女性。随着成长，性别中的差异随之减少，成人期男女比例基本相当。

（二）肥胖因素

大量流行病学研究表明，肥胖是哮喘发生的高危因素。超重或肥胖儿童哮喘的患病率高于健康儿童，随着体质指数（BMI）增加，儿童哮喘的患病率也增加。研究发现，肥胖可影响肺通气功能，受增加的胸壁脂肪组织影响，表现为顺应性下降流量更低。肥胖患者，哮喘发生的可能机制包括肥胖患者脂肪组织的低度非特异性炎性反应，以及瘦素、脂联素、肿瘤坏死因子-α、白细胞

介素 –6、嗜酸性粒细胞趋化因子等脂肪因子的内分泌改变。

（三）遗传因素

家系研究和病例相关分析已揭示，一部分染色体与哮喘易感性相关。重度 $\alpha1$–抗胰蛋白酶缺乏与非吸烟者的肺气肿形成有关。几乎所有哮喘患者存在气道反应性增高。而且，哮喘病情越重，其气道反应性越高。支气管哮喘和气道高反应性是慢阻肺的危险因素，气道高反应性可能与机体某些基因及环境因素有关。遗传对哮喘发病有直接联系，母系亲属有家族哮喘史，其小儿患哮喘可能性极大。

（四）饮食因素

摄盐量的增加可加重哮喘。冷饮、巧克力等食物尽管不作为一种变应原起作用，但可增强呼吸道高反应，从而引发或加重哮喘。在儿童早期，完全牛奶或大豆蛋白喂养的婴儿，喘息疾病患病率高于母乳喂养的婴儿。维生素 A 缺乏的儿童，呼吸道感染率亦高。

（五）其他疾病因素

一些风湿免疫性疾病，如系统性红斑狼疮、类风湿关节炎、干燥综合征、皮肌炎、硬皮病等也可伴发肺纤维化，有时肺纤维化甚至发生在前。结缔组织病，如类风湿与系统性红斑狼疮可引起肺结节病、胸膜炎等。

（六）放化疗及药物因素

放射诊断与治疗技术广泛应用于临床的同时，也伴随着对呼吸系统产生的不良反应，突出表现在药物性肺炎及纤维化与放射性肺炎。放射性肺炎的发生、严重程度与放射方法、放射量、放射面积、放射速度均有密切关系。轻者无症状，炎症可自行消散；重者肺脏发生广泛纤维化，导致呼吸功能损害，甚至呼吸衰竭。

引起肺纤维化的药物有：麦角新碱、肼屈嗪、苯妥英钠、呋喃妥因、胺碘酮、博来霉素等。

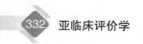

第二节　呼吸系统亚临床量表评价和检测评价

一、呼吸系统亚临床量表评价

表17-1　呼吸系统亚临床评价量表

序号	项目	亚临床状态与得分		
		2分	5分	10分
1	生活、工作环境肮脏、空气污染			
2	生活、工作环境或温、湿度变化频繁			
3	嗓子痒、干咳、有痰			
4	吸烟或被动吸烟			
5	口干、口腔溃疡	《状态量表评价标准细则》详见本书［使用说明］		
6	食物过敏原及食物不耐受（种）			
7	年龄（岁）			
8	体质指数BMI（kg/m^2）			
9	患有感冒、营养不良、风湿免疫等病史或服用可能引起营养不良、强致敏性、抗菌素等药物			
10	家族及本人纤维化等呼吸疾病病史			
呼吸系统亚临床量表评价结果				

判定说明：

1.注释

　　偶尔：指4周内，大概每周发生1次（周期性，虽然偶然但是间隔多次出现）

　　经常：指4周内，每周发生2次及以上（症状表现频繁）

　　总是：指4周内越来越频繁，最近一周发生4次及以上（趋向严重）

2.评价结果　状态得分越高，表明亚临床风险越高

　　状态得分25分以上，评价结果为量表三级

　　状态得分15分以上，评价结果为量表二级

　　状态得分10分以上，评价结果为量表一级

填表说明：根据近1个月内自身的健康状况和生活习惯，按症状选择对应分数

注：CAT问卷及呼吸困难量表是慢阻肺的简单评价表。不适用于独立进行亚临床评价，但可以作为亚临床量表评价表的支持。CAT问卷1～3分及呼吸困难量表0～2级，可考虑关注亚临床

　　1. CAT问卷　CAT问卷主要用于对慢性阻塞性肺疾病（COPD）患者健康状况进行简便评价。中山大学公共卫生学院方积乾教授等研究验证了在中国患者中的信效度。他认为，CAT为中国慢性阻塞性肺患者的生活质量测量提供了有效、可靠、标准化的方法。该问卷适用于所有诊断为慢性阻塞性肺疾病的患者，并已在慢性阻塞性肺疾病全球倡议（GOLD）定义的各分级阶段患者中进行过验

证。更有研究显示，CAT拥有与复杂的SGRQ问卷非常相似的评估能力。

CAT问卷共包括8个问题。慢性阻塞性肺疾病患者根据自身情况，对每个项目做出相应评分（0~5），CAT分值范围是0~40。得分为0~10分的患者被评定为"轻微影响"，11~20者为"中等影响"，21~30分者为"严重影响"，31~40分者为"非常严重影响"。

表17-2 CAT问卷

我从不咳嗽	0 1 2 3 4 5	我一直咳嗽
我一点痰都没有	0 1 2 3 4 5	我有很多很多痰
我没有任何胸闷的感觉	0 1 2 3 4 5	我有很严重的胸闷感觉
当我爬坡或上一层楼梯时，我没有气喘的感觉	0 1 2 3 4 5	当我爬坡或上一层楼梯时，我感觉非常喘不过气来
我在家里能够做任何事情	0 1 2 3 4 5	我在家里做任何事情都很受影响
尽管我有肺部疾病，但我对离家外出很有信心	0 1 2 3 4 5	由于我有肺部疾病，我对离家外出一点信心都没有
我的睡眠非常好	0 1 2 3 4 5	由于我有肺部疾病，我的睡眠相当差
我精力旺盛	0 1 2 3 4 5	我一点精力都没有

2.呼吸困难量表 改良版英国医学研究会呼吸问卷MRC呼吸困难指数，可根据自身感觉症状进行比对，确定当下的呼吸困难程度。

表17-3 呼吸困难量表

级别	自身感觉
0级	除非剧烈活动，无明显呼吸困难
1级	当快走或上缓坡时有气短
2级	由于呼吸困难比同龄人步行得慢，或者以自己的速度在平地上行走时需要停下来呼吸
3级	在平地上步行100米或数分钟后需要停下来呼吸
4级	明显的呼吸困难而不能离开房屋或者当穿脱衣服时气短

二、呼吸系统亚临床检测评价

（一）痰常规检测

慢性隐匿感染是肺功能降低的重要原因，痰常规检测及镜检是筛查呼吸系统亚临床风险的重要手段。

痰液是气管、支气管和肺泡所产生的分泌物。正常人可咯出少量痰，为无色或灰白色；空气污染或病理情况下，痰可呈现不同的颜色及性状。

（二）血清学检测

1.血清层黏蛋白　血清层黏蛋白（LN）、Ⅲ型前胶原在肺纤维化发展中发挥重要作用，是反映肺间质纤维化较为敏感的早期指标。研究证实，血清层黏蛋白与血清Ⅲ型胶原水平可作为评价肺间质病变活动性、肺纤维化的重要无创性指标。

血清层黏蛋白的正常范围：115.7 ± 17.3ng/ml。

2.超敏C反应蛋白（hs-CRP）　研究显示，慢性炎症性呼吸系统疾病患者的超敏C反应蛋白hs-CRP水平高于正常人群，在呼吸系统亚临床阶段也有增高的趋势。

正常范围：

（1）成人：< 8.2mg/L；

（2）新生儿或脐带血：$\leqslant 0.6$mg/L；

（3）出生后第4天至1个月婴儿：$\leqslant 1.6$mg/L；

（4）分娩时妇女：$\leqslant 47$mg/L。

3. IgE抗体　IgE抗体主要是由呼吸道黏膜固有层内的浆细胞产生，当与肥大细胞结合时会引起Ⅰ型变态反应。而呼吸道黏膜下层结缔组织中的微血管周围广泛分布肥大细胞，所以IgE抗体水平增高时易发生过敏反应。研究表明，无论哮喘、变应性鼻炎还是肺心病患者，其血清中IgE抗体平均水平均高于正常人。血清IgE抗体水平与呼吸系统疾病及亚临床变态反应性改变有密切关系。

血清免疫球蛋白E(IgE)正常值为$0.1 \sim 0.9$mg/L。

4.血清α1抗胰蛋白酶　α1-抗胰蛋白酶（α1-AT）缺乏可增加慢性阻塞性肺炎发病的危险性；重度α1-抗胰蛋白酶缺乏与非吸烟者的肺气肿形成有关。

标准范围：①酶速率法（37℃）：$0.85 \sim 2.13$U/L。②免疫比浊法：$14.2 \sim 36.4 \mu$mol/L。

（三）其他检查

一氧化氮（NO）　经口和鼻呼气一氧化氮水平，是反映全呼吸道炎性反应程度的指标。目前，呼出一氧化氮的测定已经被视为一种检测呼吸道炎症的非侵袭性方法，有较高的灵敏和可重复性。在哮喘患者、变应性鼻炎、上呼吸道感染中鼻呼出一氧化氮增加；在急性鼻窦炎、鼻息肉中减少。PIIPARI等研究发现，特异性吸入激发试验可使职业性哮喘患者呼出一氧化氮体积分数增高。说明呼出一氧化氮平均体积分数，反映了职业性哮喘气道炎症的状况。MALM-BERG等在研究哮喘中发现，口呼出气中高水平的一氧化氮与哮喘症状形成相关，并还可能伴随气道高反应性。

一氧化氮（NO）正常参考值为：（20～60）×10^{-9}（20～60ppb）。

（四）肺量计检测

肺功能测定是判断气流受限的客观指标，是一项重复性好、安全无创的检测。气流受限是以第一秒用力肺活量（FEV1）、用力肺活量（FVC）和FEV1/FVC降低来确定的。FEV1/FVC是慢阻肺的一项敏感指标，可检出轻度气流受限。FEV1占预计值的百分比是中、重度气流受限的良好指标，它变异性小，易于操作，可作为慢阻肺肺功能检查的基本项目。吸入支气管舒张剂后FEV1/FVC＜70%及FEV1＜80%预计值者，可确定为不能完全可逆的气流受限。

1.肺容量测定

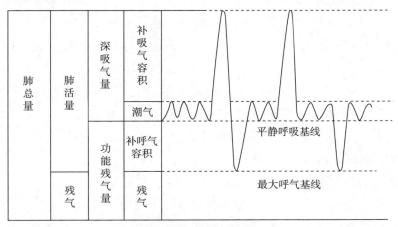

图17-1　肺容量及其组成

（1）潮气容积（VT）　指每一次平静呼吸时吸入或呼出的气量。成人正常值为400～500ml。潮气容积受体内代谢率、运动、情绪变化的影响可增大或减少。

（2）补吸气容积（IRV）　为平静吸气末再用力吸气所能吸入的最大气量。

正常值：男性约2160ml；女性约1500ml。反映呼吸肌力和肺、胸弹性。

（3）补呼气容积（ERV）　平静呼气末再用力呼气所能呼出的最大气量。正常值：男性约1609±492ml；女性约1126±338ml。反映肺、胸弹性和呼吸肌力。

（4）深吸气量（IC）　平静呼气后所能吸入的最大气量，即等于潮气容积加补吸气容积。正常值：男性约2660ml；女性约1900ml。反映呼吸肌力及胸腹壁或膈的活动度。

（5）肺活量（VC）　深吸气后做最大呼气所呼出的气量，即等于深吸气量加补呼气容积。正常值：男性约3570ml；女性约2440ml。反映胸廓活动及肺、胸弹性。因肺活量与性别、年龄等生理因素有相关关系，判断时，应以实测值占预计值的百分比为标准，正常为100%±20%，低于80%为减少，肺活量明显减低为限制性通气功能障碍的特点。

（6）功能残气量（FRC）　平静呼气后留在肺内的气量，即等于补呼气容积加残气容积。足够的功能残气量使肺泡保持一定气量，稳定肺泡气体分压，能在呼气期继续进行正常的气体交换。正常值：男性约2330ml；女性约1580ml。肺气肿时，功能残气量增加，肺纤维化等疾病时则减少。

（7）残气容积（RV）　用力呼气后留在肺内的气量，即等于功能残气量减去补呼气容积。正常值：男性约1530ml；女性约1020ml。临床常以残气容积占肺总量的百分比（RV/TIC%）作为判断指标，正常为20%～30%，高于35%为异常，见于肺气肿疾病。

（8）肺总量（TLC）　深吸气后肺内所含的总气量，等于肺活量加残气容积。正常值：男性约5020ml；女性约3460ml。因肺活量与残气容积的增减可互相弥补，肺总量正常并不一定提示肺功能正常。肺气肿患者因残气容积增加其肺总量也增加，肺纤维化及肺叶切除患者则减少。

2.通气功能测定

（1）每分钟通气量（VE）　指在静息状态下，每分钟吸入或呼出的气体总量。每分钟通气量=潮气容积×呼吸频率（次/分）。正常值：男性约6.6L；女性约5.0L。超过10L为通气过度，低于3L表示通气不足。每分钟通气量中能进入肺泡的气量才能进行气体交换，称肺泡通气量（VA），为有效通气量；在气道内的气体量（容积）不参与气体交换称解剖死腔（VD），正常约150ml。故每分钟肺泡通气量（有效通气量）=（潮气容积−死腔气量）×呼吸频率（次/分）。

（2）最大通气量（MVV）　指在1分钟内以最大的呼吸幅度和最快的呼吸频率呼吸所得的通气量。可评估肺组织弹性、气道阻力、胸廓弹性和呼吸肌的力量，是临床常用的测评通气功能障碍、通气功能储备能力的指标。一般采用12～15秒以最快的速度及最大的幅度进行呼吸，取呼吸所得气量乘5或4即得一分钟结果。正常值：男性约$104 \pm 2.71L$；女性约$82.5 \times 2.17L$。一般是以实测值占预计值的百分比作为判断指标，低于80%为减少，凡影响气道、肺及胸廓的病变均可使其降低，其中以气道阻塞降低最为明显。通气储量百分比高于95%者正常，低于86%者提示通气储备不佳。

（3）用力呼气量（FEV）　指深吸气至肺总量位后以最大力量、最快的速度所能呼出的全部气量。第一秒用力呼气容积（FEV1）是指最大吸气至肺总量位后，开始呼气第一秒内的呼出气量。正常人3秒内可将肺活量全部呼出，第1、2、3秒用力呼出气量各占FEV的百分率正常分别为83%、96%、99%。以FEV1最有意义。FEV1正常值：男性约$3179 \pm 117ml$；女性约$2314 \pm 48ml$。正常人FEV1/FEV%一般大于80%。阻塞性通气障碍时呼出时间延长，而限制性通气障碍时则往往提前呼完。

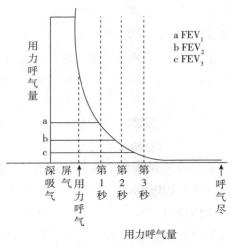

图17-2　用力呼气量

（七）血气分析和酸碱测定

血液气体是指氧和二氧化碳，常以其分压来表示。当肺功能发生障碍导致气体交换不全时，动脉血氧分压、二氧化碳分压和氢离子浓度可发生改变。因而血气分析是测定肺换气功能的重要指标，并能较准确反映酸碱紊乱的情况，是临床常用的检查方法，也是呼吸系统亚临床风险的重要评价指标。指标及正常范围：

（1）动脉血pH值　是代表血中氢离子［H^+］浓度的指标或酸碱度。血中碳酸氢盐缓冲对保持正常的血液酸碱度起很重要作用。缓冲对血中的碳酸氢盐由肾脏调节，碳酸由肺脏调节。当碳酸氢盐与碳酸二者的比值保持在20：1时，血液pH值为7.40。动脉血pH正常值为7.35～7.45（新生儿7.3～7.4），低于7.35提示酸中毒，高于7.45为碱中毒，极限为6.80～7.80。但临床上，pH值正常亦可能为代偿性酸、碱中毒。因此，要结合其他有关指标才能判断酸碱中毒的类型。

（2）动脉血氧分压（PaO_2）　指血液中物理溶解的氧分子所产生的压力。由于氧离曲线的特点，它作为缺氧的指标远较血氧饱和度为敏感。正常参考值为9.98～13.97kPa（75～105mmHg），健康成人随年龄增大而降低。

（3）动脉血二氧化碳分压（$PaCO_2$）　指血液中物理溶解的二氧化碳分子所产生的压力，是反映酸碱平衡中的呼吸因素的指标。通气不足时，分压增高，表示有二氧化碳潴留；通气过度时，二氧化碳排出过多则降低。正常值为4.66～6.11kPa（35～46mmHg）。在代谢性酸碱平衡紊乱时，可有代偿性改变。

（4）动脉血氧饱和度（SaO_2）　指动脉血气与血红蛋白结合的程度，是单位血红蛋白含氧百分数（血氧含量与氧容量之比值，以百分率计算表示）。正常参考值为95%～98%。

（八）运动心肺功能试验

运动心肺功能试验能对运动负荷下受试者的心肺功能进行联合测定和综合评估，不仅可发现间质性肺疾病(ILD)早期呼吸系统病理生理改变及肺功能的受损情况，且可进行受损程度定量，是一种安全、无创性负荷试验，能早期、精确判断患者肺功能损害程度，较静息肺功能具有明显优势。运动心肺功能试验是对运动中的受试者进行连续的心电图、血压及气体代谢参数的监测，心肺功能进行定量评价，为确定运动受限的原因及其程度提供重要数据。肺纤维化者在运动试验中最大功率(Wmax)、最大氧耗量(VO₂max)、最大运动千克体重氧耗量(VO₂max/kg)均下降。这些指标的高低取决于循环、呼吸和运动三大系统的生理功能和耦联活动，从整体上反映机体的有氧代谢和供能水平。肺纤维化早期，由于肺部病变引起心肺耦联异常，导致氧的运输和利用下降，气体弥散障碍，能量代谢障碍，无足够的能量支持最大运动量，较正常人提前出现无氧运动，表现出呼吸困难、力竭，受试者很难达到预计运动负荷而提前终止运动。

（九）CT（高分辨CT、电子束CT、多层螺旋CT）

1.高分辨CT（HRCT） 能早期发现无临床症状、肺功能正常者的肺部早期变化，如肺气肿、慢支样改变、肺纤维化。研究显示，吸烟者HRCT可见肺气肿表现，而非吸烟者中均未出现肺气肿表现。正常人也可出现空气潴留，但面积不会超过肺面积的25%，部分吸烟者气体潴留面积超过了肺面积的25%，提示这部分人群可能存在吸烟所致的小气道病变。另有研究发现，正常人的像素分布直方图显示其像素分布呈正态分布，波峰在$-900 \sim -800HU$，若曲线左移，提示阻塞性通气障碍；曲线右移且伴有波峰降低、波幅增宽，提示限制性通气障碍。肺纤维化的早期或急性期常见有磨玻璃样密度影，分布于肺的周边部位、胸膜下，常无明确边界，代表间质性肺泡壁炎和少量纤维化。

2.电子束CT 电子束CT最先用于动态肺密度测定。Suga报道，仰卧位时，正常人肺密度动态曲线为平滑的正弦曲线，背、腹侧2条曲线间有一明显的梯度。2条曲线中呼气相的变化幅度较吸气相大，而且全肺各区域肺密度变化同步。阻塞性通气障碍者，肺密度动态曲线平坦、不规则，各区域变化不同步，甚至出现反向运动。Stern等认为，动态肺密度测定时，COPD呼气的CT值增加少于100HU时，就表示有空气潴留。电子束CT肺动脉检查，可显示肺动脉的全貌，能观察到第四级肺动脉，对发现肺动脉血栓栓塞明显优于常规CT、MRI和同位素检查。

3.多层螺旋CT(MSCT) 多层螺旋CT(MSCT)肺部动态扫描，具有无创、简单易行、操作重复性较好的特点，能显示动态性肺功能改变，还可见到在不同呼吸时相中与肺衰减改变一致的形态学改变，与临床肺功能检查指标有很好的相关性。有文献认为，选择PI阈值$<-900HU$能代表呼气受阻的肺实质是相符的。龙莉玲等研究结果显示，正常组与COPD组在最大吸气末、呼气末时的PI值及PI变化比率存在明显差异（$P < 0.01$）。其中以最大呼气末像素指数(PIex)的临界值预测诊断准确性最高，诊断COPD敏感性为96.6%、特异性为100%。

（十）生物电扫描技术

生物电扫描技术用于肺部生物活性值、间质pH值、间质碱剩余、间质氧分压、间质二氧化碳分压等检测，是一种无创、安全、快速的新技术手段。2009年12月至2010年12月，在对642人采用生物扫描技术筛查统计分析显示，呼吸系统亚临床风险检出率为72.89%（468/642），其中与筛查表（自填有呼吸系统不适症状）的符合率为76.26%。生物电扫描技术对呼吸系统亚临床风险评价是一种有价值的方法。

（十一）人体热代谢检测

2009年12月至2010年12月期间，采用人体热代谢检测对113人进行健康风险筛查统计分析，呼吸系统亚临床风险检出率为76.11%（86/113）。结果显示，人体热代谢检测对呼吸系统亚临床风险评价有参考价值。例如：

（1）病毒性感染，肺部热源显示通常先于淋巴热反应出现。观察肺部热源及颈部淋巴、锁窝淋巴、肺门淋巴、纵隔淋巴结等的热源对称性与走向，同时观察支气管热源形态与走向，并测量其代谢热值，有助于预警评价。

（2）上肺有结核出现时，可见条形或丝状热源显示，测量其代谢热值，有助于预警评价。

（3）肺部出现蝴蝶状高代谢，提示肺污染可能。肺部出现猫耳状低代谢，提示功能降低可能。

第三节　呼吸系统亚临床综合风险系统分析评价

一、综合风险系统分析评价

呼吸系统亚临床不适合单一指标或单一设备报告进行评价。通过长期研究，我们结合国际公认的经典量表，吸收临床医学观察及生理生化等检测技术，积极探索生物信息检测手段，尝试建立呼吸系统亚临床综合风险系统分析评价体系方法。

表 17-4 呼吸系统亚临床综合风险系统分析评价

序号	种类	风险值	评价要素	亚临床状态分级 I级	II级	III级
				2分	6分	10分
1	量表评价（S）（Qs=40分）n=4	Qs1	呼吸系统亚临床评价量表	一级	二级	三级
2		Qs2	营养综合状态	二级	三级	四级、五级
3		Qs3	基础运动素质	二级	三级	四级、五级
4		二选一，或以最差项计入评价 Qs4	神经内分泌影响的代谢状态	I级	II级	III级
			基础代谢状态	I级	II级	III级
				5分	10分	15分
5	检测评价（T）（生理、生化、生物信息指标）（Qr=60分）n=4	二选一，或以最差项计入评价 Qr1	一氧化氮（NO）（ppb）；PI阈值（HU）	《综合风险系统分析评价标准细则》详见本书［使用说明］		
6		以最差项计入评价 Qr2	气管、支气管、肺部活性值；生物电扫描间质区氧及二氧化碳分压（正）			
7		Qr3	热断层肺及气道区域温度变化（正常区域与异常区域的代谢热差）			
8		三选一，或以最差项计入评价 Qr4	用力呼气量；肺活量；运动心肺功能			
说明			1.序号5、6、7、8为评价项；多项检测选其一或以最差项计入评价 2.序号4是评价参考项，选择单项检测的，按单项计风险值；二项都测的，则按II级得分计入评价项 3.评价项每项10分，15分			

综合风险系统分析评价结果（C）（风险值 Qc）

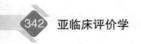

二、综合风险系统分析评价判定标准

1.判定条件　检测评价中某一类指标的评价项或相关项检测时，可以多项选一项检测；也可以多项同检，选最差项计入评价项目。详见综合风险系统分析评价表中说明。

2.计分原则

（1）Ⅰ级、Ⅱ级、Ⅲ级评价项风险值差约为等比，即1倍Ⅲ级风险值≈2倍Ⅱ级风险值≈3倍Ⅰ级风险值。

（2）Ⅰ级、Ⅱ级、Ⅲ级相关项（加#项，以下同）风险值差约为等差，即Ⅲ级风险值与Ⅱ级风险值之差≈Ⅱ级风险值与Ⅰ级风险值之差。

（3）量表评价风险值Q_S与检测评价风险值Q_T之和为综合风险系统分析评价结果（风险值Q_C）。

3.计分方法

综合风险系统分析评价结果：$Q_C = Q_S + Q_T$

量表评价中，Q_S风险值计算：

$Q_S = Q_{S1} + Q_{S2} + Q_{S3} + Q_{S4}$

其中：

Q_{S1}是指呼吸系统亚临床量表评价项，必测项

Q_{S2}是指营养综合状态评价项，必测项

Q_{S3}是指基础运动素质评价项，必测项

Q_{S4}是指神经内分泌影响的代谢状态评价项、基础代谢状态评价项，参考项

检测评价中，Q_T风险值计算：

$Q_T = Q_{T1} + Q_{T2} + Q_{T3} + Q_{T4}$

4.分级及判定标准　依据综合风险评价分级和计分方法，所得到的综合风险系统分析值Q_C，将综合风险系统分析评价分为轻度风险、中度风险、重度风险三个等级，风险依次由低至高，对应风险的三种不同状态。

（1）轻度风险　系统分析评价风险值$5 \leqslant Q_C < 15$。

（2）中度风险　系统分析评价风险值$15 \leqslant Q_C < 30$。

（3）重度风险　系统分析评价风险值$Q_C \geqslant 30$。

第十八章 循环系统亚临床评价

概 述

循环系统由心脏、动脉、静脉、毛细血管和淋巴管道等组成。循环系统疾病通常指的是心血管疾病。心脑血管系统疾病虽然形式多样，但其病理基础主要是动脉粥样硬化。生活中很多因素都可能使局部或大范围的动脉血管内皮功能发生障碍，使动脉粥样硬化斑块进展、壁增厚、弹性降低或变形，并造成血管腔狭窄等。这些改变将导致包括心脑等各组织器官供血能力下降，发生例如心绞痛、心肌梗死、脑卒中、猝死等，以及在其他组织、器官的供血障碍和外周血管病等。随着年龄的增长，动脉硬化的风险在不断提高。

循环系统中大多数心血管系统生理状态开始波动时，会引起某些生理机能相关指标的变化，这些变化在发生疾病前很长时间已开始出现。心血管循环系统的亚临床状态的早发现及风险等级评价，有助于营养、运动、生活方式等干预方案的制定实施，对健康改善有重要意义。

本章分析了循环系统亚临床的主要表现以及影响循环系统生理机能的主要因素，针对循环系统亚临床状态的典型症状表现，通过风险量表评价，结合对循环系统亚临床状态关联度比较高的生理、生化、生物信息指标的检测评价，最后完成综合风险系统分析评价，依据评价结果判定循环系统亚临床状态等级。

本章重点关注循环系统中血管老化带来的供血风险的亚临床评价。

第一节 循环系统亚临床的主要表现与影响因素

一、循环系统亚临床的主要表现

1.血压的症状表现

血压波动升高是血液循环系统亚临床主要表现之一。

缓进型：常表现出头痛、头晕，血压波动渐至升高，渐渐损害动脉血管、心、脑、肾等器官。

急进型：多见于青壮年，常有明显头痛、乏力、烦躁、口渴、视力模糊等。

2. 心血管亚临床症状表现　心血管亚临床平常无明显症状，在静息时，突然改变体位或其他因素心脏负荷增加时，有心肌供血不足引发的胸骨后或心前区闷痛或紧闷压迫感，常放射至左上臂、左肩胛，部分放射到牙齿、后背。一般持续3~5分钟，很少有超过15分钟的。如果发生与进食无关的"上腹部疼痛"，呈阵发性发作，应引起注意可能是心肌供血障碍。

3. 脑血管亚临床症状　脑动脉亚临床可有头晕、短暂的头痛、耳鸣、手或脚发麻、记忆力衰退等多种现象，常见于中老年人。早期脑动脉亚临床表现还可有情感变化，易激动，缺乏自制力，对周围的事情缺乏热情和兴趣。这类人群普遍睡眠多醒多梦，少数人可有多汗、心悸等自主神经功能紊乱症状。也有人出现平衡能力下降，站立不稳等。低血压的头晕乏力，有时也与动脉硬化脑供血不足有关。

4. 其他器官组织循环供血障碍　循环系统供血不仅影响心、脑器官功能，还可影响人体所有其他器官或组织，造成其功能下降或组织坏死。如胃血流量减少，致黏膜萎缩、变薄、变白，上皮细胞数量减少，胃液分泌减少，消化器官功能减退，出现消化不良。年逾60岁人群中有50%可发生胃黏膜萎缩性变化，胃酸分泌减少，约35%为胃酸减少或缺乏。呼吸系统血流量减少，其功能减退，出现血氧量下降，鼻及支气管黏膜萎缩，纤毛上皮细胞数量减少，纤毛运送能力减弱，使排除异物功能减退。骨关节及骨骼肌运动系统血流量减少、功能下降，出现运动组织和功能退化等，最初为组织萎缩、功能减退、无力，逐步发展为骨关节退行性病变及骨骼肌疼痛，下肢循环系统障碍还可出现间歇性跛行（即走路后小腿肚子疼痛，休息后好转，随时间推移一次行走的距离越来越短）等。

二、影响循环系统生理机能的主要因素

1. 年龄、性别因素　循环系统生理机能异常风险随年龄增加而升高。据中国《高血压防治指南》介绍，北京35~74岁居民，年龄每增长10岁，冠心病发病率增高13倍。研究统计发现，多数危险因素随年龄的增长而升高。其中，男性心脑血管发病率高于女性。中国14个人群5年监测结果显示，25~74岁居民，

冠心病发病率男性为女性的1.1～6.2倍，脑卒中发病率男性为女性1.2～3.1倍，但在60岁以后，性别差异缩小。

2.超重、肥胖因素 超重和肥胖是循环系统健康的独立危险因素。基线体质指数（BMI）每增加$1kg/m^2$，冠心病发病危险增高12%，缺血性卒中危险增高6%。基线体质指数每增加$3kg/m^2$，其4年内发生高血压的危险性，女性增加57%，男性增加50%。中国24万成人数据汇总分析表明，体质指数$≥24kg/m^2$者，患高血压的危险是体重正常者的3～4倍。以上数据表明，超重和肥胖是中国人群冠心病、缺血性脑卒中和高血压发病的危险因素。肥胖不仅引起动脉硬化，而且还因脂肪组织内微血管的增多，造成血流量增加，易产生血压升高。即使是没有任何临床症状的轻中度肥胖者，患高血压、糖尿病、血脂异常、冠心病、脑卒中的几率也显著增加。大量的临床研究证实，肥胖是高血压的重要危险因素，是男性冠心病危险因素中继年龄与血脂异常后的第三个最重要的危险因素，并且可引起心脏功能和结构的广泛改变。

表18-1 中国成人超重和肥胖的体质指数和腰围界限值与相关疾病*危险的关系

分类	体质指数（BMI）kg/m²	腰围（cm）		
		男：＜85	85～94	≥95
		女：＜80	80～89	≥90
体重过低**	＜18.5	—	—	—
体重正常	18.5～23.9	—	增加	高
超重	24.0～27.9	增加	高	极高
肥胖	≥28	高	极高	极高

*相关疾病指高血压、糖尿病、血脂异常和危险因素聚集；**体重过低可能预示有其他健康问题。

3.血脂异常因素 人体胆固醇约66%在体内合成，仅33%来源于食物。虽然，几乎所有的器官均可以合成胆固醇，但主要场所是在肝脏和小肠且其中70%～80%的胆固醇是由肝脏合成。因此，肝脏合成的胆固醇是形成高脂血症的主要原因。血清总胆固醇（TC）和低密度脂蛋白胆固醇（LDL-C）升高是冠心病和缺血性卒中的危险因素。我国14组人群研究显示，人群中高密度脂蛋白胆固醇均值与冠心病发病率呈显著负相关。

4.糖尿病和胰岛素抵抗因素 高血糖症是冠状动脉硬化的独立危险因素，尤其是餐后的高血糖与冠心病密切相关。血清胰岛素水平与心血管病的许多危险因素显著相关，如高甘油三酯、低高密度脂蛋白、超重和肥胖、高血压、高血清胆固醇和高尿酸等。大量的研究资料表明，糖尿病组的冠心病发病人数是糖耐量正常者的10倍以上。

5.体力活动因素 北京郊区和广州郊区农民的随访研究表明，由于体力活动减少，乡镇劳动者与持续田间劳动者比较，BMI显著增高，动脉粥样硬化、脑血管危险、高血压、心血管病等的发生危险增加。

6.紧张度因素 研究发现，高紧张度职业（如司机等）人群的心脑血管发病率明显高于低紧张度职业（营业员）人群（$P < 0.05$）。并且随年龄、工龄的增加，发病率也增高（$P < 0.05$）。刘宝英等研究，工龄＞20年时，高紧张职业组发病率明显升高；工龄＞30年，与低紧张度职业组有显著性差异（$P < 0.01$），高血压提早了10年。

7.家族史因素 有心脑血管病家族史人群，心脑血管发病危险增高。父母有高血压史者，具有较高的发生心脑血管病的危险性；父母双方均有高血压史者，心脑血管病发病危险的增加尤为显著。研究表明，原发性高血压患者的一级亲属，青少年已存在心脑血管危险因素增加和聚集，apoE基因 $\varepsilon 4$ 等位基因是一个遗传易患因子。重视对这一人群进行心脑血管疾病的早期预防，可有效减少动脉粥样硬化风险的发生。

8.A型行为因素 A型行为（A）由美国加州心脏病专家Meyer Friedman和Rosenman RH提出。其基本行为特征为竞争意识强、对他人敌意、过分争强好胜、易紧张和冲动等，这些都是患冠心病的危险因素。同时，紧张压力、睡眠质量不佳亦是高血压发病危险因素。

9.饮食营养因素 进食高热量、较多动物性饱和脂肪、胆固醇、高糖与高盐食物者更易患高血压、心脑血管病。从代谢的角度考虑，心脑血管系统发病的重要基础是营养代谢环境不平衡造成的机体糖脂代谢紊乱，如脂类、糖及糖类衍生物、高半胱氨酸、核苷酸、蛋白质、氨基酸、维生素、无机离子等。

维生素E是重要的脂溶性抗氧化维生素，可促使花生四烯酸转变为前列环素（PGI_2）。前列环素是强烈的血管扩张剂和血小板聚集抑制剂。

维生素C是体内重要的水溶性抗氧化维生素，可与维生素E一起发挥协同抗氧化作用。维生素C可降低血中低密度脂蛋白水平，增加高密度脂蛋白水平，参与胆固醇羟化为胆酸的代谢反应，从而增加胆固醇的排出。同时，维生素C还可增加细胞低密度脂蛋白受体数量，增加细胞对胆固醇的摄取，从而降低血液中胆固醇水平。

近年的流行病学和临床研究还发现，维生素D缺乏，可能增加机体罹患高血压、缺血性心脏病、心源性猝死及心力衰竭的风险。Jax-Chamic T等选取800名急性心肌梗阻患者，同时给予维生素C（1200mg/d×30d）和维生素E（1000mg/d×30d），观察到心血管事件发生率（再住院率、新发心肌梗死、室性心动过速、心室颤动、休克、肺水肿等）明显降低。维生素D、维生素C、维生素E联合治疗，降低冠心病患者的心血管事件再发率有积极的意义。

在控制了总热量后，钠对高血压的影响很大，钾与钠的比例以及钙的摄入量直接影响血压的高低。膳食钠与收缩压和舒张压的相关系数分别达到0.63及0.58；膳食钠摄入量与血压水平呈显著相关性，人群平均每人每天摄入食盐增加2g，则收缩压和舒张压分别升高2.0 mmHg及1.2mmHg。钾和钙食量过低，优质蛋白质的摄入不足，被认为是血压升高的因素之一。铁代谢紊乱也可引起或加重心脑血管损伤相关疾病的病情。硒是谷胱甘肽过氧化物酶的成分，参与清除脂质过氧化物，防止其对血管内皮细胞和心肌细胞的损伤，硒也可促使花生四烯酸转变为前列环素（PGI_2），还使血栓素A_2（TXA_2）合成降低。镁参与降低血中低密度脂蛋白水平，增加高密度脂蛋白水平，降低冠状动脉张力，增加冠状动脉血流，对心脑血管系统具有保护作用。

10.吸烟因素　吸烟是公认的心脑血管疾病的重要危险因素。中国10组队列人群前瞻性研究表明，吸烟者冠心病发病的相对危险比不吸烟者增高2倍，缺血性卒中危险增高1倍，总死亡危险增高21%。资料表明，吸烟总量每增加1倍，急性心肌梗死发病危险就增加4倍。Interheart在52个国家进行的标准急性心肌梗死随机对照试验（12461例实验组研究，14637例对照组，旨在评价目前吸烟、既往吸烟、吸烟数量、二手烟与急性心肌梗死风险的相关性），结果显示，吸烟人群比从未吸烟人群发生非致死性急性心肌梗死的危险性增加近3倍，且危险性与吸烟数量正相关。既往吸烟人群在戒烟后，发生心肌梗死的危险性逐年下降；但即使在戒烟20年后，发生非致死性心肌梗死的危险性仍高于从未吸烟人群。烟雾中的氧自由基和其他氧化剂的浓度越高，对生物大分子物质如核酸、脂质和蛋白质的损伤就越严重。许多心血管常见疾病的发生，本质上是血管内皮受损所致的内皮功能异常性疾病，其中吸烟所产生的氧自由基是最重要的损伤因素之一。

11.饮酒因素　国际公认饮酒是高血压发病的危险因素。按每周至少饮酒一次计算，男性持续饮酒者比不饮酒者4年内高血压发生危险增加40%。

12.高血压因素 高血压增加冠心病、心力衰竭和心源性猝死的危险，对循环系统造成的损伤已成为当今导致临床心脑血管事件的主要原因。高血压通过损伤血管壁的结构和功能导致动脉粥样硬化的发生和发展。在高血压前期，心脑血管系统的损害就已经开始出现。在对北京地区1331人基线血压水平、10年血压变化和颈动脉粥样硬化的研究发现，45～74岁血压正常高值人群中，颈动脉粥样硬化是普遍存在的。与正常血压组比较，血压正常高值组的颈动脉内膜中膜厚度（IMT）增厚（0.58 ± 0.06）vs（0.75 ± 0.07）mm（$P < 0.001$），肱动脉内膜中膜厚度（IMT）增厚（0.45 ± 0.05）vs（0.57 ± 0.07）mm（$P < 0.001$），ox–LDL水平增高（29 ± 9）vs（47 ± 17）mol/L（$P < 0.001$）。以上研究均证实，在高血压前期，颈动脉IMT已开始发生改变；随血压的升高，IMT逐渐增大，动脉粥样斑块增多。有高血压病史者，心力衰竭危险比无高血压病史者高6倍。舒张压每降低5mmHg，可使发生终末期肾病的危险减少1/4。高血压是动脉粥样硬化的危险因素，动脉粥样硬化导致的冠心病，又是心源性猝死的主要危险因素。约88%的心脏性猝死原因为心律失常，其中恶性室性心律失常最多，约占83%。在发生致命性室性心律失常的人群中，冠心病为主要病因，约占80%。

13.老年人群脉压因素 老年人高血压的特点半数以上是收缩压升高为主，即收缩压≥140mmHg，舒张压＜90mmHg。即使有舒张压升高，多见于50～60岁达到顶峰，以后开始下降。因此，老年高血压患者脉压多增大。脉压增大往往是动脉弹性明显减退的标志，与心血管事件（尤其是冠心病）的发生率呈现强相关性，并且相关性独立于收缩压和舒张压水平，是心血管疾病死亡的独立危险因素。中国收缩期高血压研究（Syst–China）、欧洲收缩期高血压研究（Syst–Eur）和欧洲工作组老年高血压试验（EWPHE）等对老年人高血压试验汇总分析表明，60岁以上老年人基线脉压与总死亡、心血管疾病死亡、脑卒中和冠心病发病均呈显著正相关。石亚萍将568例高血压患者分为单纯高血压组（A组）与心血管事件组（B组），统计两组临床表现及脉压分布特点，同时分析B组内不同脉压水平主要心血管事件的发生情况发现，两组在年龄、高血压病程及血压参数存在显著差异（$P < 0.05$）。当脉压＞60mmHg时，主要心血管致险事件的发生率明显增高，该研究提示，脉压是高血压患者发生心血管致险事件的重要预测指标。

14.疾病与药物因素 疾病与药物影响到循环系统的因素复杂且普遍。影响神经、内分泌、免疫、心功能、肾功能、脑功能、上皮细胞等的药物均可影响循环系统功能。仅抗心律不齐的药物包括：

（1）致心律失常药物　如奎尼丁，当血液中的药物浓度超过6μg/ml时，就会出现室性阵发性心动过速，甚至心室颤动。心房颤动病人用该药治疗时，可诱发心房内血栓脱落，引起脑栓塞或心肌梗死而突然死亡，这种现象称为"奎尼丁晕厥"。利多卡因、苯妥英钠用于治疗心律失常时，若用药过量或静脉注射过快，会导致血压下降或心搏骤停，严重者会因循环衰竭而死亡。有些药物同时使用也有心脏骤停的风险，如普萘洛尔和维拉帕米，两者均有钙通道阻滞作用，如果相关药物并用此种效应就会加强，可引起心脏骤停。心脏在神经-体液平衡的条件下才能有效发挥泵的作用，如果心脏由于血管活性药物引起交感神经或迷走神经过度兴奋，将导致心脏自律性兴奋性发生变化。如作用于交感、副交感神经系统的药物如多巴胺、肾上腺素等。

（2）平喘药　氨茶碱是能有效缓解哮喘、喘息型慢性支气管炎症状的药物，应用过量或用于快速静脉注射，可导致窦性心动过速，呼吸窘迫者会引起室颤。应用于哮喘病人的异丙肾上腺素气雾剂，如果过度应用，可提高心肌兴奋性，甚至招致心室颤动而猝死。

（3）抗疟疾药物　氯喹及氯喹磷酸盐是有效的抗疟疾药物，大剂量应用可致心动过缓、心律失常、血压下降，甚至引起急性心源性脑缺氧综合征。

（4）抗抑郁药物　如丙米嗪除抗抑郁作用外，能降低血压，易致心律失常。近来证明，它对心肌有奎尼丁样作用。

（5）钾盐、钙剂等补充电解质类药物　可对循环系统功能产生影响。

第二节　循环系统亚临床量表评价和检测评价

一、循环系统亚临床量表评价

表18-2　循环系统亚临床评价量表

序号	项　目	亚临床状态与得分		
		2分	5分	10分
1	年龄（岁）	《状态量表评价标准细则》详见本书［使用说明］		
2	体质指数（BMI）（kg/m²）			
3	高血糖、高血压、高血脂病史（以最长病史计算）			

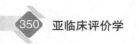

续表

序号	项目	亚临床状态与得分		
		2分	5分	10分
4	饮酒（每日酒精量）			
5	嗜甜、咸、油、肉、吸烟之一			
6	脉压差（mmHg）			
7	健忘、心悸、胸闷或之一	《状态量表评价标准细则》详见本书［使用说明］		
8	正常速度上楼感觉心慌、胸闷、下肢无力或头痛			
9	心、脑、肝、肾、内分泌、代谢综合征等异常，或使用利尿剂、凝血类等			
10	家族三高（高血压、高血脂、高血糖）及心脑血管病史			
循环系统亚临床量表评价结果				

判定说明：

1.注释

　　偶尔：指4周内，大概每周发生1次（周期性，虽然偶然但是间隔多次出现）

　　经常：指4周内，每周发生2次及以上（症状表现频繁）

　　总是：指4周内越来越频繁，最近一周发生4次及以上（趋向严重）

2.评价结果　状态得分越高，表明亚临床风险越高

　　状态得分25分以上，评价结果为量表三级

　　状态得分15分以上，评价结果为量表二级

　　状态得分10分以上，评价结果为量表一级

填表说明：根据近1个月内自身的健康状况和生活习惯，按症状选择对应分数

注：以下表18-3、表8-4、表18-5、表18-6作为参考量表，作为表18-2支持使用

（1）美国心脏协会（AHA）心血管健康标准见表18-3。

表18-3　心血管健康标准

成人（年龄＞20岁）心血管健康程度等级定义			
评估指标	健康状态		
	较差	一般	理想
吸烟情况	吸烟	戒烟时间≤1年	不吸烟或戒烟时间＞1年
体质指数（BMI）（kg/m²）	≥30	25～29.9	＜25
体力活动	无	每周1～149分钟的中等强度运动，或1～74分钟/周的高强度运动，或1～149分钟/周的中高强度运动	每周≥150分钟的中等强度运动，或75分钟/周的高强度运动，或运动程度相当的中高强度有氧运动

续表

评估指标	成人（年龄＞20岁）心血管健康程度等级定义		
	健康状态		
	较差	一般	理想
总胆固醇水平（mmol/L）	6	5～6	5
血压水平（mmHg）	收缩压≥140，或舒张压≥90	收缩压120～139，或舒张压80～89，或经治后血压达标	收缩压＜120或舒张压＜80
空腹血糖水平（mmol/L）	7.0	5.6～6.9	5.6

如果存在上述情况中的任何一项，有可能处于心血管亚临床状态；如果具备大于一项的上述情况，强烈建议进行更细致的检查。

（2）心血管风险评估和管理风险预测图（世界卫生组织2008，日内瓦）单纯收缩期高血压（ISH）风险预测图，即WPR B亚区域WHO/ISH。根据性别、年龄、收缩压、总胆固醇、吸烟情况和有无糖尿病估测发生致死性或非致死性心血管事件的10年风险（图18-1，图18-2）。

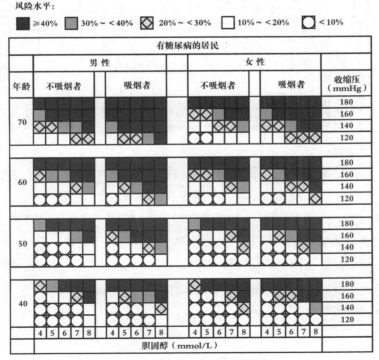

图18-1 有糖尿病的居民

风险水平：

■ ≥40%　　■ 30%~<40%　　◈ 20%~<30%　　□ 10%~<20%　　○ <10%

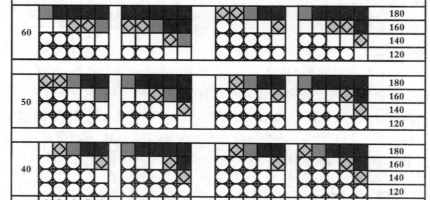

图18-2　无糖尿病的居民

　　上图适用于西太平洋区B亚区，包括：中国、柬埔寨、老挝、马来西亚、蒙古、菲律宾、韩国、越南等国家的居民。如果您处于绿色之外的区域，强烈建议进行健康检查。

　　（3）心绞痛量表（西雅图）　本量表包括五个方面19个条目，分别为躯体受限程度（问题1）、心绞痛稳定状态（问题2）、心绞痛发作情况（问题3、4）、治疗的满意程度（问题5~8）、疾病的认知程度（问题9~11）。测量学特性多次经过检验，是应用频率最高的冠心病的特异性量表之一。对5大项19个条目逐项评分，对每一评分进行正向化处理，标准积分=（实际得分–该方面最低得分）/（该方面最高得分–该方面最低得分）评分越高，患者生活质量和机体功能状态越好。请在你的选择项下打√。

①过去4周内，由于胸痛、胸部紧榨感和心绞痛所致下列各项受限程度。

表18-4 心绞痛量表

条目	重度受限	中度受限	轻度受限	稍受限	不受限	因其他原因受限
自己穿衣	○	○	○	○	○	○
淋浴	○	○	○	○	○	○
爬坡或楼梯（三层，不停）	○	○	○	○	○	○
户外活动或提杂物	○	○	○	○	○	○
轻快步行一段路（一公里）	○	○	○	○	○	○
慢跑（一公里）	○	○	○	○	○	○
提起或移动重物	○	○	○	○	○	○
剧烈运动（如游泳或打球）	○	○	○	○	○	○

②与4周前比较，做最大强度的活动时，胸痛、胸部紧榨感和心绞痛的发作情况：

明显增加○ 轻微增加○ 相同○ 轻微减少○ 明显减少○

③过去4周内，胸痛、胸部紧榨感和心绞痛的平均发作次数：

≥4次/天○ 1~3次/天○ ≥3次/周○ 1~2次/周○ <1次/周○ 无发作○

④过去4周内，因胸痛、胸部紧榨感和心绞痛服用硝基药物（如硝酸甘油）平均次数：

≥4次/天○ 1~3次/天○ ≥3次/周○ 1~2次/周○ <1次/周○ 没使用○

⑤因胸痛、胸部紧榨感和心绞痛遵守医嘱服药带来的烦恼：

严重○ 中度○ 轻微○ 极少○ 无○ 医生未给药○

⑥对治疗胸痛、胸部紧榨感和心绞痛的各种措施的满意程度：

不满意○ 大部分不满意○ 部分满意○ 大部分满意○ 高度满意○

⑦对医生就胸痛、胸部紧榨感和心绞痛的解释满意程度：

不满意○ 大部分不满意○ 部分满意○ 大部分满意○ 高度满意○

⑧总的来说，对目前胸痛、胸部紧榨感和心绞痛的治疗满意程度：

不满意○ 大部分不满意○ 部分满意○ 大部分满意○ 高度满意○

⑨过去4周内，因胸痛、胸部紧榨感和心绞痛影响生活乐趣的程度：

严重○ 中度○ 轻微○ 极少○ 无影响○

⑩在您的未来生活中如果还有胸痛、胸部紧榨感和心绞痛，您会感觉怎样：
不满意○　大部分不满意○　部分满意○　大部分满意○　高度满意○
⑪心脏病发作和突然死亡的担心程度：
一直担心○　经常担心○　有时担心○　很少担心○　绝不担心

二、循环系统亚临床检测评价

（一）生化指标

1.血脂相关指标　在动脉粥样硬化性疾病发病前期，血脂异常是动脉粥样硬化始动和持续进展的重要因素。胆固醇、甘油三酯、低密度脂蛋白胆固醇升高，是动脉粥样硬化的主要风险因素。因此，一般选用血清总胆固醇、血清甘油三酯、血清低密度脂蛋白胆固醇、血清高密度脂蛋白胆固醇等作为评价血脂代谢异常的指标。

2.肌酶相关指标

（1）肌酸激酶同工酶（CK-MB）　在急性心肌梗塞时的增高，其敏感性、特异性都优于天冬氨酸转氨酶、乳酸脱氢酶等标志物。

（2）糖原磷酸化酶同工酶（GPBB）　是心肌缺血性损伤早期诊断最理想的指标之一。

（3）心肌肌钙蛋白（cTn）　心肌肌钙蛋白Ⅰ（cTnⅠ）、心肌肌钙蛋白T（cTnT）具有心肌特异性，心肌损伤后，心肌肌钙蛋白在3~12小时开始升高，12~24小时达峰值，心肌肌钙蛋白T可维持8~21天，心肌肌钙蛋白Ⅰ达7~14天，最后由肾脏排出体外。心肌肌钙蛋白Ⅰ阳性对心肌缺血性损伤早期的诊断阳性率达79.3%；心肌肌钙蛋白Ⅰ阴性排除心肌缺血性损伤的准确率达92.6%。

表18-5　肌酶相关指标

指标种类	人体正常值	健康风险区间
肌酸激酶同工酶（CK-MB）（U/L）	男：37~174 女：26~140	男性：＜37或＞174 女性：＜26或＞140
糖原磷酸化酶同工酶BB（GPBB）（μg/ml）	≤6.0	—
心肌肌钙蛋白（cTn）（μg/L）	＜0.05	＞0.05 ＞0.5：急性梗死

表18-6 循环系统亚临床检测评价—生化指标

汇总	指标名称	正常范围	亚临床状态分级			关联度（高/低）
			Ⅰ级	Ⅱ级	Ⅲ级	
循环系统	总胆固醇（TC）（mmol/L）	＜5.20	《生化指标分级评价标准细则》详见本书［使用说明］			高
	血清甘油三酯（TG）（mmol/L）	＜1.70				高
	低密度脂蛋白（LDL-C）（mmol/L）	＜3.40				高
	高密度脂蛋白（HDL）（mmol/L）	＞1.00				高

（二）生理指标、生物信息指标

1.血压监测 英国高血压协会（BHS）和美国医疗器械促进协会（AAMI）认证动态血压监测（ABPM）有重要意义。其曲线的参数、血压平均值、昼夜节律、血压负荷和血压变异（ABPV）或谷/峰比与高血压的早期肾功能损害的关系已有许多报道，部分研究已证明，高血压患者血压平稳程度与靶器官损害具有明显的相关性。近年平滑指数（SI）是研究高血压的热点，还可以评估高血压患者24小时血压的平稳程度，且优于血压变异指标或谷/峰比。动态血压测量应使用符合国际标准（BHS和AAMI）的监测仪。动态血压的正常值推荐以下国内参考标准：24小时平均值＜130/80mmHg，白昼平均值＜135/85mmHg，夜间平均值＜125/75mmHg。正常情况下，夜间血压均值比白昼血压值低10%～15%。

血压分为正常、正常高值与高血压。美国预防、检测、评估与治疗高血压全国联合委员会第七次报告（JNC7）将血压120～139/80～89mmHg定为高血压前期。中国将120～139/80～89mmHg定为正常高值，是因为我国流行病学研究表明，在此水平人群10年中心血管发病危险较＜110/75mmHg水平者增加1倍以上。血压120～129/80～84mmHg和130～139/85～89mmHg中年人群10年成为高血压患者的比例分别达45%和64%。对血压正常高值人群应提倡改善生活方式，以预防高血压及心血管病的发生。

表 18-7　血压水平的定义和分类

类别	收缩压（mmHg）	舒张压（mmHg）
正常血压	＜ 120	＜ 80
正常高值	120 ~ 139	80 ~ 89
高血压：	≥ 140	≥ 90
1 级高血压（轻度）	140 ~ 159	90 ~ 99
2 级高血压（中度）	160 ~ 179	100 ~ 109
3 级高血压（重度）	≥ 180	≥ 110
单纯收缩期高血压	≥ 140	＜ 90

若患者的收缩压与舒张压分属不同的级别时，则以较高的分级为准。单纯收缩期高血压也可按照收缩压水平分为 1、2、3 级。

2.动脉硬化监测　动脉硬化监测是监测动脉硬化程度及血栓栓塞情况的方法。检测脉搏波传导速度（PWV）和踝臂血压指数（ABI）是判断心脑血管疾病与动脉粥样硬化引起下肢动脉狭窄、堵塞的最佳预测指标。动脉硬化的进展有先于冠状动脉硬化的倾向，所以动脉 PWV 对所有死因和心血管疾病的死亡是非常有价值的独立预测因素。

PWV 是指脉搏波在单位时间内沿动脉壁传导的距离。PWV 被认为能早期、准确地反映大动脉硬化程度。颈动脉-股动脉 PWV（cfPWV）增大，提示主动脉硬度增高，cfPWV 的正常值＜ 9m/s。颈-桡动脉 PWV（crPWV）提示外周动脉硬度增加，肱-踝 PWV（baPWV）反映大动脉和中动脉系统的弹性状态，baPWV 的正常参考值＜ 1400cm/s，大于该值提示全身动脉僵硬度升高。PWV 可独立预测心脑血管事件的发生和死亡。虽然 PWV 受年龄、血压等多种因素影响，但在僵硬度增加的动脉，PWV 值必然增加。相关研究表明，大动脉弹性减退、僵硬度增加与心脑血管病死亡率密切相关，同样也是发生动脉粥样硬化性心血管疾病的强预测因子[Safar ME2003]，它在研究和诊断循环系统疾病时有重要的临床价值。

目前的研究还表明，主动脉僵硬度是最有效的预测再发急性冠状动脉事件的指标，也是高血压患者预后发生主要冠状动脉事件(致命和非致命心肌梗死、冠状动脉血运重建和心绞痛)的重要预测因素。PWV 增加 500cm/s，冠心病病死率增加 2.14 倍，心血管疾病病死率增加 2.35 倍。前瞻性研究发现，PWV ＞

1400cm/s者在5年的随访发生心脑血管事件的危险性增加。

ABI是指胫后动脉或足背动脉的收缩压与肱动脉收缩压的比值。ABI作为诊断阻塞性动脉硬化症（ASO）的指标被普遍使用，其判断标准是由美国心脏学会（AHA）于1993年制定的。

表18-8 ABI判断标准表

0.9 < ABI < 1.3	正常
ABI ≤ 0.9	有动脉堵塞的可能性
ABI ≤ 0.8	动脉堵塞的可能性较高
0.5 ≤ ABI < 0.7	至少有一处动脉堵塞
ABI < 0.5	有多处存在动脉堵塞
ABI ≥ 1.2	有血管钙化的疑似

对静息ABI值处于临界点并伴有间歇性跛行的患者，可做运动负荷试验，以便进一步确诊。

近年来，对动脉粥样硬化研究发现，ABI与大动脉弹性、动脉粥样硬化狭窄的程度有良好相关性。ABI < 0.9在冠脉造影正常、单支病变、双支病变、三支病变患者中的比例分别为5%、11%、17%和30%，ABI < 0.9对于诊断多支病变的敏感性和特异性分别为24%和92%。Otah等研究结果显示，ABI ≤ 0.9在冠脉造影正常、单双支病变、三支病变患者中所占比例分别为7%、33%、60%（P=0.0001），ABI ≤ 0.9对预测左主干和三支病变的敏感性和特异性分别为85%和77%。说明ABI < 0.9对冠心病三支病变有很好的预测价值。杨士伟、胡大一等研究了ABI对国人冠状动脉狭窄程度的预测价值，认为ABI < 0.9能较特异地预测冠状动脉三支和左主干病变。此外、无论男女，在剔除了年龄、性别等众多因素的影响后，ABI值与颈总动脉内中膜厚度及冠状动脉钙化评分有反向关联的关系，而且男性ABI < 1.10，女性ABI < 1.00，都预示着机体粥样硬化程度过重，未来发生心血管事件的危险将明显增加，说明ABI对于预测心血管循环系统亚临床风险同样具有意义。2009年12月至2010年12月，采用动脉监测仪对312人进行健康风险筛查，经统计分析结果显示，心血管系统亚临床风险检出率为72.76%（227/312），其中与健康筛查表（自填有心血管循环系统不适症状）的符合率为83.41%（171/205）。显示，动脉监测仪对心血管循环系统亚临床风险评价是一种特异性很强的方法。

　　动脉监测仪可同时检测出四肢的收缩压（SYS）、舒张压（DIA）、平均压（MAP）、脉压（PP）、心率（HR）、体质指数（BMI）、射血前期（PEP）、射血时间（ET）、射血指数（ET／PEP）、波形上升时间（UT）、脉搏波体积记录（PVR）、心电波形（ECG）、心音波形（PCG）、收缩时间间隔（STI）等。所有参数都是四肢同步测量即在同一个心动周期获得，精确度高，重复性好。心电、心音的检测更保证了数据的高度可靠性。

　　反射波增强指数（AI），血液从中心动脉流向外周的过程中，形成反射波，该反射波在收缩晚期形成增强压。AI通常指反射波高度（增强压）除以整个收缩期压力波高度（即脉搏压）。AI能定量反映整个动脉系统的总体弹性，较敏感地显示，因大小动脉弹性改变引起的压力波反射状况。AI的影响因素较多，目前尚没有统一的评价标准，可根据个体的动态测量来予以评估。AI可以独立于心血管危险因素，预测心脑血管事件的发生和死亡。

　　研究发现，大动脉的硬度指标PWV和AI均与心脏缺血开始时间呈负相关，即PWV和AI越大，心脏越易缺血。中心动脉压AI在动脉功能评价中的地位逐渐加强，其能定量反映整个动脉系统的总体弹性，是评价总体动脉弹性有价值与前景的指标。

　　3.心电图（ECG）及动态心电图检查　动态心电图（holter）检查的多项检测指标，特别是心率变异性对心力衰竭、心梗患者心律失常事件和猝死的评价作用已得到普遍认可。holter对心脏性猝死早期评价指标有触发性室性心律失常（室性早搏发生频率、非持续性室速）、心率变异性、QT间期异常、QT离散度、心率震荡、T波电交替及心室晚电位等。

　　微伏级T波电交替（MTWA）对恶性室性心律失常和心源性猝死（SCD）具有可靠的预测价值，已被公认为当前对心律失常事件最具预测价值的无创电生理指标。心律转复除颤前的T波交替检测（ABCD）研究表明，MTWA阳性在预测心律失常事件方面的价值和电生理检查（EPS）阳性的预测价值相同。大量资料证实，T波电交替本身就是心脏性猝死的敏感性极高的心电图指标，对于微伏级、毫伏级的T波电交替都一样。MTWA单独应用或与左室射血分数(LVEF)等其它指标联合应用对SCD均具有较好的预测价值。

　　缺血性J波（急性心肌缺血事件时，ECG在其同时或紧跟其后新出现J波或原有J波出现增高，时限增宽时，称为缺血性J波）是心脏猝死的高危评价指标，其有独特的心电图特征。缺血性J波单独出现，或与ST段抬高，或与T波电交替同时出现时，均是心脏猝死的高危评价指标。缺血性J波、ST段抬高与T波电交替三者共存是猝死最强的评价指示；在心肌缺血的早期，缺血性J波、ST段抬高与T波电交替三联心电图表现同时出现时，属于室颤及猝死的最强评价指标。总之，缺血性J波不论单独出现，还是与其他心电图指标复合出现，都将形成心源性猝死不同级别的评价标志。

QT变异度指数（QTVI）是表示单位心率变异下的QT变异，为心室自身电生理紊乱指标。QTVI增加，表示心室复极变异性增加，易诱发心律失常。高血压前期者，不仅交感神经活性增强及左室收缩舒张功能轻微受损，还存在着显著QT间期分布异常，从而引发自律性的改变，并且这些改变独立于左室质量变化。心脏压力反射敏感性（BRS）是指动脉内血压变化导致反射性心率变化敏感程度，主要反映心脏迷走神经反射功能。BRS的降低，对心源性猝死及总死亡率有预测意义。Myredal等的研究显示，高血压前期QTVI显著增高［高血压前期（-1.23±0.37），正常血压（-1.52±0.26），$P < 0.05$］，而BRS则降低［高血压前期（8.2±4.1）ms/mmHg，正常血压（10.8±3.5）ms/mmHg，$P < 0.05$］。

心电轴：心电轴指心室在除极过程中，QRS波群在额面上各瞬间向量之和。心电轴左偏可见于肥胖、妊娠等生理情况，病理情况见于各种原因所致的左室肥厚、完全性左束支传导阻滞、左前分支传导阻滞和下壁心肌梗死等。心电轴右偏生理情况，多见于瘦长体型者或婴儿等。病理情况见于各种原因所致的右室肥厚、右束支传导阻滞、右后分支传导阻滞和肺气肿等。

4.智能化高分辨率彩色超声检测 智能化高分辨率彩色颈动脉超声量化动脉硬化内中膜厚度，当前被公认是一种安全、标准和有效的超声评价早期动脉硬化及病程转归的方法。这种检测方法不但可判断颈动脉狭窄程度，还可对动脉内膜中膜厚度、斑块部位、斑块内部成分、表面形态结构（如出血、脂成分、胆固醇、钙化、纤维化、溃疡等）做出分析以及血流动力学变化进行检查和评价，而且还可以对其形状、大小（如面积、体积等）做出精确量化分析。超声定量化的颈动脉内中膜厚度增加，作为全身动脉硬化早期改变的一个明显病理标志，和高血压、糖尿病、冠心病、脑卒中等心血管病发生发展的独立危险因子，正受到国际心血管界的普遍重视。美国国家心脏、肺和血液所历时16年，用高分辨率颈动脉超声对普通人群动脉硬化危险进行大规模研究。自20世纪90年代以来，世界各国也相继开展了这方面的研究，每年有数以千计的研究论文发表。这些研究对高智能化高分辨率彩色颈动脉超声技术都给予了高度肯定。

（1）动脉内中膜厚度　动脉内中膜厚度（IMT）是指动脉腔－内膜界面与中膜－外膜界面之间的距离。采用高频B型超声探头测定。选择没有斑块处测量IMT，发现和测量斑块不能替代IMT的测量。前者反映动脉粥样硬化的程度；而后者则主要反映动脉硬化的情况，特别是中膜的增厚情况。以颈总动脉为例，正常值：

20～29岁：＜0.5mm；

30～39岁：＜0.6mm；

40～49岁：＜0.7mm；

50～59岁：＜0.8mm；

＞60岁：＜0.9mm。

根据2003年欧洲高血压治疗指南，颈总动脉IMT≥0.9mm确定为内中膜增厚。颈动脉IMT能够独立预测心脑血管病事件。

（2）左心室质量　左心室质量增加是心血管疾病的独立危险因子，左室重量与心血管病的发病率、病死率呈现正相关，对高血压前期人群进行左室结构的评估，同样具有一定的预后价值。Strong[Drukteinis JS2007]心脏研究显示，在14岁至39岁的青年人群中，高血压与高血压前期具有更大的左室壁厚度（0.83cm，0.78cm vs 0.72cm）、左室质量（182g，161gvs 37g）以及相对室壁厚度（0.30cm，0.29cm vs 0.28cm），左室肥厚的发生率为血压正常者的2～3倍。左室收缩功能损伤与致命性心律失常的发生率密切相关，当左室射血分数（LVEF）＜40%时，所记录的心律失常事件大量增加，在心肌梗死后发作前6个月，这种预测价值更可靠。

（3）动脉内皮功能　高分辨率超声检测动脉内皮功能是血管功能异常最早期敏感的检测指标，通过超声检测肱动脉反应性充血程度来评价动脉内皮功能。血流介导的前臂血管内皮舒张功能扩张。

（FMPD）＝（动脉反应性充血后内径－动脉基础内径）/动脉基础内径×100%

正常值＞10%。FMPD是血管病变早期改变。

（4）动脉硬化斑块的判定标准 血管纵行扫描和横断面扫描时，均可见该位置存在突入管腔的回声结构，或突入管腔的血流异常缺损，或局部动脉内中膜厚度≥1.3mm。斑块定义为局限性回声结构突出管腔（回声可不均匀或伴声影），厚度≥1.5mm。按其特征分为：

①软斑：斑块呈中等或弱回声，由内膜向管腔内凸出，形态规则或不规则，可呈扁平样或呈偏心半圆形，内部结构均匀或不均匀。

②硬斑：斑块轮廓清晰，呈强回声或中等回声，形态可呈块状或点状，大小不一，后方可伴声影。

③混合斑：由不均质的软、硬斑块混合组成，内部回声不均匀，形态极不规则，范围较大，常造成局部管腔狭窄，如混合斑伴出血、溃疡，斑块内可见无回声。

5.动脉弹性功能测定 动脉弹性功能可通过"大动脉弹性指数（C1）"和"小动脉弹性指数（C2）"分析了解；C1、C2可通过桡动脉舒张期脉波分析，用Windkessel公式计算出。C1是舒张期血流容积减少与压力下降之间的比值，又称容量顺应性。C2是舒张期血流容积振荡变化与振荡压力变化之间的比值，又称振荡顺应性、小动脉顺应性。白煜研究表明，C1、C2对与血管病变有关的疾病（如高血压、糖尿病、动脉粥样硬化等）特别敏感。张维忠等选择中国10个城市，年龄15~80岁，正常血压健康人1924例（其中：男947例，女977例），采用动脉弹性功能测定仪（CVProfilorDO-2020）检测，平卧位同步测量，并记录30秒肱动脉血压和桡动脉脉搏波形，获取C1和C2。连续测定3次，每次相隔4分钟，7~28天后进行重复性检测。中国健康人群C1和C2平均值分别为（16.0±4.1）ml/mmHg×10（6.6±3.0）ml/mm Hg×100。女性C1和C2均低于男性，无论男性、女性C1和C2均与年龄呈负相关。健康人群，动脉弹性指数C1和C2受性别、年龄影响，且动脉弹性指数C1和C2测定在短期内有较好重复性。

6.双源CT心脏成像 双源CT能得到高质量的心脏成像，能以不同的方法显示冠状动脉主干及其细小分支，不仅能多视角观察管腔，而且能显示管壁情况，清晰地显示冠状动脉壁的钙化、软斑块及管腔内的血栓，能准确判断有无狭窄，并可利用智能化血管分析软件，自动测量管腔的狭窄程度，可多角度对血管剖面观察，比数字减影血管造影术（DSA）更具有优势。翟利浩对1653例40岁以上、无典型冠心病临床症状的具有一项以上危险因素的亚临床人群，行

SIEMEN双源CT冠状动脉检查，部分与DSA相对照。结果显示，1653例患者的4959支冠状动脉中，1261支被诊断有不同程度狭窄，其中狭窄程度＜50%的轻度狭窄751支，狭窄程度50%～75%的中度狭窄418支，狭窄程度＞75%的重度狭窄92支。121例进行DSA血管造影检查，其中有35例患者进行了支架植入。以DSA为诊断金标准，对冠状动脉斑块与狭窄进行评价，双源CT阴性预测值达到了100%，阳性预测值为95%。双源CT冠状动脉检查是一种早期发现冠心病的简单、有效、可靠、无创的检查和诊断方法。尤其对于亚临床人群，双源CT可以代替DSA，成为筛查冠心病的首选方法。其对冠脉亚临床风险预测已达金标准。

7. 生物电扫描技术　生物电扫描技术可快速检测心血管系统生物活性值，并对心脏、冠状动脉等作出评估。采用生物电扫描技术对642人进行健康风险筛查，结果提示，心血管循环系统健康风险检出率为63.87%（410/642），其中与健康筛查表（自填有心血管循环系统不适症状）的符合率为81.11%。提示生物电扫描技术对心血管循环系统亚临床风险评价是一实用性很强的方法。

8. 无创性心脏猝死预测技术　心源性猝死（SCD）大多数是由于发生恶性心律失常，即室性心动过速和心室纤颤所致，一旦出现室性心动过速或心室纤颤，不能及时抢救常可危及生命。因此，预测发生SCD的风险是心血管循环系统亚临床评价的重中之重。SCD的发生是心脏亚临床部位有发生室性心动过速、心室纤颤的物质基础，有这些物质基础，暂时还不至于发生室性心动过速、心室纤颤。一旦遇到一些诱发因素，例如过度疲劳或精神上受刺激，使交感神经过度兴奋，就可能诱发室性心动过速、心室纤颤。此外，身体的内环境失常，发生了缺氧、代谢失调、电解质紊乱等，也能成为诱发或原发的室性心动过速、心室纤颤因素。

利用心电技术预测SCD有两种方法，即有创伤性的心导管电生理检查（PES）与无创伤性的心电检查技术。PES可信性较高，常被作为"金指标"，但因有一定的危险性，故目前国内应用尚不广泛。无创伤性心电检查技术，如体力负荷试验、动态心电图、心室晚电位、心率变异性、缺血性J波、微伏级T波电交替、QT间期及QT离散度等来预测SCD，现已普遍受到重视，虽然其灵敏度和特异性都不如PES，但是把多种无创伤性的检查联合应用，可信性就显著提高。目前，常用的几种无创性预测SCD心电技术如下。

（1）体力负荷试验　体力负荷试验可根据心电图ST段变化、R波幅度以及症状、血压、心率等变化来检测冠状动脉病变，还可检测心律失常，尤其是复杂性室性心律失常（相当于Lown3级以上），用来预测SCD。常用的体力负荷试验方法为平板运动和踏车运动。正常人在做体力负荷试验时，心律失常的发现率为5%，且多为单发的室早或房早；心脏病患者心律失常的发现率为20%；后者常出现复杂性室性心律失常，应特别注意。

（2）Holter心电图检测　Holter心电图（ECG）是在日常生活状态下，进行长达24～48小时连续不断记录心电活动资料的方法，更有机会捕捉到心肌缺血、心律失常等异常心电改变。尤其在情绪激动、劳累等诱因下，其改变的程度往往比体力负荷时更明显。

（3）心率变异性　心率变异性（HRV）是指心率或心动周期变化的程度。心肌电稳定依赖于迷走神经、交感神经和体液调节之间的对立平衡。交感神经活动可使室颤阈降低，易于发生室颤。迷走神经活动可提高室颤阈值，防止恶性室性心律失常的发生，对心脏起保护作用。因此，HRV被认为是一项新的有价值的预测心源性猝死的指标。HRV测定由于操作方法、仪器、指标不尽相同，缺乏可比性，目前国内尚缺乏统一的正常值标准。

9. 人体热代谢检测　人体热代谢检测可获得循环系统热代谢数据及影像，并可对心脑血管、眼及肾循环功能、微循环等提供相应评估。采用人体热代谢检测对113人进行健康风险筛查，结果提示，心血管循环系统亚临床风险检出率为86.73%，其中与健康筛查表（自填有心血管系统不适症状）的符合率为89.33%（67/75）。显示表明，人体热代谢检测对心血管循环系统亚临床风险评价是一种灵敏且实用性较强的技术手段。

10. 超倍生物显微系统　观察活血细胞、血小板、脂质状况和干血自由基轨迹在心脑区域表现分析评估。采用超高倍显微检测技术，对67人进行健康风险筛查，经统计分析结果提示，心血管循环系统亚临床风险检出率为76.12%，其中与健康筛查表（自填有心血管系统不适症状）的符合率为81.82%（27/33）。样本虽小，但超倍生物显微检测技术对心血管循环系统亚临床风险评价是一个直观的检测方法。

表18-9　循环系统亚临床检测评价—生理指标、生物信息指标

汇总	指标名称	正常范围	亚临床状态分级			数据来源	关联度（高/低）
			Ⅰ级	Ⅱ级	Ⅲ级		
循环系统	心脏各区域活性值	−20 ≤ N ≤ 20	《生理、生物信息指标分级评价标准细则》详见［使用说明］			生物电扫描技术	高
	动脉硬化检测 PWV	适龄标准				动脉硬化检测	高
	动脉硬化 ABI	0.9 ≤ ABI ≤ 1.3				动脉硬化检测	高
	心区域温度变化（正常区域与异常区域的代谢热差）	−0.5℃ ≤ 代谢热差值 ≤ 0.5℃				动脉硬化检测	高
	微弱磁场扫描	—				生物体微弱磁场测定	高

第三节　循环系统亚临床综合风险系统分析评价

一、综合风险系统分析评价

　　循环系统亚临床不适合单一指标或单一设备报告进行评价。通过长期研究，我们结合血压健康快速自测、动脉硬化健康快速自测、腔隙性脑梗健康状态快速自测、心血管健康生活方式的自测评估表、心血管健康标准、心血管风险评估和管理风险预测图、心绞痛等大量国际公认的经典量表，吸收了临床医学观察检测仪器与技术以及生理生化检测指标，积极探索生物信息检测手段，尝试建立循环系统亚临床综合风险系统分析评价方法。

表18-10　循环系统亚临床综合风险系统分析评价

序号	种类	风险值	评价要素	亚临床状态分级 I级 2分	II级 5分	III级 10分
1	量表评价（S）（Q_S=40分） n=4	Q_{S1}	循环系统亚临床评价量表	一级	二级	三级
2		Q_{S2}	营养综合状态	二级	三级	四级、五级
3		Q_{S3}	基础运动素质	二级	三级	四级、五级
4		Q_{S4} 二选一，或以最差项计入评价	神经内分泌影响的代谢状态	I级	II级	III级
			基础代谢状态	I级	II级	III级

序号	种类	风险值	评价要素	5分	10分	15分
5	检测评价（T）（生理、生化、生物信息指标）（Q_T=60分） n=4	Q_{T1} 以最差项计入评价	总胆固醇（TC）（mmol/L） 血清甘油三酯（TG）（mmol/L） 低密度脂蛋白（LDL-C）（mmol/L）	《综合风险系统分析评价标准细则》详见本书[使用说明]		
6		Q_{T2}	体质指数（BMI）（kg/m²）			
7		Q_{T3} 以最差项计入评价	动脉PWV 动脉ABI			
8		Q_{T4} 以最差项计入评价	心脏各区域活性值			

说明　
1.序号5、6、7、8为评价项，多项检测，以最差项计入评价
2.序号4是评价参考项，选择单项检测的，按单项计入风险值；二项都测的，按最差项计入风险值；如不测，则按II级得分计入评价项
3.评价项每项风险值计10分、15分

综合风险系统分析评价结果（C）（风险值Q_C）

二、综合风险系统分析评价判定标准

1.判定条件　检测评价中某一类指标的评价项或相关项检测时，可以多项选一项检测；也可以多项同检，选最差项计入评价项目。详见综合风险系统分析评价表中说明。

2.计分原则

（1）Ⅰ级、Ⅱ级、Ⅲ级评价项风险值差约为等比，即1倍Ⅲ级风险值≈2倍Ⅱ级风险值≈3倍Ⅰ级风险值。

（2）Ⅰ级、Ⅱ级、Ⅲ级相关项（加#项，以下同）风险值差约为等差，即Ⅲ级风险值与Ⅱ级风险值之差≈Ⅱ级风险值与Ⅰ级风险值之差。

（3）量表评价风险值Q_S与检测评价风险值Q_T之和为综合风险系统分析评价结果（风险值Q_C）。

3.计分方法

综合风险系统分析评价结果：$Q_C=Q_S+Q_T$

量表评价中，Q_S风险值计算：

$Q_S = Q_{S1}+Q_{S2}+Q_{S3}+Q_{S4}$

其中：

Q_{S1}是指循环系统亚临床量表评价项，必测项

Q_{S2}是指营养综合状态评价项，必测项

Q_{S3}是指基础运动素质评价项，必测项

Q_{S4}是指神经内分泌影响的代谢状态评价项、基础代谢状态评价项，参考项

检测评价中，Q_T风险值计算：

$Q_T = Q_{T1}+Q_{T2}+Q_{T3}+Q_{T4}$

4.分级及判定标准　依据综合风险评价分级和计分方法，所得到的综合风险系统分析值Q_C，将综合风险系统分析评价分为轻度风险、中度风险、重度风险三个等级，风险依次由低至高，对应风险的三种不同状态。

（1）轻度风险　系统分析评价风险值$5 \leqslant Q_C < 15$。

（2）中度风险　系统分析评价风险值$15 \leqslant Q_C < 30$。

（3）重度风险　系统分析评价风险值$Q_C \geqslant 30$。

第十九章　运动系统亚临床评价

概　述

运动系统主要由骨、骨连接和骨骼肌三种器官所组成，约占成人体总重量的60%，并构成人体的轮廓。骨起杠杆作用，骨连接（关节）为枢纽，骨骼肌是动力器官。

骨的化学成分会随着年龄的增长而发生变化。幼年时，骨组织中的有机质较多，故弹性较大，硬度较小，不易发生骨折，但容易发生畸形；成年后，骨组织中的有机质和无机质比例为3∶7，此时骨的硬度、弹性和坚韧性好，具有较大的抗压能力；老年期，骨组织中的有机质、无机质总量都减少，但有机质占比下降，骨脆性增大，易发生骨折。

骨连接（关节软骨）随着年龄变化逐渐表现为退行性病变和增生性病变，软骨变得粗糙，失去光泽，表面胶原暴露，软骨细胞活性降低，软骨基质生成减少和比例失调等。

大多数运动系统生理状态开始波动时，将引起生理机能相关指标的变化。这些变化在运动系统发生疾病或退行性变化前就可开始表现。因此，我们可以利用这些提前变化的指标进行科学评价并早期预警，这对运动系统亚临床状态的早发现和早干预具有重要价值。

本章主要对骨骼和关节的亚临床状态评价进行阐述。

第一节　运动系统（骨骼）亚临床评价

正确认识和了解运动系统骨骼亚临床状态的表现和影响因素，是骨骼亚临床状态系统分析评价方案设计的基础。正确的评价结果有助于我们客观认识骨骼的生理状态，并为其制定营养、运动、生活方式等干预方案提供依据。

一、运动系统（骨骼）亚临床的主要表现和影响因素

骨质疏松是骨退行性病变化的主要表现之一。它具有骨量减少、骨微结构损坏、骨强度下降、低能量施力即可发生脆性骨折等状态特征。

（一）运动系统（骨骼）亚临床的主要表现

1.腰背酸痛、腿抽筋 骨骼中骨量丢失，可引发亚临床症状包括腰酸、背痛、腿抽筋等。一般骨量丢失达12%以上时，或可出现骨痛。骨量流失最常见的症状为腰背痛，占患者中的70%以上。

2.身高减少、驼背 身高变矮、发生驼背等是骨量流失的重要表现。脊椎椎体前部多为松质骨组成，而且此部位是身体的支柱，负重量大，尤其第 11、12胸椎及第3腰椎，负荷量更大。容易发生压缩变形致使脊椎前倾，致背曲加剧形成驼背。随着年龄增长，骨量流失加重，驼背曲度将加大。老年人骨量流失时，椎体压缩，单椎体每缩短1～2mm左右，身高平均可缩短3～6cm。

3.呼吸功能下降 老年人多数有不同程度的肺功能下降，若再加上骨量流失所致胸廓畸形，往往可出现胸闷、气短、呼吸困难等症状。

（二）影响运动系统（骨骼）生理机能的主要因素

1.年龄和性别因素 骨量随着年龄的增长而逐渐变化。骨量变化与年龄增长成正相关规律，中国人骨量变化的生理规律一般可归纳为以下六期。

（1）骨量增长期 出生至20岁以前，此期随着年龄的增长，骨量持续增加，男性骨量增加的速率大于女性。

（2）骨量缓慢增长期 20～30岁期间，此期骨量仍在缓慢增加，男性与女性骨量的差距逐渐加大。

（3）骨量峰值相对稳定期 30～40岁期间，骨量形成达到高峰。

（4）骨量丢失前期 这一时期，男女的年龄范围不同，女性为40～49岁，男性为40～64岁。

（5）女性骨量快速丢失期 主要见于绝经后的妇女，骨量丢失速率明显加快，此期约持续5～10年。男性不存在快速骨量丢失期。

（6）骨量缓慢丢失期 65岁以上的绝经后妇女骨量缓慢丢失。

男女均随年龄的增长而骨质疏松症的发病率增加。女性自50岁以后，患骨

质疏松症者逐渐增加。因此，特别将绝经后骨质疏松症称为 I 型骨质疏松症，常见于50～65岁的女性。此型的特点是由于雌激素的缺乏而使骨小梁的骨吸收加速、骨小梁密度降低，此期妇女的骨折多发生在脊椎骨和前臂远端。老年性骨质疏松症又称为 II 型骨质疏松症，骨皮质和骨小梁的骨矿物质丢失是成比例。骨折多发生于股骨近端和胫骨远端，也可以出现椎体压缩性骨折。由于生理上的差异和激素分泌的特点，男性的骨质疏松症发病年龄一般较女性晚10年左右。

2.内分泌因素　雌激素分泌下降是骨质疏松高发的主要原因。雌激素的减少，会加速骨量的流失，使骨密度下降。相关研究显示，雌激素水平相对正常的妇女的骨密度水平，显著优于雌激素异常的妇女。男性则为性功能减退所致睾酮水平下降引起的骨密度下降。此外，肾上腺皮质功能亢进时，糖皮质激素抑制成骨细胞活动，影响骨基质的形成，增加骨质吸收，使骨骼变得脆化。雄激素缺乏、甲状旁腺激素分泌增加、降钙素分泌不足、甲状腺功能亢进和减退、垂体功能紊乱等均可增加骨质疏松风险。

3.营养因素　研究发现，青少年时期营养状态与成年时的骨量峰值直接相关。虽然，钙是骨骼中无机质的主要成分，但要使钙沉积为骨骼，还需要诸如骨胶原蛋白、蛋白多糖和其他无机质磷、铁、镁、锌等，这些有机成分和无机成分统称为全骨营养。骨骼形成时，胶原纤维互相交织形成基质网，钙磷以羟基磷酸钙的形式沉积于胶原基质网的空隙中形成骨骼。维生素D的缺乏，导致骨基质的矿化受损，可出现骨质软化症；长期蛋白质缺乏，造成骨基质蛋白合成不足，可导致新骨生成障碍，如同时有钙缺乏，骨质疏松则加快出现；维生素C是骨基质羟脯氨酸合成中不可缺少的营养素，能保持骨基质的正常生长和维持骨细胞产生足量的碱性磷酸酶，缺乏则可使骨基质合成减少。在软骨中，胶原蛋白含量为59%，蛋白多糖占31%。在骨质中，钙磷等无机成分占65%，胶原蛋白占30%的含量，而骨膜又主要由胶原蛋白组成。因此，单纯补充钙，缺乏足够的胶原蛋白以及蛋白多糖等营养成分，矿物质并不能和骨胶原结合并在骨中沉积。此外，过多的脂肪摄入，特别是饱和脂肪酸摄入过多时，会与钙结合形成不溶性皂钙由粪便排出，从而使结合的钙丢失。

4.运动因素　运动是刺激成骨细胞活动的重要因素。由于肌肉是对骨组织产生机械力的影响，通常肌肉越发达骨骼越强壮骨密度值亦较高。运动不足，一方面，成骨细胞缺乏有效刺激，将影响成骨细胞活性及骨骼的重建；另一方面，户外运动不足，接受紫外线的机会减少，会使维生素D合成降低影响钙的吸收。

5.药物与疾病因素 药物与疾病对骨的影响主要在四个方面：①影响饮食营养获得；②影响骨营养的消化；③影响骨营养吸收；④影响骨代谢。例如，口腔和消化道疾患引起的进食减少或受限；制酸剂抑制食物矿物质的分解消化；炎性肠病及药物影响的肠道骨营养吸收障碍（如抗惊厥药苯妥英钠、苯巴比妥以及卡马西平等引起的维生素D缺乏）；甲状旁腺功能亢进、糖皮质激素等可降低肠道对钙的吸收，抑制骨形成，增加钙经肾的排出，导致钙营养流失等。药物与疾病是骨质疏松发生的重要风险因素。

6.遗传因素 骨密度与维生素D受体基因型的多态性密切相关。Morrison研究指出，维生素D受体基因型对骨密度不同的影响占整个遗传的75%，经过对各种环境因素调整后，bb基因型者的骨密度可较BB基因型高出15%左右。在椎体骨折的发生率方面，bb基因型者可比BB型晚10年左右。而在髋部骨折的发生率上，bb基因行者仅为BB型的1/4。此项研究结果初步显示，人种基因存在差异，最终结果仍有待进一步深入研究。其他如胶原基因和雌激素受体基因等，与骨质疏松的关系研究也有报道，但目前尚无肯定结论。

二、运动系统（骨骼）量表评价和检测评价

（一）量表评价

表19-1 运动系统（骨骼）亚临床评价量表

序号	项目	亚临床状态与得分		
		2分	5分	10分
1	腰酸、背痛、腿抽筋	《状态量表评价标准细则》详见本书使用说明		
2	身高、体型（驼背）改变			
3	女士45岁前已停经，男士性欲减低			
4	体质指数（BMI）（kg/m²）			
5	高钙食物推荐量不达标（牛奶及奶酪等、豆类制品，十字花科蔬菜、芝麻等）			

续表

序号	项目	亚临床状态与得分		
		2分	5分	10分
6	患有慢性肠炎、消化不良、厌食症、甲亢、糖尿病、贫血、性腺功能减退、糖皮质激素等病史或服用类固醇药物、抑酸剂、抗惊厥药等影响营养代谢与利用的药物	《状态量表评价标准细则》详见本书使用说明		
7	无遮挡物晒太阳时间（min/d）			
8	10kg的负重工作或活动			
9	碳酸饮料、浓茶、浓咖啡、饮酒			
10	家族及本人关节、骨骼病史			
运动系统（骨骼）亚临床量表评价结果				

判定说明：

1. 注释

偶尔：指4周内，大概每周发生1次（周期性，虽然偶然但是间隔多次出现）

经常：指4周内，每周发生2次及以上（症状表现频繁）

总是：指4周内越来越频繁，最近一周发生4次及以上（趋向严重）

2. 评价结果　状态得分越高，表明亚临床风险越高

状态得分25分以上，评价结果为量表三级

状态得分15分以上，评价结果为量表二级

状态得分10分以上，评价结果为量表一级

填表说明：根据近1个月内自身的健康状况和生活习惯，按症状选择对应分数

（二）检测评价

1. 生化指标

（1）骨碱性磷酸酶（BALP）　骨碱性磷酸酶是成骨细胞的表型标志物，它可直接反映成骨细胞的活性或功能状况。骨碱性磷酸酶是近年来用于小儿佝偻病早期诊断和亚临床鉴别的特异性参考指标，也是目前用于评价人体骨矿化障碍的最佳指标。骨碱性磷酸酶由骨质分泌，当骨中钙盐沉淀不足时，骨碱性磷酸酶分泌增多；当骨中钙盐充足时，骨碱性磷酸酶分泌减少。即骨碱性磷酸酶越高，说明骨质流失越严重。骨碱性磷酸酶是评价骨骼亚临床特异性指标之一。

骨碱性磷酸酶的参考值如下：

正常范围：成年男性15～41.5U/L；成年女性11.6～30.6U/L。

（2）1,25-羟化维生素D_3　1,25-羟化维生素D_3（1,25-$(OH)_2$-D_3）可直接刺激钙

磷吸收。如果没有维生素D_3，饮食中只有10%~15%的钙和60%的磷能够被吸收。$1,25-(OH)_2-D_3$与维生素D受体的相互作用，使得小肠对钙的吸收增至30%~40%，对磷的吸收增至80%左右。多水平的横断面研究显示，$1,25-(OH)_2-D_3$水平与髋骨骨密度正相关。在阿姆斯特丹的330名老年妇女研究中观察到，当$1,25-(OH)_2-D_3$水平＜12ng/ml时，髋骨骨密度与D_3缺乏量成正相关。因此，$1,25-(OH)_2-D_3$是诊断骨骼健康的重要指标，也是评价骨骼亚临床重要的特异性指标。

　　$1,25-(OH)_2-D_3$＜20pmol/L，为维生素D缺乏；

　　$1,25-(OH)_2-D_3$在20.1~40pmol/L之间，为维生素D不足；

　　$1,25-(OH)_2-D_3$在40~160pmol/L之间，为维生素D正常；

　　$1,25-(OH)_2-D_3$＞160.1pmol/L，为维生素D过量。

（3）甲状旁腺素（PTH）　甲状旁腺素是由甲状旁腺合成分泌的含有84个氨基酸的碱性单链多肽，是调节血钙、血磷水平的主要激素之一。甲状旁腺激能够升高血钙，降低血磷。甲状旁腺素可调节骨代谢的合成与分解，对成骨细胞和破骨细胞的分化、成熟、凋亡发挥重要作用。甲状旁腺素是判定骨骼亚临床的特异性指标。

　　正常参考范围：血清甲状旁腺素（ECLIA技术）：0.5~1.9pmol/L。

表19-2　运动系统（骨骼）检测评价—生化指标

汇总	指标名称	正常范围	亚临床等级划分			关联度（高/低）
			I级	II级	III级	
骨骼	1,25-羟化维生素D_3（pmol/L）	40~160	《生化指标分级评价标准细则》详见本书［使用说明］			高
	骨碱性磷酸酶（BALP）（U/L）	成年男性：15~41.5 成年女性：11.6~30.6				高
	甲状旁腺素（PTH）（pmol/L）	0.5~1.9				高

2.生理指标、生物信息指标

（1）超声骨密度检测（QUI）　研究发现，跟骨定量超声能够识别发生骨质流失的程度。

　　骨骼超声检测可以作为骨骼系统健康状况有效、快捷、经济、无创、无辐射、特异灵敏的筛查方法。

表19-3　超声骨密度检测

骨质正常	骨密度（T值）不低于年轻成年人平均峰值骨密度的标准1个标准差（≥-1SD）
骨质少孔	骨密度（T值）低于年轻成年人平均峰值骨密度的标准1~2.5个标准差（-1SD~-2.5SD）
骨质疏松	骨密度（T值）低于年轻人成年平均峰值骨密度的标准2.5个标准差（<-2.5SD）

（2）体成分骨量检测　体成分分析测量中推定骨量。

男性体重与骨量的对应标准：

体重60kg以下男性，骨量标准为2.5kg

体重60~75kg男性，骨量标准为2.9kg

体重75kg以上男性，骨量标准为3.2kg

女性体重与骨量对应标准：

体重45kg以下女性，骨量标准为1.8kg

体重45~60kg女性，骨量标准为2.2kg

体重60kg以上女性，骨量标准为2.5kg

体成分骨量检测是人体骨矿物质积累情况的预评，可用于评价骨骼系统亚临床状态的大概变化趋势。

（3）生物电扫描技术　生物电扫描技术可通过对间质甲状旁腺素、钙、磷、镁、磷酸盐等检测，为骨质代谢现状与发展趋势评估提供参考。

（4）生物体微弱磁场测定　采用生物体微弱磁场测定，对人体代谢产物中的维生素A、维生素C、维生素D、维生素K及硅、磷、锰、钙元素等检测，为过去一段时间的骨营养代谢状况提供参考。

（5）双能X线吸收法（DXA）　双能X线吸收法是国际公认的髋骨骨密度当前组织状态检测方法。双能X线吸收法是诊断骨质疏松症的金标准。通过测定髋骨骨密度值，计算出同龄人群对比值及同种族人群最大累计值的偏差比值（T值和Z值）。双能X线吸收法的常用测量部位是髋部、腰椎和前臂远端，也可以测量全身其他骨骼。双能X线吸收法虽然临床应用广泛，但由于双能X线吸收法所测量的是单位面积的骨量，是松质骨和皮质骨中骨量相加的总和，它不能区分松质骨和皮质骨，在腰椎退变严重、骨质增生严重时，所测得的髋骨骨密度值偏高，低估了骨折风险。同时，由于X线的重叠影像这个现象，一些与脊柱有重叠的组织如主动脉钙化、腹腔钙化、伪影等均会影响髋骨骨密度的准确性，与定量超声（QUI）这种安全、无创的骨密度测量方法相比，各有优点。

（6）磁共振成像（MRI） 磁共振成像是近年来发展较快的非侵入性检查方法。磁共振成像检查具有无射线损伤、可以任意平面成像、信号敏感以及丰富的后处理技术等优点。但目前暂无研究证实，磁共振成像可用于预测骨质疏松症发生脆性骨折的风险。

X线、CT虽然是临床诊断的金标准，因有辐射不建议短期反复检测。

表19-4　运动系统（骨骼）检测评价—生理指标、生物信息指标

汇总	指标名称	正常范围	亚临床等级划分			数据来源	关联度（高/低）
			Ⅰ级	Ⅱ级	Ⅲ级		
骨骼	骨量（体重）	男性：60kg以下，2.5kg 60~75kg，2.9kg 75kg以上，3.2kg 女性： 45kg以下，1.8kg 45~60kg，2.2kg， 60kg以上， 2.5kg	《生理、生物信息指标分级评价标准细则》详见本书［使用说明］			体成分骨量检测	高
骨骼	间质的镁	$-5 \leqslant N \leqslant 5$	《生理、生物信息指标分级评价标准细则》详见本书［使用说明］			生物电扫描技术	低
	间质的钙	$-5 \leqslant N \leqslant 5$					低
	间质的磷酸盐	$-5 \leqslant N \leqslant 5$					低
	间质的铁	$-5 \leqslant N \leqslant 5$					高
	间质的甲状旁腺激素	$-20 \leqslant N \leqslant 20$					高
	维生素A、维生素C、维生素D、维生素K	40~100				生物体微弱磁场测定	低
	硅、磷、锰、钙	50~100				参考日本1996修订版的标准	低
	X线腰椎骨量丢失百分率(%)	＞M—12%					高
	T值	＞–1				骨密度检测仪	高

三、运动系统（骨骼）亚临床综合风险系统分析评价

（一）综合风险系统分析评价

运动系统（骨骼）亚临床状态不适合单一指标或单一设备报告进行评价。通过长期研究，我们结合骨质疏松症评估测试表（国际骨质疏松基金）等国际公认的经典量表，探索生物信息检测手段，吸收临床医学生化等分析、检测手段，尝试建立运动系统（骨骼）亚临床综合风险系统分析评价方法。

表19-5　运动系统（骨骼）亚临床综合风险系统分析评价

序号	种类	风险值	评价要素	亚临床状态分级 I级 2分	II级 6分	III级 10分
1	量表评价（S）（Q_S=40分）n=4	Q_{S1}	运动系统（骨骼）亚临床评价量表	一级	二级	三级
2		Q_{S2}	营养综合状态	二级	三级	四级、五级
3		Q_{S3}	基础运动素质	二级	三级	四级、五级
4		二选一，或以最差项计入评价 Q_{S4}	神经内分泌影响的代谢状态	I级	II级	III级
			基础代谢状态	I级	II级	III级

序号	种类	风险值	评价要素	I级 5分	II级 10分	III级 15分
5	检测评价（T）（生理、生化、生物信息指标）（Q_T=60）n=4	三选一，或以最差项计入评价 Q_{T1}	1,25-二羟维生素D_3（pmol/L）	《综合风险系统分析评价标准细则》详见本书［使用说明］		
			骨碱性磷酸酶（BALP）（U/L）			
			甲状旁腺素（PTH）（pmol/L）			
6		Q_{T2}	体质指数（BMI）（kg/m²）			
7		Q_{T3}	骨量			
8		二选一，或以最差项计入评价 Q_{T4}	X线腰椎骨量丢失百分率（%）			
			骨密度T值			

说明
1. 序号5、6、7、8为评价项，多项检测选其一或以最差项计入评价值。
2. 序号4是评价参考项，选择单项检测的，按单项检测值；二项都测的，则按II级得分计入评价项，如不测，则按最差项计入风险值。
3. 评价项每项10分、15分

综合风险系统分析评价结果（C）
（风险值 Q_C）

（二）综合风险系统分析评价判定标准

1.判定条件 检测评价中某一类指标的评价项或相关项检测时，可以多项选一项检测；也可以多项同检，选最差项计入评价项目。详见综合风险系统分析评价表中说明。

2.计分原则

（1）Ⅰ级、Ⅱ级、Ⅲ级评价项风险值差约为等比，即1倍Ⅲ级风险值≈2倍Ⅱ级风险值≈3倍Ⅰ级风险值。

（2）Ⅰ级、Ⅱ级、Ⅲ级相关项（加#项，以下同）风险值差约为等差，即Ⅲ级风险值与Ⅱ级风险值之差≈Ⅱ级风险值与Ⅰ级风险值之差。

（3）量表评价风险值Q_S与检测评价风险值Q_T之和为综合风险系统分析评价结果（风险值Q_C）。

3.计分方法

综合风险系统分析评价结果：$Q_C = Q_S + Q_T$

量表评价中，Q_S风险值计算：

$Q_S = Q_{S1} + Q_{S2} + Q_{S3} + Q_{S4}$

其中：

Q_{S1}是指运动系统（骨骼）亚临床量表评价项，必测项

Q_{S2}是指营养综合状态评价项，必测项

Q_{S3}是指基础运动素质评价项，必测项

Q_{S4}是指神经内分泌影响的代谢状态评价项、基础代谢状态评价项，参考项

检测评价中，Q_T风险值计算：

$Q_T = Q_{T1} + Q_{T2} + Q_{T3} + Q_{T4}$

4.分级及判定标准 依据综合风险评价分级和计分方法，所得到的综合风险系统分析值Q_C，将综合风险系统分析评价分为轻度风险、中度风险、重度风险三个等级，风险依次由低至高，对应风险的三种不同状态。

（1）轻度风险 系统分析评价风险值$5 \leqslant Q_C < 15$。

（2）中度风险 系统分析评价风险值$15 \leqslant Q_C < 30$。

（3）重度风险 系统分析评价风险值$Q_C \geqslant 30$。

第二节　运动系统（关节）亚临床评价

骨关节退行性引起的肿、酸、痛等症状多发于膝、髋、手（远端指间关节、第一腕掌关节）、足（第一跖趾关节、足跟）、脊柱（颈椎及腰椎）等负重或活动较多的关节。

一、运动系统（关节）亚临床的主要表现和影响因素

（一）运动系统（关节）亚临床的主要表现

1.晨僵　晨僵是晨起或关节静止一段时间后关节出现的僵硬感，通常在活动后可缓解。晨僵时间一般数分钟至十几分钟，很少超过半小时。

2.关节摩擦音（感）　关节摩擦音多见于膝关节。由于软骨组织破坏，致使关节表面粗糙，关节活动时出现骨摩擦音（感）。

3.局部关节痛　局部关节的退行性变主要表现为：早期或有间断性隐痛，休息时好转，运动后加重；中期症状可不断加重，出现持续性疼痛；局部关节痛可多发于受累、受冷、受伤关节部位，其关节有压痛，在伴有关节肿胀时尤为明显。通常疼痛在阴冷、潮湿和雨天或受累休息后加重。

4.关节肿大　关节肿大早期为关节周围的局限性肿胀，随症状不断加重，可有关节弥漫性肿胀、滑囊增厚或伴关节积液。后期可在关节部位触及骨赘。

5.关节活动受限　由于关节僵硬、痛感，肌肉及软组织萎缩等引起关节无力活动受限，出现关节活动不灵活、活动范围减小；还可因关节内的游离体或软骨碎片，出现活动时关节的"绞锁"现象。

（二）影响关节生理机能的主要因素

1.年龄和性别因素　骨关节炎可从20岁开始发生，但多数无症状不易发现。随着年龄增长，骨关节炎的患病率增加，女性比男性更多见。国外研究证实，骨关节炎发病率在45～64岁年龄组中，男性占25%，女性占30%；65岁以上的年龄组中，男性上升为58%，女性上升为65%；75岁以上人群，女性高达80%。国内调查也证实，骨关节炎的发生率在59～69岁之间占29%，而在75岁以上人群可占70%以上。

2.内分泌和免疫因素　甲状腺、免疫等功能异常，可引起类似类风湿关节

炎的症状，表现为晨僵、关节软组织肿、触痛、活动受限等，累及部位多见于肩、腕、膝及指关节等，也可引起溶骨性改变及病理性骨折。

3.营养因素　软骨中胶原蛋白含量为59%，蛋白多糖含量为31%。中老年以后，关节软骨营养合成不足、流失加速，造成关节软骨磨损修复不良，中老年人群须重视关节系统营养的补充。

4.运动因素　关节软骨的营养是以关节内的滑液为输送载体。运动使软骨间歇性受压力，刺激滑液在软骨内循环，将营养送至骨细胞，带出了代谢废物等。如果关节长期固定不动，会导致软骨营养代谢不良，进而提早退化。但是，过度运动造成关节的过度负荷或可造成骨节软组织的营养修复与磨损不平衡，至软骨磨损损伤。

运动锻炼出强有力的肌肉可以保持关节稳固。但是高强度的负重锻炼因人而异，包括爬山、爬楼、蹲起、拎重物等。关节外伤史也是骨关节炎发病的重要因素。大多数的膝关节损伤，包括交叉韧带和半月板撕裂是膝骨关节炎的常见病因，高达89%半月板切除后的人群出现骨关节改变。生命在于运动，运动因人而异。

5.遗传因素　遗传因素对骨关节炎的影响可能包括先天性结构异常和缺陷，也包括软骨或骨的代谢异常等。早在20世纪40年代就已认识到，伴有Heber den结节骨关节炎的妇女，其母亲和姐妹患骨关节炎者分别是普通人群的2倍和3倍。最常见的遗传性骨关节炎与HLA-A1B8和HLA-A1B8单倍型及α1-抗胰蛋白酶异构型相关。

6.体重因素　体重是膝骨关节炎发病的一个重要诱因。有研究发现，肥胖女性膝骨性关节炎的发病率是正常体重女性的4倍，而男性则为4.8倍。减肥能明显降低膝骨性关节炎25%~50%的发病率。这主要是因为，肥胖不仅增加了膝关节的负荷，而且肥胖患者更多出现膝关节内翻畸形，导致关节受力不均，负荷多加载在膝关节内侧，引起了软骨的破坏，造成了骨关节炎的多发。

7.环境温度因素　骨关节炎与关节部温度密切相关，寒冷潮湿常常是环境诱因，退行性关节炎常在寒冷季节或受凉后发生、复发或加重。

二、运动系统（关节）量表评价和检测评价

（一）量表评价

表 19-6　运动系统（关节）亚临床评价量表

序号	项目	亚临床状态与得分		
		2分	5分	10分
1	关节隐痛，活动能力下降			
2	休息后起立关节不适（晨僵、磨响、酸胀）			
3	女士45岁前已停经，男士性欲减低			
4	日常运动量（步/日）			
5	基础代谢低、怕冷	《状态量表评价标准细则》详见本书 ［使用说明］		
6	食用动物软骨、筋皮、生洋葱等			
7	体质指数（BMI）（kg/m²）			
8	爬山、爬楼、蹲起、拎重物等			
9	患有痛风、甲状腺等影响代谢与营养利用的病史或使用影响代谢与营养利用的药物			
10	家族及本人骨骼、关节病史			
运动系统（关节）亚临床量表评价结果				

判定说明：

1.注释

偶尔：指4周内，大概每周发生1次（周期性，虽然偶然但是间隔多次出现）

经常：指4周内，每周发生2次及以上（症状表现频繁）

总是：指4周内越来越频繁，最近一周发生4次及以上（趋向严重）

2.评价结果　状态得分越高，表明亚临床风险越高

状态得分25分以上，评价结果为量表三级

状态得分15分以上，评价结果为量表二级

状态得分10分以上，评价结果为量表一级

填表说明：根据近1个月内自身的健康状况和生活习惯，按症状选择对应分数

（二）检测评价

1.生化指标

（1）类风湿因子（RF）　类风湿因子是以变性IgG为靶抗原的自身抗体。类风湿因子的测定，对评价类风湿关节炎具有一定价值。80%以上的类风湿关节炎患者，类风湿因子呈现阳性反应。因此，类风湿因子阳性是诊断类风湿关节炎的

重要血清学标志之一，但不是唯一标志。

（2）血沉（ESR)　骨关节炎或类风湿性关节炎时，血沉常加快。

魏氏法：

＜50岁：男性0～15mm/h，女性0～20mm/h

＞50岁：男性0～20mm/h，女性0～30mm/h

＞85岁：男性0～30mm/h，女性0～42mm/h

儿童：0～10mm/h

（3）C反应蛋白　C反应蛋白（CRP）是指在机体受到感染或组织损伤时，血浆中一些急剧上升的蛋白质（急性蛋白）。风湿性关节炎、骨髓炎、感染性关节炎、反应性关节炎等出现之后，通常会有C反应蛋白的增高。

正常值：成人＜8.2mg/L(免疫扩散或浊度法)。

表19-7　运动系统（关节）检测评价—生化指标

汇总	指标名称	正常范围	亚临床等级划分			关联度（高/低）
			Ⅰ级	Ⅱ级	Ⅲ级	
关节	类风湿因子（IU/ml）	阴性，血清稀释度＜1：10	《生化指标分级评价标准细则》详见本书［使用说明］			中
	血沉（ESR）（mm/h）	＜50岁 男性：0～15；女性：0～20 ＞50岁 男性：0～20；女性：0～30 ＞85岁 男性：0～30；女性：0～42 儿童：0～10				中
	C反应蛋白（mg/L）	成人＜8.2				中

2.生理指标、生物信息指标

（1）X线检查　X线检查是骨关节炎诊断的"金标准"，适合观察受累关节非对称性关节间隙变窄，软骨下骨硬化和（或）囊性变，关节边缘骨赘形成与关节内可见游离体，甚至关节变形等。

（2）核磁共振（MRI）　核磁共振可在软骨发生病理形态学改变之前，及时发现其基质成分变化。从而对膝骨关节炎的软骨损害进行早期诊断，可以作为关节亚临床状态的影像评估工具。

（3）CT　适合观察受累关节间隙狭窄、软骨下骨硬化、囊性变和骨赘增生等。

（4）人体热代谢检测　对有腰腿痛临床症状、可疑腰椎间盘突出患者进行热代谢扫描检查，发现腰椎间盘突出症患者占比52%。对比CT检出率53%，X

线片检出率17%，可见热代谢扫描对腰椎间盘突出症评估优于X线片，与腰椎CT基本吻合。研究提示：人体热代谢检测可作为骨关节亚临床风险无损伤、无辐射、快捷、动态、安全的评估手段之一。

表19-8　热代谢评估规范及热值范围（代谢热值差0.5~1℃）

病变部位	异常表现	发展趋势
颈、腰椎局部	代谢热增高	增生、炎症
颈、腰椎局部	代谢热降低	骨生成减少
关节区域	代谢热增高	关节炎症或损伤
关节区域	代谢热降低	组织退化、尿酸结晶沉积

5.生物电扫描技术　采用生物电扫描技术对脊柱、髋膝关节区域生物活性等检测，可为骨关节生理机能的评估提供重要参考依据。对脊柱、髋膝关节区域生物活性等检测是评价骨关节亚临床重要指标。

表19-9　运动系统（关节）检测评价—生理指标、生物信息指标

汇总	指标名称	正常范围	亚临床等级划分			数据来源	关联度（高/低）
			Ⅰ级	Ⅱ级	Ⅲ级		
关节	颈椎、腰椎、髋、膝关节区域温度变化（正常区域与异常区域的代谢热差）	-0.5℃≤代谢热差值≤0.5℃	《生理、生物信息指标分级评价标准细则》详见本书［使用说明］			人体热代谢检测	高
	脊柱、左右髋膝关节活性值	-20≤N≤20				生物电扫描技术	高
	X线检查	关节结构、软骨形态及间隙等均正常				临床	高
	核磁共振（MRI）	关节结构、半月板形态等均正常				临床	高

三、运动系统（关节）亚临床综合风险系统分析评价

（一）综合风险系统分析评价

运动系统（关节）亚临床状态不适合单一指标或单一设备报告进行评价。通过长期研究，我们结合肌肉骨关节（康奈尔健康指标）等国际公认的经典量表，探索生物信息检测手段，吸收临床生理生化等分析、检测手段，尝试建立运动系统（关节）亚临床综合风险系统分析评价方法。

表19-10　运动系统（关节）亚临床综合风险系统分析评价

序号	种类	风险值	评价要素	亚临床状态分级		
				I级 2分	II级 6分	III级 10分
1	量表评价（S）（Q_S=40分）n=4	Q_{S1}	运动系统（关节）亚临床评价量表	一级	二级	三级
2		Q_{S2}	营养综合状态	二级	三级	四级、五级
3		Q_{S3}	基础运动素质	二级	三级	四级、五级
4		二选一，或以最差项计入评价 Q_{S4}	神经内分泌影响的代谢状态	I级	II级	III级
			基础代谢状态	I级	II级	III级
		风险值		5分	10分	15分
5	检测评价（T）（生理、生化、生物信息指标）（Q_T=60分）n=4	二选一，或以最差项计入评 Q_{T1}	类风湿因子（IU/ml）	《综合风险系统分析评价标准细则》详见本书[使用说明]		
6			C反应蛋白（mg/L）			
		Q_{T2}	体质指数（BMI）（kg/m²）			
7		二选一，或以最差项计入评价 Q_{T3}	脊柱、左右髋关节生物活性值			
			颈椎、腰椎、髋、膝关节区域温度变化（正常区域与异常区域的温热差）			
8		Q_{T4}	X线检查			
		风险值		5分	10分	15分

说　明
1.序号5、6、7、8为评价项，多项检测选其一或以最差项计入评价
2.序号4是评价参考项，选择单项检测的，按单项计入风险值；二项都测的，按最差项计风险值；如不测，则按II级得分计入评价项
3.评价项每项风险值计10分，15分

综合风险系统分析评价结果（C）
（风险值 Q_C）

（二）综合风险系统分析评价判定标准

1.判定条件 检测评价中某一类指标的评价项或相关项检测时，可以多项选一项检测；也可以多项同检，选最差项计入评价项目。详见综合风险系统分析评价表中说明。

2.计分原则

（1）Ⅰ级、Ⅱ级、Ⅲ级评价项风险值差约为等比，即1倍Ⅲ级风险值≈2倍Ⅱ级风险值≈3倍Ⅰ级风险值。

（2）Ⅰ级、Ⅱ级、Ⅲ级相关项（加#项，以下同）风险值差约为等差，即Ⅲ级风险值与Ⅱ级风险值之差≈Ⅱ级风险值与Ⅰ级风险值之差。

（3）量表评价风险值Q_S与检测评价风险值Q_T之和为综合风险系统分析评价结果（风险值Q_C）。

3.计分方法

综合风险系统分析评价结果：$Q_C=Q_S+Q_T$

量表评价中，Q_S风险值计算：

$Q_S=Q_{S1}+Q_{S2}+Q_{S3}+Q_{S4}$

其中：

Q_{S1}是指运动系统（关节）亚临床量表评价项，必测项

Q_{S2}是指营养综合状态评价项，必测项

Q_{S3}是指基础运动素质评价项，必测项

Q_{S4}是指神经内分泌影响的代谢状态评价项、基础代谢状态评价项，参考项

检测评价中，Q_T风险值计算：

$Q_T=Q_{T1}+Q_{T2}+Q_{T2}+Q_{T4}$

4.分级及判定标准 依据综合风险评价分级和计分方法，所得到的综合风险系统分析值Q_C，将综合风险系统分析评价分为轻度风险、中度风险、重度风险三个等级，风险依次由低至高，对应风险的三种不同状态。

（1）轻度风险 系统分析评价风险值$5 \leqslant Q_C < 15$。

（2）中度风险 系统分析评价风险值$15 \leqslant Q_C < 30$。

（3）重度风险 系统分析评价风险值$Q_C \geqslant 30$。

第二十章　免疫系统亚临床评价

概　述

免疫系统是机体"自我识别，排除异己，稳定自身"的一个复杂的生理性保护系统。

免疫系统由免疫器官（骨髓、脾脏、淋巴结、扁桃体、小肠集合淋巴结、阑尾、胸腺等）、免疫细胞（淋巴细胞、单核吞噬细胞、中性粒细胞、嗜碱粒细胞、嗜酸粒细胞、肥大细胞、血小板因为血小板里有IGG）等）以及免疫分子（补体、免疫球蛋白、干扰素、白细胞介素、肿瘤坏死因子等细胞因子等）组成。免疫器官又可分为中枢免疫器官和外周免疫器官。中枢免疫器官包括骨髓、胸腺，是免疫细胞产生、分化、发育和成熟的场所；外周免疫器官包括脾、淋巴结和黏膜相关的淋巴组织，是成熟免疫细胞定居、产生免疫应答的场所。人体的免疫系统由淋巴器官、淋巴组织以及免疫细胞借助血液和淋巴循环相互联系而组成的功能系统。

机体免疫系统通过识别"自身"与"非己"，清除病原微生物等抗原性异物的一系列生理过程被称作免疫应答。根据种系和个体免疫系统的发育过程，以及免疫细胞对抗原性异物的识别特点和效应机制，可将免疫应答分为固有免疫和适应性免疫两种类型。固有免疫又称天然免疫或非特异性免疫，经遗传获得与生俱有，是机体在长期种系发育和进化过程中逐渐形成的天然防御功能。对各种侵入的病原体或其他抗原性异物可迅速应答产生非特异免疫作用。同时，在特异性免疫应答的各个阶段也起重要作用。适应性免疫又称获得性免疫或特异性免疫，是机体接受病原微生物等抗原性异物刺激后产生的，只对相应特定病原体等抗原性异物起作用，使之从体内清除的防御功能。

免疫系统具有免疫防御、免疫自稳、免疫监视三大功能。免疫防御功能可以抵抗外界病原体的入侵，清除入侵病原体和其他有害物质，防止疾病发生，维护人体健康；免疫自稳功能可以及时清除人体内衰老、死亡、损伤的细胞，维持免疫系统内环境的稳定；免疫监视功能可以随时识别和清除人体内产生的异常细胞。

　　人体的免疫系统在维护人体的完整性、防御病原微生物的侵袭中起着重要作用。当免疫系统的生理功能发生异常、失调、发育有缺陷或免疫细胞发生恶变时，可导致疾病。如变态反应、自身免疫病、免疫缺陷病或肿瘤等。各种原因使免疫系统不能正常发挥保护作用，在此情况下，极易招致细菌、病毒、真菌等感染，人类绝大多数疾病的发病机理涉及免疫功能。免疫系统生理状态波动时，可引起生理机能相关指标的变化。这些变化在免疫系统发生异常已开始有所表现。因此，我们利用这些提前变化的指标，可以进行科学评价早期预警，这对免疫系统亚临床状态的早发现和早干预具有重要价值。

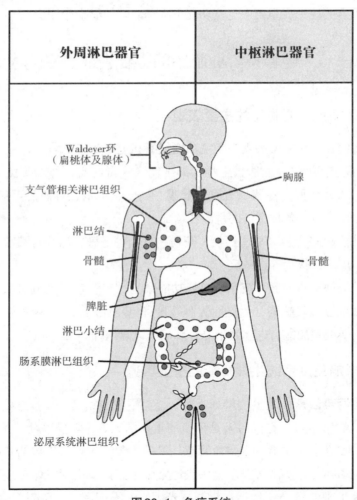

图20-1　免疫系统

　　免疫系统状态受人体营养综合状态、基础运动素质状态、神经内分泌影响的代谢状态、基础代谢状态等影响广泛且深远。这些是导致免疫功能异常的重要且复杂的因素，必须给予高度关注。

　　本章分析了免疫系统亚临床的主要表现以及影响免疫系统生理机能的主要因素，针对免疫系统亚临床状态的典型症状表现，通过风险量表评价，结合对免疫系统亚临床状态关联度比较高的生理、生化、生物信息指标的检测评价，最后完成综合风险系统分析评价，依据评价结果判定免疫系统亚临床状态等级。

　　本章重点关注免疫系统中免疫功能下降和缺陷的亚临床评价。

第一节　免疫系统亚临床的主要表现与影响因素

一、免疫系统亚临床的主要表现

　　免疫系统亚临床主要表现为免疫功能低下和免疫功能缺陷。

　　生活环境中存在着各种微生物，如细菌、病毒、支原体、真菌等病原体，它们可通过人体皮肤、黏膜、五官、呼吸、消化、生殖、排泄甚至伤口侵入人体。免疫力低下时，各种感染的危险在增加。

　　免疫功能缺陷容易对某些药物、花粉、食物等过敏，出现打喷嚏、流眼泪、脸部瘙痒、皮疹、腹泻等过敏反应。

　　免疫功能缺陷可导致免疫系统自稳功能紊乱，如引起1型糖尿病、类风湿性关节炎、系统性红斑狼疮、免疫性贫血等自身免疫性疾病。当免疫功能异常时，机体清除突变细胞的能力也随之下降，肿瘤等风险增加。

二、影响免疫系统生理机能的主要因素

　　1.环境污染因素　　烟尘污染如吸烟、生活、交通、工厂、焚烧、建筑等环境污染及自然风尘等。空气污染是环境的重要污染之一。空气污染影响着免疫系统功能、呼吸系统功能、心脑血管意外等的发生。生物污染包括细菌、病毒、真菌、原生动物、寄生虫等。生物污染通常带来感染，削弱机体免疫系统功能。此外，环境带来的污染还包括水污染、光污染、噪声污染、辐射污染等。这些

污染都可能直接或间接影响免疫系统功能。

2.药物、化学、杀虫药污染因素　药物、化学清洁剂、杀虫药、化工污染等日趋广泛，导致化学性肝损伤、药物中毒、农药残留、生物生化物残留等都对免疫功能造成影响。许多癌症患者的死因与药物的化学副作用有关。有研究认为，大约有30%的心脑血管病患者的死亡与药物的毒副作用有关。

3.益生菌因素　消化道是微生物入侵人体的途径之一。人体合理的消化道菌群包括菌群种类和比例的合理。健康的菌群在消化道黏膜上有序地黏附和繁殖，犹如一层生物保护膜，有效地阻碍进入的致病微生物的侵入和黏附。肠道菌群在健康人体中是相对稳定的，这种稳定性是相对的动态平衡。同时，消化道菌群、呼吸道菌群、泌尿生殖道菌群相互干扰、感染、促进，并形成相对的动态平衡，维持着健康。但这种平衡往往会被多种因素打破，如抗生素、某些化学药物、疲劳、紧张、不洁饮食、饮食种类与习惯等。菌群的种类与数量发生明显的改变，称为菌群失调。菌群失调可能引起有害菌繁殖或离开原定居的部位，扩散到身体其他部位，广泛引起各种健康问题。如消化系统、呼吸系统、泌尿生殖系统及神经、内分泌、免疫功能易感或紊乱等。

4.运动因素　运动可促进免疫体液、细胞等在体内的流动更新及代谢。从而影响身体及各个部位的免疫力。坚持有氧运动，可增强包括心肺功能在内的各系统生理机能，改善循环代谢，促进营养物质的输送、代谢废物排除。此外，运动促进淋巴系统循环，缓释精神压力，有助于提高人体自身的免疫力。但若运动过度，也可产生精神压力、过度疲劳、营养缺乏、内分泌紊乱、抵抗力下降等，激烈疲劳的运动后容易感冒就是这个原因。

5.温度因素　人体自身时刻进行着温度调节。体温的变动影响人体代谢、循环、内分泌与免疫功能。当外界温度变化过于剧烈，超出人体适应的温度区间时，免疫系统的调节能力降低，生理平衡紊乱，免疫监督、清除功能降低或紊乱，各种疾病也随着发生。血液循环差的部位，温度调节能力也差，如皮肤、关节、消化系统、呼吸系统等。

6.心理因素　心态影响健康，积极乐观的心态是增强免疫力的重要因素。许多人患病都与长期的不良心态有关。大量研究证明，心情（喜、怒、忧、思、愁、恐、惊）对免疫功能有十分明显的影响。情绪兴奋时，肾上腺素分泌减少，人体肌肉放松，使外周淋巴循环增强，免疫体液、细胞增多使免疫力增强。在食管癌普查中发现，病患中有55.6%的人患有忧虑、急躁的情绪状态。另一统计资料揭示，72%的癌症病人发病前有过情绪危机。

人体对各种病症的抵抗力，会受到心理情绪因素的影响。神经－内分泌－免疫网络是体内一个庞大的调节网络，它们之间通过神经递质、内分泌激素、免疫分子及免疫因子存在广泛的联系。如肾上腺素在紧张状态中起重要的调节作用，同时影响改变一些免疫细胞的活动，持续的紧张状态必然导致过分的压力乃至精疲力尽，长期的过度紧张可导致炎症和肾上腺皮层萎缩、脾脏和淋巴结损伤。因此，长期处于紧张状态的人易出现感染疾病。

7.膳食因素　不均衡的膳食可造成人体营养失衡或营养不良。体内蛋白质、不饱和脂肪酸、矿物质、维生素等营养不良，将显著影响免疫能力。脂肪、糖等的不当摄入造成的肥胖，或饥饿消瘦都将影响免疫能力。食品添加剂、防腐剂、色素、各类香精、稳定剂等无营养的物质成分，有些可能影响免疫能力。不洁饮食和不良烹调方法也可能影响免疫能力。6大类42种必需营养素中任何一种营养的经常性缺乏都会影响免疫力，导致反复生病和长期的疾病不愈。

8.食物不耐受因素　食物不耐受是一种复杂的免疫变态反应。不耐受是免疫系统对进入人体内的某些食物或成分产生过度的保护性免疫反应，引起机体相应组织器官发生炎症反应，引起一系列的临床、亚临床症状或疾病。由于食物不耐受来源复杂且因人而异，有些症状隐蔽或起病缓慢，通常不易分辨和查找，但却是需要引起注意的。

9.睡眠因素　睡眠不足会影响免疫、神经、内分泌、消化、呼吸和心血管等几乎所有生理系统。研究显示，睡眠不足时，自然杀伤细胞和淋巴细胞的活性会降低。仅一夜未眠，就可使自然杀伤细胞的活性降低约30%。在睡眠周期与免疫力之间存在协调的关系，充足的睡眠是指24小时的睡眠不应少于6小时。睡眠长期少于6小时或多于8小时，都会对健康不利。不规律晚睡、频繁调整生物钟对健康的危害尤其严重。长期熬夜可使睡眠规律发生紊乱，导致免疫力下降或免疫功能紊乱。

第二节　免疫系统亚临床量表评价和检测评价

一、免疫系统亚临床量表评价

表20-1　免疫系统亚临床评价量表

序号	项　目	亚临床状态与得分		
		2分	5分	10分
1	细菌、病毒感染，腹泻、呼吸道、泌尿生殖道炎症（次/年）			
2	体质指数（BMI）（kg/m²）			
3	生活工作环境存在空气、化学、生物污染			
4	肉蛋豆制品、果蔬等食物种类和数量（种/5天）			
5	便秘、口渴			
6	生活无规律，饮食、睡眠质量差	《状态量表评价标准细则》详见本书［使用说明］		
7	缺少1小时户外阳光活动（每天）			
8	心理压力大，失眠、熬夜			
9	神经内分泌失调、湿疹、哮喘、淋巴结肿大、自身免疫性疾病、感冒等病史或服用内分泌调节、抗菌、消炎、放化疗等药物			
10	家族及本人过敏、不耐受病史			
免疫系统亚临床量表评价结果				

判定说明：

1.注释

　　偶尔：指4周内，大概每周发生1次（周期性，虽然偶然但是间隔多次出现）

　　经常：指4周内，每周发生2次及以上（症状表现频繁）

　　总是：指4周内越来越频繁，最近一周发生4次及以上（趋向严重）

2.评价结果　状态得分越高，表明亚临床风险越高

　　状态得分25分以上，评价结果为量表三级

　　状态得分15分以上，评价结果为量表二级

　　状态得分10分以上，评价结果为量表一级

填表说明：根据近1个月内自身的健康状况和生活习惯，按症状选择对应分数

二、免疫系统亚临床检测评价

（一）生化指标—体液免疫检测

1.免疫球蛋白 免疫球蛋白（Ig）是指具有抗体活性的和与抗体化学结构相似的球蛋白，存在于血液、体液、外分泌液及部分细胞的表面。Ig分为5类，即IgG、IgA、IgM、IgD和IgE。

2.免疫球蛋白IgG 血清IgG在整个免疫球蛋白中含量最多，约占血清中免疫球蛋白总量的70%～75%。其中40%～50%分布于血清中，其余分布在组织中。血清中80%的抗细菌、抗病毒、抗毒素抗体属于IgG。

血清IgG增多，见于多发性骨髓瘤、淋巴瘤、转移性肿瘤、慢性活动性肝炎、类风湿性关节炎、慢性化脓性感染、亚急性细菌性心内膜炎等。

血清IgG降低，见于低丙种球蛋白血症、霍奇金病、淋巴肉瘤、剥脱性皮炎、肾病综合征、恶性贫血、胃肠道疾病等。

【正常值】单相免疫扩散或免疫比浊法：成人，8～15g/L。

3.免疫球蛋白IgA 血清IgA分为血清型和分泌型。血清型IgA约占血清Ig总量的10%～15%，具有一定抗感染免疫作用。

血清IgA增高，常见于慢性肝病、亚急性或慢性感染性疾病（如结核、真菌感染等）、自身免疫性疾病（如SLE、类风湿性关节炎）、囊性纤维化、家族性嗜中性粒细胞减少症、乳腺癌、IgA肾病、IgA骨髓瘤等。

血清IgA降低，常见于遗传性或获得性抗体缺乏症、免疫缺陷病、选择性IgA缺乏症、无γ—球蛋白血症、蛋白丢失性肠病、烧伤等。抗IgA抗体现象，免疫抑制剂治疗，妊娠后期等。

【正常范围】单相免疫扩散法或免疫比浊法：成人，0.9～3g/L。

分泌型IgA主要存在于呼吸道、消化道、泌尿生殖道黏膜表面，以及乳汁、唾液和泪液等外分泌液中，是参与黏膜局部免疫的主要抗体。当呼吸道受感染或接受气雾疫苗免疫时，呼吸道中的IgA显著升高。血清IgA增高常见于原发性胆汁性肝硬化、胆道阻塞、急性病毒性肝炎、慢性肝实质病变和酒精性肝硬化。

4.免疫球蛋白IgM 血清IgM（mIgM）为单体IgM，表达于B细胞表面，是B细胞抗原受体（BCR）。血清型IgM具有高效抗感染免疫作用，其杀菌、溶菌、溶血、促吞噬及凝集作用比IgG高500～1000倍，因此，IgM在机体的早期免疫防御中占有重要地位。在个体发育过程，IgM是出现最早的Ig；脐带血IgM升高，提示胎儿宫内感染。当机体受到抗原刺激后，IgM也是最早出现的抗体。

血清IgM升高，提示近期发生感染。天然血型抗体（凝聚素）为IgM。血清IgM升高常见于胎儿宫内感染，新生儿T症群，慢性或亚急性感染，疟疾，传染性单核细胞增多症，支原体肺炎，肝病，结缔组织疾病，巨球蛋白血症，无症状性单克隆IgM病等。

血清IgM降低，常见于遗传性或获得性抗体缺乏症，混合性免疫缺陷综合征，选择性IgM缺乏症，蛋白丢失性肠病，烧伤，抗Ig抗体综合征（混合性冷球蛋白血症），免疫抑制剂治疗等。

【正常值】单相免疫扩散法或免疫比浊法：成人，0.5～2.5g/L。（测定值因标准品制备不同而变化）。

5. 免疫球蛋白IgE　正常人血清中IgE含量极低。

血清IgE升高，主要见于过敏性疾病及免疫性疾病，如特发性喘息、鼻炎、变应性皮炎、寄生虫感染、急慢性肝炎、肝硬化、原发性肝癌、SLE、类风湿性关节炎等。

血清IgE降低，主要见于恶性肿瘤晚期、无 γ 一球蛋白血症等。

【正常值】放射免疫吸附法：成人，0.0001～0.0009g/L。

6. 免疫球蛋白IgD　血清免疫球蛋白D(IgD)含量很低，可作为膜受体存在于B细胞表面，其作用可能是参与启动B细胞产生抗体，其功能也与某些自身抗体和抗毒素抗体有关，如抗核抗体、抗基底膜抗体、抗甲状腺抗体、抗白喉类毒素抗体、破伤风类毒素抗体有关。

血清IgD升高，常见于多发性高IgD血症、慢性感染性疾病（结核、麻风、骨髓炎、化脓性皮肤病）、Kwashiorkor（夸希奥科病、恶性营养不良）、特异反应性疾病、部分原发性免疫缺陷病（高IgM血症、伴免疫球蛋白缺乏症、IgA单独缺乏症）、周期性发热（2～12年）等。

血清IgD降低，常见于IgD缺乏的家族（常染色体异常）、IgD、IgA、IgM免疫球蛋白减少为原发性免疫功能缺陷症（新生儿的一过性低 γ-球蛋白血症、婴儿无 γ-球蛋白血症）、重症复合性免疫功能缺陷症（SCID）、Good综合征等。

【正常值】ELISA法、RID法(放射免疫扩散法)：成人, 0.001 ~ 0.004g/L。(注：具体参考值请根据各实验室而定)

7.血清总补体溶血活性（CH50）及血清C3、血清C4测定

（1）血清总补体溶血活性（CH50）　CH50所反映的是补体九种成分（C1-C9）的综合水平。补体并不随机体的免疫反应增加而升高，只有在疾病情况下，才出现波动。机体发生炎症时，CH50可以增高，但在多种自身免疫性疾患和变态反应性疾患，CH50往往下降。因此，动态观察CH50的变化，对这一类疾病的诊断、病因研究及预后判断有重要意义。

（2）补体C3　C3是补体系统中含量最多、最重要的一个组分，它是补体三条主要激活途径的中心环节，有着重要的生物学功能。C3降低，主要见于免疫复合物引起的肾炎、系统性红斑狼疮、反复性感染、皮疹、肝炎、肝硬化、关节疼痛等；C3增高，见于各种传染病及组织损伤和急性炎症、肝癌等。正常参考范围，免疫溶血法：为0.8 ~ 1.5g/L。

（3）补体C4　C4是补体经典激活途径的一个重要组分，它的测定有助于SLE等自身免疫性疾病诊断、治疗和病因探讨。C4含量降低，常见于自身免疫性慢性活动性肝炎、SLE、多发性硬化症、类风湿性关节炎等；C4含量升高，常见于各种传染病、急性炎症、组织损伤、风湿热的急性期、结节性动脉周围炎、皮肌炎、心肌梗死、Reiter综合征、各种类型的多关节炎等。正常参考范围：免疫溶血法，0.2 ~ 0.6g/L。

（二）生化指标—食物不耐受检测

近年来，食物不耐受检测在欧洲各国普遍开展。2004年进入中国，在国内多家大中型医院迅速得到普及。据统计，人群中有高达50%以上的人对某些食物有不同程度的不良反应。婴儿与儿童的发生率比成人高。多数食物不耐受的患者，表现为胃肠道症状和皮肤反应，不同的人对于同一种食物不耐受可能出现极不相同的症状。

英国YORK营养学实验室在对2567个疑有食物不耐受的人进行检测分析后，发现食物不耐受可引起各系统出现慢性症状，其中胃肠道症状占44%，皮肤症状占16%，神经症状占12%，呼吸系统症状占10%，肌肉骨骼症状占7%。

食物不耐受与典型的食物过敏不同，食物不耐受可发生于各个年龄段，很多人可能会同时对3种左右的食物存在不耐受现象，引起免疫系统的功能下降，导致一系列疾病和症状的发生、恶化。如哮喘、湿疹、偏头痛、肠易激惹综合征、关节炎和亚临床状态等，均可能与食物不耐受有关，不耐受症状多在进食不耐受的食物数小时或数天后发生。食物不耐受与 IgG 有关，还可能与 IgA 抗体有关。IgG 可能是导致迟发型食物过敏的最初因素，对一种特殊食物产生大量的 IgG 抗体表明对食物长期的慢性敏感或者不耐受。大部分的食物过敏属于迟发性反应，短则1小时长则3天，可以发生在身体的呼吸系统、消化系统、皮肤等等任何地方，所以检测起来比较困难。迟发性食物过敏反应可以认为是消化道无法阻止半消化状态的成分进入了血液。IgE 抗体介导的是快速的免疫反应，被认为与食物过敏相关。食物过敏发病快，症状明显，属于急性病，在日常生活中容易引起人们的关注。而食物不耐受症状比较隐蔽，属于慢性病或亚临床状态，人们通常容易忽视它的存在，被称为人体健康的隐形"杀手"。

常见的不耐受食物包括：牛奶、鸡蛋、小麦、玉米、坚果、大豆和贝类等。目前，可作出对蔬菜、肉类和水果等90余种食物的检测。通常做的食物不耐受14项检测包括：牛肉、鸡肉、鳕鱼、玉米、螃蟹、鸡蛋、蘑菇、牛奶、猪肉、大米、虾、大豆、西红柿和小麦。此组合是根据大量流行病学统计数据得出的结果。

采用酶联免疫吸附法（ELISA）进行测试，检测只需抽取1毫升血液。抽血前可正常饮食无需特殊要求，3小时后可得到结果。该测试结果能显示受检者是否对某种食物不耐受以及不耐受程度（轻度、中度或重度）。可据此给出正确的饮食建议。

食物不耐受检测可及时提示、阻断不耐受食物对机体的免疫损伤，提早预警，帮助不耐受人群回避风险。

食物不耐受与传统意义上的食物过敏在发病机理、发病特点、发病时间以及发病几率等方面都有很大的区别。食物不耐受与食物过敏的区别，详见下表。

表20-2　食物不耐受与食物过敏比较

项目	食物不耐受	食物过敏
作用机制	IgG介导，与IgA有关	IgE介导
发作特点	迟发	速发
发病时间	进食不耐受食物2～24小时后出现反应	进食敏感食物后2小时内发病
食物种类	可能涉及多种食物	很少超过2种食物
激发试验	进食大量食物方可诱发症状，少量进食可能不会引起症状	即是微量食物也可能引发危及生命安全的严重过敏反应
诊断难易	由于起病隐匿，涉及食物较多，患者难以自我发现不耐受食物	由于发作迅速，患者很容易自我发现敏感食物
发生几率	50%	1.5%
发病人群	各年龄段的人群都很常见	主要见于儿童，成人相对较少

（三）生理、生物信息指标

1.生物电扫描技术　生物电扫描技术可观察胸腺、淋巴系统生物活性，身体各部位淋巴结的活性反应情况。胸腺及淋巴系统活性降低，提示T淋巴细胞流动减少，B淋巴细胞及免疫球蛋白降低。氧化自由基是评价机体老化的参数，自由基偏高，提示受测者易衰老、易导致慢性病。同时，氧化自由基也间接反映了免疫系统受影响的程度。氧化压力可以通过ONOOH（过氧亚硝酸自由基）、NO（一氧化氮自由基）、H_2O_2（过氧化氢自由基）、O_2-（超氧阴离子）、OH-（羟自由基）等表达。自由基正常参考值为$N \leq 10$。

采用生物电扫描技术对642人进行健康风险筛查，经统计分析：免疫系统亚临床检出率为77.1%（495/642），与筛查表（自觉有与免疫相关的不适症状）的符合率为81.26%。结果显示，生物电扫描技术对免疫系统亚临床风险评价是有效的检测方法。

2.超倍生物显微系统　观察活血片红细胞形态大小结构、白细胞等免疫细胞运动、血小板胆固醇聚集情况等，干血片根据八分图活性氧毒性物（ROTs）所在的位置判断异常所在部位，可辅助判断机体免疫情况。

采用超倍生物显微系统检测对67人进行风险筛查，经统计分析：免疫系统亚临床检出率与筛查表（自觉有与免疫相关的不适症状）的符合率为80.6%。结果提示，超倍生物显微系统检测技术对免疫系统亚临床风险评价是有效的检测方法。

3.人体热代谢检测　脊柱热辐射降低与人体免疫力下降有明显的对应关系。正常健康人（未手术过）的脊柱热源是先起于腰骶中部，随着计算机断层扫描的层层深入，沿着动脉自下而上的方向笔直延伸至上胸椎和颈椎。如果脊柱骶部的热源图像显示不上升、热源断裂、中央镂空、从上而下等，提示机体的免疫水平轻中度下降；若脊柱热源消失，提示免疫机能可能严重异常。

4.脊柱热源图像显示

（1）脊柱热源出现时，放大热源，观察形态、连接速度、走向是否有缺失或间断，测量上、中、下段代谢值。

（2）观察脊柱上端热值低于下端0.3℃以上，脊柱下端热值高于上段1.0℃时，提示严重的免疫功能低下。

（3）脊柱热源缺失或间断不连为免疫力下降。

采用人体热代谢检测对113人进行健康风险筛查，经统计分析：免疫系统亚临床检出率与筛查表（自觉有与免疫相关的不适症状）的符合率为75.2%（85/113）。结果提示，热代谢检测对免疫系统亚临床风险评价是有效的检测方法。

第三节　免疫系统亚临床综合风险系统分析评价

一、综合风险系统分析评价

免疫系统亚临床不适合单一指标或单一设备报告进行评价。通过长期研究，我们结合国际公认的自测量表，吸收医学观察检测仪器与技术及生化检测指标，探索生物信息技术多种分析、检测手段，尝试建立免疫系统亚临床综合风险系统分析评价方法。

表20-3　免疫系统亚临床综合风险系统分析评价表

序号	种类	风险值	评价要素	亚临床状态分级		
				Ⅰ级（加#2分）5分	Ⅱ级（加#5分）10分	Ⅲ级（加#10分）15分
1	量表评价（S）（Q_S=45分）n=4	Q_{S1}	免疫系统亚临床评价量表	一级	二级	三级
2		Q_{S2}	营养综合状态	二级	三级	四级、五级
3		Q_{S3}	神经内分泌影响的代谢状态	Ⅰ级	Ⅱ级	Ⅲ级
4		二选一，或以最差项计入评价 Q_{S4}	基础代谢素质	二级	三级	四级、五级
			基础代谢状态	Ⅰ级	Ⅱ级	Ⅲ级
5	检测评价（T）（Q_T=55分）（n=4）（生理、生化、生物信息指标）	以最差项计入评价 Q_{T1}	血清免疫球蛋白IgG（g/L）	《综合风险系统分析评价标准细则》详见本书［使用说明］		
			血清免疫球蛋白IgA（g/L）			
			血清免疫球蛋白IgM（g/L）			
			血清免疫球蛋白IgD（g/L）			
6		以最差项计入评价 Q_{T2}	血清C3（g/L）			
			血清C4（g/L）			
7		以最差项计入评价 Q_{T3}	胸腺活性值			
			淋巴结活性值			
			甲状腺活性值			
8#		Q_{T4}	基础代谢降低或升高的比例			

说明

1.序号5、6、7为评价项，多项检测，以最差项计入评价；序号8为相关项
2.序号4是评价参考项，选择单项检测的，按单项计算风险值；二项都检测的，按最差项风险值；如不测，则按Ⅱ级评分计入评价项值；如不测，则按Ⅱ级得分计入评价项，每项风险值计10分，每项标记相关项，其余评价项每项15分
3.加#号标记为相关项

综合风险系统分析评价结果（C）（风险值Q_C）

二、综合风险系统分析评价判定标准

1.判定条件 检测评价中某一类指标的评价项或相关项检测时，可以多项选一项检测；也可以多项同检，选最差项计入评价项目。详见综合风险系统分析评价表中说明。

2.计分原则

（1）Ⅰ级、Ⅱ级、Ⅲ级评价项风险值差约为等比，即1倍Ⅲ级风险值≈2倍Ⅱ级风险值≈3倍Ⅰ级风险值。

（2）Ⅰ级、Ⅱ级、Ⅲ级相关项（加#项，以下同）风险值差约为等差，即Ⅲ级风险值与Ⅱ级风险值之差≈Ⅱ级风险值与Ⅰ级风险值之差。

（3）量表评价风险值 Q_S 与检测评价风险值 Q_T 之和为综合风险系统分析评价结果（风险值 Q_C ）。

3.计分方法

综合风险系统分析评价结果：$Q_C=Q_S+Q_T$

量表评价中，Q_S 风险值计算：

$Q_S = （Q_{S1}+Q_{S2}+Q_{S3}+Q_{S4}）\times 3/N$

其中：

Q_{S1} 是指免疫系统亚临床量表评价项，必测项

Q_{S2} 是指营养综合状态评价项，必测项

Q_{S3} 是指神经内分泌影响的代谢状态评价项，必测项

Q_{S4} 是指基础运动素质评价项、基础代谢状态评价项，参考项

N是量表评价项的数量，N=4

检测评价中，Q_T 风险值计算：

$Q_T =Q_{T1}+Q_{T2}+Q_{T3}+Q_{T4}$

4.分级及判定标准 依据综合风险评价分级和计分方法，所得到的综合风险系统分析值 Q_C ，将综合风险系统分析评价分为轻度风险、中度风险、重度风险三个等级，风险依次由低至高，对应风险的三种不同状态。

（1）轻度风险 系统分析评价风险值 $5 \le Q_C < 15$ 。

（2）中度风险 系统分析评价风险值 $15 \le Q_C < 30$ 。

（3）重度风险 系统分析评价风险值 $Q_C \ge 30$ 。

第二十一章 中枢神经及周围神经系统亚临床评价

概　述

　　神经系统由中枢神经系统和周围神经系统组成。中枢神经系统包括大脑、小脑、脑干和脊髓等组成。周围神经系统可分为躯体神经系统和自主神经系统（内脏神经系统）。人体内各系统和器官的功能活动，都是在神经系统的调控下完成的，如人的运动、五官功能、本能行为、内脏活动、睡眠觉醒、情绪、学习记忆、语言认知功能等。神经系统是体内最重要的调节系统。

　　脑包括神经控制的各个中枢。大脑皮层上的沟回是高级神经活动的基础。人的智力与大脑沟回皱褶多少有关，大脑的沟回越明显，皱褶越多，智力水平越高。大脑包括左、右两个半球及连接两个半球的中间部分，即第三脑室前端的终板等组成。大脑各叶的位置、结构和主要功能如下。

　　1.额叶　负责思维、计划，与个体的需求和情感相关。

　　2.顶叶　响应疼痛、触摸、品尝、温度、压力的感觉，该区域也与数学和逻辑相关。

　　3.颞叶　负责处理听觉信息，也与记忆和情感有关。

　　4.枕叶　负责处理视觉信息。

　　5.岛叶　主要与内脏感觉有关。

　　6.边缘系统　与记忆有关，在行为方面与情感有关。

　　人类的大脑皮层有两个半球，在功能划分上，大体上是左半球支配右半身，右半球支配左半身。在区域的分布上，两半球并不完全相同，其中布氏语言区与威氏语言区，只分布在左半球，其他各区则两半球都有。两半球相对的神经中枢彼此配合，发生交叉作用；其功能通过神经递质来完成。多种损伤因素均可通过影响脑的能量代谢导致脑的结构和功能出现异常。

　　此外，下丘脑是大脑皮层下调节内脏活动的高级中枢，它把内脏活动与其他生理活动联系起来，具有调节体温、摄食、水平衡、内分泌腺活动、生物节律和情绪反应等重要生理功能（图21-1，图21-2）。

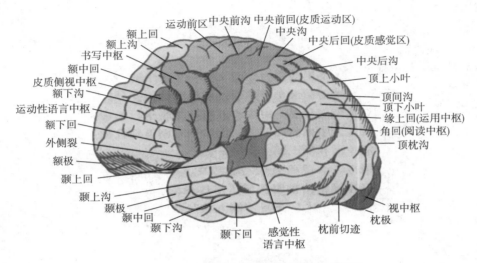

图21-1　左侧大脑半球外侧面结构及功能区

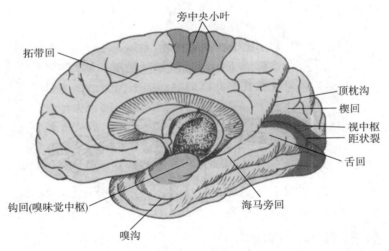

图21-2　右侧大脑半球内侧面结构及功能区

　　躯体神经系统又称动物神经系统，这部分的神经可以通过意识加以控制，又被称为随意神经系统。躯体神经系统的感觉神经纤维可将身体各部分的感觉器官所搜集到的视觉、嗅觉、味觉、触觉等资讯传送到大脑或脊髓，而运动神经纤维则负责将中枢神经系统所下达的命令传到骨骼肌以产生所需的运动（图21-3）。

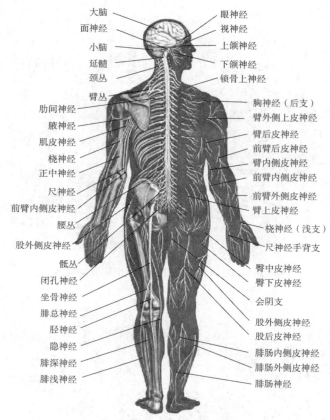

图21-3　躯体神经系统图

　　自主神经（内脏神经）又根据其功能分为交感神经和副交感神经。自主神经主要分布于内脏、心血管和腺体，管理身体的感觉和运动。多数心身疾病均发生在自主神经（内脏神经、植物神经）支配的器官上。自主神经功能紊乱也称神经官能症。自主神经功能失调是一种非器质性精神障碍的功能性疾病，根据个人不同的表现症状和不同情况，产生的反应症状也不相同（图21-4）。

　　交感与副交感神经共同控制与调节内脏器官，主要包括：心脏、血管、胃、肠活动状态，调控外部腺体，主要包括：唾液、泪液、汗腺及内分泌腺（主要包括：肾上腺、甲状腺）等的活动。如焦虑时，调控消化道蠕动减弱，消化液分泌被抑制；愤怒时，调控肾上腺激素分泌增加，心血管活动加速，血压、血糖升高，皮温升高；恐惧时，调控外周血管收缩，面色苍白，咽、口发干，皮温下降，出冷汗等。

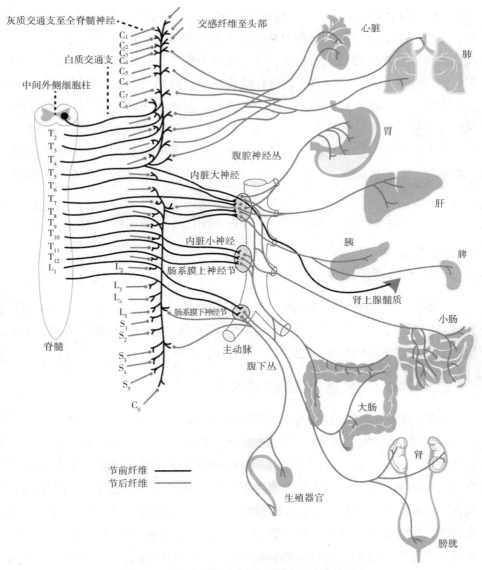

灰质交通支至全脊髓神经

交感纤维至头部

心脏

肺

C_1
C_2
C_3
C_4
C_5
C_6
C_7
C_8

白质交通支

中间外侧细胞柱

胃

T_2
T_3
T_4
T_5
T_6
T_7
T_8
T_9
T_{10}
T_{11}
T_{12}
L_1

腹腔神经丛

内脏大神经

肝

胰

脾

内脏小神经

L_2
L_3
L_4
L_5
S_1
S_2

肠系膜上神经节

肾上腺髓质

小肠

S_3
S_4
S_5

脊髓

肠系膜下神经节

主动脉

腹下丛

大肠

节前纤维
节后纤维

生殖器官

肾

膀胱

图21-4　自主神经（交感、副交感）系统图

　　中枢神经及周围神经系统生理状态开始波动时，可引起生理机能相关指标的变化。这些变化在中枢神经及周围神经系统发生疾病前就已开始有所表现。因此，我们利用这些提前变化的指标可以进行科学评价早期预警，提前对中枢神经及周围神经系统亚临床状态早发现和早干预具有重要价值。

　　中枢神经及周围神经系统受人体营养综合状态、基础运动素质状态、神经内分泌影响的代谢状态、基础代谢状态等影响较大，需要给予关注。

本章分析了中枢神经及周围神经系统亚临床的主要表现以及影响中枢神经及周围神经系统生理机能的主要因素，针对中枢神经及周围神经系统亚临床状态的典型症状表现，通过量表评价，结合对中枢神经及周围神经系统亚临床状态关联度比较高的生理、生化、生物信息指标的检测评价，最后完成综合风险系统分析评价，依据评价结果判定中枢神经及周围神经系统亚临床状态等级。

本章重点关注中枢神经系统功能、自主神经系统功能、躯体神经系统功能三个部分，对具有缓慢、渐变特征的中枢神经及周围神经系统亚临床进行评价。

第一节　神经系统亚临床的主要影响因素

一、大脑萎缩因素

大脑萎缩是精神衰退性疾病，严重影响躯体、内脏、记忆力、思维、智力等各功能状态。造成运动、呼吸、消化、心功能、血压、血糖、血脂、睡眠、情感、性格等一系列生理功能异常。

二、小脑、橄榄体、桥脑萎缩因素

小脑、橄榄体、桥脑等负责指挥躯体神经调控。小脑、橄榄体、桥脑萎缩是一种慢性进行性状态。可有幻听、幻觉、对事漠不关心、步态不稳、动作迟缓等表现。小脑是快速短潜伏期运动反应中枢，也是随意运动和习惯性运动反应最必需的基本中枢。躯体神经受中枢神经绝对调控，中枢神经一旦发生损伤病变，必然影响其所归属躯体神经的营养代谢和功能状况，如肢体萎缩、疼痛、肌无力、感觉异常、骨质疏松、行动迟缓等出现。小脑损伤突出的症状是共济失调，表现为明显的意向性震颤。安静时，没有震颤现象；只有当受试者想说话或想做某一动作时，才表现出明显的震颤；小脑意向性震颤与锥体外系的静止性震颤有明显的对照。在意向性震颤中，可发现对完成某项运动完全不必要的肌肉也参与了活动。这些肌肉不能协同工作，甚至使一个简单动作也变得非常复杂，失去连贯性。小脑运动功能障碍使要求较高的准确性、预见性和计划性以及较快的反应速度的运动无法完成。

三、局部神经损伤因素

局部神经损伤的因素多种多样，发生的部位影响生理功能。不同神经损伤与中毒可出现不同程度的各类表现或意识障碍。如下丘脑视上核、室旁核及其纤维束损害，可引起抗利尿激素分泌不足导致尿崩症。同时，可导致生物节律调控异常（如血细胞数、体温、促肾上腺皮质激素分泌等的日周期变动异常；控制生物节律的传出途径有神经性的，还有体液性的，如松果体、褪黑素可能对体内器官起着时钟指针的作用）；散热和产热中枢损害，可引起体温调节障碍；饱食中枢和摄食中枢受损，可产生摄食异常，表现为食欲亢进或食欲缺乏、厌食；视前区与后区网状结构损害，可导致睡眠觉醒障碍；腹内侧核和结节区损害，可产生生殖与性功能障碍；下丘脑后区和前区分别为交感神经与副交感神经的高级中枢损害，可出现自主神经功能障碍，如血压不稳、心率改变、多汗、腺体分泌障碍及胃肠功能失调等。

四、小中风因素

"无症状"性脑卒中也叫小卒中，通常症状不典型，不容易被人察觉而被忽视。小卒中属供血障碍牵连的相关神经功能障碍或损伤问题，可以理解为是局部神经障碍或损伤的一种类型。

不典型症状包括：一过性头晕、头痛、肢体麻木、视物不清、言语不利（突然找不到正确的词语表达）等症状。

无症状脑血管病的危险有两类：第一，可能预示着后面会有大的脑血管疾病；第二，可能会出现抑郁、认知障碍等。

Isele等的前瞻性研究发现，无症状性脑梗死的患者发生包括认知功能障碍和痴呆及其他神经性疾病的风险相比至少增加2倍。

颈内动脉短暂性脑缺血发作，对脑神经系统功能影响严重且广泛。如发作性的单个肢体无力或半侧肢体的无力、无力肢体，同侧面部的轻偏瘫、一侧单个肢体麻木或者偏侧肢体的麻木、单眼一过性黑矇、双眼同向性偏盲等。如果累及优势半球，还可以出现失语。

椎基底动脉短暂性脑缺血发作特点：最常见的症状为发作性的眩晕、恶心和呕吐，常可伴有耳鸣。较特征性的症状是跌倒发作，表现为突然出现的双下肢无力、倒地，但很快又能自行站起，整个过程意识清楚。也可突然发生复视、吞咽困难、饮水呛咳、构音障碍和走路不稳等。

锥体外系的运动障碍表现为静止型震颤、手足徐动、扭转性痉挛等。

五、年龄、性别因素

随着年龄的增长，机体神经系统机能退化，中枢神经、自主神经、躯体神经老化，对信号的处理、传导执行能力下降。以大脑皮层为代表，大脑由无数个脑细胞组成，随着年龄的增长，成年后脑细胞功能开始衰退，数目逐渐减少，老年人比年轻人可减少10%～20%。脑细胞功能的衰退，首先表现在兴奋与抑制过程变得迟缓，灵敏性下降。老年人衰退症状和过程越来越明显。如记忆力下降，集中注意的能力下降，机智灵敏度与反应速度明显减退，特别容易忘记新近发生的事。其原因之一是供应脑组织的血液因脑血管硬化、狭窄而减少，脑组织从血液中获得的氧和营养物质也就减少了。自主行为越来越迟钝，自主功能（心、呼吸、消化、代谢功能）紊乱。

躯体神经受到各种因素作用发生病变，加速了神经在年龄上的老化进程。人体躯体行为越来越迟钝、缓慢、笨拙。

认知随年龄的增加快速发展，年龄成为阿尔茨海默病(AD)的重要危险因素。在55岁至85岁年龄段，阿尔茨海默病的发病率随年龄呈指数型增长。近几年，国内外的流行病学调查显示，阿尔茨海默病的发病率是随年龄增长持续增长，发病率可以达到25%～50%。2001年发表的国家"九五"科技攻关项目，大规模调查了17018人显示：上海市城乡≥55岁、≥65岁和≥70岁等三段年龄人群中，痴呆患病率分别为3.0%、4.32%、5.29%。痴呆人群中阿尔茨海默病占72%，血管性痴呆(VD)占20.5%。目前，我国已有500万以上老年痴呆患者。在诊断为轻度认知障碍的患者中，每年有1/4发展为阿尔茨海默病。轻度认知障碍(MCI)是处于正常老化过程和早期老年痴呆(AD)之间的一种中间过渡状态，是一种国际公认的AD前期状态。MCI通常表现为记忆力减退或伴有轻微的记忆丧失。例如，不能长时期记住重要的电话号码，难以回忆发生的事件和信息，学习和掌握新知识有困难，注意力难以集中等。

临床资料显示，女性老年痴呆的患病率高于男性，男女比例为7:26。美国芝加哥大学研究人员在对女性老年痴呆症患者的大脑研究后发现，患者大脑中的雌激素含量越低，越会加速导致老年痴呆的大脑淀粉样蛋白沉积斑块的形成。

六、疾病和感染因素

疾病尤其是代谢性疾病（包括高血糖、高血脂等）通常引起脑血管及外周血管障碍，直接影响循环供血。脑供血障碍是脑神经功能障碍的危险因素。研究显示，如长期血糖异常，对四肢汗腺离子浓度影响较大，造成躯体神经外膜受损，糖尿病增加卒中风险的相对危险度为 1.5～3 倍。如肿瘤破坏邻近神经干支时，大量神经内部特异性物质外渗，发生剧烈疼痛。常伴发或继发于各种急性和慢性感染，如咽炎、气管支气管炎、肺炎、肝炎、梅毒和艾滋病等，可导致躯体神经功能病变。感染也可损伤中枢神经系统、脑组织等。如脑膜炎、乙型脑炎等。近 45% 的脑炎感染者留有神经运动性和行为性障碍后遗症。另外，部分癫痫病也与脑膜或大脑皮质感染后局部瘢痕形成病灶有关。

其他代谢病（如苯丙酮尿症、糖原贮积病、黏多糖病、脂质贮积病）、变性病（如脑白质营养不良、帕金森病、肌萎缩侧索硬化、遗传性视神经萎缩等）多为常染色体隐性遗传，均影响神经系统的健康。后天获得性代谢病，如缺氧、煤气中毒、高钠血症、低钠血症、低钙血症、尿毒症、低血糖、肝性脑病等，均可伴神经系统损害。近年来的研究表明，高半胱氨酸血症是脑卒中的独立危险因素。瑞典哥德堡大学研究人员调查发现，血液中同型半胱氨酸水平高的女性比低的女性患帕金森病的风险要高两倍多。

七、营养代谢因素

大脑需要有充足的营养物质，人的思维、记忆、情绪，甚至对疼痛的感觉都受到营养的影响。当眨眼或搜寻记忆时，特定大脑神经元产生并释放神经介质，将信号传给其他神经元。大脑产生神经介质的能力依赖于在血液中循环的各种营养物质。维生素 A 缺乏会导致神经系统损害，严重者可有脑发育迟滞、多发性神经病或嗜睡等。婴儿维生素 A 缺乏，可产生良性颅内压增高；B 族维生素缺乏，可影响神经系统。如维生素 B_1 缺乏，表现为多周围神经损害；维生素 B_{12} 缺乏，可导致亚急性联合性退行性变；进行性营养不良，可导致大脑进行性萎缩，此现象易发于老年人，也可见于部分脑发育不良的青少年和幼儿；B 族维生素或叶酸缺乏可影响神经系统的正常功能，影响甲状腺功能低下、糖尿病、尿毒症、慢性消化道疾病、肝病等。

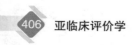

八、无机物、有机物中毒及酒精、药物等因素

铅、汞、砷、铊、铝等金属及毒性有机物、酒精、药物等中毒，均可造成神经系统功能损伤。其中，铅中毒可导致中毒性脑病及外周运动神经麻痹。动物和人类长期接触铝或饮食中铝含量较高时，会产生毒性反应。大鼠实验研究发现，铝中毒时，大鼠脑海马结构各区内SS神经元阳性细胞数目明显减少，形态亦出现了损伤性改变。由此提示，铝中毒对大鼠海马结构内SS神经元有损伤作用。美国科学家对1900名年龄介于55岁至64岁之间老年人群利用磁共振成像技术，对其大脑脑量的变化进行研究发现，轻、中度饮酒均会引起脑量的萎缩，这种情况不分男女、不分种族。另外，有机物（如有机磷）、镇静药（如巴比妥类）中毒也可导致大脑萎缩。药物对躯体神经影响较大，如抗肿瘤药、心血管药物等可干扰微管装配，破坏轴突运输或通过神经生长因子结合而引起远端轴索病。其他药物如秋水仙碱、他汀类等可引起感觉运动神经病等。

九、运动因素

运动既需要有一个完善的、反应敏捷的神经系统的指挥，同时也增强了神经系统的指挥协调能力，能更好地适应各种环境，改善某些器官功能上的缺陷（如残疾），促进并提高各组织器官向更高、更强、更完善的生理功能发展。自主神经调控的功能大多是节律性的，包括心律、呼吸、胃动节拍、睡眠规律、体温、内分泌、行走等。运动因素尤其是节律性运动从多个方面影响自主神经状态，维护和矫正自主神经功能的正常节律。对调整包括心律、呼吸、消化、睡眠、血糖及血压等的正常状态有显著的作用。此外，节律运动的时间与户外特点有助于建立和恢复人与自然界的节律平衡，阳光的刺激对人体节律调整有积极的帮助。长期运动不足，容易损伤躯体神经系统。如长期缺乏运动的人群，躯体神经容易发生粘连。

十、神经–内分泌–免疫因素

神经、内分泌和免疫等系统相互影响。神经、内分泌等释放的神经递质、内分泌激素、神经肽也影响免疫细胞功能。内分泌的甲状腺激素能促进脑的髓鞘化，刺激RNA和蛋白质合成。甲状腺功能低下，可引起大脑、小脑损害。这就是为什么大部分甲减人群伴有表情淡漠，缺乏主动性，易疲劳，嗜睡，记忆力、理解力减退，抑郁伴焦虑，有失眠、食欲缺乏、性欲减退和畏寒等表现。小脑损害，表现为小脑性共济失调、眼震、意向性震颤、爆发样或吟诗样语言、小脑性步态和手动作笨拙等。甲状腺功能亢进可伴震颤及腱反射亢进。胰岛素分泌不足，也会导致周围神经脱髓鞘出现神经障碍。内分泌机能进行性减退，最终亦可导致脑萎缩。

十一、吸烟、饮酒、肥胖因素

研究表明，长期吸烟、饮酒引起中枢神经、自主神经、躯体神经病变风险增加，可能导致对神经系统的严重破坏，从多种途径影响大脑，增加了发生像小中风和中风这样的血管事件的风险，增加了脑萎缩率。老年吸烟者患认知症的风险增加70%，这在所有类型的认知症中是高风险因素。戒烟人群中认知退化比例下降。

赵璐等研究表明，肥胖、吸烟、饮酒人群，自主神经系统活性偏低的检出率为75.2%，调节功能异常的检出率为63.0%。多元线性回归分析显示，性别、年龄、工作性质、BMI指数、吸烟、饮酒对该人群的心率变异性频域指标的影响具有统计学意义（$P < 0.05$）。男性、大龄、肥胖、吸烟、饮酒是自主神经系统功能紊乱的危险因素。

体重与认知症之间的关系非常复杂。人们在老年患认知症时，大多会体重减轻，这与中年人相比是不同的。相反，前瞻性研究发现，中年人肥胖与患认知症密切相关，即大腰围的向心性肥胖者，会有更高的患认知症风险。

十二、遗传因素

研究表明，有一些基因突变会导致神经功能疾病包括认知症等发生率增加。对患阿尔茨海默病风险的遗传影响之一是称为APOE的基因。这个基因有三种常见的变异类型。APOE3是最常见的变异，但并不增加患阿尔茨海默病的风险；APOE2与降低的风险相关；而APOE4已知会增加风险。APOE4不会引起阿尔茨海默病，它只会增加发展该病的风险。除了APOE4，许多其他基因已被确定对痴呆的风险有较小影响。与没有家族史的人相比，近亲患有多发性认知症的人具有更高的风险。

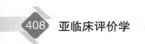

十三、长期精神压力因素

皮质醇是肾上腺在应激反应里产生的一类激素。研究表明，长期处在精神压力状态下，体内的皮质醇水平会增高。加拿大蒙特利尔麦吉尔大学的研究人员对老年人的皮质醇含量进行了3～6年的测试发现，皮质醇含量持续很高的老年人，记忆力测试的表现比皮质醇含量中低程度的人要差。且老年人长期处在高皮质醇含量之下，脑中的海马部分平均会小14%。说明长时间皮质醇这样的压力激素影响，会使大脑发生萎缩。

十四、睡眠因素

睡眠与自主神经功能相互影响。长期睡眠不足或睡眠不规律，易导致中枢神经系统生理失衡，也影响躯体神经、自主神经正常生理功能。同时，自主神经功能紊乱，也常常直接或间接的导致睡眠障碍。

十五、血液循环因素

血管疾患、血液成分异常、血流动力学异常或血栓等均可影响循环系统供血。血液粘稠度增高，血流缓慢，血流量减少，会致使正常机能活动所需的营养物质和氧减少。尤其老年人，动脉血量降低或循环网血流不畅，使机体组织包括神经系统陷于相对缺氧，导致包括脑、内分泌腺体、神经细胞等的合成酶和神经传导递质的量减少，久而久之，可形成脑、组织、神经等萎缩或功能损伤。

十六、抑郁因素

有学者研究比较大脑影像发现，抑郁症患者的第三脑室部位的大脑萎缩，还发现抑郁症患者额叶体积明显缩小，预示着抑郁症患者认知功能可能出现问题。同时，抑郁症患者的海马体也比正常组体积小，说明抑郁症不只是"心病"，还存在结构异常。若抑郁症病情比较严重，则更容易加速老年痴呆症的发生。结构异常可能是扰乱当事人情绪持续低落、沮丧的重要原因。

十七、其他因素

一些其他因素包括生物性危险因素，如细菌、真菌、病毒、寄生虫等；物理性危险因素如噪声、振动、电离辐射、气流、气温、气压、电磁辐射等；化学性危险因素如毒物、农药、废气、污水等；社会环境危险因素包括政治、经济收入、文化教育、就业、居住条件、家庭关系、心理刺激、工作紧张程度及各类生活事件等，均可能在一定程度影响神经系统功能的正常发挥。

第二节　神经系统对生理代谢的影响

神经调节是指在神经系统的直接参与下实现的生理功能调节，是人体最重要的调节方式。神经对其所支配的组织发挥两方面的作用：一方面，借助于兴奋冲动传导抵达末梢时，突触前膜释放特殊的递质作用于突触后膜，从而改变所支配组织的功能活动，这一作用称为功能性作用；另一方面，神经还能通过末梢经常释放某些物质，持续地调整被支配组织的内在代谢活动，影响其持久性的结构、生化和生理的变化，这一作用与神经冲动无关，称为营养性作用。

反射是神经调节的基本方式。反射的结构基础为反射弧，包括五个基本环节：感受器、传入神经、神经中枢、传出神经和效应器。感受器是连接神经调节受刺激的器官，效应器是产生反应的器官中枢在脑和脊髓中，传入和传出神经是将中枢与感受器和效应器联系起来的通路。反射调节是机体重要的调节机制，神经系统功能不健全时，调节将发生混乱。

一、神经系统对体温的影响

体温调节是指温度感受器接受体内外环境温度的刺激，通过体温调节中枢的活动，相应地引起内分泌腺、骨骼肌、皮肤血管和汗腺等组织器官活动的改变，从而调整机体的产热和散热过程，使体温保持在相对恒定的水平。调节体温的主要中枢在下丘脑，较靠前侧的区域主要是促进散热，较靠后侧的区域主要是促进产热，这两个区域之间保持着交互抑制的关系，使体温维持相对恒定。热刺激下丘脑使皮肤血管舒张，有助于体温过高时的散热，在保持体温恒定机制中有重要作用。

环境温度或机体活动的改变，将引起体表温度或深部血温的变动，从而刺激了外周或中枢的温度感受器。温度感受器的传入冲动经下丘脑整合后，中枢便发出冲动（或引起垂体释放激素），使内分泌腺、内脏、骨骼肌、皮肤血管和汗腺等效应器的活动发生改变，调整了机体的产热过程和散热过程，从而可以保持体温的相对稳定。

二、神经系统对消化的影响

胃的容受性舒张及机械刺激引起的小肠充血等，均为神经兴奋释放神经递质所致。刺激下丘脑前部和外侧区，可促使胃运动；刺激下丘脑后部和腹内侧区，可以抑制胃运动。延髓是调节消化道运动的另一重要部位，对消化道大部分区域具有兴奋和抑制双重作用。

消化道的外来神经包括调节消化道功能的运动神经(传出神经)和起感觉作用的传入神经。传出神经又包括交感神经和副交感神经，一般来说，两者对消化道功能的影响是相互拮抗的。消化道的外来传入神经走行在交感神经或副交感神经中，将消化道的信息传递到中枢神经系统，并引起相应的消化道反射。支配消化道的交感节前神经元胞体位于脊髓胸、腰段侧角，节后纤维主要经内脏大、小神经及腹下神经分布到胃肠道各部分。交感神经的节后纤维释放去甲肾上腺素，支配肝、脾、肾、胰等器官和胃肠道平滑肌、腺体、血管以及内在神经系统。交感神经兴奋时，可直接或通过内在神经系统发挥作用，抑制胃肠道运动和消化腺分泌。消化道的副交感神经来自迷走神经和盆神经。迷走神经支配胃、小肠、盲肠、阑尾、升结肠和横结肠，节前纤维与消化道管壁内的节后神经元形成突触，节后纤维支配腺细胞、上皮细胞和平滑肌细胞。

三、神经系统对发育的影响

人的发育调节方式主要有两种：神经调节和激素调节。神经调节和激素调节相互配合，共同完成人体的各项生理活动。已知神经组织的发育成熟，与一定时期内出现的酶类、脂类合成有关。甲状腺激素是这些酶类合成和维持其活性的必需激素。在胚胎期或新生儿期，缺乏甲状腺激素，则神经细胞发育不良，大脑皮质细胞的数量和大小均低于正常，髓鞘不能形成，从而出现精神、神经及骨骼发育障碍，智力发育迟缓，智力低下，造成婴儿痴呆。儿童期，甲状腺功能低下，患儿生长缓慢，身材矮小，智力低下。这些损害均呈永久性的。此时，如果甲状腺激素补充得越早、越及时，对神经系统的损害就越小。在成年期，神经系统与个体已发育完善，甲状腺激素的作用主要表现为提高中枢神经系统的兴奋性。

四、神经系统对营养素代谢的影响

神经胶质细胞具有营养神经元的作用，可吞噬脑神经突触前端上存在的蛋白质，并进行降解代谢，还可以调节部分活性物质的代谢过程，是神经系统的物质代谢和营养中心。神经营养性作用的研究，主要是在运动神经上进行的。研究可见，运动神经断开后，肌肉内糖原合成减慢，蛋白质分解加速，肌肉逐渐萎缩；将神经缝合再生，则肌肉内糖原合成加速，蛋白质分解减慢合成加快，肌肉逐渐恢复。脊髓质炎受试者受害的前角运动神经元丧失功能，则所支配的肌肉将发生明显萎缩，就是这个道理。

五、神经系统对循环系统的影响

动静脉血管都有神经分布，其中以小动脉、微动脉和动静脉吻合支的神经分布最密，全部血管都有缩血管神经纤维，部分血管兼有收缩和舒张两种神经纤维。调节血管运动的神经细胞群叫作血管运动中枢。它的高级中枢在大脑皮层，低级中枢在皮层下从下丘脑直到脊髓。

六、神经系统对衰老的影响

哈佛的Bruce Yankner教授等发现，神经元的兴奋程度是决定寿命长短的主要因素。兴奋程度高的人寿命较短，而长寿的人神经兴奋程度较低。据了解，这是科学家第一次发现，神经系统活动影响人类寿命的证据。不仅如此，Yankner教授团队还解释了背后的分子机制：REST基因表达上调，降低神经系统兴奋性，调节胰岛素和胰岛素样生长因子（IGF）信号通路，促进长寿。在后续的研究中，研究人员发现，REST蛋白的大量存在，会降低神经元的兴奋性，而这种降低又会抑制FOXO1蛋白这个胰岛素/IGF信号通路核心分子的表达，最终起到了延长寿命的作用。研究认为，激活REST或者降低神经元的兴奋性，可能是减缓人类衰老的一种方法。

神经系统对各系统的调节及对生理代谢的影响详见本书第七章"生理状态之神经内分泌影响的代谢状态评价"相关内容。

第三节　中枢神经系统功能的亚临床评价

中枢神经系统接受全身各处的传入信息，经它整合加工后成为协调的运动性传出，或者储存在中枢神经系统内成为学习、记忆的神经基础。人类的思维活动也是中枢神经系统的功能。中枢控制着我们身体内部结构的有序运行，对于神经控制内环境的代谢系统也是非常重要的。感染、外伤、肿瘤、遗传、免疫以及药物、毒物的副作用和中毒等，均可引起中枢神经功能异常。

本节重点关注中枢神经系统功能中具有缓慢、渐变特征的亚临床评价。

一、中枢神经系统功能亚临床的常见症状

中枢神经系统功能异常的体征和亚临床表现因人而异。中枢神经系统受损的症状，主要取决于疾病的类型以及受损的部位。脑血管亚临床风险，比如脑出血和脑梗死早期风险，会导致人体出现局灶性的神经功能缺损，出现意识功能减退或改变、运动功能减退或改变、感觉功能减退或改变、神经营养性改变等。

1.意识功能减退或改变　意识是指个体对外界环境、自身状况以及它们相互联系的确认。意识活动包括觉醒和意识内容两方面。当上行网状激活系统和大脑皮质的广泛损害，可导致不同程度觉醒水平的减退或改变；而意识内容变化，则主要由大脑皮质病变造成。

2.运动功能减退或改变　神经轻度损伤，其所支配的肌肉松弛，主动运动、肌力和反射均减弱。由于关节活动的肌力平衡失调，出现平衡能力降低、动作协调性下降、力量减小等症状。

3.感觉功能减退或改变　神经部分损伤，则感觉功能减退或改变，表现为过敏、异常感觉、听力减退、视力减退、嗅觉减退等。

4.神经营养性改变　中枢神经系统功能异常时，容易出现血管异常收缩，体温调节能力下降，指甲增厚或变脆、生长缓慢、弯曲等营养性改变。

二、中枢神经系统功能评价

（一）中枢神经系统功能生理评价

中枢神经系统功能评价主要包括对意识状态、运动功能、感觉功能、大脑活性、大脑神经递质、小脑共济协调能力等的综合评价。

1. GCS法意识减退（或改变）风险评估 正常人意识清晰，思维、记忆、认知、情感等活动敏捷精确，语言流畅，表达准确，言能达意，对周围环境有良好的定向力，对事物有正确的判断力，对外界环境的刺激有正常的反应等。

通过对受试者的睁眼反应（觉醒水平）、语言行为反应（意识内容）及运动反应三项指标的15项检查结果，来判断受试者意识减退或改变的程度。

以其总分判断意识减退或改变的风险等级，以上三项检查共计15分，GCS的分值愈低，脑损害风险程度愈严重。

（1）睁眼反应（E, Eye opening）

4分：自然睁眼（spontaneous）：靠近受试者时，受试者能自主睁眼。

3分：呼唤会睁眼（to speech）：正常音量呼叫受试者，或高音量呼叫，不能接触受试者。

2分：有刺激或痛楚会睁眼（to pain）：先轻拍或摇晃受试者，无反应后予强刺激，如：以笔尖刺激受试者第2或第3指外侧，并在10秒内增加刺激至最大，强刺激睁眼评2分，若仅皱眉、闭眼、痛苦表情，不能评2分。

1分：对于刺激无反应（none）。

C分：如因眼肿、骨折等不能睁眼，应以"C"（closed）表示。

（2）语言反应（V, Verbal response）

5分：说话有条理（oriented）：定向能力正确，能清晰表达自己的名字、居住城市或当前所在地点、当年年份和月份。

4分：可应答，但有答非所问的情形（confused）：定向能力减退或改变，有答错情况。

3分：可说出单字（inappropriate words）：完全不能进行对话，只能说简短句或单个字。

2分：可发出声音（unintelligible sounds）：对疼痛刺激仅能发出无意义叫声。

1分：无任何反应（none）。

T分：因气管插管或切开而无法正常发声，以"T"（tube）表示。

D分：平素有言语障碍史，以"D"（dysphasic）表示。

（3）肢体运动（M, motor response）

6分：可依指令动作（obey commands）：按指令完成2次不同的动作。

5分：施以刺激时，可定位出疼痛位置（localize）：施以疼痛刺激时，受试者能移动肢体尝试去除刺激。疼痛刺激以压眶上神经为金标准。

4分：对疼痛刺激有反应，肢体会回缩（withdrawal）。

3分：对疼痛刺激有反应，肢体会弯曲（decorticate flexion）：呈"去皮质强直"姿势。

2分：对疼痛刺激有反应，肢体会伸直（decerebrate extension）：呈"去脑强直"姿势。

1分：无任何反应（no response）。

格拉斯哥昏迷评分法最高分为15分，表示意识清楚；12~14分为轻度意识减退或改变；9~11分为中度意识减退或改变；8分以下为昏迷；分数越低则意识减退或改变越重。选评判时的最好反应计分。注意运动评分左侧右侧可能不同，用较高的分数进行评分。

2.肌力评价　　肌力是指肢体做随意运动时肌肉收缩的力量。可作为中枢神经系统功能状况的评价参考。肌力分级：采用0~5级的六级分级法。

0级—肌力几乎完全丧失

1级—肌肉可收缩，但不能产生动作

2级—肢体在床面上能移动，但不能抬离床面

3级—肢体能抵抗重力抬离床面，但不能抗阻力

4级—能作抗阻力动作，但较正常差

5级—正常肌力

3.小脑共济协调能力　　保持身体平衡和动作协调的功能称为共济运动（coordination）。主要是小脑的功能，并受视神经和前庭神经的协调。小脑性共济失调：睁眼、闭眼均不完成检查动作，为小脑性共济失调，见于小脑病变。小脑共济失调的检查主要包括：

（1）双人拍手指五官游戏准确数（10次）　主测人手握被测人一只手，主测人另一只手准备拍打被测人被握的手，并在拍打时同时说出某一个五官的名称。测试时，受试者被握的手被拍打前，另一只手指在自己的鼻子上；当主测人拍被测人的手并说出五官的名称时，被测人指鼻子的手指，应该迅速准确指向主测人口令的那个五官。总共测试10次，记录指向正确的次数。

（2）双手轮替运动试验准确数（10次）　受试者双手张开，一手向上，一手向下，交替转动；也可以一侧手在对侧手背上交替转动。总共测试10次，记录指向正确的次数。

（3）跟—膝—胫试验　受试者仰卧，抬起一侧下肢，先将足跟放在对侧下肢

的膝盖上，再沿着胫骨前缘向下推移。小脑损害时，受试者举腿和触膝时，呈现辨距不良；下移时，常摇晃不稳。感觉性共济失调时，受试者在睁眼情况下，尚能勉强做此运动；闭眼时，则很难寻到膝盖；下移时，也不能和胫骨保持接触。

4.感觉功能评估　感觉是人脑对直接作用于感受器的客观事物个别属性的反映。感觉功能评价主要有浅感觉、深感觉、复合感觉评价三种评价方法。

（1）浅感觉（皮肤和黏膜）　痛觉、触觉等。

①触觉刺激：令受试者闭目，检查者用棉签轻触或软毛笔受试者的皮肤。测试时，注意两侧对称部位的比较，刺激的动作要轻，刺激不应过频。检查四肢时，刺激的走向应与长轴平行，检查胸腹部的方向应与肋骨平行。检查顺序为面部、颈部、上肢、躯干、下肢。受试者回答有无一种轻痒的感觉。

②痛觉刺激：令受试者闭目。分别用大头针的尖端和钝端，以同等的力量随机轻刺受试者的皮肤。要求受试者立即说出具体的感受（疼痛、疼痛减退/消失、感觉过敏）及部位。

（2）深感觉（肌肉、肌腱、关节）　运动觉、位置觉等。

①位置觉刺激：令受试者闭目，检查者将其肢体移动，并停止在某种位置上。受试者说出肢体所处的位置，或另一侧肢体模仿出相同的位置。

②运动觉刺激：令受试者闭目，检查者在一个较小的范围里，被动活动受试者的肢体，让受试者说出肢体运动的方向。受试者回答肢体活动的方向（"向上"或"向下"），或用对侧肢体进行模仿。

（3）复合感觉　皮肤定位觉。

皮肤定位觉刺激：令受试者闭目，用手轻触受试者的皮肤。让受试者用手指出被触及的部位，正常误差：手部＜3.5mm，躯干部＜1cm。

（二）中枢神经系统功能的亚临床量表评价

表21-1　中枢神经系统功能亚临床评价量表

序号	项　目	亚临床状态与得分		
		2分	5分	10分
1	睡眠时长（小时/24小时）	《状态量表评价标准细则》详见本书［使用说明］		
2	饮酒（每日酒精量）			
3	意识功能下降。表现为注意力减退、思维不连贯、记忆减退、情感改变（激动、淡漠）、表达（词不达意、多语）、易瞌睡等			

续表

序号	项目	亚临床状态与得分		
		2分	5分	10分
4	感觉减弱或丧失。表现为过敏、异常感觉、听力减退、视力减退、嗅觉减退等			
5	运动机能下降。表现为肌、腱弛缓无力，固定肢体和自动伸缩的能力下降，如表现为平衡能力降低、动作协调性下降、力量减小等			
6	神经营养性改变。表现为血管异常收缩，体温调节能力下降、指甲增厚或变脆、生长缓慢、弯曲等	《状态量表评价标准细则》详见本书［使用说明］		
7	辨距准确性下降、精细动作协同性下降、轮替动作异常、站立不稳、步态蹒跚、左右摇晃不定、动作笨拙			
8	闭眼单脚站立时间（秒）			
9	头晕倦怠、肢体易发麻、说话缓慢、言语不清、声音断续			
10	曾经病史。气体、食物、水、有机无机物、酒精、药物中毒及噪声、射线、脑萎缩、脑震荡、各类脑炎、肿瘤、心脑血管等			
中枢神经系统亚临床量表评价结果				

判定说明：

1.注释

偶尔：指4周内，大概每周发生1次（周期性，虽然偶然但是间隔多次出现）

经常：指4周内，每周发生2次及以上（症状表现频繁）

总是：指4周内越来越频繁，最近一周发生4次及以上（趋向严重）

2.评价结果　状态得分越高，表明亚临床风险越高

状态得分25分以上，评价结果为量表三级

状态得分15分以上，评价结果为量表二级

状态得分10分以上，评价结果为量表一级

填表说明：根据近1个月内自身的健康状况和生活习惯，按症状选择对应分数

（三）中枢神经系统功能的亚临床检测评价

1.生物电扫描技术　通过对大脑区域的生物活性及中枢系统神经递质（如乙酰胆碱、儿茶酚胺、多巴胺、5-羟色胺）的监测，可用于分析记忆、注意力、精神状态等，从而在一定程度反映出中枢神经系统的功能状况。

表21-2　生物电扫描检测

项目	正常范围	Ⅰ级	Ⅱ级	Ⅲ级
脑部区域活性值	$-20 \leq N \leq 20$	$N < -20$ 或 $N > 20$		
细胞间质神经递质：5-羟色胺、多巴胺、儿茶酚胺、乙酰胆碱	$-10 \leq N \leq 10$	$N < -10$ 或 $N > 10$		

（四）中枢神经系统功能亚临床综合风险系统分析评价

1. 综合风险系统分析评价

表21-3 中枢神经系统功能亚临床综合风险系统分析评价表

序号	种类	风险值	评价要素	亚临床状态分级		
				I级 2分	II级 6分	III级 10分
1	量表评价 (S) (Qs=40分) (n=4)	Qs1	中枢神经系统亚临床评价量表	一级	二级	三级
2		Qs2	基础运动素质	二级	三级	四级、五级
3		Qs3	神经内分泌影响的代谢状态	I级	II级	III级
4		二选一，或以最差项计入评价 Qs4	营养综合状态	二级	三级	四级、五级
			基础代谢状态	I级	II级	III级
序号	种类	风险值	评价要素	I级 5分（加#2分）	II级 10分（加#6分）	III级 15分（加#10分）
5	检测评价 (T) (生理、生化、生物信息指标) (QT=60分) (n=5)	意识功能评估。三选一，或以最差项计入评价 QT1	睁眼反应	《综合风险系统分析评价标准细则》详见本书［使用说明］		
			语言反应			
			肢体运动			
6#		运动功能指标。QT2	肌力			
7		小脑共济协调能力指标。三选一，或以最差项计入评价 QT3	双人拍手指五官游戏准确数（10次）			
			双手轮替运动试验准确数（10次）			
			跟膝胫试验			
8#		感觉功能评价指标。三选一，或以最差项计入评价 QT4	浅感觉（痛觉）评价			
			深感觉（运动觉）			
			复合感觉（皮肤定位觉）			

续表

序号	种类	风险值	评价要素	亚临床状态分级		
				I 级 2分	II 级 6分	III 级 10分
9#	检测评价 (T)（生理、生化、生物信息指标）(Q_T=60分)(n=5)	多选一，或以最差项计入评价 Q_{T5}	大脑活性及神经递质指标 脑部区域活性值 细胞间质神经递质 5-羟色胺、多巴胺、儿茶酚胺、乙酰胆碱	《综合风险系统分析评价标准细则》详见本书［使用说明］		

说明

1. 序号5、7为评价项，序号6、8、9为相关项，多项检测，以最差项计入评价
2. 序号4是评价参考项，选择单项检测的，按单项计风险值；二项都测的，按最差项计风险值；如不测，则按 II 级风险值计10分、15分；加#相关项风险值计10分
3. 每项评价项风险值计10分、15分；

综合风险系统分析评价结果 (C)（风险值 Q_C）

2.综合风险系统分析评价判定标准

（1）判定条件　检测评价中某一类指标的评价项或相关项检测时，可以多项选一项检测；也可以多项同检，选最差项计入评价项目。详见综合风险系统分析评价表中说明。

（2）计分原则

①Ⅰ级、Ⅱ级、Ⅲ级评价项风险值差约为等比，即1倍Ⅲ级风险值≈2倍Ⅱ级风险值≈3倍Ⅰ级风险值。

②Ⅰ级、Ⅱ级、Ⅲ级相关项（加#项，以下同）风险值差约为等差，即Ⅲ级风险值与Ⅱ级风险值之差≈Ⅱ级风险值与Ⅰ级风险值之差。

③量表评价风险值Q_S与检测评价风险值Q_T之和为综合风险系统分析评价结果（风险值Q_C）。

（3）计分方法

综合风险系统分析评价结果：$Q_C=Q_S+Q_T$

量表评价中，Q_S风险值计算：

$Q_S=Q_{S1}+Q_{S2}+Q_{S3}+Q_{S4}$

其中：

Q_{S1}是指中枢神经系统功能亚临床量表评价项，必测项

Q_{S2}是指基础运动素质评价项，必测项

Q_{S3}是指神经内分泌影响的代谢状态评价项，必测项

Q_{S4}是指营养综合状态评价项、基础代谢状态评价项，参考项

检测评价中，Q_T风险值计算：

$Q_T=Q_{T1}+Q_{T2}+Q_{T3}+Q_{T4}+Q_{T5}$

（4）分级及判定标准　依据综合风险评价分级和计分方法，所得到的综合风险系统分析值Q_C，将综合风险系统分析评价分为轻度风险、中度风险、重度风险三个等级，风险依次由低至高，对应风险的三种不同状态。

①轻度风险　系统分析评价风险值$5 \leqslant Q_C < 15$。

②中度风险　系统分析评价风险值$15 \leqslant Q_C < 30$。

③重度风险　系统分析评价风险值$Q_C \geqslant 30$。

第四节　自主神经系统功能的亚临床评价

神经系统协调人体内各系统、各器官的活动，对人的各项生理功能、生命活动的调节起主导作用。感染、外伤、肿瘤、遗传、免疫、药物、毒物的副作用与中毒等，均可引起自主神经（又称内脏神经或植物神经）系统功能调控的循环、消化、内分泌代谢、生殖系统等功能失调。

本节重点关注自主神经系统功能中具有缓慢、渐变特征的亚临床评价。

一、自主神经系统功能亚临床的常见症状

自主神经系统功能调控循环、消化、内分泌代谢，生殖系统等。常见的功能异常如下：

1.呼吸系统功能异常　主要表现为中枢神经功能改变影响呼吸中枢，引起呼吸频率和呼吸深度改变。脊髓、周围神经功能异常和神经肌肉连结部位介质的改变，可引起不同程度的呼吸无力。

2.消化系统功能异常　神经系统在胃肠道蠕动、吸收、分泌、免疫功能及维持消化道内环境稳定等起重要作用。神经系统除了交感神经和迷走神经两大分支外，还包括下丘脑-垂体-肾上腺轴（HPA axis）、交感-肾上腺轴以及调节脊髓反射和背角兴奋性的下行单胺能投射通路。在大脑情感中枢和内脏感觉中枢的双重调控下，内侧额前皮质区接受外侧额前皮质和额眶叶皮质区的双重信号投射。其中，额眶叶皮质区可整合包括与消化道相关的摄食行为、内脏疼痛等感觉信号，将信号输入至岛叶和前扣带回皮质。神经系统出现颅内压增高风险时，也可导致下丘脑、海马回、沟回等植物神经中枢缺血，而至消化道功能紊乱。消化系统植物神经系统的功能紊乱，会对胃肠道及消化腺（肝、胆、胰等）功能带来直接影响。

（1）胃功能异常　胃动力及消化液分泌功能异常。

（2）肠功能异常　营养吸收功能异常、便秘或腹泻便秘交替出现、便后仍有便意感等症状。

（3）消化腺功能异常　消化腺消化液分泌功能异常，消化腺涉及的分泌功能异常。

3.循环系统功能异常　神经系统调节心血管循环系统活动，其背外侧部为升压区，电刺激该区能引起交感神经兴奋、血压增高和心率增快；电刺激降压

区可引起交感神经抑制、血压下降和心率减慢。而心脏的起搏活动和房室传导功能受植物神经中枢控制，交感神经和副交感神经相互作用的平衡，维持着心脏正常的电活动。一旦两者的平衡状态遭到破坏，将出现各种电活动异常。因此，中枢神经系统和植物神经功能紊乱时，可能对心脏功能带来如下风险：

（1）植物神经功能异常时，可能导致胸闷、心悸、血压不稳定、心脏射血功能下降、心室充盈量下降，脉搏量减少；阵发性高血压、周期性低血压、窦性心动过速或过缓表现。

（2）中枢神经系统的器质性功能异常时，可能引起心血管系统的功能性改变，主要有心律不齐、继发性心肌缺血和心功能不全等。

（3）当颅内压增高接近动脉舒张压时，血压升高，呼吸深大，脉搏减慢，脉压增大，继之出现潮式呼吸，血压下降，脉搏细弱等。

4. 内分泌功能异常 下丘脑作为最主要的内分泌调节中枢，接收来自上级神经中枢的神经冲动，继而分泌神经激素作用于垂体，调节诸如甲状腺、甲状旁腺、胰岛、肾上腺、性腺等多个腺体，以及分布在人体其他器官的内分泌组织和细胞等绝大多数的分泌功能。当下丘脑对垂体的调节功能逐步减弱时，各种激素调控失衡，导致内分泌系统异常，进而身体就会出现一系列的异常表现。

（1）甲状腺功能低下或甲状腺功能亢进等。

（2）糖代谢异常 自主神经系统对血糖的调节，主要通过下丘脑和自主神经系统对所控制激素的分泌，后者再通过影响血糖来源与去路关键酶的活性来实现。

（3）脂代谢异常 自主神经系统与脂代谢异常密切相关，影响甚至导致各个内分泌器官的功能异常，促发血糖血脂异常等内分泌代谢性疾病发生。研究发现，甲状腺、性腺在脂代谢中发挥重要作用。

（4）乳房胀痛、乳腺增生等。

（5）子宫内膜异位症、月经量不规律、痛经、月经不调等。

（6）性功能下降。

（7）身体疲劳度增加、喉头异物感。

（8）白发、早衰。

（9）皮肤长痘痘、色斑以及粉刺。

（10）性格脾气改变。

（11）异常出汗。

5. 睡眠异常 自主神经功能紊乱影响睡眠中枢节律调控，进而引起入睡困难、睡眠质量下降、睡眠时间减少、失眠多梦；在停止工作时，容易出现日间嗜睡现象。

6.骨代谢异常 自主系统参与骨发育、骨代谢的调节以及骨的修复与再生。系统对骨代谢的调控，主要通过其对内分泌、神经递质以及广泛的外周神经影响实现的。

二、自主神经系统功能的亚临床评价

（一）自主神经系统功能的亚临床量表评价

表21-4　自主神经系统功能的亚临床评价量表

序号	项　目	亚临床状态与得分		
		2分	5分	10分
1	年龄（岁）			
2	体质指数（BMI）（kg/m²）			
3	阵发性高血压、周期性低血压、窦性心动过速或过缓、头晕、胸闷			
4	呼吸深度和频率改变			
5	消化功能亢进或消化不良			
6	糖、脂代谢异常（以最长病史计算）	《状态量表评价标准细则》详见本书［使用说明］		
7	精神压力，失眠多梦，出汗异常头痛，头昏，头憋胀，沉闷，两眼干涩，视物模糊			
8	饮酒（每日酒精量）			
9	气体、食物、水、有机无机毒物、酒精、药物中毒；脑萎缩、脑震荡、各类脑炎等损伤。			
10	心、脑、胃肠道神经官能症病史			
自主神经系统功能亚临床量表评价结果				

判定说明：

1.注释

偶尔：指4周内，大概每周发生1次（周期性，虽然偶然但是间隔多次出现）

经常：指4周内，每周发生2次及以上（症状表现频繁）

总是：指4周内越来越频繁，最近一周发生4次及以上（趋向严重）

2.评价结果　状态得分越高，表明亚临床风险越高

状态得分25分以上，评价结果为量表三级

状态得分15分以上，评价结果为量表二级

状态得分10分以上，评价结果为量表一级

填表说明：根据近1个月内自身的健康状况和生活习惯，按症状选择对应分类

（二）自主神经系统功能的亚临床检测评价

1.自主神经功能检查　大部分内脏接受交感和副交感神经纤维的双重支配，在大脑皮质的调节下，协调整个机体内外环境的平衡。一般说来，心身疾病的发病与自主神经的不稳定性有关，且大多数心身疾病均发生在自主神经支配的器官上。因此，自主神经功能检查对心身健康风险的评估有重要价值。常用的检查方法有眼心反射、卧立试验、竖毛反射、皮肤划痕试验等。

2.生物电阻抗和电间隙皮电扫描检测

（1）自主神经功能障碍风险（ANSD）　依据生物电阻抗和电间隙皮电扫描检测技术，分析静息状态下，心率变异性（HRV），它包括自主神经的活性、交感和副交感神经的平衡性等。

表21-5　自主神经功能障碍风险

自主神经系统功能障碍风险（ANSD）	
正常	亚临床
0%~50%	51%~100%

（2）周围远端神经风险（PDN）　用排汗量和C纤维密度来评估周围远端神经病变风险的早期征兆，对包括糖尿病等高危人群有意义。

表21-6　周围远端神经风险

周围远端神经风险（PDN）	
正常	亚临床
0%~50%	51%~100%

（3）心脏自主神经病变风险（CAN）　依据瓦氏实验、深呼吸和起立过程中自主神经系统检测来评估风险，是死亡率和心血管发病率的风险指标，也可能是糖尿病肾病的推动因素。

表21-7　心脏自主神经病变风险

心脏自主神经病变风险（CAN）	
正常	亚临床
0%~50%	51%~100%

3.自主神经（交感、副交感）功能检测　依据心率变异性和加速度脉搏的理论，对自主神经功能相关指标进行检测。

表 21-8 自主神经（交感、副交感）功能

项目	正常范围	亚临床范围	项目功能
自主神经系统的活性	90～150	＜90 或＞150	支配和调节机体各器官、血管、平滑肌和腺体的活动和分泌，并参与内分泌调节葡萄糖、脂肪、水和电解质代谢，以及体温，睡眠和血压等
自主神经系统的平衡性	0～50	＞50	自主神经系统是由交感神经系统和副交感神经系统两部分组成，二者拮抗又协调的调节器官的生理活动
压力指数	50～110	＞110	适度的压力可以转化为动力，提高工作效率，激发人体潜能，提高人的心理承受力、抗挫折能力。但长期、过度的压力，对身心是有害的，甚至产生疾病
平均心率	60～100	＜60 或＞100	心率变化与心脏功能改变密切相关。心率过快易导致心脏负担加重，长时间容易导致心脏病变；心率过低则表现出心脏功能减退
心脏稳定性	90～150	＞150	反映心脏的功能状态，心脏稳定性好，不容易引发心脏病理性改变；反之，容易导致心脏的病变
异常心搏	0	≥1	反映心脏活动的起源和（或）传导障碍

4.生物电扫描技术

表 21-9 生物电扫描检测

项目	正常范围	Ⅰ级	Ⅱ级	Ⅲ级
脑、心、肺、肝、消化道区域活性值	−20 ≤ N ≤ 20	N＜−20 或 N＞20		
心、肝、胃肠道自主神经区域活性值	−20 ≤ N ≤ 20	N＜−20 或 N＞20		
细胞间质激素：促甲状腺素、肾上腺、性激素	−20 ≤ N ≤ 20	N＜−20 或 N＞20		

（三）自主神经系统功能的亚临床综合风险系统分析评价

1.综合风险系统分析评价

表 21-10　自主神经系统功能的亚临床综合风险系统分析评价表

序号	种类	风险值	评价要素	亚临床状态分级		
				I级 5分（加#2分）	II级 10分（加#6分）	III级 15分（加#10分）
1	量表评价（S）（Q_S=45分）（n=4）	Q_{S1}	自主神经系统功能亚临床评价量表	一级	二级	三级
2		Q_{S2}	基础运动素质	二级	三级	四级、五级
3		Q_{S3}	神经内分泌影响的代谢状态	I级	II级	III级
4	一选一，或以最差项计入评价（n=4）	Q_{S4}	营养综合状态	二级	三级	四级、五级
			基础代谢状态	I级	II级	III级
5	检测评价（T）（生理、生化、生物信息指标）（T）（Q_T=55分）（n=4）	以最差项计入评价 Q_{T1}	交感、副交感神经检测			
			眼心反射			
6#		多选一；或以最差项计入评价 Q_{T2}	卧立位试验			
			皮肤划痕试验			
			竖毛反射			
7		以最差项计入评价 Q_{T3}	大脑、心、肺、肝、消化道器官活性值			
			心、肝、胃肠道自主神经区域活性值			
			细胞间质激素			
			促甲状腺素、肾上腺、性激素			
8		以最差项计入评价 Q_{T4}	生物电阻抗和电间隙皮电检测			
说明			1. 序号5、7、8为评价项，6为相关项。 2. 序号4是评价参考项，选择单项检测的，按单项计入评价项；二项都测的，按最差项计入风险值；如不测，则按II级评分计入评价项。 3. 每项评价项风险值计15分，加#相关项风险值10分	《综合风险系统分析评价标准细则》详见本书［使用说明］		
综合风险系统分析评价结果（C）（风险值 Q_C）						

2.综合风险系统分析评价判定标准

（1）判定条件　检测评价中某一类指标的评价项或相关项检测时，可以多项选一项检测；也可以多项同检，选最差项计入评价项目。详见综合风险系统分析评价表中说明。

（2）计分原则

①Ⅰ级、Ⅱ级、Ⅲ级评价项风险值差约为等比，即1倍Ⅲ级风险值≈2倍Ⅱ级风险值≈3倍Ⅰ级风险值。

②Ⅰ级、Ⅱ级、Ⅲ级相关项（加#项，以下同）风险值差约为等差，即Ⅲ级风险值与Ⅱ级风险值之差≈Ⅱ级风险值与Ⅰ级风险值之差。

③量表评价风险值Q_S与检测评价风险值Q_T之和为综合风险系统分析评价结果（风险值Q_C）。

（3）计分方法

综合风险系统分析评价结果：$Q_C=Q_S+Q_T$

量表评价中，Q_S风险值计算：

$$Q_S = （Q_{S1}+Q_{S2}+Q_{S3}+Q_{S4}）\times 3/N$$

其中：

Q_{S1}是指自主神经系统功能亚临床量表评价项，必测项

Q_{S2}是指基础运动素质评价项，必测项

Q_{S3}是指神经内分泌影响的代谢状态评价项，必测项

Q_{S4}是指营养综合状态评价项、基础代谢状态评价项，参考项

N是指量表评价中的评价项数量，N=4

检测评价中，Q_T风险值计算：

$$Q_T = Q_{T1}+Q_{T2}+Q_{T3}+Q_{T4}$$

（4）分级及判定标准　依据综合风险评价分级和计分方法，所得到的综合风险系统分析值Q_C，将综合风险系统分析评价分为轻度风险、中度风险、重度风险三个等级，风险依次由低至高，对应风险的三种不同状态。

①轻度风险　系统分析评价风险值$5 \leqslant Q_C < 15$。

②中度风险　系统分析评价风险值$15 \leqslant Q_C < 30$。

③重度风险　系统分析评价风险值$Q_C \geqslant 30$。

第五节　躯体神经系统功能的亚临床评价

受年龄增长或疾病等因素的影响，机体血管逐渐硬化狭窄，供血功能下降，影响了全身组织器官血流量包括脑组织的供血。由于神经内部物质外渗或外部物质内渗等状态改变，氧、营养与代谢物质输送减少，加速了神经（包括脑）细胞衰老和组织（包括脑）萎缩、功能衰退，动作、兴奋及抑制过程变得迟缓或混乱，导致躯体神经功能亚临床甚至疾病状态的出现。

本节重点关注躯体神经系统功能中具有缓慢、渐变特征的亚临床评价。

一、躯体神经功能亚临床的常见表现

1.感觉机能异常　人体感觉能力减弱、丧失或异常。表现为针刺皮肤时，疼痛反应减弱或消失、局部麻木、灼痛、刺痛、感觉过敏、实体感缺失等。

2.运动机能异常　受神经支配的肌、腱运动机能减弱或丧失。表现为肌腱弛缓无力、丧失固定肢体和自动伸缩的能力、弛缓性瘫痪、跛行等。

3.共济失调　表现为随意运动的速度、节律、幅度和力量的不规则，即协调运动异常或失控，还可伴有肌张力减低、眼球运动障碍与言语障碍等。

4.肌肉松弛　神经营养失调与患肢运动不足，造成有关肌肉在躯体神经损伤后一段时间出现萎缩，表现为肌肉凹陷、体积缩小。

5.反射异常　周围神经损伤后所支配区域的深、浅反射均减弱或消失。

6.疼痛　神经内物质外渗，刺激神经外膜感受器引发疼痛。

二、躯体神经系统亚临床评价

（一）躯体神经系统功能生理评价

对躯体神经系统功能异常的评价主要通过对感觉功能、平衡与协调功能等的测试综合评估。

1.感觉功能评估　感觉是人脑对直接作用于感受器的客观事物的个别属性的反映。感觉功能评价主要有浅感觉、深感觉、复合感觉三种评价方法。

（1）浅感觉（皮肤和黏膜）　触觉、痛觉等。

①触觉刺激：令受试者闭目，检查者用棉签或软毛笔轻触受试者的皮肤。测试时，注意两侧对称部位的比较，刺激的动作要轻，刺激不应过频。检查四

肢时，刺激的走向应与长轴平行，检查胸腹部的方向应与肋骨平行。检查顺序为面部、颈部、上肢、躯干、下肢。要求受试者回答有无一种轻痒的感觉。

②痛觉刺激：令受试者闭目。分别用大头针的尖端和钝端，以同等的力量随机轻刺受试者的皮肤。要求受试者立即说出具体的感受（疼痛、疼痛减退/消失、感觉过敏）及部位。

（2）深感觉（肌肉、肌腱、关节）　运动觉、位置觉等。

①位置觉刺激：令受试者闭目，检查者将其肢体移动并停止在某种位置上。要求受试者说出肢体所处的位置，或另一侧肢体模仿出相同的位置。

②运动觉刺激：令受试者闭目，检查者在一个较小的范围里被动活动受试者的肢体，要求让受试者说出肢体运动的方向。受试者回答肢体活动的方向（"向上"或"向下"），或用对侧肢体进行模仿。

（3）复合感觉　皮肤定位觉。

皮肤定位觉刺激：令受试者闭目，用手轻触受试者的皮肤。要求受试者用手指出被触及的部位，正常误差：手部<3.5mm，躯干部<1cm。

2.运动功能评价　主要对受试者的柔韧素质、平衡能力、反应能力、力量素质等运动功能进行评价，从而反映躯体神经系统的状态。

（1）柔韧素质　指关节的肌肉、肌腱、韧带等软组织的伸展能力及弹性。即关节活动幅度和范围的大小，可通过坐位体前屈反映。

（2）力量素质　指人的机体或机体的某一部分肌肉工作(收缩和舒张)时，克服内外阻力的能力。可用握力反映。

（3）反应能力　指人体对各种信号刺激(声、光、触等)快速应答的能力。可用选择反应时来反映。

（4）平衡能力　指身体对来自前庭器官、肌肉、肌腱、关节内的感受器以及视觉等各方面刺激的协调能力。可用闭眼单脚站立来反映。

（5）行走步态（跛行）　步态是指人行走时的姿势。它是人体结构与躯体神经系统、运动系统、行为与心理活动在行走时的外在表现。从不同方向（正面、背面、侧面）观察，注意全身姿势和下肢各关节的活动，观察受试者是否存在不敢负重行走，一侧膝部微屈，轻轻落地脚尖着地，然后迅速改变健肢负重，步态短促不稳。

3.协调能力评定　协调是指人体产生平滑、准确、有控制运动的能力。包括按照一定的方向和节奏，采用适当的力量和速度，达到准确的目标等几方面。

保持人体协调也需要三个环节的参与：感觉输入、中枢整合、运动控制。协调的感觉输入主要包括视觉和本体感觉，而前庭觉所起的作用不大；中枢整合作用依靠大脑反射调节和小脑共济协调，其中小脑的协调系统起了更为重要的作用，小脑的损伤除了出现平衡功能障碍外，还可出现共济失调；运动控制主要依靠肌群的力量。

（1）上肢协调功能评定

①双人拍手指五官游戏准确数（10次）：主测人手握被测人一只手，主测人另一只手准备拍打被测人被握的手，并在拍打时同时说出某一个五官的名称。测试时，受试者被握的手被拍打，另一只手指在自己的鼻子上；当主测人拍被测人的手并说出五官的名称时，被测人指鼻子的手指，应该迅速准确指向主测人口令的那个五官。总共测试10次，记录指向正确的次数。

②双手轮替运动试验准确数（10次）：受试者双手张开，一手向上，一手向下，交替转动；也可以一侧手在对侧手背上交替转动。总共测试10次，记录指向正确的次数。

（2）下肢协调功能评定　跟—膝—胫试验：受试者仰卧，抬起一侧下肢，先将足跟放在对侧下肢的膝盖上，再沿着胫骨前缘向下推移。小脑损害时，受试者举腿和触膝时，呈现辨距不良；下移时，常摇晃不稳。感觉性共济失调时，受试者在睁眼情况下，尚能勉强作此运动；闭眼时，则很难寻到膝盖；下移时，也不能和胫骨保持接触。

（3）肢体左右动脉差　动脉的硬度改变早于结构的改变，其诱因与神经内分泌关系密切。应用示波法线性膨胀技术，测得动脉的脉搏波传导速度（PWV）和踝臂血压指数（ABI）等数值，对评估硬化程度和下肢动脉血管狭窄、阻塞情况及心脑血管意外的风险有重要意义。同时，也间接提示神经内分泌风险。

（4）功能磁共振成像　功能磁共振成像（FMRI）是一种新兴的神经影像学技术，其原理是利用磁振造影来测量神经元活动所引发之血液动力的改变。目前，功能磁共振成像主要是运用在研究人与动物的脑或脊髓，具有无创、时间和空间分辨率高的特点。在阐明高级神经生理、神经心理活动方式和皮层间的功能联系，揭示神经和精神疾病皮层功能异常的病理生理改变等方面，均显示了应用价值。功能磁共振成像中血氧水平依赖（BOLD）法是目前应用较为广泛的方法。

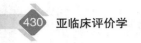

（二）躯体神经系统功能亚临床量表评价

表21-11　躯体神经系统功能亚临床评价量表

序号	项 目	亚临床状态与得分		
		2分	5分	10分
1	年龄			
2	闭眼单脚站立时间（秒）			
3	头晕倦怠、肢体易发麻、说话缓慢、言语不清、声音断续			
4	指鼻正确次数（10次测试）			
5	辨距准确性下降、精细动作协同性下降、轮替动作异常、站立不稳、步态蹒跚、左右摇晃不定、动作笨拙			
6	感觉减弱或丧失。表现为过敏、异常感觉、听力减退、视力减退、嗅觉减退等	《状态量表评价标准细则》详见本书［使用说明］		
7	运动机能下降。表现为肌、腱弛缓无力丧失固定肢体和自动伸缩的能力，如表现为平衡能力降低、动作协调性下降、力量减小等			
8	饮酒（每日酒精量）			
9	睡眠时长（小时/24小时）			
10	曾经病史。气体、食物、水、有机无机物、酒精、药物等中毒及脑萎缩、脑震荡、各类脑炎、肿瘤、心脑血管等			
躯体神经系统功能亚临床量表评价结果				

判定说明：

1.注释

偶尔：指4周内，大概每周发生1次（周期性，虽然偶然但是间隔多次出现）

经常：指4周内，每周发生2次及以上（症状表现频繁）

总是：指4周内越来越频繁，最近一周发生4次及以上（趋向严重）

2.评价结果　状态得分越高，表明亚临床风险越高

状态得分25分以上，评价结果为量表三级

状态得分15分以上，评价结果为量表二级

状态得分10分以上，评价结果为量表一级

填表说明：根据近1个月内自身的健康状况和生活习惯，按症状选择对应分数

（三）躯体神经系统功能亚临床综合风险系统分析评价

1.综合风险系统分析评价

表21-12　躯体神经系统功能亚临床综合风险系统分析评价表

序号	种类	风险值	评价要素	亚临床状态分级		
				I级 5分	II级 10分	III级 15分
1	量表评价（S）（Q$_S$=45分）（n=4）	Q$_{S1}$	躯体神经系统功能亚临床评价量表	一级	二级	三级
2		Q$_{S2}$	基础运动素质	二级	三级	四级、五级
3		Q$_{S3}$	神经内分泌影响的代谢状态	I级	II级	III级
4		二选一，或以最差项计入评价　Q$_{S4}$	营养综合状态	二级	三级	四级、五级
			基础代谢状态	I级	II级	III级
	风险值			5分（加#5分）	15分（加#10分）	20分（加#15分）
5	检测评价(T)（生理、生化、生物信息指标）（Q$_T$=55分）（n=3）	感觉功能指标。三选一，或以最差项计入评价。Q$_{T1}$	浅感觉（痛觉）评价	《综合风险系统分析评价标准细则》详见本书［使用说明］		
			深感觉（运动觉）			
			复合感觉（皮肤定位觉）			
6#		运动功能指标。Q$_{T2}$	行走步态（跛行）			
7		协调能力指标。三选一，或以最差项计入评价。Q$_{T3}$	双人拍手指五官游戏准确数（10次）			
			双手轮替运动试验准确数（10次）			
			跟膝胫试验			
说明			1.序号5、7为评价项，序号6为相关项。 2.序号4是单项评价参考项，选择单项检测的，按单项计入风险值；二项都测的，按最差项计入风险值；多项检测的，以最差项计入评价。如不测，则按II级得分计入评价。 3.每项评价项风险值计15分，20分；加#相关项项风险值计15分。			

综合风险系统分析评价结果（C）（风险值Q$_C$）

2.综合风险系统分析评价判定标准

（1）判定条件　检测评价中某一类指标的评价项或相关项检测时，可以多项选一项检测；也可以多项同检，选最差项计入评价项目。详见综合风险系统分析评价表中说明。

（2）计分原则

①Ⅰ级、Ⅱ级、Ⅲ级评价项风险值差约为等比，即1倍Ⅲ级风险值≈2倍Ⅱ级风险值≈3倍Ⅰ级风险值。

②Ⅰ级、Ⅱ级、Ⅲ级相关项（加#项，以下同）风险值差约为等差，即Ⅲ级风险值与Ⅱ级风险值之差≈Ⅱ级风险值与Ⅰ级风险值之差。

③量表评价风险值Q_S与检测评价风险值Q_T之和为综合风险系统分析评价结果（风险值Q_C）。

（3）计分方法

综合风险系统分析评价结果：$Q_C=Q_S+Q_T$

量表评价中，Q_S风险值计算：

$$Q_S = (Q_{S1}+Q_{S2}+Q_{S3}+Q_{S4}) \times 3/N$$

其中：

Q_{S1}是指躯体神经系统功能亚临床量表评价项，必测项

Q_{S2}是指基础运动素质评价项，必测项

Q_{S3}是指神经内分泌影响的代谢状态评价项，必测项

Q_{S4}是指营养综合状态评价项、基础代谢状态评价项，参考项

N是量表中评价项数量，N=4

检测评价中，Q_T风险值计算：

$$Q_T = Q_{T1}+Q_{T2}+Q_{T3}$$

（4）分级及判定标准　依据综合风险评价分级和计分方法，所得到的综合风险系统分析值Q_C，将综合风险系统分析评价分为轻度风险、中度风险、重度风险三个等级，风险依次由低至高，对应风险的三种不同状态。

①轻度风险：系统分析评价风险值$5 \leqslant Q_C < 15$。

②中度风险：系统分析评价风险值$15 \leqslant Q_C < 30$。

③重度风险：系统分析评价风险值$Q_C \geqslant 30$。

第二十二章 认知功能亚临床评价

概　述

认知是指形成概念、知觉、判断或想象等知识交互功能。主要包括四个方面的功能和多个知识域。具体内容如下：

1.接受功能　通过各种感觉接受外界信息。

2.记忆和学习功能　识记、保存再现和再认。

3.思维功能　即刻记忆和长久记忆信息复呈，再进行组合找到两者关系。

4.表达功能　通过语言、躯体或情感等行为表达。

5.多个知识域　认知功能由多个认知域组成，包括记忆、计算、时间和空间定向能力、结构能力、执行能力(计划、起始、顺序、运行、反馈抽象、决策和判断等)、语言理解和表达及应用等方面。

认知障碍是指与学习、记忆以及思维判断有关的大脑高级智能过程出现异常，从而引起学习、记忆障碍，同时伴有失语、失用、失认或失行等改变。轻度认知障碍是指记忆力或其他认知功能进行性减退，但不影响日常生活能力，且未达到痴呆的临床疾病诊断标准。严重的认知障碍就是痴呆。

认知症是指从脑功能水平发生改变。受认知症影响的范畴包括更高的认知能力、个性和行为。尽管某些疾病，特别是具有高遗传倾向疾病，可以在更年轻的年龄中发生。但实际上，有许多疾病会导致认知障碍，并且这些疾病中的大多数与衰老有关。阿尔茨海默病、脑小血管病、路易体病、额颞叶变性等缓慢起病的痴呆类型在临床症状达到痴呆前，轻度的病理变化均可引起轻度认知障碍。脑外伤、脑炎、营养缺乏等也可导致持久的轻度认知障碍。根据累及的认知域分类：遗忘型轻度认知障碍和非遗忘型轻度认知障碍，前者存在记忆损害，后者存在其他认知域损害，记忆相对保留。

据流行病学研究统计，65岁以上的老年人中度认知障碍超过一半的人在5年左右可能进展为痴呆。并且，有很多研究认为，有遗忘型轻度认知障碍是进展为痴呆尤其是阿尔茨海默病的高危险因素。

　　轻度认知障碍生理状态开始波动时，将会引起生理机能相关指标的变化。这些变化在认知功能发生疾病前就可开始有所表现。因此，我们利用这些提前变化的检测指标，可以进行科学评价，及时预警对认知功能亚临床状态的早发现和早干预具有重要价值。

　　轻度认知障碍可以涉及一个或多个认知功能区域，除了记忆以外，其他的认知领域也有可能受损，如执行功能（比如：推理、解决问题及规划能力）、语言功能（比如：命名、言语的流畅度、表达及理解能力）、视空间技能以及注意力的控制等。因此，本章分析了认知功能亚临床的主要表现以及影响认知功能生理机能的主要因素，针对认知功能亚临床状态的典型症状表现，通过风险量表评价，结合对认知功能亚临床状态关联度比较高的生理、生化、生物信息指标的检测评价，最后完成综合风险系统分析评价，依据评价结果判定认知功能亚临床状态等级。

　　认知功能受人体营养综合状态、基础运动素质状态、神经内分泌影响的代谢状态、基础代谢状态等影响较大，需给予重点关注。

　　本章的研究重点是由于营养缺乏、脑外伤、生活方式等因素，影响早于实际年龄的早老型轻度认知功能减退情况。

第一节　认知功能亚临床的主要表现

　　轻度认知障碍是由于慢性或进行性大脑结构的器质性损害引起的高级大脑功能障碍的一组症候群，介于正常衰老和痴呆的中间群体。轻度认知障碍或其他认知方面的异常，但是还没有达到痴呆的严重程度，病情对日常生活影响较小。表现为记忆力、计算力、判断力、注意力、抽象思维能力、语言功能减退，情感和行为障碍，独立生活和工作能力减弱等。

　　（1）记忆力日渐衰退，尤其是近期记忆力首先减退，做事情丢三落四。

　　（2）抽象思维困难，完成复杂工作困难。

　　（3）完成熟悉的工作能力下降；难以胜任自己已经干了几十年的工作，学习新知识越发困难。

　　（4）对时间、地点及人物概念模糊。如经常忘记今天几号、星期几，忘记自己的家在哪里或者同事或邻居等。

（5）语言沟通能力出现困难。如经常想不起物品的名称。偶尔答非所问。

（6）判断力或做决定的能力逐渐减退。例如，购物算账慢或经常出错等。

第二节　认知功能亚临床量表评价

一、认知功能亚临床量表评价

表22-1　认知功能亚临床评价量表

序号	项　目	亚临床状态与得分		
		2分	5分	10分
1	智力状况检查表亚状态评级	一级	二级	三级
2	认知状况检查表亚状态评级	一级	二级	三级
3	生活能力评估亚状态评级	一级	二级	三级
4	呼吸深度和频率改变			
5	消化功能亢进或消化不良			
6	糖脂代谢异常（以最长病史计算）			
7	精神压力，失眠多梦、出汗异常	《状态量表评价标准细则》详见本书［使用说明］		
8	饮酒（每日酒精量）			
9	气体、食物、水、有机无机毒物、酒精、药物等中毒。噪声、射线、脑萎缩、脑震荡、各类脑炎等损伤			
10	心、脑、胃肠道神经官能症病史			
认知功能亚临床量表评价结果				

判定说明：

1.注释

偶尔：指4周内，大概每周发生1次（周期性，虽然偶然但是间隔多次出现）

经常：指4周内，每周发生2次及以上（症状表现频繁）

总是：指4周内越来越频繁，最近一周发生4次及以上（趋向严重）

2.评价结果　状态得分越高，表明亚临床风险越高

状态得分25分以上，评价结果为量表三级

状态得分15分以上，评价结果为量表二级

状态得分10分以上，评价结果为量表一级

填表说明：根据近1个月内自身的健康状况和生活习惯，按症状选择对应分数

注：表22-2、表22-3、表22-4、表22-5是表22-1量表的支持性评价表

1.CAIDE中老年认知功能评分 CAIDE（Cardiovascular Risk Factors, Aging, and Dementia）评分纳入了年龄、性别、BMI 指数、胆固醇水平、收缩压水平以及体育锻炼强度等因素。准确率较高，预测准确性经过了其他队列研究的验证。

表22-2 CAIDE评分标准

评价标准		分数	在对应的选项处打"√"
年龄	40～47岁	0	
	47～53岁	3	
	53～65岁	4	
总胆固醇（mmol/L）	≤6.5	0	
	＞6.5	2	
体育锻炼*	经常锻炼	0	
	不常锻炼	2	
受教育年限	≥10年	0	
	7～9年	2	
	0–6年	3	
体质指数（BMI）（kg/m²）	＜30	0	
	≥30	2	
性别	女	0	
	男	1	
收缩压（mmHg）	≤140	0	
	＞140	2	

说明：*经常锻炼定义为每周至少进行两次体育锻炼

您的1~7项最终得分：_____，评分等级：差□ 较差□ 中等□ 良好□ 优秀□

评分标准：

（1）优秀（5分） 得分0~5分

（2）良好（4分） 得分6~7分

（3）认知功能一般（3分） 得分8~9分

（4）认知功能较弱（2分） 得分10~11分

（5）认知功能弱（1分） 得分12~15分

得分越高，认知功能越差。

2.智力、认知、生活能力评估

（1）CDT画钟测试中老年认知功能评价

测试方法：请被测者在纸上画一个钟，表盘上要有数字，时针分针指向的时间为XX点XX分"。请注意在执行此项测试时，应提出一个时针分针较为分开的时间，目前较为流行的标准是11点10分或8点20分。

评分：

①画出闭锁的圆表盘，1分

②表盘上12个数字正确（包括位置及顺序正确），1分

③将分针标在表盘的正确位置，1分

④将时针标在表盘的正确位置，1分

评分标准：

①优秀（5分）：得分4分

②良好（4分）：得分3分

③认知功能一般（3分）：得分2分

④认知功能较弱（2分）：得分1分

⑤认知功能弱（1分）：得分0分

得分越低，认知功能越差。

需要注意的是，画钟测试需要在社区工作人员或家属的陪同指导下完成，我们只能判断受试者是否有认知功能弱。

（2）简易智力状况检查亚状态评级表（参照MMSE简易智力状况检查表修订）。

表22-3 简易智力状况检查亚状态评级表

项目	合计分数
1.时间定向力 问：今年是？哪一年：____（1），季节：____（1），月份：____（1），日期：____（1），星期几：____（1）	5（ ）
2.地点定向力 问：我们现在在哪里？国家：____（1），城市____（1），城市的哪一部分____（1），建筑物：____（1），第几层____（1）	5（ ）
3.即刻回忆 记录三个词 说：仔细听。我要说三个词，请在我说完以后重复。准备好了吗？三个词是：球（停一秒钟），旗子（停一秒钟），树（停一秒钟）。请马上重复这三个词是什么？ （1），（1），（1）	3（ ）

续表

项目	合计分数
4.注意力与计算力 问：从100减去7，顺序往下减，直至我让你停止100减去7等于？ （1），继续：（1），（1），（1），（1）	5（ ）
5.回忆刚才那三个词 问：我刚才让你记住的三个词是什么？ 每个正确一分。（1），（1），（1）	3（ ）
6.命名 问：这是什么？（展示铅笔）（1），（展示手表）（1）	2（ ）
7.语言重复 说：我现在让你重复我说的话。准备好了吗？瑞雪兆丰年。你说一遍（1）	1（ ）
8.理解力 说：仔细听并按照我说的做。 左手拿着这张纸（1），把它对折（1），把他放在你的右腿上（1）。	3（ ）
9.阅读 说：读下面的句子，并按照做。（1）闭上你的眼睛。	1（ ）
10.写 说：写一个句子。	1（ ）
11.画画。	1（ ）

说明：

1.题目项说明

题目1.日期和星期差一天可算正确

题目3.即刻回忆只许主试者讲一遍；不要求受试者按物品次序回答。为第5题"回忆"做准备

题目4.不能用笔算。若一项算错，则扣该项的分；若后一项正确，则得该项的分；如100-7=93（正确得分），93-7=88（应得86，不正确，不得分）。但从88-7=81（正确，得分）

题目7.只需说一遍，只有正确、咬字清楚才计一分

题目8.操作要求次序正确

题目10.句子必须有主语、谓语，且有意义

题目11.只有绘出两个五边形的图案，交叉处形成一个小四边形，才算对，计一分

2.28～30分为智力正常，24～27为轻度认知障碍，＜24分为认知功能障碍

3.对象文化程度评分，当合计评分，文盲＜17分，小学＜20分，中学以上＜24分时，为智能障碍

智力状况检查表亚状态评级：

1.合计评分28为智力状况检查表亚状态一级

2.合计评分27～26为智力状况检查表亚状态二级

3.合计评分25为智力状况检查表亚状态三级

（3）认知状况检查亚状态评级表（参照"蒙特利尔认知评估量表MoCA"修订）　Nasreddine是在MMSE的基础上结合临床经验研制的快速筛查轻度认知症（MCI）的评定工具。包括视空间与执行能力、命名、记忆、注意、语言流畅、抽象思维、延迟记忆、定向8个方面的认知评估。

总分30分，测试时间约为10分钟。

表22-4　认知状况检查亚状态评级表

项目		评分
视空间/执行功能 丙　丁 ③ 乙　④　⑤ ②　①戊 甲　开始　结束 复制长方体	画钟表（4点5分） （　）（　）（　） 轮廓　数字　指针	/5

命名				/3
长颈鹿[　]	熊[　]	河马[　]		

记忆		卡车	香蕉	小提琴	餐桌	绿色	
读出词语，受试者必须重复这些词。即使第一次测试完全正确，也要测试两次。5分钟后请受试者回忆。	首次测试						不计分
	再次测试						

注意	读出数字序列。（每秒1个数字）	受试者需要按照正序复述　[　]32965 受试者需要按照逆序复述　[　]852	/2
	读出数字。每当读到数字"1"时，受试者必须用手敲击桌子。出现2次或更多次错误，则不能得分。[　]52139411806215194511141905112		/2
	从90开始连续减7　[　]83　[　]76　[　]69　[　]62　[　]55 4或5次正确：3分；2或3次正确：2分；1次正确：1分；0次正确：0分		/3

续表

项目								评分
语言	复述：天黑刮风的时候，小鸟会撞到关闭的窗户。[ ] 一个多星期前，热心的奶奶送来了一些日用品。[ ]							/2
	流畅性：在1分钟内说出尽可能多的水果名称。[ ] 数量大于等于11个）							/1
抽象	词语共性，例如：胡萝卜 — 白菜 = 蔬菜 [ ] 钻石 — 翡翠 [ ]大炮 — 步枪							/2
延迟回忆	必须在无提示下回忆	卡车 [ ]	香蕉 [ ]	小提琴 [ ]	餐桌 [ ]	绿色 [ ]	仅依据无提示下回忆的结果评分	
可选项目	语义类提示							
	多选提示							/5
定向	[ ]日 [ ]月 [ ]年 [ ]星期几 [ ]地点 [ ]城市							/6

说明：①将测试表右侧所有子项的得分相加，即为总分
②如果受试者受教育年限小于等于12年，则再加1分，但最高得分不得超过30分
③总分大于等于26分为正常

认知状况检查表亚状态评级：
①合计评分25～24为认知状况检查表亚状态一级
②合计评分23～22为认知状况检查表亚状态二级
③合计评分21～20为认知状况检查表亚状态三级

（4）日常生活能力量表（ADL） 日常生活能力量表（ADL），由美国的Lawton氏和Brody制定于1969年。由躯体生活自理量表（PSMS）和工具性日常生活活动量表（IADL）组成。主要用于评定受试者的日常生活能力。满分100分。

①＜20分为极严重功能缺陷，生活完全需要依赖。

②20～40分为生活需要很大帮助。

③40～60分为生活需要帮助。

④＞60分为生活基本自理。

简易日常生活能力评估量表（参照"日常生活能力量表ADL"修订）

表22-5　日常生活能力评估量表

项 目	评 分			
1. 做饭	1□	2□	3□	4□
2. 穿脱衣服	1□	2□	3□	4□
3. 洗漱	1□	2□	3□	4□
4. 上下床、坐下或站起	1□	2□	3□	4□
5. 室内走动	1□	2□	3□	4□

项 目	评 分			
6. 上厕所	1□	2□	3□	4□
7. 大小便控制	1□	2□	3□	4□
8. 洗澡	1□	2□	3□	4□
得分： 分				
1. 自己搭乘公共汽车（知道乘哪一路车，并能独自去）	1□	2□	3□	4□
2. 在住地附近活动	1□	2□	3□	4□
3. 自己做饭（包括洗菜、切菜、打火/生火、炒菜等）	1□	2□	3□	4□
4. 吃药（能记住按时服药，并能服用正确的药）	1□	2□	3□	4□
5. 一般轻家务（扫地，擦桌）	1□	2□	3□	4□
6. 较重家务（擦地擦窗，搬东西等）	1□	2□	3□	4□
7. 洗自己的衣服	1□	2□	3□	4□
8. 剪脚指甲	1□	2□	3□	4□
9. 购物	1□	2□	3□	4□
10. 使用电话（必须会拨号）	1□	2□	3□	4□
11. 管理个人钱财（指自己能买东西、找零钱、算钱等）	1□	2□	3□	4□
12. 独自在家（能独自在家待一天）	1□	2□	3□	4□
合计得分： 分				

认知状况检查表亚状态评级：
  ①合计评分80～70为认知状况检查表亚状态一级
  ②合计评分70～60为认知状况检查表亚状态二级
  ③合计评分60～50为认知状况检查表亚状态三级

第三节　认知功能亚临床检测评价

1.人体热代谢检测　通过人体热代谢检测可获得神经系统热代谢数据，并对大脑、思维、睡眠等做出评估。

大脑各区域代谢温度降低，提示局部供血功能下降，可能为脑供血不足或者轻度认知障碍的先兆表现。

2.生物电扫描技术　采用生物电扫描技术可对大脑皮层生物活性值、神经递质数据、自主神经功能、肌肉功能等做出分析。

（1）神经递质及其受体异常　大多数神经元之间的信息传递是通过神经递质(neurotransmitter)及其相应的受体完成的。这些神经递质或受体异常改变，均可导致不同类型和不同程度的认知异常。

（2）多巴胺(dopamine)　多巴胺是以酪氨酸为底物，在酪氨酸羟化酶(tyrosine hydroxylase)和多巴脱羧酶(dopamine decarboxylase)的作用下合成的。研究发现：脑中多巴胺含量显著降低时，可导致动物智能减退、行为情感异常、言语错乱等高级神经活动障碍。例如，在帕金森病(PD)患者黑质多巴胺能神经元减少，酪氨酸羟化酶和多巴脱羧酶活性及纹状体多巴胺递质含量明显下降。此外，在动物实验中发现，多巴胺过多也可导致动物认知功能的异常改变。多巴胺受体有D1和D2受体两大家族，精神分裂症患者与大脑额叶皮层的D1受体功能低下和皮层下结构D2受体功能亢进双重因素有关。因此，有人提出用D1激动和D2阻断治疗精神分裂症的新概念。

（3）去甲肾上腺素(nonepinephrine)　去甲肾上腺素是最早被发现的单胺类神经递质，是多巴胺经 β 羟化酶作用生成的产物。在脑内，去甲肾上腺素通过 α1、α2 和 β 受体发挥调节作用。在突触前，α2受体通过Gi蛋白介导，减少cAMP的生成和cAMP依赖性蛋白激酶的活性，减少蛋白激酶对N-型Ca^{2+}通道的磷酸化，以至Ca^{2+}通道关闭，Ca^{2+}内流减少，从而对去甲肾上腺素的释放起抑制作用(负反馈调节)；α2受体激动还可抑制在警醒状态下的蓝斑神经元的放电增加；在突触后，α1受体激动可引起K^+通道开放，K^+外流增加，神经元倾向超极化而产生抑制效应。而 α1 受体激活则使K^+通道功能降低，K^+外流减少，神经元去极化产生兴奋效应。一般认为，脑中 α2 受体激动与维持正常的认知功能有关，而 α1 受体持续、过度激活可导致认知异常。在正常警醒状态时，脑细胞含适量去甲肾上腺素，α2受体功能占优势，维持正常的认知功能。在应激状态下，产生大量去甲肾上腺素，α1受体功能占优势；这可能是个体长期处于应激状态，更易出现认知障碍的机制之一。

（4）乙酰胆碱（aeetylcholine）　乙酰胆碱由乙酰辅酶A和胆碱在胆碱乙酰转移酶的作用下生成。神经细胞合成并释放的乙酰胆碱，通过M-受体（M-AchR，毒蕈碱受体）和N-受体（N-AchR，烟碱受体）发挥调节作用，M-AchR是G-蛋白耦联受体，N-AchR是配体门控离子通道受体。脑内的胆碱能神经元被分为两类，即局部环路神经元和投射神经元，自Meynert基底核发出的胆碱能纤维投射至皮层的额叶、顶叶、颞叶和视皮层，此通路与学习记忆功能密切相关。

阿尔茨海默病患者在早期便有Meynert基底区胆碱能神经元减少，导致皮层胆碱乙酰转移酶活性和乙酰胆碱含量显著降低，是AD患者记忆障碍的重要机制之一；精神分裂症患者认知障碍的程度与皮层胆碱乙酰转移酶活性呈负相关；给AD和精神分裂症患者使用胆碱酯酶抑制剂或M受体激动剂，可改善其记忆缺损。

3.事件相关电位　事件相关电位（ERP）指大脑对某种信息进行认知加工（注意、记忆和思维等）时，通过叠加和平均技术在头颅表面记录的电位。事件相关电位是近年来用于检测大脑认知功能的一项电生理技术，是人脑接受特定刺激后所产生的电位变化。其中，P300是应用最广泛的内源性事件相关电位，因其潜伏期多在300ms左右，又是正向波，因而得名，又因其为第3个正向波，故又称P3。目前的研究结果表明，P3是联合皮层活动的结果，与复杂的多层次心理活动（认知过程）有关，是感觉、知觉、记忆、理解、学习、判断、推理和智能等心理过程的变化反映，是人对客观事物的反应过程。可以说，P3是一个不需要靠外部行为就可以判断受试者认知过程的客观指标，也可以说是判断大脑高级功能的一个客观指标。在AD及血管性痴呆受试者中，均可以观察到P300潜伏期延长，且P300潜伏期延长与痴呆的严重程度相关。研究表明，P300潜伏期的延长与MMSE评分呈负相关。认知能力越差，P300潜伏期越长；P300波幅的降低与MMSE评分呈正相关，即认知能力越差，P300波幅越低。所以，P300是反映认知功能障碍程度的客观指标。

4.单光子发射计算机断层成像术（SPECT）和正电子发射断层成像术（PET）　单光子发射计算机断层成像术（SPECT）和正电子发射断层成像术（PET）是CT成像技术，是对人体内发射的γ射线成像，故统称发射型计算机断层成像术(ECT)。SPECT显像作为一种简便易行的脑血流测定方法，可避免干扰因素，客观地评价痴呆的存在。在尚未发生痴呆之前，可以应用此法筛选或预测。PET可对老年痴呆患者进行早期诊断和病程分期，AD患者临床症状的严重程度与葡萄糖代谢减低程度直接相关，且低代谢区域与临床表现一致。一项研究显示，PET可较临床诊断包括形态学影像技术早两年半诊断AD，其准确性超过90%。Remain等研究发现，认知功能正常的中年Apo E ε4纯合子携带者的扣带回后部、顶叶、颞叶、前额叶糖代谢水平均降低，而且，轻度AD患者这些脑区的代谢水平显著降低。并且在年龄为20~39岁的年轻ApoE ε4携带者，同样存在代谢异常。

5.头部MRI（海马体）扫描　一项对560位老年人进行的长达7年的跟踪调查，通过磁共振成像扫描分析结果显示，随着时间推移，认知能力和功能结局的最强预测指标是白质高信号，灰质和海马体的总体积（整体认知功能，进展速度，执行功能和记忆力，功能不良结局的 $P < 0.001$）。白质高信号，灰质和海马体积的综合测量可用作与血管性认知障碍相关的影像学指标。MRI因其较高的软组织分辨率和多种成像技术是中枢神经系统的重要检测方法。

6.脑脊液 Aβ42　以Aβ沉积核心的神经炎性斑是阿茨海默症的病理学特征之一。脑脊液Aβ42为β-淀样蛋白前体（APP）导致淀粉样变性，形成神经炎斑过程的副产物，其表达水平下降，可以反映斑块积累程度。经研究证实，阿尔茨海默病患者脑脊液Aβ42减少，且诊断灵敏度和特异度均 > 80%；Aβ42 > 0 pg/ml 可作为阿尔茨海默病与正常老龄化的分值。脑脊液Aβ42水平降低，在轻度认知损害阶段即可检出，预示轻度认知损害向阿尔茨海默病转化。此外，脑脊液Aβ42水平降低，也可见于路易体痴呆（DLB）、额颞叶痴呆（FTD）等其他痴呆类型。

7. tau蛋白　神经原纤维缠结相关生物学标志物 tau蛋白是由于细胞内激酶及磷酸酶失平衡而致异常磷酸化，扭转为成对螺旋丝，聚集形成神经原纤维缠结，此为阿尔茨海默病的重要神经病理学特征；tau蛋白磷酸化还可导致其与微管分离、微管降解，破坏轴突运输，使轴突变性离断，导致神经元死亡，神经元溶胞作用后磷酸化与非磷酸化tau蛋白可释放进入脑脊液。阿尔茨海默病患者脑脊液平均tau水平可以提高3倍，对鉴别阿尔茨海默病与正常老龄化的灵敏度为40%～86%，特异度为65%～86%。

8.血 T_3、T_4 及单胺氧化酶的测定　血 T_3、T_4、单胺氧化酶(MAO)的改变为筛选痴呆早期患者的生化指标，对痴呆患者早期诊断与预防治疗提供可行性依据。血清游离 T_3 为 1.2～3.4nmol/L，血清游离 T_4 为 51～142nmol/L，血清MAO为 12～40U/ml。

第四节　认知功能亚临床综合风险系统分析评价

一、综合风险系统分析评价

认知功能亚临床不适合单一指标或单一设备报告进行评价。通过长期研究，我们结合国际公认的自测量表，吸收医学观察检测技术和生化检测指标，探索生物信息多种分析、检测手段，尝试建立认知功能亚临床综合风险系统分析评价方法。

表22-6 认知功能亚临床综合风险系统分析评价表

序号	种类	风险值	评价要素	亚临床状态分级		
				Ⅰ级 5分（加#2分）	Ⅱ级 10分（加#6分）	Ⅲ级 15分（加#10分）
1	量表评价（S）（Q_S=60分）（n=4）	Q_{S1}	认知功能亚临床评价量表	一级	二级	三级
2		Q_{S2}	基础运动素质	二级	三级	四级、五级
3		Q_{S3}	神经内分泌影响的代谢状态	Ⅰ级	Ⅱ级	Ⅲ级
4		二选一，或以最差项计入评价 Q_{S4}	营养综合状态	二级	三级	四级、五级
			基础代谢状态	Ⅰ级	Ⅱ级	Ⅲ级
5	检测评价（T）（生理、生化、生物信息指标）（Q_T=40分）（n=3）	三选其一，或以最差项计入评价 Q_{T1}	血 T₃、T₄ 及单胺氧化酶的测定 脑脊液 Aβ 42 tau 蛋白	《综合风险系统分析评价标准细则》详见本书［使用说明］		
6		多选其一，或以最差项计入评价 Q_{T2}	事件相关电位 单光子发射计算机断层成像术（SPECT） 正电子发射断层成像术（PET） 头部 MRI（海马体）扫描 脑部区域温度变化（正常区域与异常区域的代谢热差）			
7#		多选一，或以最差项计入评价 Q_{T3}	脑部各区域活性值 多巴胺 乙酰胆碱 去甲肾上腺素			

说明
1. 序号5、6为评价项，序号7为相关项，多项相关项，多项检测，以最差项计入评价
2. 序号4是评价参考项，选择单项检测的，按单项计风险值；二项都测的，按最差项计入评价项；如不测，则按Ⅱ级评价项
3. 加#号标记为相关项，每项风险值计10分，其余评价项每项15分

综合风险系统分析评价结果（C）（风险值 Q_C）

二、综合风险系统分析评价判定标准

1.判定条件　检测评价中某一类指标的评价项或相关项检测时，可以多项选一项检测；也可以多项同检，选最差项计入评价项目。详见综合风险系统分析评价表中说明。

2.计分原则

（1）Ⅰ级、Ⅱ级、Ⅲ级评价项风险值差约为等比，即1倍Ⅲ级风险值≈2倍Ⅱ级风险值≈3倍Ⅰ级风险值。

（2）Ⅰ级、Ⅱ级、Ⅲ级相关项（加#项，以下同）风险值差约为等差，即Ⅲ级风险值与Ⅱ级风险值之差≈Ⅱ级风险值与Ⅰ级风险值之差。

（3）量表评价风险值Q_S与检测评价风险值Q_T之和为综合风险系统分析评价结果（风险值Q_C）。

3.计分方法

综合风险系统分析评价结果：$Q_C = Q_S + Q_T$

量表评价中，Q_S风险值计算：

$Q_S = Q_{S1} + Q_{S2} + Q_{S3} + Q_{S4}$

其中：

Q_{S1}是指认知功能亚临床量表评价项，必测项

Q_{S2}是指基础运动素质评价项，必测项

Q_{S3}是指神经内分泌影响的代谢状态评价项，必测项

Q_{S4}是指营养综合状态评价项、基础代谢状态评价项，参考项

检测评价中，Q_T风险值计算：

$Q_T = Q_{T1} + Q_{T2} + Q_{T3}$

4.分级及判定标准　依据综合风险评价分级和计分方法，所得到的综合风险系统分析值Q_C，将综合风险系统分析评价分为轻度风险、中度风险、重度风险三个等级，风险依次由低至高，对应风险的三种不同状态。

（1）轻度风险　系统分析评价风险值$5 \leqslant Q_C < 15$。

（2）中度风险　系统分析评价风险值$15 \leqslant Q_C < 30$。

（3）重度风险　系统分析评价风险值$Q_C \geqslant 30$。

技术术语解释

亚健康　亚健康是一个模糊概念。亚健康是指人体处于健康和疾病之间的一种状态。

亚临床　亚临床是指人体处于健康和疾病中间的一种状态，表现为一定时间内的活力降低、功能和适应能力减退的症状，尚未达到临床医学疾病的诊断标准。是指非健康和非疾病的人群。

亚临床状态　是指身体状态介于健康与疾病中间的一种状态。

亚临床评价　指针对受试者亚临床状态进行的包括量表、生理生化和生物信息检测指标等综合状态风险等级的评估。

亚临床评价学　亚临床评价是以系统论、人体生理学、基础医学、系统营养学、运动生理学、健康节律运动学等理论为基础，对生理状态、营养素代谢和生理系统的亚临床状态建立评价基本原则、评价方法和标准规范的理论体系。

生活方式　包括饮食、吸烟、饮酒、活动、精神压力等多方面的行为。

亚临床评价技术手段　包括亚临床评价所使用的量表、生理生化和生物信息检测等手段与方法。

生理代谢　生物体内所发生的用于为了维持机体生命活动和各器官机能的一系列有序的化学反应的总称。生理代谢一般指机体与环境之间不断进行物质交换和能量交换，以实现自我更新的过程，包括合成代谢和分解代谢。合成代谢是机体不断从外界摄取营养物质，并在能量存在的情况下将其转化为自身物质的过程；分解代谢是机体把自身物质不断地进行分解，并释放能量的过程，分解代谢所释放的能量转化为热能、机械能和电能等形式，用以维持人体生命活动和生理机能的需要。

生化代谢　是指生物化学方面的物质和能量变化过程，因为生化是生物化学的简称，是生物体内全部有序化学变化的总称；它包括物质代谢和能量代谢两个方面。在新陈代谢过程中，物质代谢和能量代谢是同时进行的，是同一过程的两个方面。任何物质都蕴藏着一定的能量，同样，物质代谢也必然伴随着能量的产生、转移和利用，任何能量的转变也必然伴有物质的合成和分解。

生理状态　生理状态是生物机体的生命活动和各个系统、组织及器官机能的表现，是生命生存的基本状态。

健康生理状态　生物机体机能的表现达到群体平均的较为理想的状态。

亚临床生理状态　生物机体机能处于健康生理状态和疾病生理状态之间的一种状态，通常有个别或多个系统、器官和组织的生理指标或表现发生偏离，但未达到疾病所指的异常状态。

疾病生理状态　生物机体机能的个别或多个系统、器官和组织的生理指标或表现发生严重偏离，达到疾病所指的异常状态。

发病层次　疾病的发生发展过程具有明显的层次性，每个层次都表现出不同的生命活动规律，各层次之间的活动规律不同、关联且又相互作用。

发病阈值　一个状态的界限称为阈，其数值称为"阈值"。各个生理状态的层次也都存在着自己的发病阈值。

基因组学　研究生物基因组和如何利用基因的一门学说。

结构基因组学　研究生物中蛋白质结构的一门学说。

功能基因组学　研究基因组中各基因的功能，包括基因的表达及其调控模式的学说。

疾病基因组学　研究引起疾病的基因结构或表达，寻求治疗方法的学说。

蛋白质组学　蛋白质组学（proteomics）是基因组学在蛋白质研究领域的延伸，它以蛋白质组为研究对象，研究细胞、组织或生物体蛋白质组成、表达、修饰、相互作用的科学。

功能蛋白质组学　针对功能蛋白质组谱和关键蛋白的结构与功能的研究科学。

结构蛋白质组学　一种针对有基因组、转录组数据库的生物体，建立其蛋白质或亚蛋白质组（或蛋白质表达谱）及其蛋白质组连锁群的一种全景式的蛋白组学研究。

中国居民膳食指南　中国营养学会专家委员会提出的指导中国居民饮食的"平衡膳食"指导原则。

有氧运动　有氧运动是指人体在氧气充分供应的情况下进行的运动。即在运动过程中，人体吸入的氧气与需求达到生理上的平衡状态。有氧运动指跑步、登山、游泳、舞蹈等。

无氧运动 无氧运动是指人体肌肉在无氧供能代谢状态下进行的运动。无氧运动大部分是负荷强度高、瞬间性强的运动。

混合运动 混合代谢运动就是有氧、无氧代谢供能交替持续的运动。

节律运动 节律运动是指动作有节奏、规律、重复、周而复始循环、持续较长时间的运动。

基础性节律运动 一类主要通过持续性、规律性、全身性的运动形式。

调节性节律运动 通过特定的运动方式，给予人体特定的局部适宜的运动刺激。

针对性节律运动 主要针对具体关节和关节周围组织的疾病（如颈、肩、肘、腕、腰、髋、膝、踝等关节部位）采取的运动。

运动适宜度 是指依据体适能及生理功能的测评结果，为某类人群或某个人制定适宜的个性化的运动强弱和量度。

基础评价 指对受试者生理状态的基础状态所进行的评价，包括营养综合状态评价、基础运动素质评价、神经内分泌影响的代谢状态评价和基础代谢状态评价。

针对性专项评价 包括针对生理代谢和功能状态的量表和检测所进行的针对性风险评估。

量表评价 针对受试者的生活状态、生理感受等信息进行的评估。

检测评价 检测评价是专业机构和专业人员，使用国家卫生健康管理机关认证批准的设施、设备、仪器等工具，对受试者进行生理指标、生化指标、生物信息指标等采集，以期获得受试者包括数据、图形、图像等各类生物生理信息的评估。

综合风险评价 依据量表评价、检测评价等获得的各种信息，按照不同年龄、不同关注点等进行模式化的加权计算分析，并最终获得积分及分级的结果性算法的评估。

亚临床综合风险评价体系 包括生理状态、主观状态的量表评价，结合各类亚临床的生理、生化、生物信息等关联性较敏感指标检测，对受试者生理代谢与生理功能等进行数据采集、测评与统计分析，并对受试者亚临床综合分析进行评价的系统。

营养综合状态 食物消化、营养素吸收、营养素代谢利用所表现出生理结果的状态。

营养综合状态评价　针对食物消化、营养素吸收、营养素代谢利用以及生理结果等全过程所表现出来的整体结果的评估。

基础运动素质　基础运动素质就是我们日常所说的体质体能。运动素质（基本运动能力）主要是指人们在日常生活、劳动、工作及一般运动中所表现出来的走、跑、跳、投掷、攀登、爬越等基本能力。

基础运动素质评价　针对基础运动素质衰减程度的评估。

神经内分泌影响的代谢状态　神经内分泌对人体生理代谢与功能影响的各种表现。

神经内分泌影响的代谢状态评价　针对神经内分泌对人体生理代谢与功能影响的各种表现结果的评估。

基础代谢　机体静息时维持基本生命体征最低的代谢。

基础代谢状态　反映机体基础代谢时的情况结果。

基础代谢状态评价　针对基础代谢结果的评估。

轻度亚临床状态　生理机能短期轻度不适或失调，但检测（生理、生化、生物信息）指标未见异常的状态。

中度亚临床状态　生理机能有明显的不适，迁延时间超过1周甚至4周，且进行中加重，同时检测（生理、生化、生物信息）指标可观察到改变，但未达到临床疾病诊断标准。

重度亚临床状态　生理机能评价超过中度亚临床状态，迁延时间超过1周甚至4周且进行中加重，同时检测（生理、生化、生物信息）指标接近但尚未达到疾病阈值（临床诊断标准）状态。

三级制分级　包括：一级，低风险；二级，中风险；三级，高风险。适用于不需要或不容易进行亚临床多级精细分级的评价。

五级制分级　包括：一级，风险低，继续保持；二级，风险较低，健康可能有风险，应当启动预警，适当调整；三级，风较高，健康将会有风险，应当启动预警，积极调整；四级，风险高，健康（或康复）等风险升高，应当启动预警，尽快调整；五级，风险极高，健康（或康复）等风险很高，应当启动预警，立即调整。五级制适用于亚临床变化区间较大，需要且可以进行多级精细分级的评价。

亚临床轻度风险　综合风险评价结果最轻的亚临床状态。

亚临床中度风险　综合风险评价结果处于中等的亚临床状态。

亚临床重度风险　综合风险评价结果最重的亚临床状态。

偶尔　指4周内，大概每周发生1次（周期性，虽然偶然但是间隔多次出现）。

经常　指4周内，每周发生2次及以上（症状表现频繁）。

总是　指4周内越来越频繁，最近一周发生4次及以上（趋向严重）。

达标　指符合正常标准范围。

超标　指高于正常标准上限。

不达标　指低于正常标准下限。

趋向标准　指测评值在正常范围内波动，但趋向接近正常标准中间值。

偏出标准　指测评值超出正常标准的范围。

排泄　指排尿和排便。

面貌　指头发、面色、指甲等状况。

营养素代谢评价　针对营养素代谢状态所表现出结果的评估。

糖代谢评价　针对糖代谢状态所表现出结果的评估。

脂代谢评价　针对脂肪代谢状态所表现出结果的评估。

蛋白质代谢评价　针对蛋白质代谢状态所表现出结果的评估。

维生素代谢评价　针对维生素代谢状态所表现出结果的评估。

矿物质代谢评价　针对矿物质代谢状态所表现出结果的评估。

水代谢评价　针对水代谢状态所表现出结果的评估。

嘌呤代谢评价　针对嘌呤代谢状态所表现出结果的评估。

生理系统评价　人体各生理系统功能状态所表现出结果的评估。

健康改善　针对亚临床状态向健康状态转变的良好效果。

干预措施　针对亚临床状态所采取的包括饮食、运动、生活方式等改善方法。

干预效果　针对亚临床状态干预措施实施后所表现出的结果。

体重波动　体重在一段时间（通常为30天）相对起始时所发生的变化。健康的体重波动应该是趋向于目标体重，且每月小于3%是体重的范围。

基础体温　人体处基础代谢时的体温。

活动能耗　日常生活、工作、锻炼等消耗（除基础代谢消耗之外）之和。

精力表现　身体疲劳度、精神状态、自主活动的意愿、持续时间等是精力状况的重要体现。

面貌情况 评价体质的重要指标。蛋白质、脂肪、糖类缺乏时，以能量缺乏为主，兼有蛋白质缺乏。即蛋白质能量营养不良（PEM）时，可表现出以表现为进行性消瘦、皮下脂肪减少为特征的面貌变化。

标准体重 世界卫生组织推荐的计算方法：男性：［身高（cm）-80］× 70%=标准体重；女性：［身高（cm）-70］×60%=标准体重

体脂率 人体内脂肪重量在人体总体重中所占的比例，又称体脂百分数，它反映人体内脂肪含量的多少。

体质指数 饮食、生活方式长期且综合因素形成的积累结果，是评估人体总体营养状态的重要标准之一。计算公式为：BMI=实际体重/身高^2（kg/m^2）

最大运动承受力 安全承受的有氧运动最长时间或兴奋游戏时间（分钟）。

运动习惯 长期坚持所养成的不容易改变的运动行为。

身体形态 人体体型、体态和结构。

内脏脂肪 内脏脂肪是人体脂肪中的一种。它与皮下脂肪(也就是我们平时所了解的身体上可以摸得到的"肥肉")不同，它围绕着人的脏器，主要存在于腹腔内。内脏脂肪对于我们的健康意义重大。

耐力素质 人体长时间进行肌肉活动的能力，也称抗疲劳能力。

弹跳素质 全身力量、跑动速度、反应速度、身体协调性、柔韧性、灵活性的综合体现。指通过下肢和全身协调用力，使人体迅速跳起腾空的能力;弹跳力是一项综合素质。

力量素质 整个身体或身体某个部分肌肉在收缩和舒张时所表现出来的能力。

柔韧素质 人体各个关节的活动幅度、关节周围组织（跨过关节的韧带、肌腱、肌肉、皮肤及其他组织）的弹性和伸展性的表现，是人体运动时加大动作幅度的能力。

灵敏素质 一种复杂的素质，是人体活动中的综合表现，指人体在复杂多变的条件下，对刺激作出快速、准确的反应，灵活完成动作的能力。

速度素质 单位时间里完成动作的次数或是身体快速位移的能力。

平衡素质 抵抗破坏平衡的外力，以保持全身处于稳定状态的能力。

运动频率 每周运动的次数。

标准版 受试者在人员辅助下，对营养综合状态和基础运动素质进行的评价采用的简易手段标准的评价方法。

专业版 受试者在专业人员指导下，对营养综合状态和基础运动素质进行的评价采用的专用手段和专业的评价方法。

生物电扫描技术 采取低电压直流电刺激感应技术，激活人体各脏器间质细胞的电生理活性，反映人体组织、器官功能活性的检测技术。

人体热代谢检测 利用接收到的人体细胞新陈代谢过程中的红外线辐射信号，重建出对应于人体所检查部位的细胞相对新陈代谢强度分布图，并加以断层分析，测量出热辐射源的深度、形状、强度等信息的检测方法。

示波法线性膨胀技术 应用示波法线性膨胀技术，通过检测心电图、心音图、四肢血压和脉搏波形等指标，评估动脉硬化程度、下肢动脉血管狭窄、阻塞情况，评估心脑血管意外的风险。

反向离子法 通过手、足4个对称电极，检测人体反馈的电流信号，分析出自主神经病变程度，评估糖尿病及其并发症的发生风险或病变的严重程度。

生物电阻抗技术、电间隙皮电扫描检测技术 使用生物电阻抗和电间隙皮电扫描，分析评定受试者远端血管、神经末梢及汗腺功能状况，分析自主神经系统功能和血管病变，提供平均动脉压、外周血管阻力等血流动力学参数。

超声波测评技术 利用高频声波（超声）来测定跟骨的骨质状况。

生物体微弱磁场测定技术 依据量子物理学与量子医学原理，测量解析身体短、中期代谢状态、脏器功能、营养状态（维生素、矿物质、有害元素等）等参数信息。

瞬时弹性成像技术 利用振动控制的瞬时弹性成像技术来评估肝脏的硬度值。

心率变异性测评技术 相对客观的对人体的精神压力状态、植物神经活性及平衡性进行评估。

AGEs荧光光谱检测 通过自动吸收人体组织中的AGEs发射的荧光，来测算AGEs（AF值）在体内的含量，进而可对身体的衰老程度进行预测，综合评价身体状况。

肌力检测系统测评技术 采用轻微的机械冲击力来唤起肌肉的自由振荡，客观地反映肌肉的功能状态及疲劳风险程度。

虹膜检测技术 通过眼球虹膜上的图像信息反射，来分析推断人体生理机能状况。

超倍生物显微系统 采用多级连续变倍放大器，观测细胞形态和氧自由基

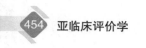

的状态。

国民体质测评技术　采用国民体质相关设备和检测方法，反映受试者基础体质素质状态。

臂围　通过测量受试者的上臂周长，反映其营养状况。

腰围　通过测量受试者的腰部周长，反映其是否超重或肥胖的有力指标。

臀围　通过测量受试者的臀部周长，反映受试者髋部骨骼和肌肉的发育情况。

饮食评价　对机体获取的食物种类、数量与比例合理性的评估。

饮食合理性　通常按5天为统计平均评价周期，针对所获得的6大类食物种类、种类间比例及总量是否合理。

消化吸收率　消化吸收率是人体从食物中获得的全营养素（或部分营养素）占食物携带营养素的比例。消化吸收率反映人体对食物营养的获取能力。

食物结构　6大类食物种类、种类间比例构成。

体质状态　机体健康和对外界适应能力的结果。

营养消耗　机体在日常生活、工作、锻炼等对6大类营养素的需求。

营养积累风险评估　是人体既往宏量营养素实际供给与消耗平衡的评估。

营养代谢状态　人体对各种食物中含有的6大类、42种必需营养素的利用水平。

营养代谢分析　从个体营养需求角度出发，对营养代谢进行评估，是基于个体生命活动（基础代谢、生活、工作、锻炼等）的系统性营养需求的评估。评估主要包括：基础代谢、活动能耗、营养素代谢相关因素等。

呼吸商　生物体在同一时间内，释放二氧化碳与吸收氧气的体积之比或摩尔数之比，即指呼吸作用所释放的CO_2和吸收的O_2的分子比。

活动代谢　活动状态（除基础代谢外）下机体对能量的消耗。

基础代谢能耗　基础代谢状态下能量的消耗。

生活能耗　生活状态下机体对能量的消耗。

工作能耗　工作状态下机体对能量的消耗。

锻炼能耗　锻炼状态下机体对能量的消耗。

活动能耗占总能耗比　日常生活、工作、锻炼等消耗（除基础代谢消耗之外）之和，在机体总（活动消耗与基础代谢消耗之和）营养（消耗）中的比例。过高或过低都会影响人体正常营养状态。

平均基础代谢（BM） 是指每日单位体重人体维持生命的平均最低营养（能量）需要。

基础能量消耗（BEE） 是指每日的人群平均维持生命的最低营养（能量）需要。

个人基础代谢值 采用BEE系数兼顾BMI系数评估修正值计算；如果进行较为准确的计算时，应根据个体的体重、性别、BM值，兼顾BMI系数和身高、体温评估修正进行计算。

营养积累矫正 在食物种类搭配合理的情况下，针对全营养状态中各营养素量比关系需求值为基准，对营养积累进行的校正。

营养（能量）负积累状态 食物营养（能量）供给小于机体需求，会出现体重减轻、无力、免疫力下降等多种营养不良相关健康情况。

营养（能量）平衡状态 食物营养（能量）供给与需求平衡，这是机体的理想营养状态。

营养（能量）正积累状态 食物营养（能量）供给大于需求，会出现体重增加、代谢综合征相关疾病风险增加、体重相关的运动能力改变等情况。

系数概算法 依据基础代谢能耗、活动消耗水平等对营养（能量）需求进行的计算。

分项计算法 将营养（能量）需求，按照基础代谢消耗、活动消耗（生活、工作、锻炼）、排泄丢失、疾病药物影响等若干项进行精确结合实验数据进行的计算。

参考文献

［1］蒋峰，陈朝青，等.系统营养论［M］.2版.北京：中国医药科技出版社，2012.

［2］高凤敏，曹颖平.诊断学［M］.北京：中国医药科技出版社，2016.

［3］葛可佑.中国营养科学全书［M］.北京：人民卫生出版社，2004.

［4］杨月欣，葛可佑.中国营养科学全书［M］.2版.北京：人民卫生出版社，2019.

［5］戴万亨，张永涛.诊断学［M］.9版.北京：中国中医药出版社，2012.

［6］焦广宇，蒋卓勤.临床营养学［M］.3版.北京：人民卫生出版社，2002.

［7］中国营养学会，中国居民膳食营养素参考摄入量（2013版）［M］.北京：科学出版社，2014.

［8］蒋峰，方亮.健康节律运动学［M］.2版.北京：中国医药科技出版社，2018.

［9］帕特里克·霍尔福德，范志红，等译.营养圣经（最新修订版）［M］.北京：北京联合出版公司，2018.

［10］帕特里克·霍尔福德，孙雪晶，译.食物是最好的医药［M］.天津：天津教育出版社，2006.

［11］蒋峰.新营养健康教育指南［M］.3版.北京：中国医药科技出版社，2012.

［12］李惠梅，常峪文.体检报告解读与健康指导［M］.北京：中国医药科技出版社，2018.

［13］中国营养学会.中国居民膳食指南（2022）［M］.北京：人民卫生出版社，2022.

［14］WS/T 404.4——2018 临床常用生化检验项目参考区间.

［15］邢惠莉，等，上海宝山地区人群糖尿病调查及其危险因素分析［J］.上海交通大学学报，10.3969/j.issn.1674-8115.2007.10.026.

［16］黄通，等，2型糖尿病合并脂肪肝的危险因素分析［J］.《临床和实验医学杂志》，2007，（5）:57～58.

［17］董明华，等．赣州市居民糖尿病患病率调查及危险因素探讨［J］.《现代预防医学》,2009,（2）.

［18］马竭，等．北京地区8280名正常人群和代谢综合征患者的年龄相关糖尿病患病风险研究［J］.中华流行病学杂志，10.3760/cma.j.issn.0254-6450.2010.03.001.

［19］周英．干部人群中餐后高血糖的检出率及其影响因素分析［J］.现代预防医学，10.3969/j.issn.1005-9202.2010.11.062.

［20］刘文斌．上海市五角场社区中老年人糖代谢障碍现状与相关因素分析［J］.中国慢性病预防与控制，2005,13（6）:203～305.

［21］于跃，史恒，扎西宗吉，等．居民腰围与血压、血糖、血脂的相关性研究［J］.中国卫生产业，2019,04:187-188.

［22］袁雪丽，卓志鹏，王俊，等．深圳市成人体质指数和腰围与血脂水平关系的研究［J］.卫生研究，2013,03:360-363+368.

［23］李改新，王晨宇．肥胖儿童功能性运动能力与肺功能的关联［J］.中国学校卫生，2019,06:1-4.

［24］彭飞，宋清华，赵新平．体脂率对中老年人肢体运动能力的影响［J］.中国老年学杂志，2018,05:1138-1139.

［25］李英卓，李琳，李咏梅，等．非酒精性脂肪肝发病率与体重指数及年龄的关系［J］.河北医药，2017,24:3693-3696.

［26］吉瑞更，朱国玲，张冰，等．血脂异常对急性胰腺炎发病影响的前瞻性队列研究［J］.临床肝胆病杂志，2019,07:1536-1540.

［27］陈桂凤．脂肪分布与胰岛素抵抗相关性的Meta分析［D］.苏州大学，2016.

［28］庞邵杰．成年人血脂及磷脂谱与胰岛素抵抗的关系研究［D］.中国疾病预防控制中心，2018.

［29］黄献，宋治，康娜．睡眠呼吸暂停低通气综合征体型特征与呼吸紊乱的关系探讨［J］.吉林医学，2018,02:209-211.

［30］崔军，梁新新．287例体检者血脂水平及其膳食结构分析［J］.中国临床医生杂志，2018,46（05）:525-527.

［31］张桂侠．老年人血脂水平与营养状况关系研究［J］.西部中医药，2013,06:41-43.

［32］叶青，洪忻，王志勇，等．南京市城区居民膳食模式与腰围及血脂的关系［J］.卫生研究，2015,06:996-998.

［33］周玲丽，陈秀芳，陈钢妹，等.摄取水果蔬菜对中老年居民血脂状况影响的分析［J］.中国预防医学杂志，2019，05:463-466.

［34］郭海健，念馨，梁友芳，等.基于多中心横断面调查的中国人群代谢综合征的流行情况及危险因素［J］.中华疾病控制杂志，2019，07:796-801.

［35］杨朔.几种基因多态性与血脂异常和缺血性心脑血管病的关联研究［D］.广西医科大学，2019.

［36］王金玉，李盛，李普，等.兰州市城区居民夏季饮水量调查［J］.环境卫生学杂志，2018，03:238-242.

［37］曲亚斌，林立丰，潘尚霞，等.广东省成年居民饮水量及饮水类型调查［J］.环境与健康杂志，2018，07:599-602.

［38］刘思彤，王新颖，彭南海.人体成分分析仪在临床上的应用［J］.中国医疗设备，2016，08:144-146.

［39］方亮，蒋彤，杨依，等.系统营养联合节律运动对脂代谢异常及动脉硬化风险人群干预效果的研究［J］.航空航天医学杂志，2015，26（7）:810-811.

［40］方亮，蒋彤，杨依，等.系统营养联合节律运动对骨密度异常人群干预效果的研究［J］.航空航天医学杂志，2015，36（3）:375-376.

［41］方亮，陈朝青，杨依，等.节律运动联合系统营养对糖尿病及其并发症风险干预的研究［J］.航空航天医学杂志，2014，25（9）:1185-1186.

［42］蒋彤，方亮，赵军，等.系统营养联合节律运动对膝关节炎疾病风险人群干预效果的研究——基于网络药理学理论［J］.《首都食品与医药》，2018，25（8）:12-13.

［43］方亮，蒋彤，赵军，等.系统营养联合节律运动对胃肠道疾病风险人群干预的研究［J］.航空航天医学杂志，2016，27（4）:500-501.

［44］陈朝青，方亮，赵军，等.节律运动对机体心血管系统健康的影响［J］.《中国保健营养（中旬刊）》，2013，（9）:37-38.

［45］岳宏，方亮，杨依，等.心血管系统亚健康评价分析［J］.《现代养生B》，2015，（3）:50-51.

［46］尹艳亮，蒋彤，岳宏，等.肝代谢异常人群基于系统营养联合节律运动的干预效果研究［J］.《公共卫生与预防医学》，2020，31（1）:131-133.

［47］尹艳亮，蒋彤，岳宏，等.晚期糖基化终末产物与糖尿病肾脏病变风险的研究［J］.糖尿病天地，2020，17（4）:4-5.

［48］岳宏，李菁菁.糖尿病检测技术回顾性分析［J］.亚太传统医药，2012，8
　　　（8）:185-186.

［49］杨依，方亮，岳宏，等.脉搏波传导速度、踝臂指数及体脂肪率在心血管风
　　　险评价中的应用［J］.航空航天医学杂志，2015，（4）:393-395.

［50］Foley K，Keegan M，Campbell I，et al.Use of single-frequency bioimpedance at
　　　50 kHz to estimate total body water in patients with multiple organ failure and fluid
　　　overload［J］.Crit Care Med，1999，27:1472-1477.

［51］陈津津，等.高脂饮食诱导胰岛素抵抗模型建立及其内脏损伤的研究［J］.
　　　中华临床医学杂志，10.3877/cma.j.issn.1674-0785.2011.06.086.